岭南中医药文库·文献研究系列

岭南医学史（中）

主编　刘小斌　郑　洪

廣東省出版集團
广东科技出版社
·广　州·

图书在版编目（CIP）数据

岭南医学史．中／刘小斌，郑洪主编．—广州：广东科技出版社，2012.3

（岭南中医药文库．文献研究系列）

ISBN 978－7－5359－5590－6

Ⅰ．①岭…　Ⅱ．①刘…②郑…　Ⅲ．①医学史—广东省　Ⅳ．①R－092

中国版本图书馆 CIP 数据核字（2011）第 153618 号

责任编辑：李希希

封面设计：丁青云

责任校对：黄慧怡　蒋鸣亚

责任印制：任建强

出版发行：广东科技出版社

（广州市环市东路水荫路 11 号　邮政编码：510075）

E－mail：gdkjzbb@21cn.com

http：//www.gdstp.com.cn

经　　销：广东新华发行集团股份有限公司

印　　刷：广州伟龙印刷制版有限公司

（广州市沙太路银利工业大厦 1 栋　邮政编码：510507）

规　　格：889mm×1 194mm　1/32　印张 25.125　字数 530 千

版　　次：2012 年 3 月第 1 版

2012 年 3 月第 1 次印刷

定　　价：90.00 元

内容提要

《岭南医学史》是记述岭南地区医学的起源、形成、发展过程和发展规律以及历史成就的专业性书籍，它不仅仅是一部地域性医学史的书籍，同时也是延绵数千年的中国医学史组成部分。《岭南医学史》编写更注重其学术性，它的延伸可拓展为岭南中医理论学术源流、岭南中医临床各学科特点、岭南中草药及名医验方运用等，因此它的意义又不仅仅限于一部地域性医学史的书籍。

《岭南医学史》仿照《中国医学通史》成书体例，全书拟订分为四册。上册为古代卷，从远古至清代中叶（鸦片战争以前）；中册为近代卷，从晚清至民国；下册为现代卷，中华人民共和国时期；图谱卷另为一册。四卷册之《岭南医学史》全方位记述岭南地区医学史事，岭南历代医学著作、医案、医话、医论以及医事将成为史书永恒的主题，《岭南医学史》将相关的学术产品支撑中医药学科的建设，并使之成为社会其他学科受益的著述。

本书主编者在中医医史文献领域有较深造诣，同时有坚实中医临床基础。全书史料翔实，可读性强，内容观点正确，足以启迪后学。本书可供科学研究机构、医药行政管理人员、临床工作者以及中医院校学生参考使用。

《岭南中医药文库》组委会

《岭南中医药文库》编委会

《岭南中医药文库》出版工作委员会

#《岭南中医药文库·文献研究系列》编委会

《岭南医学史(中)》编写人员名单

主　　编　刘小斌　郑　洪

编写人员　(按姓氏笔画排序)

卢银兰　刘小斌　陈少藩

陈俊榕　陈凯佳　余泱川

余洁英　林沁臻　郑　洪

郭　强　韩宇霞

秘　　书　余洁英

序

岭南，在传统上是指越城、大庾、骑田、都庞、萌渚五岭以南的地区。这个地区的地理和人文环境富有特色，是我国地域文化中的重要分支。广东是岭南地区的核心地域，近代以来社会经济和科技文化发展均走在地区的前列。在这里，传统中医药以独特的作用深得人们信赖，一直呈现生机勃勃的局面。

2006 年以来，广东省委、省政府先后出台了多个促进广东中医药发展的重要文件，提出要将广东从“中医药大省”建设成为“中医药强省”，这无疑为广东中医药的腾飞增添了巨大的推动力。其中，《岭南中医药文库》（以下简称《文库》）的出版就是一项具体的措施。遵《文库》编委会之嘱作序，略述感言如下。

一

从中国文化发源来看，中国文化的主流发源于中原一带。中医药学是从中原传入岭南的。晋代有葛洪、支法存、仰道人等活跃于广东，唐代开始有李暄《岭南脚气论》等以岭南为名的方书，可见医学与岭南挂钩，岭南医学成为中医药学科的一个分支，为时至少已有千多年了。

晋唐时期，岭南的中医学就已经体现出自身的特色，例如在研究当时流行的脚弱病（脚气病、维生素 B_1 缺乏症）方面成果突出。唐代《千金要方》卷七论风毒状第一："论曰，考诸经方往往有脚弱之论，而古人少有此疾，自永嘉南渡，衣缨仕人多有遭者，岭表江东有支法存、仰道人等，并留意经方，偏善斯术，晋朝仕望多获全济，莫不由此二公。"可见岭南医学善于创新。另外，从《千金要方》、《外台秘要》、《肘后备急方》等书中还可见葛洪、支法存等对蛊毒、沙虱热（恙虫病）、疟疾、丝虫、姜片虫等传染病有不少治疗方药，对岭南热带地区传染病的研究成就亦较为突出。这些成就不是由中原带来，而是吸取多地民间医药精华，加以总结得之。

宋代开始，岭南医学界人才辈出。先有陈昭遇，开宝初年至京师为医官。陈昭遇与王怀隐等 3 人历时 11 年编成《太平圣惠方》；又与刘翰、马志等 9 人编成《开宝新详定本草》20 卷。绍兴年间（公元 1137 年），潮阳人刘昉著的《幼幼新书》为岭南儿科学的发展奠定了良好的基础。可见宋代岭南已有国家级的医家出现。元代释继洪撰《岭南卫生方》，其中就收录了不少宋代医家的经验方，标志着具有岭南特色的方药学已初步形成。

明清时期是岭南中医学大发展的年代。明代，有丘濬、盛端明等有名望的医家出现；还有浙江人王纶所著的《明医杂著》，是其在广东布政司任内完成的；一代名医张景岳的《景岳全书》，亦是在粤地一再印行方传世。上述著作对岭南医学的影响很大。清代，对全国有较大影响的医家何梦瑶，被誉为"南海明珠"；儋州罗汝兰著《鼠疫汇编》，丰富了对急性传染病的诊治经验；清末，西洋医学传入我国，岭南首当其冲，出现了朱沛文等主张中西汇通之医家。岭南医学的中医小儿科继续取得突出成就，在清代中期刊行了罗浮山人陈复正的《幼幼集成》后，清末又有程康圃著《儿科秘要》，由博返约，把儿科证候概括为八门（风热、急惊风、慢惊风、慢脾风、脾虚、疳积、燥火、咳嗽）；治法约以六字（平肝、补脾、泻心），举一反三，给人以极大的启发。民国时期儿科名医杨鹤龄继承程氏学说，著《儿科经验述要》。杨氏在育婴堂从 17 岁起独立主诊病婴，每天巡视、处理危重病婴数次，故育婴堂可称儿童医院之雏形。他积累了丰富的治疗危重病儿的经验，后来自己开业，日诊两三百人。西医张公让曾不断观察其诊证，亦深为佩服其医术之精也！

而广东草药在清代至民国时期也得到很好的整理，名作有何克谏的《生草药性备要》、《增补食物本草备考》和萧步丹的《岭南采药录》等，为中药材增加了不少岭南草药品种。

上述可见，岭南医学至清代挟其岭南之特色已达相当高的水平，光绪三十二年（公元 1906 年）广州就有医学求益社之成立，相当于今天的医学会，以文会友，每月一次。被评得第一名者，发表论文于报端。上月头名即为下一届论文的主审员，无形中开展学术之竞争。后继者有广州医学卫生社。但岭南医学之发展达到高峰则是在民国时期后，主要是在医学教育培养人才方面成绩突出。民国时期，学校教育开始举办，著名的有广东中医药专门学校与广东光汉中医专门学校，均为岭南中医学界培养了许多人才。虽然民国时期受国民党政府消灭中医的压迫，但岭南医学学术仍然日益繁荣，影响至香港和东南亚一带。中医药为岭南人民健康事业立下了不朽的功勋。

回顾岭南医学发展的脉络，晋代中原移民带来的先进医术与岭南地区医药相结合；宋代以后，长江流域的医药学术带入岭南，又促进岭南医药学的发展，加上自身的成就，岭南医药学成为有浓郁的岭南特色的医药学派。历史同时也表明，医药事业与地区社会经济发展状况紧密相关。当代广东改革开放已先行多年，经济文化各方面都打下了厚实的基础，在有力的政策推动下，聚集人才。可以寄望今后，岭南中医药学必将产生飞跃式的发展，实现中医药强省的目标。

二

研究地方医药学，其实也是为中医药学事业整体作贡献。自 1977 年美国恩格尔教授提出医学模式理论以来，西方医学正在由“生物医学模式”向“生物—心理—社会”医学模式转变。其实我国传统医学一开始就重视心理、环境因素，中医药学研究还不能脱离地理环境、社会环境、个人体质、时间因素，故应该因时、因地、因人制宜地去研究疾病的预防和治疗。

对于环境与人类社会的关系，古今中外都有过各种讨论。我国伟大的历史学家司马迁，在《史记》中分别论述了 4 个主要经济区域与人的性格和社会风俗的关系。西方的亚里士多德也将地理环境与政治制度相联系，认为地理位置、气候、土壤等影响个别民族特征与社会性质。德国哲学家黑格尔的《历史哲学》也将地理环境看做是精神的舞台，认为是历史的“主要的而且必要的基础”，不同的环境会有不同的历史进程。至于自然科学，虽然研究的是事物普遍的客观规律，但科学也具有社会性的一面，客观规律在实际应用中总是有着对特定时间、地点与人群的针对性，不同地区的客观条件也对科学实践与发展有不同程度的影响。

医学既属于自然科学，又具有很强的社会性。医学技术的基本规律是一致的，但其实际应用必须考虑到个体的特点。中医自古以来就深刻地认识到这一点，注意地理环境、气候与人的体质对疾病和医药的影响，提出了“因时制宜、因地制宜、因人制宜”的原则。唐代《千金要方》指出：

“凡用药，皆随土地所宜，江南岭表，其地暑湿，其人肌肤薄脆，腠理开疏，用药轻省，关中河北，土地刚燥，其人皮肤坚硬，腠理闭塞，用药重复。”就是具体的例子。

我国幅员辽阔，由于地理环境的差异和历史上开发的先后，各个地区医学发展水平不一。而每一个地区医学水平的提高，往往也充实了中医药学理论的实际内涵。元代朱丹溪对南方人体质和疾病的认识，就很好地补充了此前以北方经验为主的医疗知识。明清时期江南瘟疫流行，又促使了温病学派的形成。岭南地区的气候、地理环境和疾病谱也有特殊性，药材资源又相当丰富，若加以认真研究，完全有可能产生创新性理论。每一个地区中医药特点的形成，必然是对传统医学理论的继承性与实际运用的创造性相结合的结果。小的突破，至少丰富了中医临床的风格，增加了地方性的应用经验；大的突破，有可能形成新学说，带来整体性的变革。所以，研究地方医药学，其意义同样是相当深远的。

三

现代中医药研究，必须坚持以临床为出发点。近代岭南有许多临床水平出众的名医，饮誉国内外。现代岭南中医药发展应继承这一良好传统，抓好临床学术的传承。建设中医药强省的文件中很重视对名医学术的整理和对基层中医的培训，是十分有远见的。本套《文库》也注重对当代名中医学术经验的整理，这种整理就是学术传承的一种方式，并可为更多临床中医提供参考。

另外，岭南中医药的发展也应加强理论的研究。岭南医学发展历程如果横向比较，有全国影响或有重大突破的中医学理论著作还是不多的。这也许与以前岭南远离北方的传统政治文化中心有关。但在学术交流频繁、信息渠道通畅的今天，要想中医药理论有大的发展，关键还是要加强研究，提高水平，要对临床经验进行凝练和升华，对中医药理论进行务实的思考。近年，我们提出的“五脏相关学说”就在全国引起较大的反响，并被纳入国家“973”计划中医药理论基础研究专项。在处于思想解放前沿的广东，完全应该迈出更大的步伐，促进中医药理论的现代化。

现代中医药的研究，又完全可以应用最新科学技术。葛洪《肘后备急方》记载的青蒿治疗疟疾，经过多年的不断研究实践，目前已发展成为世界最先进的抗疟新药。中医药治疗艾滋病、SARS，在临床有效的基础上，对其机制的深入研究有助于阐明其科学原理。但这种研究必须坚持中医药学主体性和中医药理论的主导性。

同样，现代中医药的发展也离不开产业的支持。广东中药产业有着非常好的基础，中药的种植和中成药的生产销售成为许多地方的支柱产业之一。正像民国时期创立广东中医药专门学校的前辈所说：“中国天然之药产，岁值万万（现在已远不止此数了），民生国课，多给于斯。”产业的发展既带动了地方经济，又为中医药的研究提供了良好的条件。研究中医药产业的发展策略，也是重要的课题。

《文库》囊括了前述各方面。这些学术、临床、科研及产业等的成果和经验得以系统整理出版，是岭南中医药界的盛事。岭南先贤梁启超先生诗云：“世纪开新幕，风潮集远洋。”相信《文库》能以海纳百川的气魄，汇集新知，刊布精义，成为21世纪岭南中医药腾飞的基石！是为序。

邓铁涛

2008年4月

前言

《岭南中医药文库·文献研究系列》是《岭南中医药文库》七大系列之一，是对岭南地区2 000多年保存下来的中医药文献进行深度挖掘、整理与研究。

第一批出版的5部著作共计8册。第一部《岭南医学史》，刘小斌教授等主持编写。时空的跨度从远古至公元2000年，由于年代久远，卷帙浩繁，仿《中国医学通史》成书体例，分为上卷、中卷、下卷、图谱卷4册。史，记事者也。史书要记事，《岭南医学史》记述岭南地区医学历史大事，尽量做到了记事准确，不离开史料收集调研考证。史料来之不易，需要长期的积累。编写《岭南医学史》的目的就是对原创文献资料保存，以供后人研究之用。第二部《岭南医学与文化》，郑洪教授主持编写。该书从医学与文化的角度，通过文献整理和理论研究，结合中医药学对岭南开发的推动及对岭南社会的影响，揭示岭南医学流派与岭南地理、气候、风俗、文化等的内在联系，阐明岭南医学的医学内涵与文化特色。第三部《岭南医籍考》，高日阳教授等主持编写。该书对历史上记载的295种岭南中医药古籍文献进行考证，重点是对现存的101种岭南中医药古籍进行研究，内容包括作者生平简介、学术特点、序跋、版本馆藏、图片等。

第四部《历代岭南医案集成》，李禾教授等主持编写。该书汇集岭南中医古籍、笔记、地方志及杂志中岭南医案，选取其中初具个案特点者原文摘录，加以校勘、标点、注释，注重出处标引、作者介绍、疑难点评注、方剂索引、岭南医案论文目录，以真实展现古代和近代岭南医家医案全貌。第五部《岭南医药启示录》，靳士英教授等主持编写。该书撰写主旨是以文图并茂的形式为医师、医学生及药工人员进行有关岭南医学的阐述，加深认识岭南医药学的发展规律和优良传统，扩大医院内外的中医药工作者和中西医结合工作者的相关知识领域和经验，更好地为广东创建中医药强省、强市、强校、强院服务。随着对文献研究工作的纵深发掘和拓展，此系列将会得到进一步的补充和完善。

唐朝韩愈曰："莫为之前，虽美而不彰；莫为之后，虽盛而不传。"岭南中医药文献研究系列能够有成，我们感谢著名中医学家邓铁涛教授，是他早于 20 世纪 70 年代末开拓岭南医学领域。30 年过去，迄今已经形成学术团队。士之能享大名，显当世者，莫不有先达之士；士之能垂休光，照后世者，亦莫不有后进之士。是二人者，未始不相须也。

《岭南中医药文库·文献研究系列》的编写工作属于一项先行性的基础工作，它带有研究、填补空白、存亡接续的性质。古人说筚路蓝缕，以启山林。《岭南中医药文库·文献研究系列》的编写工作异常艰苦，广州中医药大学中医医史、文献学科，在邓铁涛教授指导下承担这一项工作，挂靠基础医学院，得到学院领导大力支持，也得到广东省新闻出版局支持和勉励：行路难！行路难！多歧路，今安在？长风破浪会有时，直挂云帆济沧海。今天，《岭南中医药文库·文献研究系列》的部分著作，终于陆续与读者见面。我们相信，

《岭南中医药文库·文献研究系列》著作，对于培育广东地区中医的文化土壤和氛围，普及中医学的健康观念和养生防治常识，提高民众身心健康水平和自我保健意识，建设广东中医药大省强省，必将起到积极的作用。

由于编写《岭南中医药文库·文献研究系列》的时间紧迫与编者的教学、医疗工作繁忙，文内错漏及不当之处难免，万望读者斧正，为修订完善是书一同共作努力。

编者

2009 年 11 月

编者的话

岭南医学史，是关于岭南地区医学起源、形成、发展过程和发展规律的一门科学，是延绵数千年的中国医学史组成部分，也是当代岭南中医学术研究与应用的基础。它的延伸，可拓展为岭南中医理论、岭南中医临床、岭南中医方药等，它的意义不仅仅限于一部地域性医学史的书籍。学者们对岭南医学进行了长期学术探讨，才逐渐对岭南地域概念、岭南医学史教研的内容、岭南中医学术的传承等取得共识。

一、关于岭南

岭南，五岭以南，古为百越之地。清代屈大均《广东新语·山语》综述明代以前有关“五岭”注释：“五岭之称，始《史记·张耳传》，曰：秦南有五岭之戍。师古曰：西自衡山，南东穷海，一山之限耳，而别标五者。裴渊《广州记》曰：大庾、始安、临贺、桂阳、揭阳，是为五岭。郑德明《南康记》曰：大庾一，桂阳骑田二，九真都庞三，临贺萌渚四，始安越城五。《舆地记》：一曰台岭，一曰塞上，即大庾也。二曰骑田，三曰都庞，四曰萌渚，五曰越岭。”古人认为衡阳为五岭之门，五岭以大庾为首，台城之峤在大庾，骑田之峤在桂阳，都庞之峤在九真，萌渚之峤在临贺，越城之峤在始安。当代学者沿革此说，《辞海》“岭南”条曰：“地区名。

即岭表、岭外。指五岭以南地区。”学者们是站在不同的地理位置来看岭南的：从中原地区看，称为岭外；从珠江三角洲看，又可称为岭表。岭南之名始于唐贞观时十道之一，其所辖范围约当今之广东、海南两省及广西大部分和越南北部地区，位于祖国最南端，属热带亚热带气候，它南濒海洋，北靠五岭：大庾岭、骑田岭、都庞岭、萌渚岭、越城岭五条山脉自然屏障，使之与中原内地阻隔，形成了独特的地理环境。岭南医学就是在这样一种特殊的地理气候环境下，把祖国医学的普遍原则与岭南地区医疗实践相结合，经过漫长的历史岁月逐渐形成起来的地域性医学。

基于岭南地区历史沿革过程，《岭南医学史》编写内容取材原则“博古约今”。博古，古代岭南地域较今广阔，故明清以前岭南医学史取材范围较为广博，古代人物流寓入岭表、岭外，有文献可征者，收而录之。如三国时虞翻，会稽余姚（今浙江绍兴）人，谪南海期间，居尉佗玄孙故宅(今广州光孝寺)，时人称为“虞苑”，在此 10 余年，讲学不倦，有门徒数百人。又如唐代鉴真和尚，在天宝七年（公元 748 年）第五次浮海渡日，出海遇飓风，漂流 14 天至海南岛振州（今崖县)，在海南最南端修造佛寺，施医给药为僧俗受戒，滞留一年之久。再如宋代吴简与《欧希范五脏图》，乃北宋庆历年间，广西戮欧希范及其党，剖其腹，由吴简详视之绘为五脏图，以传于世。

约今，是指自明清以降，岭南医学史取材范围相对约定。岭南地区的核心部位在广东尤其是珠三角，现时粤省之穗佛港澳，为政治经济文化中心，影响辐射周边省市，故当代学者仍习惯把广东称谓为“岭南”。岭南宋代又称“广南东路”，元代称“湖广等处行中书省”，广东作为一个行政区域的出现是在明代，据《明史·地理志》：“广东，禹贡扬州之域，及扬州缴外。”广东之称为省，乃清代始。《清史稿·地理志》：“广东，清初因明制，定为省。”也就是说，广东省这一地理概念，是到了明清以后才逐渐形成的。因此《岭南医学史》收录的内容自明清以后尤其近代当代，相对约定在广东省行政区划范围内。由于“岭南”所具有的人文地理含义，因此无论是古代、近代还是现代，岭南医学史主流内容是指这一地域传统的中医药学的历史。

二、关于岭南医学史教研内容

医学史研究范围十分广泛。岭南医学，是我国传统医学组成部分；岭南医学史，则是构成中国医学史不可缺少的一环。我们在长期的医学史教研工作中体会到，中国医学史包括医学通史、专科史、疾病史、医学教育史、医学交流史、西洋医学史、中西医学比较史、医学技术史、医学制度史、医学思想史、地方医学史，以及医学人物与医学文献等。岭南医学史则属地方医学史，它源远流长，是延绵数千年的中国医学史组成部分。

我国幅员辽阔，由于地理环境的差异和历史上开发的先后，各个地区的情况千差万别，医学发展也表现出明显的不平衡性，岭南医学就具有地方与时代的特色。五岭横亘于湘赣与粤桂之间，形成了一个不同于中原的地理环境，不仅风土人情、习俗气候不同，人的体质疾病、饮食用药习惯亦不尽相同。岭南医学重视南方炎热多湿、地处卑下、植物繁茂、瘴疠虫蛇侵袭等环境因素，着眼于南方多发、特有疾病的防治，勇于吸取民间经验和医学新知，充分利用本地药材资源，逐渐形成了以研究岭南地区对于常见多发病种为主要对象的岭南医学。它既有传统医药学的共性，又有其地方医疗保健药物方式的特性。正是通过对这些特殊性的研究，反过来也有助于认识整个中国医学发展的全过程。那种认为地方医学研究成果只适用于局部其实是一种误解。深入研究地域性医学，提升岭南医学研究的学术地位及其影响，是继承和发扬祖国医学文化遗产的重要先行性基础工作。

汉代许慎《说文解字》曰："史，记事者也。"史书要记事，要有可读性，岭南医学史记述岭南地区医学历史大事。记事要准确，不能离开史料收集调研考证，这一过程相当艰苦，需要长期的积累。史料来之不易，当前首要任务是对原创文献资料保存，以供后人研究之用。《岭南医学史》通过引述岭南中医药古籍文献以达到保存资料目的。例如上册收录汉代杨孚《异物志》，晋代嵇含《南方草木状》，元代释继洪《澹寮集验方》，明代丘濬《群书钞方》、《重刻明堂经络前图》与《重刻明堂经络后图》，盛端明《程斋医抄》、《程斋医抄撮要》，梁有誉《兰汀存稿·赠安源廖君序》，张继科《三合集》，以及清代谢完卿《会经阐义》，黄岩《医学精要》、《眼科纂要》，郭元峰《脉如》、《伤寒论》，何梦瑶《人子须知》、《三科辑要》、《伤寒论近言》，何克谏《生草药性备要》，叶茶山《采艾编》、《采艾编翼》，郭铁崖《天花精言》，邱熺《引痘略》等，都是过去少见披露的资料，引述于书中供读者参考研究。

记事不等于单纯资料堆积。《岭南医学史》是在充分占有史料基础上进行分析评述，凝练学术观点，希望能够给予读者有益借鉴与启示。《岭南医学史》探索岭南医学的起源，旨在从源头梳理中看清根本；《岭南医学史》凝练原创史料，体现岭南地域医学经过漫长历史岁月沉淀，才形成今天丰富多彩的理论学说以及各种实用有效诊疗技能；《岭南医学史》评述历代执政者之功过，褒扬于医学最为留意者，所谓“千秋功罪，谁人曾与评说”；《岭南医学史》阐述岭南医家学术流派，是他们创造性地回答了当时岭南地区防病治病、养生保健过程中的新问题；《岭南医学史》注重中医学术内涵，特别是岭南历代医家著作、医案、医话、医论将成为史书永恒的主题；《岭南医学史》也不忽视其伸展外延，它将形成相关的学术产品支撑中医药学科的建设，使之成为其他学科受益的著述之一。而事实上，岭南医学史研究，对于培养中医药研究专门人才，营造广东地区中医的文化土壤和氛围，普及中医学的健康观念和养生防治常识，提高民众身心健康水平和自我保健意识，建设广东中医药强省，正在起着或已经起到积极作用。

三、关于岭南中医学术研究的传承

当前要克服浮躁之风，轻言自己文章“填补空白”，这是对岭南中医学术研究的历史及现状缺乏了解表现，岭南医学的研究不是今天才开始的。可以这样说，《岭南医学史》积累了几代人的心血，自 20 世纪 40 年代开始，就有学者对岭南医学历史领域进行辛勤耕耘。1949 年 3 月，苏寿琪在《广东文物特辑》发表《清代广东中医药文献》，收集 102 种广东中医药古籍目录，并撰文曰：“予对于本省人士所著医籍，颇肯留心，数十年来所见者，不下百种，以为如能翻印成岭南医学丛书，则嘉惠于本省人民之健康者至大。盖疾病与地理有连带关系，采本省医界前哲之宝贵临床经验，以治疗本省之病者，当较胜采用其他书本多矣。然兹事体大，非个人之财力所能成，因念此次抗战，文献之毁于敌者，不可胜计。

且晚近新医学说盛行，若不设法广为介绍流传，则前哲心血，从此汩没。特将所见各书，略列简表，以供同好之参考，并使研究本省文献者亦知国医药尚有如许书籍在也。”

1957年6月，广东省卫生厅、广东省中医药展览会画刊编辑委员会主编的《广东省中医药展览会画刊》，其中列有《广东名医及其著作》专栏，按语曰：“晋朝自永嘉南渡，广州的支法存以治脚气，名闻全国。葛洪来到广东，总结了劳动人民和疾病作斗争的经验，使祖国医学开展了全面性的南北交流。儿科陈飞霞的《幼幼集成》、内科何梦瑶的《医碥》、邱熺推行的‘牛痘’、赵寅谷的《本草求原》，以及近世陈伯坛的金匮伤寒，谭次仲的医学论著，都说明了他们在医学上的成就是值得重视的。广东历代有著述的医学家据统计共128人，其中以南海籍最多，顺德籍次之，医学著述总计319册370卷。”

1962年，广东省卫生厅、广东省中医药研究所、广州中医学院3个单位联合在《广东中医》发出“征集广东历代名医、现代名中医医案医话启事”的通知，同年10月就有报道：广东历代较有名望的中医中药人员550多人，已知著作394人465种1 150多卷册。以后《广东中医》、《广东医学（祖国医学版）》陆续发表有关岭南医学研究论著，如江静波《一位被人遗忘了的进步中医师——朱沛文》、《我读过的几本广东人中医书》，陈坤华《陈伯坛先生学术经验简介》，冼玉清《继承广东草药的先辈何克谏》，谢炜南《谢小石医案》等，老一辈学者著述影响深远。

1976年，广东省医药研究所中医研究室编写《广州近代老中医医案医话选编》，共收入潘兰坪、程康圃、易巨荪、陈伯坛、黎庇留、吕楚白、吕安卿、杨鹤龄等8位已故广州近代名医，从他们的著述中辑录医案、医话，在保留原貌基础上，作了小量的改动与必要的注释。1978年香港黄荫普先生编写《广东文献书目知见录》，其中包括中医药文献110种，与过去广东中医药文献整理以清代为主不同，黄荫普先生记述宋明时期岭南中医药文献，如宋代刘昉《幼幼新书》共5个版本，明代丘濬《群书钞方》2个版本，资料殊属珍贵。

而真正从学术层面，有组织、系统深入地研究岭南医学史是在20世纪70年代末80年代初。1979年改革开放首先从广东开始，我国著名中医学家邓铁涛教授当时已有远见，认为我国中医药学术中心，有从黄河流域→长江流域→珠江流域逐渐转移的趋势。邓铁涛教授首先开拓岭南医学领域的研究，指导组织研究生进行岭南医学史的研究。记得当时有人提出疑问：医学难道也有岭南岭北之分吗？邓铁涛教授1988年在第一次岭南医学研讨会上发言：我国幅员辽阔，由于地理环境的差异和历史上开发的先后，各个地区的情况千差万别，医学发展也表现出明显的不平衡性，岭南医学是客观存在的，它是基于《素问·异法方宜论》发展而来的，所谓“地势使然也”。邓铁涛教授恭身实践，1980年与徐复霖教授点注出版岭南名医何梦瑶《医碥》，当时有关岭南医学的资料非常缺乏，《医碥》点注本成为研究岭南医学不可多得的稀缺读本。岭南医学有悠久历史的沉淀积累，有改革开放前沿的优越地缘，融合自然科学其他相关学科合理内涵，从1979年至2005年，以其注重实践的有效性与兼收并蓄的包容性继续前进，逐渐从中医药大省发展成为中医药强省，历史又一次证明邓铁涛教授前瞻性预见的正确。

1984年8月，广州市卫生局、中华全国中医学会广州分会刊印吴粤昌编著的《岭南医徵略》，是时吴粤昌先生已69

岁。吴粤昌先生是广州市名老中医，幼承家学，精研中医古籍著作，抗日战争期间在韶关主编《广东医药旬刊》，抗战胜利后回广州执业，曾任两广考铨处中医检核委员，新中国成立后主编《星群医药月刊》。吴粤昌先生自20世纪50年代开始收集岭南医学史料，其《岭南医徵略》自序云："曾早在五十年代起，便开始留心历代有关岭南医药史料的积累，至一九七八年，向经、史、子、传、集及医籍、地方志的浩瀚文献中，着手认真搜辑，其中是以地方志为主要来源。"吴粤昌先生认为，地方志书是我国百科全书之宝贵原料。地理人物，备记其事，所谓一县之有志，犹一国之有史者。地方志书的特点，对医学而言，则有：①有史以来的省、地、市、县、乡中的名医生平事迹；②有医家书目，既多而又全；③有流行病史的大量记载；④有民间经验良方；⑤有医政及医药制度、药物特产等资料；⑥有强调崇高医德的事例。以上所举，皆属于丰富而全面的医学史料，且为其他文献所未备，而唯地方志书所独有者。直到1983年，吴粤昌先生除遍查过省、县、乡志百余种之外，还广泛求索于各类文献。共收医家已逾500人，其中虽或详或简，但凡所引录，均有出处可据，堪称信而有征，此《岭南医徵略》之所由名，之所由作。

浙江沈仲圭高度评价吴粤昌《岭南医徵略》曰："岭南人物之盛，自汉魏后为史所称，即论医林贤哲，亦已代不乏人，有若群星灿然，光昭医史，如葛洪、陈昭遇、何西池、刘昉、陈伯坛等，固其中之佼佼者也。老友吴粤昌先生为岭南医学家，早在五十年代，便开始有关岭南医药史料的搜集，直至一九八三年，查阅过经、史、子、集及医籍，地方志的文献，编成《岭南医徵略》一书，共收医家五百余人。

是书既反映了祖国医学特色，尤具有岭南医学特色，堪供医史学家之借鉴。”江苏朱良春撰文曰："老友吴粤昌，精专岐黄，学验湛深，与余神交已属四十载。顷以所著《岭南医徵略》见示，展诵之余，实为钦仰。岭南钟山川之灵秀，得风气之先声，历代豪杰志士辈出，而医林贤达，尤代不乏人。唯史书所载，仅其荦荦著者，遗漏湮没者，不胜其数，殊为遗憾。今粤昌道兄有鉴于斯，苦心孤诣，刻意探求，遍览经史子集，尤于地方志籍，广搜博采，上下千六百年，集医家五百余人可谓蔚为大观，乃岭南医家之大成也。前辈之潜德幽光，借以彰显；耆硕之卓绝积验，赖以阐发。导源发藻，订坠抉遗，启迪后学，厥功伟矣。吴兄此著，开全国之先河，余意各地皆可师法，则中医学史可臻完备矣！其义深远，爰乐为之序。”

自 20 世纪 90 年代开始，岭南医学史的研究陆续得到广东省、广州市卫生教育行政部门资助，形成课题，开始有组织有系统地控制研究工作，例如广东省名中医、暨南大学医学院沈英森教授主编《岭南中医》。

《岭南中医》2000 年由广东人民出版社出版，33 万字，获得中共广东省委宣传部及“岭南文库”课题的支撑。《岭南中医》概述了岭南医学的特点：①继承性。岭南中医主要是继承了诞生于中原文化基础上的中医学体系，基于中医学体系，这是岭南医学的主流。②区域性。岭南是中国疆域中最南的一个部分，祖国医学向来注重因人、因时、因地制宜，岭南中医是中医学在岭南地域的新的发展。③务实性。岭南医家非常注重医疗实践的有效性，不尚空谈，这一优良传统一直流传至今。④包容性。岭南长期以来作为中国对外交流的主要窗口这一事实，使岭南医学有机会接触和吸收其他医学。有学者指出，岭南文化是土著文化、中原文化和西洋文化三者的混合体，那么也不妨说，岭南医学是地方医学、中原医学和外来医学的混合，这种混合对祖国医学是一种丰富。

陈可冀院士读后为之写序曰："回忆 1981 年春夏之交，我曾应岭南名医邓铁涛教授之邀主持其研究生论文答辩会，其治疗冠心病、高血压病和高脂血症重视从痰湿论治，与北地强调益气活血或理气活血有很大区别，很具特色。近二十年来，我每年均多次到南粤或港澳参会，在粤常与张大钊、罗致强教授等共同会诊病人，其证候所见，多与六气中之火、湿相关连，卑湿与火热交病者，甚为多见，故常商议在习用方中加入土茵陈、木棉花、生麦芽、生苡仁、土茯苓、天花粉、金钱草、生石膏等甘凉或芳香轻清除热润燥之品，或苦寒清热泻火之剂，藿、佩等亦常在应用之列。岭南人多有饮凉茶之习，可以理解。岭南名医辈出，我在南海曾造访葛洪炼丹遗迹，近现代岭南有成就之医学家更多。今沈英森教授倡议并主持编纂《岭南中医》一书，广征博引，联系实际，从地理、气候等方面论述岭南疾病的特点，并对岭南医事、史事、人物、效方、草药、医案、医话、药械、保健及养生等方面作出系统介绍和评述。实为继承发展岭南中医药学之壮举，对疆域广阔的我国各地区医药学都有借鉴价值，乐为之序。"

我国著名中西医结合专家张大钊教授序言曰："我是地道的广东人，在省港澳等地成长，但从 1950 年开始，我就离开了故乡，在北京、上海、武汉等地学习和工作，直至 1982 年，才重新回到广州工作，正应了'少小离家老大回，乡音无改鬓毛衰'的说法。虽然乡音未改，说一口广东话，但由于受的中医教育以及以后应用中医学来进行的教育、医疗、科研工作，都是在岭南以外的地方，因此，对岭南中医可以说知之甚少，更谈不到有什么岭南经验。不过转眼之间，我回到故乡也已经有十六七年了，这些年来，在诊治病人当中，的确使我对广东人的体质、气候地域影响、饮食习惯、对药物的反应等都有一些切身体会。地土方宜的的确确在影响着我们的医疗实践，要想在广东地区做一个中医，就不能不入境问禁。这本《岭南中医》相信对在这个地区工作的医师，一定有很大的实用价值。中医的流派，都是在中医全体统属下的分支，属于知常识变，亦即普遍性矛盾与特殊性矛盾之间的关系，岭南派中医亦不例外。在中国传统医学这个繁花似锦的宝库中，从金元四大家到明清温病学派，每个时期都有不同的进展与发展，相信岭南中医一定会在这个百花园中播散出菠萝、椰子、红荔的芬芳。兹赋诗一首，以表祝贺：岭南中医聚群贤，菠萝椰荔竞芬芳；地土方宜成派别，根深叶茂两情长。”

20 年来岭南医学史研究取得重大进展，需要对这一研究进行全面的总结，编写《岭南医学史》时机已经成熟。编者在日常教研工作中，经常讲授岭南医学史、岭南医家学说的内容，引起学生兴趣，也得到各级领导关心支持，《岭南医学史》研究已获准广东省哲学社会科学“十一五”规划 2009 年度项目立项，成为“广东省哲学社会科学规划项目”。文章乃千古事，虽在学界多年但学术造诣仍肤浅，不敢轻易下笔。有幸得益于中国中医科学院医史文献研究所长期以来的关怀与指导，自 20 世纪 80 年代起，我们一直与北京医史文献研究所保持业务联系，在他们的引导下有机会参与国家级医史文献科学研究工作，《岭南医学史》也仿照《中国医学通史》古代卷、近代卷、现代卷及图谱卷的编写模式，全书拟订分为 4 册。上册为古代卷，从远古至清代中叶（鸦片战争以前）；中册为近代卷，从晚清至民国；下册为现代卷，中华人民共和国时期；图谱卷另为一册。

四卷册之《岭南医学史》古代卷、近代卷部分，重点仍以人物、著作、事件贯穿。岭南医家人物，传记包括名、字、号、籍贯、著作、学术思想、临证经验、师承传授等。岭南医学文献，著述包括名称（书名）、作者、撰写年代、卷数、册数、内容提要、学术特点、现存版本、藏书地点或文献出处。岭南医学重大事件，包括发生社会背景、参与的人物、历史事件过程、对后世一些历史地位的评价。以上述内容为主，形成大事编年表。现代卷部分，则参照 2003 年广东省科技厅广东省科技史志编纂委员会办公室颁布《广东省志（1979—2000）科学技术卷》编写范围试行办法，坚持采用"横分门类"、"述而不论"的传统志书体例。图谱卷参照中国中医科学院医史文献研究所承担科技部课题"国家重点医药卫生文物收集与调研和保护"2003 年北京会议修订的技术要求进行。

在《岭南医学史》上册古代卷完稿交付出版社之时，笔者感谢邓铁涛教授培育教诲之恩。30 年前，是您老人家引领才得以步入学术殿堂；感谢中医学界和医史学界同仁，是你们鼎力相助才使学术研究不断纵深突破；感谢广东科技出版社，在市场经济大潮中仍然不改初衷出版《岭南医学史》，营造中医文化氛围为广大读者提供精神食粮；也感谢莘莘学子研究生同学，我们在教学相长的过程中实现了中医学术的传承与创新。

编者

2009 年 12 月

目录

第一章

近代岭南的西医传播及其中西汇通思潮形成

《岭南医学史（上）》第五章“明清时期岭南与海外医药文化交流”描述了明清两代广东成为我国中外文化汇通之枢纽和商品经济发展的重要区域。广东有其广阔海岸线及优良港湾，有特定的地理环境与历史条件，明清之季西洋文化首先自广东传入。医药救伤扶危，最易取得民众同情，故西学东渐以医学为先导。本书结尾言及至清代中叶 1840 年鸦片战争爆发，第二次西洋医学的传入改变了中国传统医学的格局，近代西方医学通过在广东建立医院诊所、创办医学校、翻译西医书出版西医期刊等途径得到传播，医学改良思潮及中西汇通探索与医疗卫生行政管理，成为本章重点内容。

第一节　近代西洋医学在广东的传播

明清时期广东中西医学交流的结果，一方面是西洋医学从广东传入我国，另一方面我国的中医药学术，亦经广东传至西方。如《利马窦中国札记》曾向西方介绍中医云："中国的医疗技术和方法与我们所习惯的大为不同。他们按脉的方法和我们的一样，治病也相当成功。一般来说，他们用的药物非常简单，例如草药或根茎等诸如此类的东西……"[1]传播中医最有影响的是波兰来华的传教士卜弥格（Michael Boym）。他本是波兰御医，后入耶稣会于1650年来到澳门，适逢当时明末永历帝朱由榔流落两粤，在肇庆建立政权，后迁广西，其大臣瞿式耜等均奉天主教。卜弥格奉命至永历帝帐下任传教士，还曾担任永历政权的使者出使罗马教廷。1658年返华，次年病死于广西百色。他译述有中医脉学、中医舌诊、中医制剂等方面的书籍，其脉学部分最早由一法国人从广州寄回法国格勒诺布市并于1671年出版，名为《中医秘典》，以后陆续在法国、德国、意大利出版了全书《医钥》。后来由于禁教，西方文化与医学在中医的传播中断。到了清中期传教士重返中国时，广东的中西医交汇开始起步。1807年马礼逊与李文斯敦在澳门所设的诊所，便"建立了一个藏有800卷以上中医书籍的图书馆，并配备了各种各样的中药。邀请了一名姓李的有名望的中医，有时候还请一名草药专家讲解他所提供的各种草药的性能"[2]。澳门所设的诊所因中西交汇而取得了非常好的成果。

一、近代西方医学在广东的传播

近代西方医学建立在自然科学基础上，已不是古希腊、古罗马中世纪阿拉伯医学可比。近代西洋医学的传入即第二次西学东渐中的西方医学，成为一种强势文化。19 世纪中叶，国门在鸦片战争后被迫打开，中国不得不向外国开放传教、办学和办医院等。西方医学以各种方式传入，对社会的影响也不断增大。在近代西方医学传入的过程中，广东是其中最早和最重要的地区之一。

（一）西医诊所和医院

18 世纪末英国国内纷纷成立对外传教的基督教差会机构，1807 年新教英国伦敦会教士罗伯特·马礼逊（Robert Morrison，1782～1843 年）第一个抵达广州，1820 年和东印度公司外科医生李文斯敦（Livingstone）在澳门开设诊所。

另一位传教士医师郭雷枢（T. R. Colledge，1796～1879 年）于 1827 年到澳门开设一所眼科医院，1832 年又到广州另设诊所。广州由于原来是清朝对外唯一的商埠，故在早期也就成为唯一的内地医学传教中心。当时为促进传教，郭雷枢还呼吁更多传教士医师来华，以医务协助传教。1934 年 10 月，著名的美国来华传教士医生彼得·伯驾（Peter Parker，1804～1888 年），受美国公理会的派遣来到广州。1835 年 11 月 4 日，伯驾在广州开设“眼科医局”，因位处十三行内的新豆栏街，故又称“新豆栏医局”。1838 年 2 月，伯驾联合郭雷枢、卑治文（Bridgeman，1801～1861 年，第一个来华的美国传教士）在广州成立了“中华医药传教会”，鼓励、帮助更多传教士医生来华，借行医吸引群众而传教，同时为日益壮大的眼科医局筹集经费。

1840 年鸦片战争在广东爆发，中国从此沦为半殖民地、半封建社会。1842 年中英《南京条约》第 2 款规定开放广州等五处为通商口岸，1844 年中美《望厦条约》第 17 款，中法《黄浦条约》第 22 款也规定，美国、法国有权在通商口岸开设医院。这样，西方的传教士医生可以在条约的保护下进行“以医传道”的活动，近代西医学更潮水般地大量涌入广东。

眼科医局在 1840 年鸦片战争时关闭，2 年后重开，更名“眼科医院”。伯驾在医院中开展了许多工作，包括在中国最早施行氯仿麻醉术。1855 年伯驾因出任美国驻华公使，医院由另一个美国传教士医师嘉约翰（John Glasgow，1824 ~ 1901 年）接替主持。1856 年第二次鸦片战争时，医院被焚，嘉约翰遂于 1859 年到广州南郊另择新址重建，改名为“博济医院”，此后医院一直存在到 1949 年，成为在华历史最久的教会医院。医院英才荟萃，名医如雒魏林、合信、麦高云、嘉约翰、黄宽等先后出入其间。嘉约翰主持博济医院工作前后 15 年，在院留医者39 044人，门诊者7 403 340余人，经他手术割治大小各症48 918人。嘉约翰还于 1891 年在广州开设了中国第一间精神病医院。据统计，到 1919 年，新教差会在广东开办的医院有 39 所（香港 4 所，广东内地 35 所），共有外国医生 59 人，中国医生 67 人，病床 2 722 张[3]。

（二）西医教育的发展

初期传教医师多是只身来华，医务上缺乏助手，只能在当地寻找合适人选。伯驾在眼科医局从 1836 年起开始指导一名中国青年关韬学医，不久，关韬对“一些眼科小手术”，“能熟练完成”[4]。类似的学生还有 2 人。英国传教士医师合信（Benjamin Hobson，1816 ~ 1875 年）在惠爱医院也曾招徒授医，还主张开办医校，唯未实行。后来雒魏林回忆他在广州医院里见到的中国助手说：“这些青年人本来都受过良好的中文教育，后来学会了英文。他们在医院里既是医生的助手，又是翻译。我对于看到的他们的造诣和在治病中所显示出的才能大为惊叹。其中有些人后来离开了医院，在广东边远地区，私人独立行医。”[5]

更有意义的是医学学校的创办。1866 年嘉约翰在博济医院附设医学校（又称“博济医学校”），成为中国最早的教会医学校。当时，第一个出国学医归来的中国人黄宽担任解剖学、生理学和外科学教席，嘉约翰执教药物化学，关韬教临床各科。次年曾于院中解剖尸体 1 具，由黄宽执刀。但初时博济的西医教育，也采取以师带徒形式，培养的对象是护士、药剂士之类的人员作为自己助手。直至 1879 年，博济医院正式设立博济医科，又名博济医院南华医学校，学制 3 年。该校开始只招收男生，1879 年招收了第一个医科女生入学。1886 年孙中山进入该校学医。1904 年学校扩建并改称“华南医学院”（1917 年由广州博医会接管，1930 年改由广州岭南大学接办，新中国成立后并入广州中山医学院），1914 年该院又附设了护士学校。这是教会在我国创办的最早的一所医学校。

美国基督教长老会接着又在广东办起了第二所西医院校，即“夏葛女医学校”（附属于柔济医院）。该校创办于 1899 年，原名“广东女医学校”，富马利（美国医学博士）首任校长。1902 年，学校得到美国人夏葛氏一笔捐款，重建校舍医院于广州西关逢源西街尾（即现广州新风路 63 号广州市二人民医院），以“夏葛女医学校”命名。伦嘉列（美国哲学博士）继任校长。直至 1931 年教育部核准立案，定名

"夏葛医学院"，王怀乐（1899～1966 年，台山人）任院长，学制由原 4 年改定 6 年。夏葛医学院培养女医生在当时社会条件下颇为不易，而其毕业生亦都较为优秀。《时事画报》1907 年第 14 期曾载广州知名画家郑侣泉所绘的《女医神效》图，记述夏葛医学院毕业的女医生罗秀云，在柔济医院收治一"遍体浮肿，腹大如数石瓠，奄奄就毙"的妇人，为其行剖腹手术，取出重约 30 千克的肿瘤之事。此事当时颇为轰动，可见夏葛医学院有一定影响。该校共计有毕业生 28 届人数 200 余，并附设有护士学校，药剂士学校各 1 间。

基督教会在广东筹办的最高学府是岭南大学。岭南大学创办于光绪十一年（1885 年），原名"格致书院"，1900 年改名"岭南学堂"，1905 年定名为"岭南大学"（英文校名为 Canton Cristaia College）。该校在 1910～1912 年设医学预科，由美国医生嘉惠森（W. W. Cadbury）主持，编辑出版有《中华医报》，并准备成立医科学院，后因美国石油财团将经费转给山东齐鲁大学医科而停办。直至 1930 年，岭南大学校董钟荣光先生（1866～1942 年，字惺可，广东中山人）与博济医院商议联办，组织医学院董事会，此时适值夏葛医学院董事会也与岭南大学董事会妥商合并办理，旋于 1936 年秋天，岭南大学、博济医学校、夏葛医学院三院校合并定名为"孙逸仙博士纪念医学院"，成为岭南大学学院之一，即岭南大学医学院。校址广州河南康乐村，学制 6 年，附设博济、柔济医院两间。黄雯（1895～1963 年，广东宝安人，英国剑桥大学医学硕士）任校长。抗战胜利后，李廷安（1899～1949 年，中山人，美国哈佛大学医学博士）、李应林（1892～1954 年，字笑庵，南海人，柏林大学法学博士）、陈序经（1903～1967 年，字怀民，海南文昌人，美国伊利诺大学哲学硕士）等先后任校长，并从北京协和医学院请来一批教授到岭南大学医学院任教，如周寿恺、秦光煜、陈耀真等，极大地充实了学院的师资力量。至1951年，岭南大学有毕业生138人，在校学生320人，1953年岭南大学医学院与中山大学医学院、私立广东光华医学院合并成为中山医学院。

除上述外，还有法国天主教会民国初年在广州长堤开办了“中法韬美医校”（即现广州医学院第一附属医院），出版有《中法医刊》，毕业学生百余人。德国基督教礼贤会清末在广东东莞亦曾办过“普济医学堂”等。

（三）西医学术的传播

比较系统地开始介绍西方医学知识和编译出版医书，始于清咸丰元年（1851年）。英国传教士医生、医学硕士、皇家外科学会会员合信1839年受伦敦会派遣来中国，1848年到广东主持金利埠惠爱医局，后得南海人陈修堂之助，于1851年编译成《全体新论》一书。这是近代第一部关于西方解剖学与生理学的中文专书。合信对中国传统医学有所了解，但又认为中医学对人体的了解不足，是为缺点，所以他最先译述的就是解剖学著作。在《全体新论》的序言中，合信说：“予来粤有年，施医之暇，时习华文，每见中土医书所载骨肉脏腑经络，多不知其体用，辄为掩卷叹惜。其医学一道，工夫甚巨，关系非轻，不知部位者，即不知病源；不知病源者，即不明治法。”[6]序 书中介绍了各种动物骨骼的比较，人体肌肉、韧带，描述了脑髓、脊髓和神经系统及各部内脏器官等，内容新鲜充实。《全体新论》出版后“远近翕然称之，购者不惮重价”[7]，对中国医学界产生很大影响。后来合信北上，又得江宁茂材管嗣复之助，先后译书有：《西医略论》（1857年）、《内科新说》（1857年）、《博物新编》

（1859 年）和《妇婴新说》（1858 年），合《全体新论》总称《合信氏医书五种》。他针对西医的怀疑指出："或疑西法与中国不同，未可互用。不知人类身体，无少歧异，受病大约相同。其不同者，气候、性质、风土、饮食，微有差别，在医者权衡斟酌耳。或谓西医药料酷烈，与华人脏腑不合，殊非确论。夫造化主生物无私，既有是病，即有是药，本在智者审择。"[8]1合信还力图沟通中医，《全体新论》曾引述中医脏器之论并试行解释，在临床上使用了部分中药，如茯苓、泽泻、车前子、大黄等。

博济医院办学校后，"时国中谙习西文者鲜，嘉约翰医生乃将西文医学教育作品，共二十余种，俱译为汉文，一时学者称便，并可供大多数国人得有研究西医学术之机会。"[9]嘉约翰在 1859 年出版了《论发热和疝》。后来为博济医学校编译的教材实际有 34 种之多，主要的有如《化学初阶》（1871 年）、《西药略说》（1871 年）、《割症全书》（1881 年）、《花柳指迷》（1875 年）、《炎症》（1881 年）、《热症》（1881 年）、《外科学》（1891 年）等，比较注重临床各科的实用知识的讲授，这与其为博济医院培养临床医生的目的有关。又因中国人多只认可西医外科，1889 年嘉约翰著成《内科阐微全书》，林湘东序称："华人之争羡西医也，莫不称其精于外科，而不知其内科尤精。盖内科一道，未易轻言，苟非洞悉全体经络，自脑体脑筋及脏腑、骨血、血脉逐一详明，岂能善治！西医所以经内科者，实从剖视而知，非徒推测而已也。夫天下事，心揣之虚不如目击之确，是以他人只知其略，西医则并知其详；他人只知其精，西医则尤知其精也。嘉医生胞与为怀，无间中外，自洋来粤，十有八年矣，历医各症如砂淋、肉瘤、眼疾、崩口、蛊胀等类，固已称其神技，众口交推。抑知外科既神乎其神，内科尤精益求精乎！”[10]这些著作成为国人全面了解西医的渠道。

外传教士还编辑中外文医刊，嘉约翰1868年起编印《广州新报》（*The Canton News*）周刊，分为中文版、日文版、英文版3种形式，宣传医疗卫生知识，并附带刊登一些当时的国内外新闻，后于1871年停刊。1880年起嘉约翰将该报复刊，改名为“西医新报”（The Medical News），持续2年，共出8期。《广州新报》和《西医新报》是中国最早的中文西医杂志。1886年嘉约翰的助手尹端模创办了《医学报》月刊，仅出数期即停刊，这是华人自办的第一本医学杂志。

二、近代西医在广东的发展与影响

（一）广东西医的发展

1. 近代广东籍著名西医

近代最早的一批中国西医生出自广东。第一个出洋学医的中国人是黄宽。黄宽（1829～1878年），字绰卿，广东香山县东岸乡人。他于1841年进入澳门马礼逊纪念学校（中国第一所西式学校），1847年与同学容闳、黄胜一起随美国教师布朗夫妇赴美。其中黄胜中途因病返回，黄宽、容闳二人则成为中国第一批留学生。黄宽进入麻省曼松学校，得文学士学位。后来黄宽获苏京行医传教会奖学金，1850年赴英国爱丁堡大学攻读医科，获医学士学位。毕业后当病理学与解剖学研究生，获医学博士学位。1857年，黄宽以伦敦会传教医师的身份回国，在香港伦敦会医院任职，次年到广州，主持合信所创的惠爱医院，同时在博济医院行医。他以外科擅长，声名远扬，号称是“好望角以东最负盛名之良外科”。1860年黄宽因与某些教会人士不合，辞去了惠爱医院职务，自设诊所。1862 年应李鸿章之邀赴天津任医官，半年后辞职回广州重办诊务。1863 年受新成立的中国海关医务处之聘出任医官；1866 年到博济医学校任教员，直至病逝。

由于广东对外交流较早，早期西医的发展在全国居于领先地位。20 世纪初陈垣尝称："吾粤濒海，交通最先，医学尤盛。萃全国洋派医师之数，粤人当居十之七八焉，女子医者又居七八之二三焉。"[11] 其中佼佼者为数不少。如徐华清、屈永秋、伍连德、李树芬等都在近代医学史上占有重要地位。

徐华清（1861～1924 年），号静澜，广东五华人。少年时父死家贫，随族人移居香港，得教会资助读书，后在香港西医书院（香港大学医学院前身）毕业，与孙中山是同学。1884 年获选官派赴德国留学，1888 年获医学博士学位，是我国第一位德国医学博士获得者。回国后任教于香港皇仁书院，后来京津一带行医，曾应召入宫诊治慈禧太后，受封"总理医政"，一品花翎顶戴。1902 年，袁世凯设立北洋军医学堂，徐华清受邀任总办。1904 年又兼新设立的北洋军医学堂附属天津官医院及陆军马医学堂总办。1906 年兼任北洋防疫医院总办，并再度出洋考察医政。1909 年受清廷外务部派遣作为中方代表参加在上海举行的"万国禁烟大会"。民国后，徐华清先后任陆军军医总监（上将衔）、中国红十字会会长等职。在直皖、直奉等战争中，率领医护人员救死扶伤，获世界红十字会铸赠白金指挥刀，并获美国、德国、俄国、日本多国勋章。1924 年去世时，大总统徐世昌亲自为题墓碑"陆军军医总监五华徐公之墓"，有"中国军医之父"之称。

屈永秋（1862～1953 年），字桂庭，广东番禺人。1883 年入天津医学馆，后毕业，历任天津施医局医官，天津医学堂监督、北洋医学堂及医局正医官。1902 年，袁世凯恢复受八国联军侵华影响停办的天津北洋医学堂，屈永秋任总办，并负责处理八国联军侵华后天津卫生事务。《容庵弟子记》载负责接收天津的知府凌福彭的奏文说：“北洋为通商巨埠海口，验疫未设专局，一切办法皆由外人主持。每因言语不通，致启猜嫌。而体质各异，疗治亦难强同。况权限攸关，尤应杜防越俎。现饬津海关道督同医官屈永秋等参酌西法，在大沽北塘各海口建造医院，选派学生及女医驻院经理……适值上年五月上海一带瘟疫盛行，各国军队队事咸属目相视，迭据英法提督请派西医会同查验，均以业经实力举办婉切驳阻，复沿津奉车线在营口、前所、北塘、新河四处另设验疫分所，在营口建造医院诊治居民，数月之后疫气全消，存活甚众，津郡亦未流行。”[12]在屈永秋主持下的防治措施，维护了卫生防疫主权未旁落外人。1907 年直隶总督袁世凯向朝廷保荐詹天佑、吴仰曾、邝荣光、屈永秋 4 人按游学生（即留学生）资格赐进士出身。屈永秋其实未经留学，只是天津医学馆是在李鸿章支持下建立的我国第一间公立医院，由英国传教士医师马根济主持，屈永秋又任职于北洋医学堂，深受器重，故一并参照留学生资格上奏。但终因资格不合，屈永秋被除出获赐名单。1908 年屈永秋多次为临终的光绪帝诊病，后来著有《诊治光绪皇帝秘记》（载 1936 年《逸经》杂志第 29 期）。1909 年，屈永秋出任京师大学堂医科大学堂监督。1911 年，屈永秋因防疫有功，及“在学堂教授课程，考求新理”，“其造诣深邃，富于经验，久为中外交推”[13]，终获赐进士出身。1912 年获法国荣誉军团勋章。1920 年总办天津卫生事宜，后任大总统府医官。

伍连德（1879 ~ 1960 年），原籍广东台山，1879 年出生于马来西亚槟榔屿。1896 ~ 1899 年留学英国剑桥大学意曼纽学院。1899～1902年考入圣玛丽医院实习。1902～1903年在英国利物浦热带病学院、德国哈勒大学卫生学院及法国巴斯德研究所实习、研究。后返回原马来西亚，在吉隆坡医学研究院从事热带病研究。1904年在马来西亚槟榔屿开设私人诊所。后接受清政府邀聘回国任教，担任天津陆军军医学堂副监督（副校长职）。1910年12月东北发生鼠疫大流行，清政府任命伍连德为东三省防鼠疫全权总医官，到哈尔滨进行调查、防治。1911年4月出席在奉天（今沈阳）召开的万国鼠疫研究会议，任会议主席。伍连德主持的东北防疫产生了重要国际影响，著名史学家陈垣曾评价说："是役苟非伍君之资望，则亦不足以慑服众宾，其不假手外人，主权旁落者几希。伍君其吾国后起之英哉！"[11]是年清廷以伍连德"于研究情形极有心得，为英美医员所赞赏，声名籍甚"赏给医学进士。1912年伍连德在哈尔滨筹建东三省防疫事务总管理处及附属医院。1915年建立中华医学会，任书记并兼任《中华医学杂志》总编辑。1916年任黎元洪总统特医及京汉、京张、京奉、津浦四条铁道部总医官。当选为中华医学会会长，并兼任公共卫生部委员。1918年任北洋政府中央防疫处处长、北京中央医院（今位于白塔寺的北京医科大学人民医院分院）院长。1930年任上海全国海港检疫管理处处长、技监，兼任上海海港检疫所所长。1937年4月任中华医学会公共卫生学会会长。抗战爆发后举家重返马来西亚，定居怡保市，开设私人诊所。

李树芬（1887～1966年），原籍广东省台山，1887年出生于香港西环。年轻时随父赴美国波士顿城。后返香港，入读西医学堂，毕业后赴英国爱丁堡大学医学系深造，1910年毕业，获内外科医学学士衔。在毕业典礼上，校长致词时提到，在爱丁堡大学的历史上，李树芬是第一个在最短时间内获得此衔的学生。毕业后，李树芬又得到清廷赠予的免费学位，继续在爱丁堡大学修读 1 年，兼获热带病学和卫生学学士衔。1911 年，李树芬学成归国，被委任为南满防疫总医官，尚未赴任，即参加革命，担任同盟会南方支部总军医。后又赴日本为革命军购买军械。1912 年，广东都督府设卫生司，李树芬被任命为司长，兼临时总统府医事顾问。1913 年，李树芬辞职返港开设医务所。1922 年再赴英国爱丁堡宪立外科学院攻读，获外科博士衔，成为爱丁堡皇家外科手术学院会员。返香港后开展外科手术治疗肺病，并发明了用于切除扁桃体的“李氏自动绑结器”。1923 年应聘为广东公医学院院长兼外科教授，赴美国为学校筹款 50 多万美元建设解剖学与生理学两系。1926 年任香港养和医院董事局主席兼院长，并曾任中华医学总会副会长、中华医学会香港分会会长、远东热带病学会副会长、香港大学医学会副会长、香港大学董事、卫生局议员、定例局（即立法局）议员、华商总会名誉干事、东华医院顾问等职务。1961 年获日内瓦国际外科学院授予名誉院士，1963 年被推选为美国胸科学会主席，1964 年获美国国际外科学院“国际百周年杰出外科医师”奖。著有《香港外科医生六十年回忆录》。

2. 西医教育与医药工商业

西医教育在清代大多数是由外国人把持的，至清末始国人自办。光绪三十一年（1905 年）两广总督岑春煊奏设广东军医学堂，《续皇朝文献通考》卷 11“学校考”载 1906 年岑春煊报告经过奏文说：“经电商出使日本大臣杨枢代聘日本医学士一人，充任随营医学堂总教习及随营病院诊察长；别雇助手一人，药剂师一人以为之副，先后到粤。当于光绪三十一年七月设立随营病院，为调治病兵之地。八月开办随营军医学堂，招取学生，专习医学，为疗治军队伤病兵之地。当春夏疫疠盛行，染病官兵得以在院医治，教痊甚众。”[14]该学堂及病院由日本医生山本三树主持。后改名“新军军医学堂”，内设东医班与西医班（实指日文班与英文班），西医班改由留美归来的广东中山人郑豪主持。

真正完全由中国人自办和主持的西医学校，则以1909年郑豪等创立的光华医学校为嚆矢。郑豪早年在美国求学，参加了孙中山领导的中华革命军。1905年回国，在广东陆军军医学堂任总教习职务。1907年冬天，在广东与香港之间的佛山轮船上，发生了一起英属印度警察踢死中国工人的命案，检验的外国医生声称死者因突发心脏病而亡，激起国人愤慨。人们痛感缺乏医学检验人才，是年底，医学界陈子光、梁培基、郑豪、左吉帆、刘子威、陈则参、叶芳圃、王泽民、池耀庭、伍汉持、苏道明、刘禄衡、高约翰、黄萼廷等，工商界人士包括沈子钧、邓亮之、游星伯、冯伯高、金小溪、罗炳常、邓肇初、梁恪臣、左斗山、梁庭萱、梁晓初、谭彬宜等人，为了维护医权，集合在广州天平街（今诗书路）刘子威牙医馆，商议创办西医学校的大计。即席决定成立光华医社，谓本社创办医院之主旨，乃本纯粹华人自立精神，以兴神农之隧绪，光我华夏，是以命医社之名曰光华。此事得到社会广泛响应，众人捐钱垫款，购地办校建院。光华医社于1908年初正式成立，3月中国第一间“民办自教”的西医学校光华医学校开学。梁培基为医社社长，郑豪担任光华医学校首任校长。学校学业4年，由中国教员采用中文课本授课。课本“由热心人士翻译后自行编印”。参与光华医学校创建的陈垣在《广东光华医学院故院长郑君纪念碑》中说：“光华医学院者，合全粤医师之力而成谋，学术自主之先锋队是也。学术贵自立，不能恒赖于人。广州濒海，得风气之先，近代医学入广州百年矣，然迄今无一粤人办之教育机关，有之，自光华始。"[15] 1929 年，"广东光华医学专门学校"被正式命名为"私立广东光华医学院"。新中国成立后该院并入华南医学院，后并入中山医学院。

另外，1909 年又有广州士绅捐建、公费补助的"广东公立医科专门学校"成立。该校由广州西医生 40 余人（大部分是博济医学校毕业生）创立于羊城西关十三甫，翌年迁往长堤潮音街口，租自理会房屋做校舍，购天海楼做广东公立医科专门学校。潘佩如（番禺人，前清道台）首任校长，王肯堂（南海人，北洋医学堂毕业）继任校长。广东公立医科专门学校附院院长由美国人达保罗担任。达保罗妻子任广东公立医科专门学校护士学校校长，兼任中华护士学会主任。1915 年学校改为公立，得到省府补助，发展迅速。广东公立医科专门学校最初学制 4 年，1917 年改 5 年。1921 年黎铎（1895～1992 年，南海人，1916 年毕业于广东公立医科专门学校，广州中医黎达初之子）担任学监兼代校长。1924 年在广州东山百子岗建成新院址，改名为"广东公立医科大学"。1925 年 6 月大革命期间，该校学生因不满校方向美国石油财团私下接洽，盗卖公医教权以换取 50 万元基金及每年 2 万元之津贴，向广州国民革命政府请愿，要求将广东公立医科大学并入国民政府办之广东大学。同年 6 月 25 日，广东国民政府发布命令，即日起接管广东公立医科大学，为广东大学医科。1926 年广东大学改名为"国立中山大学"，广东公立医科大学即为国立中山大学医科。1931 年又改称为"国立中山大学医学院"。褚民谊（吴县人，法国史大堡医科大学博士）、梁伯强（1899～1968 年，梅县人，德国慕尼黑医科大学博士，著名病理学家）等先后任院长。至1951 年，共有大学本科毕业生 767 人，在校学生 412 人。

医药工商业方面，近代早期西药市场是由外商控制的，著名的有 1841 年英国医生屈臣（A. S. Watson）在香港开设的屈臣氏药房，1850 年在广州设立分店，1860 年在上海设分店。1870 年日商森清太郎在广州打铜街开设岳阳堂药房。1882 年旅美归侨罗开泰在广州创泰安大药房，是中国人开设的第一家西药房。此后华商药店在各地陆续出现、增多，有泰安、积臣、祥安、大兴、万国、仁寿等众多字号，成为西药市场的主导。

1902 年广州的梁培基药厂则是国人自办的第一家西药厂。梁培基（1875～1947 年），原名梁缄，字慎余，广东顺德人。1879 年毕业于博济医院南华医学校，留校任助理教师，不久又兼任刚成立的夏葛女医学校药物学教师，同时自设诊所，行医济世。发起创办光华医社、私立广东光华医学院，创建珠江颐养园留医院及汽水厂、民众烟草公司等企业。1902 年起创办药厂，华南疟疾流行，他创制“梁培基发冷丸”，开广州制药业中西药结合之先河，远销到美国和南洋等地，年销量达 100 万瓶。留美学者黄藻裳、黄准、邝国琢等人于 1920 年建成安亚制药厂，生产针剂、片剂、酊剂和化学试剂和原料。

（二）近代社会对西医的认知

虽然广东社会先进人士在全国最早推广西医药。但广大民众对西医西药的认识和接受是有一个从猜疑到肯定的过程的。由于中西文化巨大差异的背景，西医学从一开始就与中国许多传统观念产生碰撞。西医学的外科手术，对人体进行解剖以及保存人体标本用于科学研究的做法，早期曾让中国民众望而生畏。教会收养弃婴也难免有病死情况，也会带来诸多谣言。例如 1869 年广州曾发生一起教会老妇苏区氏被指责“挖食小儿眼睛”及拐卖婴儿的事件。苏区氏被指责“用药水棉花沾湿婴儿额门，致毙婴儿多名。有人送婴到伊，与其抱接转送。每用手画十字在婴孩头上、口上及胸前等处，原系去病延年起见，不意到堂后不久俱已身死”[16]。后经调查，认为死亡多为疾病所致，并无谋害拐卖之事。

但近代西医的外科手术等确实有其长处，同时西方的医药与公共卫生管理较为先进，因此西医药在中国社会逐渐得到认可。早在 1840 年，《澳门新闻纸》载传教士描述西医在岭南逐步受到欢迎的情况说：“中国之人民平常尽皆恨恶我等，不欲与我等来往。况又有官府之严禁，致我等虽用尽法子欲解除中国人恨恶我等之心，唯总不能得之。在我等各样事业之中，只有医学乃系中国之人颇肯信之，向来有公司之时，公司医生虽亦有医治中国之人，唯因他们不甚识中国人之言语、品性，况又不是专心，所以就医者少。然斯时以来，中国人亦颇信欧罗巴各国医道之妙手，即已稍肯就医。”[17]412 伯驾开设眼科医局时，起初“无人过问”，“至翌日则有一患眼疾妇人就诊，第三日则有六人，其后逐渐递增，至数月后，则每日开诊之时，来诊者户限为穿”，后来“医院之士民云集、拥挤，老幼男女如曦来。莫说广东各府厅州县之人，就是福建、浙江、江西、江苏、安徽、山西各省居民求医矣。儒农官员，各品人等病来愈去矣”[18]。因此，中国官民对西医的认识大增，当时对伯驾行医“中国官府虽已知之，亦不禁止”，绅商们并赞赏其赠诊贫民之举，乐于捐助，“两年之间在广东省城之人，亦已签题出三千银，为医馆之费”[17]492。

据1865年报告，广东“计去年（指1864年）省垣佛镇两处贫民男女受医者，有三万零五百一十二人，石龙等处受医者五千余人，肇庆府内受医者亦有二千一百七十人……至医药之费，皆由中外国善士乐签者，计去年外国人所签银有六千三百八十大元，省城香港唐商签银有七百九十六大元”[19]。

病人中也包括一些政府高级官员。据载林则徐曾托人向伯驾问疝气的治疗，伯驾为其制作疝气托一副；先后任两广总督的耆英、徐广缙也都曾直接找伯驾诊病。伯驾的一位法国助手莫菲・岱摩曾为广州一位将军的女儿施行白内障手术，由于手术成功，后来将军调任时还受邀随行[20]。对于西医书籍，知识分子与官员也赞誉有加，如对《全体新论》赞扬：“书中所述，每与中土歧异，然华人颇有信者，盖确实有据之理，人无异辞也”[6]卷首。两广总督叶名琛还将《全体新论》的插图“按原式分刻八副，列之坐右以便省览，且资持赠。欲究心医理者，晓然于内外、隐显之本源，实足为望闻问切之补助云”[6]叶名琛赞。

西医的外科、产科等在技术上的长处，逐渐得到人们的认可和接受。伯驾为一名白内障病人做手术时，曾担心病人是否同意他把手术刀伸入眼内，病人却回答：“你愿意的话，可以把它们全取出来，再装进去。”[21]表现出充分的信任。在佛山，英国循道会创办西医医院后，“中医生多从而就学者，已故镇内西医日渐推广。而尤接生为众所交推。中法向来轻视接生，每多误于稳婆之手。自有西法，而婴儿之夭折、产妇之厄难比较少”[22]。

国人了解了西医，自然而然地就会将之与耳濡目染已久的中医进行对比。正如曾协助传教士医生傅兰雅译书的赵元益所言：“西医之道行于中华而又屡译其书，或阐明全体，或详述医法，或备载方药，是华人知有西医之法可补中医不足焉。”[23]因而中西医学的比较也成为当时社会的话题之一。在种种言论中，近代著名小说家“我佛山人”吴研人的观点较具代表性，他说“西医固未可尽诬”，“西医非不可备一格，然遇难起之症，医者束手，姑以试之，可也；或夙知某症为彼族专长，就之，亦可也”，不过，某些国人学了一点西医，就恶意诋毁中医，这令他深恶痛绝，他说：“更有狂悖之徒，就医学于彼族，犹未毕业，即狂呓而言曰：‘中医将绝于世界。’”这是忘本，对中医在中华民族“传种”中的历史功绩视而不见，也不正视临床事实。吴研人介绍自身“目疾”分别经中西医治疗，而由中医治愈的过程，证明中医确有价值，态度鲜明地指出：“吾特恶夫挟西医以诬中医者耳。”[24]这些言论颇能反映当时人们的主流看法，即中医无论在实践中还是在民族感情上都居于首位，但也承认西医长处有可取之处。

第二节　晚清医学制度改良思潮

早期在粤传播西医的外国传教士，就曾将西医与中国医学进行比较。例如合信在《西医略论》中有“中西医学论”一篇，指出“西国医士，必须屡经考试，取列有名，方准行世。其贵如中国举人、进士之名，其法略如中国考取文士之例子，所以习之者精益求精。中国医士人自为之，不经官考，不加显荣，此不精之故一也”[8]2。从制度的原因讨论中国医学发展的不足。近代致力于救国图强的志士，在试图学习西方政治、经济和文化以改良中国时，都注意到西式医药卫生制度的积极作用。近代岭南人物在倡导新学方面，提出了许多先进的思想，涉及医学改良与医政改革等一系列问题。

一、粤籍政治活动家的医学改良主张

19 世纪中叶，发源两广的太平天国运动，其后期领导人物干王洪仁玕（广东花县人）即兼通中西医理。他原为中医出身，在乡间研究过中医，曾在广东东莞县行医 1 年。又在香港接触过西医，与当时活跃在广东、港澳一带的传教士医生合信、卑治文等相善。洪仁玕曾试图在天国中实施西式医事制度，他的名著《资政新篇》倡学“西艺”、“西知”、“西政”，其中就有“兴医院”、“立医师”[25]的条文。1860 年左右在其干王府内还开办了一所医院。

洋务运动中，当时的上海道丁日昌（广东丰顺人），于 1865 年作为总办主持成立了洋务运动中最重要的机构之一——江南制造局。1867 年局中设翻译馆，聘请多名西方传教士为译员，其中有傅兰雅、麦高云、伟烈亚力等，均为传教士医师，近代流传极广的许多西医译著如《儒门医学》、《西药大成》等皆自此辈译出。

发源自广东的康梁维新派，也认为医学是强种的必要条件。1897 年梁启超（广东新会人）在《医学善会叙》中说：“凡世界文明之极轨，唯有医学，无有他学……故言保民必自医学始。英人之初变政也，首讲求摄生之道，治病之法……日之将图我也，为其国之大小，民之众寡不敌也，于是倡为强种之说，学堂通课皆兼卫生，举国妇人悉行体操，故其民也，筋干强健，志气遒烈，赴国事若私难，蹈锋镝若甘饴，国之勃然，盖有由也。今中国……不求保种之道，则无以存中国。保种之道有二，一曰学以保其心灵，二曰医以保其躯壳……”[26]戊戌六君子之一的康广仁（广东南海人）曾跟嘉约翰学过3年西医，在澳门主持《知新报》时，也经常发表关于考求医事以强种的文章。1898年光绪谕称“医学一门关系至重，亟应另立医学堂考求中西医理，归大学堂兼辖，以期医学精进”。梁启超奏曰：“医者……泰西大学为一科，今特许增之，实为维新之一政也。”[27]学习西方医政制度，考求中西医理，成为维新运动的一项重要内容。梁启超还曾著有《西学书目表》，其中，医学书是一大门类，他在书中列出已翻译到中国的各种西医书（包括“全体学”，即人体解剖学）近60种，其中经他作圈为记，以示读过并作评价的就有30多种。

广东嘉应州（今梅县）人黄遵宪，曾任使臣出使日本、美国、英国、新加坡等国，在其煌煌40卷巨著《日本国志》中，考察了日本开国到明治维新的历史，有意为中国维新运动立一鉴戒。其中也有章节述及日本汉医在近代的变迁，其第40卷“工艺志”中评价说：“今则朝廷所尊洋学，日辟直就原书以研考其理，其必有兼中西之长、擅内外之治，以其术鸣于世者矣。”[28]表达了对中西医相兼的期望。

二、郑观应的医学改良思想

郑观应（1842~1922年），本名官应，字正翔，号陶斋，别号罗浮待鹤山人、杞忧生、慕雍山人，近代著名改良主义者和实业家。郑观应1842年出身于广东香山一户私塾老师的家中，17岁时因家贫到上海投靠叔父，入英国传教士傅兰雅办的英美书馆夜校部学习英语，先后在英商宝顺洋行、太古轮船公司任买办，后历任上海电报局总办，轮船招商局帮办、总办。他曾多次捐官，至候补道，由于交游广泛，资力雄厚，成为上海滩的名人。1903 年，任粤汉铁路购地局总办，支持从美国合兴公司赎回粤汉铁路自办，1906 年，被举为粤汉铁路商办公司总办。此外，还担任过上海造纸局、开垦公司总办及上海医局总董，创建天津电报局，主持开平煤矿、汉阳铁厂等的创建工作。1922 年 5 月，病逝于上海招商公学宿舍。郑观应在经营工商业的过程中，关心时政，留意西学，主要著作有《救时揭要》、《易言》、《盛世危言》、《盛世危言后编》、《中外卫生要旨》等。他关于医学改良的言论主要见于《盛世危言》的“医道篇”等中。

郑观应面对近代西方列强环伺的大变局，专为“盛世”而作“危言”，针砭时弊以图改良，所以在“医道”篇中重点论述了中医的不足，探讨医政措施方面的改革。在早期著作《救时揭要》中他就曾作“议遍考庸医以救生命论”、“论医院医家亟宜考究”，呼吁在近代中国仿西方设立医院，并通过考核选任医生，以杜绝不学无术的江湖游医。到《盛世危言》的“医道”，则与西医相较，提出中国医学需要改进的五点不足：第一是医生考核制度不若西医。郑观应介绍了西方医师考核的严格制度，其难其贵如中国之科第然。第二是不明脏腑。这主要是与西医解剖相比，介绍了西医的解剖学及西方对死者的尸检制度，认为西医皆明脏腑血脉之奥，今中国习医绝无此事，虽数世老医，不知脏腑何形。遇奇险不治之症，终亦不明病源何在。第三是对中西医理论进行比较，认为西医事事征实，日日讲究，又有显微镜能测目力难见之物，推重西医求实的方法胜于中医。第四是治法用药比较。着重提出中国传统配药方法中，多用草木，性有变迁，而且炮制、煎熬、火候难以规范，西医则多用金石，质有一定，且从药厂生产，成分功效固定。第五是研究方法的对比。

他指出西医善用种种仪器，而且有所发明则登诸报刊，注重交流，利于学术发展。[29]

以上所论五点，尖锐指出近代中国医学在卫生行政制度、学术研究组织等方面与世界严重脱轨，所以他呼吁："各省各府各州、县、镇、市之间令殷户集资建立医院，考选名医充当院长。肄业诸生，须由院中主教考其文理通顺者，方准入院学习，悉心教授，无玩无欺，先将《灵枢》、《素问》、《内经》、《难经》熟读，博览仲景、思邈及唐宋四家之成法，参以西医之图器，剖割之奇方，精益求精，不分中外，学习数载，考验有成，酌予虚衔，给以执照，方能出济世。其无照而私自悬壶、草菅人命者重惩不贷。有能治疑难大证，卓著神效者，报明医学日报，年终汇集刊刻成书。"在其诗集中还有"急宜开学校，精益求其精，卒业给执照，注册记姓名"[30]1386。另又写有"亟设医学堂，考验严功令，良医给文凭，庸医示惩儆"[30]1386等诗句，均是呼吁建立当时实质缺失的社会卫生管理制度，这也是改良派政治主张中的一个重要内容。

除了关于医学的政论之外，具体对于中、西两种医学如何比较，郑观应也有较为客观的认识，简言之即"中西合璧"。对于中西医学术上的差异，郑观应是比较了解的。例如他谈到中西治法的不同："治病之法，中医则曰木克土，治脾胃者先平肝；火克金，治肺者先泻心；水克火，治心者先降肾。或曰三焦皆空虚之处，或曰六经有起止之方。西医则何处之病即用何处之药，而尤以保脑筋、养肠胃为主。"[29]对此他未轻言优劣。不过郑观应对医学毕竟局限于纸上谈兵，有些地方还是认识不太准确，如对中医的脉诊，他引述西医血管之说然后认为："（脉）不与他脏相属，何以知各脏之脉必现于此耶？且直通一管，何以知三指分部界限毫不相紊耶？故谓一脉可验周身之病则可，谓某脉独主某经之病则不可。”[29]对中医脉诊缺乏深入的实践体会。

总体而言，郑观应对中西医学持各有所长的看法。他在《盛世危言》中指出：“窃谓中西医学，各有短长。中医失于虚，西医泥于实。中医程其效，西医贵其功。”中国医学对西医胜长之处，不必曲为讳饰，而在医政改革中提倡“宜考诸周书参以西法，自太医院始一律详加考核。内证主以中法，外证参以西医”[29]。后来他与盛宣怀讨论建设医局时更进一步提出“中西合璧”的设想云：“官应曾辑《中外卫生要旨》五本，知中外医理各有所长，拟请华人精于西医、深晓西学者，将中国《本草》所载之药逐一化验性质，详加注解，补前人所不及，并将人之脏腑经络查于古书所论方位是否相符，互相参考，弃短取长，中西合璧，必能打破中西界限，彼此发明，实于医学大有裨益。”[29]

三、梁龙章论医学改良

梁龙章，字达樵，广东南海人，清末医家，具体生卒年月不详。著作今存有《辨证求真》（1905 年）1 卷。梁龙章生平事业，被其友人称之为“一代伟人”。他“少有大志，器宇不凡，学问优良，经济宏通”[31]程海序，未冠即从戎，领有兵权。同时还精擅医学，读书临证 30 余年，游历四方，治疫救人，平粜米价，创立善堂，是非常有影响的医家及社会活动家。

近代广东几度疫症大行，伤人甚众，给省港两地留下极为惨痛的回忆。尤其是 1894 年的鼠疫大流行，时间长达半年，死人甚多。梁龙章于治疫有一得之长，受聘在各善堂、医院行医，历年存活不下10万之多。曾多次到南洋、香港等地治疗疫症。梁龙章游历中外，见识广博，虽然对中医临床有坚定信心，但他也了解西方医学教育及医政制度的优点，从中比照出中国医学存在的问题。他说："西国论华医，谓中国公家无试医科大吏，无提倡、无毕业出身明文。既乏专门教育，医学固无根底。""在西国学医不同，选少年聪颖子弟，入院读医书，学人形图，究五脏生长，审六腑气化，明大经大络毛络孙络筋骨窍道气血隧道，知化学，考药石，制药水，学成乃得与试，如超拔高等，国中荣之。有毕业纸，然后挂牌医人，主权甚大。而国家即有差，分派皇家大医院、水陆师船，有兼数缺，每年薪金，多则数万，少则数千。此与中国异也"。"西人真有专门之学乃敢治病，且本国多少博学之士，纵有学贯天人之才，非习专门亦不敢干预医事也。"而且西医学比较规范，"更请三五医亦同一治法，无两歧也"。相反，中国是"举国皆医"，"无论九流三教，科甲举贡生员，读书不第，涉猎医书，皆称儒医"，医生又各立门户，或称伤寒，"诊皆寒证"，或执温病，"诊皆热证"，"又有专用升散，不计已传经未传经，不知仲景谓误伤少阴、误汗亡阳之戒，竟执十余味药可称名医"，难怪西人"谓中国医学废弛，流品最杂，无专门医学"[31]10-11。

更令他不满的是，中国的医学研究缺乏知识产权保护，"如甲午考究疫核，古无此证，有能创出方论，继其后者改头换面，各出一方，论称为己能，遂致千百方论遍贴街衢，令病人无所适从。西医则不然，凡考一症，即将其心法布告国中，表扬其事，如创始之人未必尽善，继其后者必颂扬此人创始之心法，执其议论，是优是劣。纵后有人考究更精于前法，必择其某条善某条不善，精益求精，以续其美，不没创始之能者”[31]10。故他愤慨地说：大抵外国无他，认真而已；中国无他，粉饰而已。因此中国实在应以变政为急务，无论中外，亦有所长亦有所短。是在能取彼之所长补我之所短焉。梁章龙寄望于将来变法，即使“一时不能尽行其言”，“存此一议，安知异日不施行也？”[31]12

四、黄炽华的医学改良思想

黄炽华，字砺山，广东花县人，生卒年月不详。他幼攻举业，贡生出身，曾师从著名学者陈澧（东塾）求学。而尤嗜医书，阅二十年稍稍有得。光绪二十四年（1898年）赴都应试，兼行医术，盛名满都。在北京，他深受当时维新派医学保种之论的影响，认为要“阐新理，革墨守”，“识古权，达时变”，指出：“方今时代讲求卫生保种之方，医为其要，用特不揣愚陋，谨拟医学刍言十则……若果能此道实事求是，则政日以修，即学日以进，我国医术可致中兴。”[32]自序

《医学刍言》成于光绪二十八年（1902年），由南海蔡敏驭初刊于宣统元年（1909年），番禺许玉球再刊于民国八年（1919年）。本书是一本关于医政改革的专论。其十则言论分别是：“凡监督之政令约举四端，学习之规章条列六事。”前者有“严考成”、“立治案”、“聘通材”、“禁伪药”；后者为“博学”、“专家”、“通方”、“因人”、“审时”、“酌地”。其中所谓“监督之政”，是关于医政改良的一系方案。

其一是“严考成”。黄炽华引《周礼》考校医生为例，指出“凡诸方术，迄于今日，人自为师，家自为说，优劣悬殊，非加考成，泾渭奚别？”

其二是“立治案”。认为“今医者切脉，果能疏明脉象，合于病证，方是良工”，故要求治病立治案以明脉法。

其三是“聘通材”。提出“迩来民立之医院、官立之医局、医科之教习、赠诊之医生，其中授受渊源，呼吸死生，务宜敦聘品学优长之通人，万勿滥厕谫陋钻营之俗子”。

其四是“禁伪药”。针对“今奸商射利，伪药乱真”的现象，要求“有司法独立之责者，宜将此贻害治安之弊，悬为厉禁，责成药肆勿使得售其奸”[32]1-6。

黄炽华这些言论以及有关学习医术的六则学习规章，其目的在于“保国粹，振中医”。他希望能够“探本知源，昌明中学。则我历代相传之宗旨，不至晦盲否塞，贻诮外人。神州四千载，勿谓秦无人！”“吾愿阐岐黄之坠绪，绵绵震旦之宗传，庶我国七十万方里，四百兆人民，疠疾不足患，种族以于强，卫生而繁育，永甲乎环球！”[32]4希望有“博学深识之士挽颓风砭俗”以振兴中医，体现了深厚的民族情感。

黄炽华最后寄望于政府的医学行政说：“夫行政科条必先之以严成，则殿最于以分陟黜，由此冀可免庸医之杀人固也。唯必明示之以立治案，斯诊治者鲜颟顸之弊，而稽核者有裁判之方。一经淘汰，立辨泾渭，盖治案即考成之根据。是非既有定论，妍媸自无遁形。于是乎登明考选，公聘通材以任医事，发起于省会，推而及诸各府州县，粤民幸福，何快如之！”[32]15是书1908年上呈当时广东地方政府，广东巡警道特据其“禁伪药”一条出布告申令各药铺执行，产生了积极作用。

晚清时对改良医政的呼吁，无论是主张直接效法西方，还是托于古制，其实都可以明显地以近代医学的制度为借鉴的。可见，西方医学及其相配套的行政管理措施，对中国知识分子产生了积极的影响。在近代改良维新的变革思潮中，医学也成为倡言变革的一个重要领域。

第三节　晚清岭南中西医学术汇通医家

由于西医的传播，中医药界也比较关心这种外来的医学，在晚清时形成一种中西医学术汇通的思潮。早在明末，徐光启面对利玛窦等人带来的西方历法、数学、地学等科学知识，就悉先提出了中国学术“欲求超胜，必须会通”[33]的思想。岭南作为近代西医传入中国的首途之地，中医对西医的关注和了解比较早且深。认知带来碰撞，清末的岭南中西医汇通医家不乏其人。

一、中西医汇通世家陈氏三代

广东新会人陈定泰则是近代最早的中西汇通医家，而其子陈相静、其孙陈珍阁均继承其学术思想并有所发展，故堪称为汇通世家。

（一）陈定泰与《医谈传真》

陈定泰，字弼臣，广东新会人，自少学医，却苦于治验无多。清道光九年（1829 年），因母病访医羊城，得遇王昭孚。王昭孚其人生平不详，但知其时旅次羊城，陈定泰从其得闻王清任先生事略及其脏腑之论，这引起了陈定泰的兴趣。玉田王清任的《医林改错》1830 年首刊，这本书注重实地观察脏腑的著作在中医界影响很大。而早在该书刊行之前，这一部分内容可能已经通过私传手抄等种种途径，流传开来。岭南医家陈定泰，就是在 1829 年接触到王清任的脏腑学说的，但他又觉得王清任虽“于脏腑考得其真，而于经络尚未得其确”[34]自序。这时一位对在广州立足还不久的西医已有所闻的友人胡琴川告诉他，西医有解剖尸体的做法，“欲考经络之真，非西洋之医不能”[34]自序，并介绍了一位曾目睹解剖的中国人梁嶙山。陈定泰多次去拜访梁嶙山，梁嶙山便带他直接去见西洋医生，遂得以细读西医解剖著作及图谱。结果对陈定泰极为震动，觉得与古传医书相较，“孰真孰假，判然离矣”，而“脏腑经络既真，则从前所有医书，觉治法竟有大别者！不得已另为发挥”[34]自序。于是他反复研究了王清任的观点和西洋解剖图，1844 年写成了《医谈传真》4 卷，线装书木刻本 4 册，现存中国中医科学院图书馆。陈定泰著作除《医谈传真》4 卷外，据载还有《医学总纲》1 卷、《风月楼谈医》2 卷、《症治辨源》4 卷、《医一贯》1 卷和《本草亲尝》2 卷等，均未见。

考 1829 年至 1844 年间在广州行医的传教士医师，有 1827 年来华的郭雷枢，1832 年在广州开设诊所；1834 年到广州的伯驾，翌年在广州设眼科医局；另有美国的布雷德福在广州也开过免费诊所。而其间曾在广州的其他传教士医师，还有卑治文、合信、雒魏林等人。陈定泰所晤洋医，不知可是其中之一。但西医书籍之中译，则要到 1850 年才有合信的《全体新论》，陈定泰其时所见当为西文原版医书。

在《医谈传真》中，陈定泰认为“学医之序”当“先识藏窍经络之真，次识营卫阴阳之分，次识内外感伤之病，次识用药制方之宜，次识望闻问切之法，次识本草气味之真”[34]原始篇，把认识脏腑放在首位，可见受王清任影响颇大。书中最突出的特点，是第一次在中医著作里系统引用了西医解剖图谱 16 幅，这标志着陈定泰已初步掌握西医理论的根本之一——解剖学，所以医史专家范行准称：“第二次西洋医学之传入，当权舆于定泰之书。”[35]

由于中西医对人体的观察和认知方法不同，得出的医学理论存在极大差异。这种差异从医学最基本的人体结构知识部分就开始存在。所以，陈定泰在学习西医知识时首先涉及这一问题。陈定泰受王清任影响，相信可以据实证来给古书判错。近代西医的解剖图谱详尽可靠，有关脏腑结构的论述令陈定泰印象深刻。陈定泰将西医解剖称之为“真脏腑”，提出应据此修正传统脏腑学说：“自来医书皆言五脏六腑九窍十二经十五络，而不佞考其真则九脏九窍二经二络也。”[34]脏窍经络之生篇例如，传统经典有五脏六腑，但其中，心包络一腑，据新知可以毫不犹豫地否定：“……见真脏腑内，心包络一腑并无其物。各图则以心蒂中之些小白膏当之。夫既名为腑，应如肠胃胆之类，内能藏物方可，若以些小脂膏便可称腑，则处处皆有脂膏，何以不改一某腑之名？此心包络一腑，可无庸说也。”[34]五脏六腑说同时他也据肝胆连生而认为，胆“即肝中辅物，肝病即是胆病，胆病即是肝病，不能分也不应另名为腑”[34]五脏六腑说。五脏六腑去其二，便是他认为的“九脏”。又像“九窍”，他的论述与传统的也不同，他把精道和溺道，咽和喉分列开来，认识到汗毛孔、女子乳腺均为一窍等。这些都是学习解剖知识后的变化。

中医五脏六腑之说，有其历史渊源，多少含有一些数字比附的内容。陈定泰从实证出发，重新论定脏腑器官，比诸古代医书是一种进步。不过陈定泰又说：“九脏男子也，女子多一胞肠，为十脏；九窍亦男子也，女子多两乳之窍，为十窍。所以然者，阳九阴十，天地自然之数也。”[34]脏窍经络之生篇仍然去凑足所谓“阳九阴十”，尚未能全免于传统之说。而且对于中西脏腑的生理功能差异论述尚未见他提及，可能由于未通英文，所谓对比主要靠图谱比较之故。

在中西差异的另一个焦点，即经络存在与否的问题上，陈定泰倾向了西医解剖观点。他说："向以太阴、太阳、少阴、少阳、厥阴、阳明，分手足十二经，又以冲、任、带、督、阳、维、阴、维、阳跻、阴跻为奇经八脉矣。愚向信之亦甚笃，且详考其支络，及针灸之穴度。孰意考诸真经络，则见其大不然也。第予以为非，而不见真经络者，莫不以予为非矣。不知有易明之法在：试以手按腋下及肘中，验是一脉跳动，是三脉跳动。如三脉跳动，是予说之非；倘一脉跳动，则非古说之是。所以《神农本草经》无一字说及太阳太阴等名目，《周礼》疾医、疡医两篇，亦并无一字言及，岂二圣俱不知十二经八脉之为要乎！"[34]十二经八脉说在解剖中见不到经络系统，并不奇怪，因为直到今天有关经络实质仍是国际科学界的重大课题。陈定泰不但据当时解剖所见完全否定经络，而且引证古书作为依据。他在书中认为人身只有"二经二络"，其中"营为一经，卫为一经"，按其描述，实际"卫"指神经，"营"指血管，这可见于他为所引的图谱作的标题：神经系统图为"西洋营卫总管傍脊图"，循环系统图为"西洋营经血脉全图"。陈定泰在这一问题上完全忽略了针灸、穴位和归经等理论和实践，可能与他自述学医勤于用功却苦无所验有关，对针灸学术殊少体会。陈定泰在论述他这些与传统经典不符的观点时，以"事不师古"，"无以取信于后人"[34]自序，于是以《周礼》中的"医师"、"疾医"和"疡医"三节为据，说它们"按诸真脏腑，觉无一字不合，更无一字不精，真千古仅存之硕果也"。自己的著作是以《周礼》来"据其言，衍其义，而传其真也"[34]自序。

陈定泰对西医的了解仅限于解剖知识。从他的行医实践来看，他还是一个纯粹的中医生。他在当时颇有名声，从游者翕然，在《医谈传真》还收录了他考问弟子的“论症问答”十四则。至于对西医临床，他也见识过一些西医手术，有开颅术、白内障手术、灌肠术以及各种“割瘤破疮”手术等，但他认为这些“唯得真传精练，而临证之际复加小心，谨慎而后为良也。”[34]附录他自己仍然主张中医的“方药能代诸法”，并说：“上古治病，原有割皮解肌、湔肠涤胃、针灸敷涂等法，后世圣人神明于药，遂代其法而专用方药。”[34]制方用药之宜

（二）陈相静筹刻父著

陈定泰之医传子绶尊、绩尊，及孙茂楠、茂梧。据《医谈传真》序末云“新会陈相静绶尊唐门氏序”，是绶尊即相静，陈家长子（唐门）。幼承庭训习医，自称“于医虽不甚精，未尝不嗜之笃”，惜无著述传世。他也自觉“身为三世医后，继述未能，心甚愧焉”[34]张序后他的道教师尊命其专心业医。陈相静时时以刻印乃父著作为念，但力有不逮，至1844年，他在同坛门人之助下，方筹款刻印了《医谈传真》，并在《医谈传真》卷后的编附《良方便用》1卷。该卷道流气息颇浓，如《治邪祟门》，内有“治邪术用柳童”、“治摄青鬼”、“张祖师治木匠泥水弄鬼及谋夫教邪术吐血方”等不经之谈；另外许多治病方也挂上“仙授”之名。在陈氏三代中陈相静虽无著述，但继承家学，刻印《医谈传真》，对汇通学术中有传承之功。

（三）陈珍阁与《医纲总枢》

陈珍阁是陈定泰之孙，著有《医纲总枢》，其自序又落款“广东新会陈宝光珍阁氏著”，是又名宝光。但此二名均不见于《医谈传真》书前“同校人”名单，该名单却有“孙茂楠真觉、茂梧效觉等仝校字”字样。其中真觉与珍阁，粤

语音同，据《广州音字典》均为 zen1 gog3，故彼“真觉”应即是此“珍阁”，即陈珍阁。在陈家后人中唯他有医书传世，能阐扬家学。

陈珍阁，生卒年亦不详。据其《医纲总枢》自序中云，他研读乃祖著作，并将西洋医图与王清任之图参看比较，“觉古传之谬，不言而知。唯于王图与洋图，又有不同者，其同者十之八，不同者十之二，虽部位相若，而形状略殊。初以为洋人与华人面貌不同，或者脏腑亦异，疑而未确。光绪丙戌，余亲越南洋新加坡埠英国王家大医院内（此医院内所有唐番各色人等凡在院内病死，即剖割视之以为教诸生徒），剖验人身脏腑经络筋骨肌肉皮毛，层层剖视，其有细微难见者，则制一影大镜以察之（如一头发影之大如竹管，见发内有孔有油有液，了了可辨）。余寓于此考验三年，然后知华夷脏腑同一式，即王清任先生之剖验能见其大，亦不能见其小也。今欲录出亲见亲闻，绘一全图，以传于世，而恐今之业医者，不知古传错误，转疑余之背乎前贤；若不绘一全图，以传于后，又恐后之业医者，不知相沿错误，伊于胡底？特不嫌鄙陋，述庭训之秘旨，阐脏腑之细微，修成一帙，名曰医纲总枢，俾人人得明纲领，扼定柄枢，将济己以济人，寿身而寿世，是吾之所厚望也夫!”[36]叙光绪十二年是1886 年，《医纲总枢》则成于 1890 年，现存光绪十八年（1892 年）醉经楼刻本及民国二年（1913 年）广州第七甫六经堂重镌本，线装本 4 册，存中山图书馆。据载陈珍阁尚著有《陈氏秘方》1 册，光绪二十一年（1895 年）刊本，惜已无传。

1886 年之前西医在中国已初成气候，合信氏等人的中文译作大量发行，陈珍阁所接触到的西医知识大为增多。特别是他得地利之便，就近赴新加坡的正规大医院学习了3年，了解更深。在脏腑方面，陈珍阁首先以中医界最早最系统的解剖实践辨正旧论。用他自己的话说是：亲适南洋剖视人之脏腑，绘成全图，以传于世，因而将古传之讹误，一一辨正，以明千古之惑，以破万世之疑。古传脏腑，俱是互相辩驳，纷纷无定，其实不见脏腑，凿空妄谈。[36]叙 他列举种种旧说之谬，加以抨击。他继承了陈定泰的主要观点，以其亲身见闻证验，扩充乃祖之论，如证实“心包络”不存在，云“盖心包络一腑，余亲剖验，心上并无其物”[36]附辨古传五脏六腑五行十干之谬；继承乃祖人身五脏四腑说；批判经络学说：“十二经八脉，古今奉以为然……今余剖验细查，并无如此之经络，故余以为非。”[36]附辨古传五脏六腑五行十干之谬 还有中医眼科中的“五轮八廓”学说，他也斥之为“虚妄之谈”。其次，陈珍阁进而抨击旧说中“五行十干配脏腑”、“配本草药性”等说，认为“有此五行、十干之名，则后人泥此五行而说病”，本末倒置，实则“凡脏腑百骸处处皆有五色、五行，缺一不能生”；旧论本草药性“论某形某色某气某味，专入某脏某腑，殊觉误人非浅”，“不唯医死人不知其所以死，即医愈人亦未知其所以愈，此由不经剖验，故虚测而难知也”。所以，“药不经验，方不对症，恃才立论，忖度立法，虽有活人之心，实作杀人之事，可不畏欤！”[36]附辨古传五脏六腑五行十干之谬 陈珍阁对中医部分理论抨击甚烈，但他主旨是借新知批判旧学术中的玄理思辨倾向，呼吁重新确立中医传统的实证精神，这与后来废医派抓其一点否定全部是不同的。陈珍阁毕生仍是个卓有成就的中医临证家。

临床上的汇通，在《医纲总枢》论述最多，也是他最有成就之处。陈珍阁作为中医学者，在先进西医大医院接受正式学习，这使他避免了汇通学者大都精于中而粗于西之弊。他在书中体现了他对两大医学系统的认识。总的治则是以中医药为主。全书结构：卷一是论脏腑生理，多采西方解剖；卷二是本草、四诊和中医病机病理；卷三是传统中医病证，像中风、喘证、哮证等之类，以证为主，但多引西医病理认识为解析；卷四是内脏受病总论，则基本按西医内科学分系统排列，以病为主，非常详尽全面。最可贵的是，陈珍阁并非简单地对两种医学分别罗列，而是随时相互贯通，论述西医疾病时进行中医辨证分析，而对中医传统病证则加入西医生理病理知识以互证。例如：像“头痛”，他按传统中医分表里虚实辨证论治之后，补充了一段“卫筋痛”性头痛云：“有卫筋痛而头痛者，必无表里之症，又无虚实之脉，其痛或偏左或偏右，痛在一处，痛无增减，或痛有一定之时，此卫筋不安也。治宜舒筋，鸦片樟脑酒（鸦片、八角油各一钱，樟脑七分，酒二十四两，用一钱）服之即止。如痛有一定之时，则用金鸡纳霜治之。”[36]卷三·头痛 “卫筋”于其文中指的是神经，这里是辨证中加入辨病，补入了神经性头痛。

而对于西医病名“肺肉发烧”（肺炎），陈珍阁除论述其病理演变云：“大抵此症初起，发烧处必积血，越一二日，积血处起浆结脓，至五六日，或十一二日，则转症，又越四五日而全愈，斯为顺证。”并述及各种变证（如“成痨伤”、“肺肉变实”、“累及脑”等）。又指出：“夫肺肉发烧之症，多因外感风寒，内伏热毒，加以劳神伐气而作也。其症病形有三等。一等，初起头痛鼻塞，喷嚏呕吐（此因感风而起）……一等，初起一二日，咳嗽干呛，胸痛有痰（此因风热而起），……一等，初起身热日轻夜重（此因热毒而起）……”[36]卷四·肺肉发烧用中医病因病理结合西医病理讨论肺炎，这样的认识方法对疾病的了解比较全面。

治疗上，陈珍阁基本以中医中药为主，偶尔采用部分西药，这也是十分符合当时的历史条件的。在19世纪初抗生素广泛应用于临床前，西医内科的治疗学并不先进，陈珍阁对此自然有一定认识，他在论述西医病证之际很少谈及其治疗。他自己则用中医中药，结合疾病的西医病理认识和中医辨证认识来拟方的，例如在对“肺肉发烧”的治疗：

“治之者，症之初起，外有表邪，宜散表凉血化气，紫苏发表汤主之；至积血时，用天葵退热汤以汗之；如胸痛难忍，起浆时，宜化浆退热止痛，鸡鸦散主之，外用芥末贴痛处，贴至皮起红热为度，次用丹皮泻肺饮以泻其毒；如见谵语，则病入脑，忌鸦片，此时肺之脉管肿塞，宜川贝杏仁桃仁轻轻润之……”[36]卷四·肺肉发烧这种结合病理分期来辨证论治的方法，颇有今天中西医结合辨证与辨病相结合的雏形。除了临证中的融会贯通，陈珍阁在理论和方法上也为汇通学派作出了贡献。例如他就“霍乱”尝论如下：“余尝在医院，剖验疫死者三人，见有肠胃中多白水，内皮变白，血路管血满而黑，大肠与膀胱缩小，内脏多伏黑血。此可知患斯疾者，周身之血液迫聚肠胃之间，并之而泻，至气乏之时，欲泻不能，留聚肠胃，故肠胃中多白水也；气血尽竭，故大肠膀胱缩小，内皮白色也；血阻不行，故血路血满而黑，内脏多伏黑血也。治之者以行血解毒为主。血行可治愈，血死难生活。”[36]卷四·霍乱这开了取西医检验结果入中医辨证的先河。在当时汇通医家中，只有陈珍阁因为曾亲身实践西医，才有这样的具体认识。

基于对中西医学的对比，陈珍阁除了抨击中医中不切实际的部分玄理外，还提出了改良的主张，例如在脉学上，传统脉学相当繁杂，但未有新知时无从论其是非，而陈珍阁据解剖指出："盖脉乃脉管中气血，流动之物也，源由血府脉总管发出，分布四肢百骸，无处不有，随处可诊。而专诊掌后之脉管者，不过此处皮薄，易于诊验也。"所以，"诊脉之法，乃候脉管气血之现也。流动可以候阳，充满可以候阴。然候阳于流动，有强弱迟数之分，候阴于充满，有虚实滑涩之异。而浮沉大小长短，则统于其中，洪濡脱伏结促微散，亦相兼于内。总之和缓从容，生气也；劲急强硬，死气也。脉以有神有根为主。"[36]切脉结合西医理论，对脉学作了简化，以强弱迟数虚实滑涩八脉取代过去的20多种脉象，这种简化是相当合理的，比较切合临床实际。

陈氏一门，以师带徒，医术传世，为近代岭南著名中西汇通派医家。据陈定泰《医谈传真》、陈珍阁《医纲总枢》记载，陈氏医学世家学术渊源关系如下：王清任传王昭孚，王昭孚传陈定泰著《医谈传真》，陈定泰传儿子陈相静、陈绩芳；门人林杏、陆时成、陈芳滋、刘学采、汤铭、梁培芳、冯昌纶、叶绍容、叶绍光、林修仪、郑永懋、方明若、黄赚光、赖天华、尹机衡、薛济平、王日三、李云衢、陈俊荣、黄嘉禄、麦兴仁、林霞川；孙子陈效觉、陈珍阁、陈茂梧。孙子陈珍阁著《医纲总枢》，学术传弟弟陈茂锦、陈琼阁，门人李策南、何雨田、许卓功等。陈氏门下，"从学者每岁数十人，求医者朝夕踵门如市"[34]1，形象描述陈氏医学世家带徒与诊务两旺情景。陈珍阁弟弟陈琼阁，清末为广州医学求益社同仁。

二、罗浮山人及其《历脏篇》

《历脏篇》为手抄本，现存中国医学科学院图书馆。作者自署“古粤罗浮山人”，其真名已失考。罗浮山在今广东省博罗县内，自古为道教名山，有“第七洞天”之称。“罗浮山人”也当是羽士之名。

《历脏篇》是关于人身脏腑的专著，书凡1卷，另有附录“鼠疫病性验方”，为“古闽第三布衣”所加。卷前有“题弁”1篇，题“古闽第三布衣撰”；继有“序言”1篇，后题“皇清光绪十有七年辛卯夏六月二十四日丙辰古粤罗浮山人自序于梦梅别墅”。光绪十七年是1891年。此书首页至第一篇“生生说”及附录首页，均钤有篆书“蝬隐草堂”白文印，未知谁属。附录后另盖“古闽力轩举子舒东收藏医书”之章。此书虽是手稿，但肯定已非“罗浮山人”的手迹，因“古闽第三布衣”的题弁是在光绪二十二年（1896年），又与罗浮山人并非素识，而此本正文与题弁字迹一致，只能是后来所抄[37]。

这本著作，从内容上看，同样是在近世王清任《医林改错》和西医解剖学传播之后，对“真脏腑”之说带来的冲击所作的一种回应。它力图沟通中西学说中关于脏腑认识的异同，对人体结构和生理作一个完满的解释。由于作者自述并非“医人”，故是书鲜有病理及临证内容，只是愤于“医者不明脏腑，杀人相踵”，所以他才“不揣谫陋愚固，述撰人生生之所以然及脏腑真形，为说一十二篇，以告世之为医者。其以仆为狂妄多言，或以为恐惧忧患必不能已之言，不计也”[37]。是这种“恐惧忧患必不能已”的责任感，使他不避越俎代庖之嫌，写成此书。其观点大致有二。

（一）医学动态发展观

罗浮山人说：“自农黄以降，医者辈出，皆足以名后世，震惊一时，然究其利弊，功罪各半。后世主其说，行之实事，功一罪九，何哉?”[37]自序这一方面是因为古经深奥，文义难解，后世医家各执一词之故。此外，中国各门学术，像“名物象数杂技之学”，包括医学，都是“前圣发其端而未尽，唯资后贤修补以究其成”，需要不断发展的。在医学上尤其明显，例如，古人与今人体质、习俗就有很大变化：“夫古今相去悬绝，世运升降，造化生人日繁，而得气亦日以益薄。持元明健儿，较周汉弱息，盛衰之势，犹恐弗敌，故中古多寿，晚近多夭。且古人慎言语，节饮食，其气纯固，后人六淫之侵，十倍古人。曲蘖伐性，床笫戕生，同一病也，同一剂也，以投古人，生枯起朽；以投今人，弦断矢折则今古殊异，一也。”古今气运相异，墨守古法自然不当。同时，中国地方广袤，“南北五带，寒燠相戾，岐伯以下，长沙以上，中国板舆狭隘；至黄农之世，九州土壤，北极燕代，南尽江汉，荆楚吴越，悉为蛮夷，盖无论矣。江海之民脆弱，边塞之民强力，质异而气候复不齐则疆域乖违，二也”[37]自序。各地情况千差万别，一家之说决难尽括。所以，有这时空两方面的制约，光执古代医家（即使是圣人）的学说，难免会“利弊、功罪各半”。何况对医学钻研不深者，“不明生生之理，焉知造化生人功用之实；不洞烛脏腑经络之情状，焉知疾病所从传解？而贸贸然予以刀圭，有以人命试其技术之得失而已!”[37]自序这就更不足道了。

身处复古之风颇浓的清季，罗浮山人不但毫无大多数医家难以避免的尊经倾向，而能十分正确地从理论上阐明学术发展的必然性，这是难能可贵的。

(二) 参察内观，验明脏腑

罗浮山人在讨论人体时，常以道教学说为依据，如谓：“人始生色赤，稍长而白，壮而青，老而黄，及死而黑，故导引之旨，主于还丹，老子之道，贵在守黑。”[37]死说及他接触西医解剖，乃对其精确感受甚深：“脏腑真形，今欧西医家者流，为得之亲见，仆尝见其图，叹为精绝。”相比之下，中国古代医论中，“脏腑明堂，古有图说，然率伪误相沿”，不如西说。不过，他又认为：西医固精，“然尤憾其验诸既死遗骸，恐有违失”；“厥后又读《参同契》‘历脏’之说，恍然悟于古导引内视之术，以之躬自体脏腑经络之实，往往有得，以参欧西图绘，庶几得实，而有以纠往昔之谬”[37]自序。

考东汉道教炼丹家魏伯阳《参同契》中云：是非历脏法，内观有所思。“历”是历现，“历脏”即现其脏器之意。此文原意指是传统气功入静时，反观内视，体察自身的一种境界。罗浮山人书名即源于此。但在书中，他的许多内容实际是补充、修改王清任的观点而来，甚至有所误改。王清任说：“气府，俗名鸡冠油，下棱抱小肠。气府内，小肠外，乃存元气之所。”他则说：“三焦者，气府也，色红紫，形如倒垂鸡冠花，世称板油，又曰鸡冠油，处胃下小肠上，抱小肠，前又及腹，后端属两肾之间，为藏元气之所。”[37]三焦说此外他沿用王清任心不藏血，血府藏血之说后，进一步说：“心包络者，血府也。”[37]心包络说认为血藏于心包络之中，这实际上不合中西之说。而他批评王清任“气血合脉”论，另倡“脉为气管”[37]三焦说，而且认为脉不藏血，别有血管也不尽合理。

罗浮山人参用西医之处也不少，如说：“胃有津管，有遮食，又有极细丝管无数。此丝管为小津管，外属津管，内属胃，胃热则小津管出酸涎，渗入胃，由胃脘出为唾。”[37]脾胃说他又据“脑为藏精之府”，把神经系统都叫做

"精管"，"贯脊大管即精总管，十九椎短管之上，有短管十一，并前通气总管。脊左右上下各有小精管，旁通肩胁臂腕腿足诸骨中"。他接受脑神说，谓脑为"百体之君"，统管全身，而心则"非宅神之府也"[37]脑说。这些认识基本正确。

本书"古闽第三布衣"的序言说："夫今中国至敝至弱，百家执技以生者，夺于异类且尽，医亦然……（是书）可正古书之讹，弥夷说之漏，为中国医者一洗之。"进而寄望："夫今天下大江南北，奇才异能、杰出众中之士亦伙矣，亦念西夷之小我易我夺我如医者，且遍至于无穷，而思所以竭忠尽智殚能以雄胜之，以制其生死之命。呜呼！如是，其必有天地山川神祇环视周列，悉告以所奥秘者矣！"[37]题弁看来，在近代百年的风云变幻中，国家凋敝令人痛切，而传统文化的动摇更令知识分子有如椎心，往往借题发挥其自强思想。这种思想体现在学术的汇通中，常常偏于维护旧论，不一定能客观判断。

三、朱沛文与《华洋脏象约纂》

朱沛文，字少廉，一字绍溪，南海人。生卒年不详。著作有《华洋脏象约纂》4 卷，今存光绪十九年（1893 年）佛山首刻本。后经章炳麟收入《医学大成》，更名为《中西脏腑图象合纂》，有光绪二十三年（1897 年）宏文阁石印本。

《中西脏腑图象合纂》有朱沛文哥哥朱碧文于 1892 年作的《引言》，谈到朱家的一些情况。朱家原亦是医学世家，朱父临证 60 年，数十里内人以华佗奉之。但朱父过世后，几兄弟嗜古成癖，不解治生，生活立见困顿。老八朱沛文尤其胸怀大志，却不解世务，每坦卧吟哦，遭人白眼亦不之顾。1887 年，广东学政汪柳门（汪鸣銮，字柳门，安徽休宁人）

首次取录医学经古，所录二人中即有朱沛文。但入泮后朱沛文却乡试三北，无缘仕途。1892 年继任学政徐花农（徐琪，字花农，浙江仁和人，1891 年任广东学政）赏识他，拟拨送广雅书院肄业，又值该院无空缺。朱沛文获荐不售，屡遭挫折，终于心灰意冷，在亲友劝说下，无奈决定以医为业，“从此溷迹尘廛，将以长桑老矣”[38]卷首附录朱沛文少承庭训习医，1887 年他呈送汪学政的有医论 2 卷，1892 年他呈于徐学台的有《医门管见》、《华洋脏象约纂》2 书书稿，可见用功甚勤。可是朱家“饔飧交迫，遑曰殃梨?”于刻印有心无力，朱沛文“悲还欲笑”[38]引言后来得到友人梁黄初、袁槐卿二人相助，才筹款刻印了《华洋脏象约纂》。按朱沛文自述，他还辑有《华洋证治约纂》，另尚拟辑针灸内容成书，可是均未见刻。

朱沛文学医涉猎甚广。除传统医著外，也博读西洋医书。在 1887 年的科考卷中他已引用西医对骨骼的论述。朱沛文正是“兼读华洋医书，并往洋医院亲验真形脏腑”[38]自叙才写成《华洋脏象约纂》的。该书之所以选择脏腑入手比较，是因为“夫以医治人身之道，确乎有象可据，非可空谈名理”[38]自叙。脏腑是中西医都必然要涉及的具象问题。而书名以“约纂”，也体现了朱沛文治学严谨的精神。他主张系统地把中西脏象之说拿来，摆在一起，客观比较、评介，择善而从。全书结构，除第一卷为附录外，正文基本是从脏到腑，到五官诸窍，到皮肤肌肉骨骼，到血，到气，到津液，到生殖系统；再说月水，说乳汁；最后是音义和各系统图谱。体例则各节均先引华医传统观点，继引西说，最后略加按语阐明己见。全书主要围绕中西医学基础理论进行比较。他采取了科学的研究手段，即“参互考订以绳其谬，芟削修饰以正其非，繁征博引以汇其全，触类引申以穷其奥”[38]自叙，提出对同类认识要详列双方论点，结合临证应用进行评价，并以脏腑为案例提供了一个可贵的范本。其主要学术贡献，一是通过客观比较两种医学，进一步确立了中医的价值；二是阐明了中西医认知方法的异同，对中西医汇通进行深层次的思考。

（一）论中西脏象“通其可通，并存互异”

近代西方医学传入中国，广州是前沿阵地之一。朱沛文兼读医书，对两种医学的特性都有较深入的了解。他认为中西医学各有所长，应该“即华洋诸医之说合而参之”。具体从脏象来说，“言脏象者，莫如《内经》，但文义渊奥，蹊径难寻……唯西医剖验脏腑，拆影洗涤，有形可据，初学入手较易”[38]自叙，肯定中西医有相通之处，并且认为西医的解剖知识对理解中医脏腑功能有帮助。例如西医关于肾脏司尿液的理论，朱沛文指出：“按运溺之说，洋医语焉甚详，足以疏证《内经》‘肾为水脏’之旨。”[38]肾脏体用说又如胆的功能，洋医指出胆贮胆汁，《内经》也有“胆病者呕苦，胆汁泄”之语，“则洋呕苦之说，亦不谬也”[38]胆腑体用说。

对于中西医认识有差异的地方，朱沛文认为“医治人身之道，确乎有象可据，非可空谈名理”[38]自叙，不能在理论上空谈，应根据实践来判断。实践一是解剖实践，一是临床实践。由于古代中医缺乏解剖实证，朱沛文指出古代脏腑理论“不无臆说”，即使是古典经籍如《难经》他也敢于批判说：“洋医皆亲验脏腑，而说竟与古歧，可知《难经》未尽足征也。前人奉《难经》为宝笈，注者数十家，无敢辩驳，以未亲验脏腑耳。”[38]肺脏体用论相比之下，西医的一些解剖认识是值得中医学习，如说：“若洋医剖验死人，据有形者而言，故

血脉管、回血管、微丝血管均能确凿有据……而回管、紫血等义，尤能补古未备，习华医者所当兼究也。”[38]血脉运行

但是朱沛文又不完全以西医解剖为依归，他更注意以中医临床来验证。例如关于心主神明，朱沛文指出：“心所生者谓血，心所藏者为神，华义甚确。唯洋但以心主行血，而一切知觉运动，其功皆属之脑。故一切血病，华洋皆知治心；其一切神病，洋但知治脑。岂知心为藏神之舍，脑为运神之机，缘脑由肾所生，心与肾有表里交通之义，病则相连。故凡神病者，心肾兼疗为允。”[38]心脏体用论又如中医认为肾主生髓、脑为髓海，得不到西医解剖印证，朱沛文批评西医“谓脊髓为脑之余，是逐末忘本也”。因为在临床上，“肾水亏则脑亦缺，而左尺之脉亦虚，苟滋其肾水斯脑复满矣。若肾火炽则脑亦热，而右尺之脉亦实，苟平其肾火斯脑热亦消矣……按法治疗，验如桴鼓”。所以他坚定地说：“谓内肾非脑之原，脊髓非脑之本，吾不信也。”[38]脑论可见朱沛文既能吸收西医长处，又不迷失中医自我。因此从总体来看中西医理论，各有是非，不能偏主。有宜从华者，有宜从洋者。

（二）探求中西医学的方法论特点

对于中西医的差异，朱沛文还从认知方法的角度，得出有意义的论断。从方法论的角度，他在以中医的“气”学说与西医血液功能说作比较时指出：西医的方法是“必以剖验有据，始著于书”；而中医的许多观点，则“非遍考丹经不能洞悉其源头，非守静致虚不能切究其形状”[38]诸气运行说。例如中医的“命门真火”，“泥象以求，则妙手空空，杳冥鸿蒙而无朕；若以神遇，则灵光灼灼，发生升降而不停”[38]命门真火精宫真阴合论。西医“泥象”，故不能见；中医“神遇”，方能感知，类似的还有如“营卫二气”等概念。他剖

析中西医学不同方法的优劣说：

“大约中华儒者，精于穷理，而拙于格物；西洋智士，长于格物，而短于穷理。华医未悉脏腑之形状，而但测脏腑之营运，故信理太过，而或涉于虚。如以五色五声配五脏，虽医门之至理，乃或泥而不化，则徒障于理，而立论转增流弊矣；洋医但据剖验脏腑之形状，未尽达生人脏腑之运用，故逐物太过，而或流于固。如五脏开窍于五官，五志分属于五脏，本人身之至理，乃或遗而不究，则不衷于理，而陈义未免偏枯矣。夫理非物则无所丽，穷理贵求其实；物非理则无为宰，格物贵彻其源。择而守之，神而明之，存乎其人耳。”[38]自叙

朱沛文对中西医认知方法的优点与流弊认识都相当中肯，更涉及医学研究中如何把握整体与局部、综合与分析、思辨与实证等不同方法的问题。他说西医“未尽达生人脏腑之运用”一句，还提出了注意活体与离体两种不同状态的区别。这一点在讨论经络学说时还有进一步的论述：“所有十二经脉、奇经八脉、十六大络、三百六十五孙络，皆洋书所不著。夫诸经络运行人身，全凭生气鼓舞，若呼吸一绝则经络灭然，杳无所睹。苟非服膺岐黄，见道真切者，曷足与谈古义耶！”[38]血脉运行说说明经络非“剖验死人”之洋医所能明了。正因为“西医据形而言”，因此如“俞穴之位置，营卫之运行，五脏开窍于五官，五志分属于五脏等义，未有察考”[38]读书门径，这都是认知方法不同所导致的。

朱沛文在认真、全面掌握中西医学对脏腑的认识的基础上，以理性、实证的精神进行对比研究，态度客观，结论中肯，对中西医汇通或结合的发展有重要的启迪意义。此外，《华洋脏象约纂》一书还针对中医初学者列出了“读书门径”

一节，列出自《内经》以下至晚清医书近百种，每种作简明点评，既是入门指引，也反映了他的学术思想。如评《黄坤载八种》，说其“义理精深，矜炼意峻，其言五行则却近纠缠”，体现了他反对空谈玄理的精神。他还指出：“谚云：‘熟读王叔和，不如临证多’，至哉言也！然虽有善读医书而不善临证者，然断无昧于医书而精于临证者。故必先读书以培其根底，后临证以增其阅历，始为医学之全功焉。”[38]读书门径对中医学习与临证提出了很有价值的看法。

朱沛文是一位相当值得推崇的中西汇通医家。他的汇通，不仅仅在于学术的比较互证工作，更主要是体现了一种向哲学思考的超越。他不但总结出中西医学体系的差异，而且从方法论的角度阐明了差异的根源，对中西脏腑问题、经络问题等给出了有价值的评价，因而对今人仍有启迪意义。

四、郑观应与《中外卫生要旨》

《中外卫生要旨》是郑观应1886年归隐岭南后，认真辑著而成。他归隐岭南后疾作，多方延医无效，始知近世名医，鲜能追踪和、缓。且从远道延至，诊脉开方，俄顷之间，岂能望、闻问、切四字兼到乎？陈修园云：世人死于病者少，死于药者多。至言破的，实深感叹！所以，最理想是能全民强身，绝其病源：“闻中西医云，人能自保其身，较易于医者之治病。”因此辑成此书，“即付手民，以期天下人不必延医服药，咸登寿域”[39]序。本书原为4卷，后增订为5卷，内容包括中外养生理论和言论选辑，外功按摩导引以及中外饮食卫生知识。有光绪十六年（1890年）羊城增刊本5卷和光绪十九年（1893年）居易山房刊本4卷。

本书5卷。第一卷是养生言论选辑。第二卷为导引气功之学，均是中医传统养生内容为主。第三卷选用王士雄《随息居饮食谱》，而“爰将西医格致卫生之理补入，以备卫生者考察焉”[39]序。第四卷是“泰西卫生要旨”，采录外国名医养生要语，介绍锻炼身体、冷水浴、温泉浴等西方个人卫生以至城市卫生建设等。第五卷续编，详细介绍饮食、酒醇、消化、呼吸等西医生理卫生常识和人体衰老学说。

此书最大的特色是将中医养生内容与西方的营养与卫生知识融为一体，特别着重介绍了西方有关饮食用水卫生、茶叶等食物化学成分、饮食消化生理过程等知识。他以广东人何克谏著有《食物本草》一书为例，谓吾粤奉为准绳，案头各置一本，尊为养生要录。郑观应根据卫生学知识，指出书中所谓千里水、井泉水、阴阳水等不同名目的水“分治名病，殊属无谓”，但对其合理者则加以解释：“论井水云：城市近沟渠，污水难入者，须煎沸澄清方可用。须知其气味之恶，未能深究其有何杂质生物腐烂原因，因无化学之故也。至论古井有毒不可误食，井水沸溢不可汲饮，亦未识因井底杂质腐烂有毒之物。”对各种食物治病之说，“是亦以色味而分配脏腑，但未知其所函何质功用。即世人或稍知米麦粟俱函浆水，而不知粟函黄油，并不知各函各种函浆之多寡，不能逐细而分也”[39]94。他还结合西医营养卫生学分析中国尤其是广州人的饮食习俗，指出：“西人云：中国病者，往往以腊味火腿及干小菜等类以斋口。不知凡晒焙干韧之物，挑担粗人食之，或可无碍。如腊鸭肫、腊肉、卤味、火腿、虾米、菜干、瓜脯、牛筋、鹿筋、鱿鱼、咸淡鱼干等，皆坚韧难化，即无病之人尚不宜吃，况年老气血弱者吃之，必难化生病，况病人胃之消化功用不足，吃此干韧之物，有不诸患丛生者乎?”又指出：“羊城水土湿热，出癍出疹，大热居多，故一切油炸之物及酥脆花生，小儿及血弱者，食之不化，生虫生积，往往皆然，诚为有损无益者也。”[39]93

相比之下，“西学之用食物，不敢自恃聪明，虚心查核，于百十年前，名医迭出，渐明化学之法，用显微镜以察各食物原质若何，兼函油、糖浆、水、蛋白各类若何，深知有益无益，益多益少。有宜于壮健者（如腊肉、鱼干等），有宜于老弱病人者（如牛乳、鸡蛋、瘦肉炖粥、粉丝肉汤是也），或养脑，或化血养身，种种不同。有宜常食，有宜少餐。凡各物之功用，无一不从化学推考而出，非恃一时之察识，便可得其微妙也”[39]94-95。例如茶叶，是国人常用之品，郑观应介绍：“西人云，茶叶内函有香油及茶精，兼炭匿酸盐类等质。但所函之油必使化去，若收贮陈久，或煎滚其油飞去，所函之炭匿酸，每百分多则十八分，少则不及。所以茶叶浸入，或浓煎，则叶涩苦……所函之茶精，可补脑开胃提神，若多饮浓茶，则入脑，令人不寐，身弱者心跳有之。”[39]54似此等等。

在第四卷“泰西卫生要旨”中，则采录外国名医养生要语，介绍锻炼身体、冷水浴、温泉浴等西方个人卫生以至城市卫生建设等。进而指出：“吾人只知讲究水与饮食，而不知房屋中宜通日光，更不知养（氧）气空气与人生之关系，故卧室不开窗漏光，遂生潮湿，街道污浊，阴沟粪坑及动物物腐烂之臭气，令人难闻，恬不为意，未知其中最毒，身弱者感之则生疾病，爰不禁大声疾呼，为吾人当头棒喝也。”[39]47他在诗集中还以《卫生歌》的形式来宣传这些知识，歌云：“屋宇东南向，门窗透日光。绒衣能护热，寝室贵通凉。蒸水除胶质，酸磷益脑浆。柠檬宜胃汁，果实润肝肠。欲节精神壮，体操筋骨强。晚餐宜少进，晨酒勿多尝。

散步依昏晓，遵行寿且康。”[30]1389 在广州时关心市政卫生，曾作“劝广州城厢内外清除街道粪草秽物公启”[30]350 劝谕群众。

第五卷续编，进一步介绍饮食、酒醇、消化、呼吸等西医生理卫生常识和人体衰老学说。从中西比较的角度，郑观应认为中医保身之法，“大要慎起居，节饮食，寡欲清心，存神养气而已”。而“西医格致之士，培养精神，以绝病源有六要理：曰光，曰热，曰空气，曰水，曰饮食，曰运动”[39]47。他认为中医更得精粹，但也承认西医发展大有前途，二者是能殊途同归的：“西法虽精求卫生之道，全在形质上考求，不知无质生质，无形生形之妙。我国讲求修养之术者，如洞悉真阴真阳造化之旨，服气延年，非但不患土性盐类结聚，且能返老还童，岂西医之所能知？纵知亦不信而大笑也。唯愿其格致日精，终知神仙之道。修行者立功立德，同登阆苑；不修行者无灾无病，亦享遐龄，岂非五大洲一快事哉！”[39]卷五序 这一观点反映他对中西医养生理论相兼的态度。

五、于风八与《医医医》

于风八，一号孟今，广西桂林人，客居广州，著作《医医医》署名“广州于风八”。《清稗类钞》载：“桂林于风八，一号孟今，久客广州，绝意进取，专一于医，为羊城之当道巨室所崇奉，争出重金以延致之。且属于创设医校，风八曰：是固欲有以医医之病也。”[40] 因而著《医医医》一书。所谓“医医医”，大意为医治医生之医方。

(一) 谈医政设想

于风八在书中，分别从朝廷、世界、医者三方面讨论

"医医"之方。如"朝廷对于医者之医方"，认为政府应当重视医学。他认为"盖医道无一不通于治道，治道亦无一不通于医道"，希望朝廷"明谕重申，先令世界之人毋得仍蹈苟且轻贱于医之习，以自取祸，且当格外隆重以致敬礼，再于地方为立乡医、县医、府医、省医务等医官名目，而令真能通医可为国师者，按临各省，认真考试，或令试于京师，如中试者即录之而分布各区，一切经费悉由各区社会及地方官合筹分给各医，总以优裕足赡医之身家，使得借以资医穷乏。其不录者，仍自归为医士，加功探讨，以待后日续选，不许即妄与人诊治。更令各区之医遇证立案，将脉相、证相、治否方法逐一详列，存之病家，并榜诸通衢，按月分年，报官核验，以定是非功过，而为赏罚黜陟，然后上之大府，奏之朝廷。若果成效多著，而又能通治道者，即行破格录用，不次超迁举主，并予上赏"[41]231-233。

用于风八的话来说，所谓"名利者，绝技之师也"，除了朝廷许以高官厚禄，另一处方"世界对于医者之医方"，则主张对医生在严格考核的基础上许以厚利："只须厚筹经费，丰给修火，多聘通医，严订功过，无论局院，大小病者，多寡限制，各医一日不得过十诊，并须随证详立脉相病情、治否方法，以及一切禁忌，交给病人，仍一面注册存之局院，按月分年合榜通衢，以待官府考核。照此章程逐渐扩充，由省会以及各府州县，自城市以至各乡村落，一省如此，直省皆然。除富厚者足以自行奉请外，其有不能设立局院者，即合一区之众，预为厚集养医之费，或论年月给奉，或临时分诊给奉，皆可取之公中，总使医者足以赡其身家而有余，并一洗从前苟且轻贱之习，则天下随处皆良医，天下病者亦皆全活而无患矣。"[41]236在名利驱使下，于风八认为医学自然会人才辈出。

（二）比较中西医学

身处清季，于风八自然也了解西学和西医的优点，但他对中医抱有很大信心，认为是仍然可与西方相抗，甚至可以光大而输向外邦的一门学问。于风八在书中指出："盖医道，通于治道，不可殚述，即如强种强兵，尤为密切关系。且中外交通以来，吾国无事不落人后，其犹有可望胜于他人者，医学、文学而已。文学之妙已造其极，毋庸赘言，医学虽当晦盲否塞之秋，而胚胎于黄农，萌芽于岐景，固已久矣！如有伟人起而振之，引而伸之，变而通之，郑而重之，大可冀放奇光异彩于环球上，使吾道文明亦有以输入于他邦，而为开通西医之导线。近之蔑视中医者固其宜，而其谬许西医、偏重西医者殊耳食而目论也。"[41]236

然而由于中医医道不振，故首当改良。所以他提出改善之方。只要中医能真正得历代之精髓，不难振兴，成为"开通外人之导线"。他说："今之偏重西医，与言西人之重医，皆属耳食目论，若徒论其解剖、实验、制药，良不无一得之长，然解剖亦为吾国先代俞跗、华佗辈所遗，其中得失参半，昧者未尝索考外篇，已为缕晰言之，若论气化，则仍如今之中医茫然如堕五里雾中，若复望其通治化则更堕百里雾中矣。又安能语于医道。伏愿圣人在上，起百代之衰，振千秋之业，通一贯之道，开万世之利，渐以吾国医道之文明输入列邦，而为开通外人之导线，岂不懿欤？"[41]236

在学术上，他认为中医的优点在于重气化，非西医重解剖可以比拟。他认为："西医以剖解脏腑，形迹列图，虽较中国旧图为详，然其说则皆知其当然，而不知其所以然。且并有当然亦全不知者，因皆执死者之尸具为据，而云人是碘夷炭等十四质凑合而成。夫彼所谓十四质，皆经剖解锻炼而得，而人之未死者，岂止此块然之质哉？况生气已尽，何从知所谓气化耶？”[41]240 他举例说：“盖（中医）先于经络脏腑，洞见症结，更于气化传变，预为防制，非若今之西医，必待其人死后，购而剖解，始知其病之所在，自以为实验，人亦莫不以为然，然究不知其病之所在也。人唯有生气，方有气化传变，既死则气已绝而无迹可寻。如咳嗽病，有因外感，有因内伤，有因外感而变成内伤，或只关本脏，或为火刑金，或为子累母，或为母累子，或不能胜其所胜而转使胜其所不胜。《内经》所云：五脏皆令人咳，甚则移传六腑。此皆古圣神人明气化传变之理，传之至今，历历不爽者也。西医则剖解后见肺叶焦枯，或且溃烂，遂只名之曰肺炎。凡遇咳嗽，概以肺炎治之，无论寒热有异，即只以肺炎论，亦不知其炎之由于心，由于肾，由于脾胃与肝胆，徒执一本位为治。无怪其多不效，而转以为本不治，是皆由于不明五运六气以及脉息之确有可凭，故虽至死亦不知病之所以然。今之重视西医、从学西医者，直与西医同梦，吾所以为医者立自医之方，并欲以开通西医者，以其一也。类乎此者，不知凡几。”[41]238

于风八又认为中医治疟疾，辨证详尽，“西医只知以金鸡纳霜截之，然亦有效有不效（阴虚者，则多不效，且不宜服）”；“如西医动言脑筋，而不知脑是何物所化。又常论髓，亦不知髓是何物所生”，“至若六经六气，经气主治之理，西医则更全然不知，治病焉能悉当。它如种种鲁莽，不可殚论”[41]239-241。这些都是西医不如中医之处。他认为古代经典之论，“非真洞见脏腑经络而能若是乎？又何须效西医之剖解而始为实验耶！恐虽剖解，亦莫名其妙也。今特为医者揭之，以为自医医人最便宜方，更以开通西医，使知吾国古圣人之法，不事剖解，向能洞见经络脏腑之神”[41]231。

但是，于风八由于完全以中医为主要立场，对西医理论有的批评未必合理，或有用中医理论强加解释西医的地方。如说：“（西医）又云饮食之汁由吸管递运至颈会管，与心血混为赤色，此一混字殊谬，岂有日日混入而赤色不日淡者乎？不知汁入颈会管即水交于火也，变为赤色，即奉心火之化而为血也。又云血内有红白二轮，红多白少，不知其白者水液之本，形也，其红者奉心所化之赤色也，即《内经》所云：中焦受气取汁，变化而赤，谓血也。又云：心有出血管，导血出，又有回血管，导血入。西医名管，中国名脉，二而一也。脉气流经者，谓流行于各经络而回复有常。”“西医所图脉管详矣，然不能分别十二经脉，奇经八脉，以为脉不足凭，《医林改错》亦然，不知彼皆割视死人，安能复辨经脉。又其言回血不能知几时方回于心，唯内言一呼脉行三寸，一吸脉行三寸，计昼夜一万三千五百息，脉行五十度，则能算出血行之时节，何时出者当何时回。西医虽经剖视实验，何能如中国古圣之精确哉。”[41]239-241

因此，于风八为医生所处的“医者自医之医方”，以正心、博学为要。其中关于博学者讲到读书时，以中医历代经典为主，虽也主张学习西学，如“欧亚之《儒门事亲》，西医五种广学汇编，英国产科诸书择其大要者，次第阅之”，但更重要在“讲究气化传变”，这是中医特色，“盖《内》、《难》仲景之书，西医从未之闻，故以剖膘实验自矜，然皆详形迹而昧气化，未免得粗遗精。世之重视西医与从学西学者，尤皆耳食目论，道听途说，举凡五运六气，人身阴阳，五脏所藏，五脏所主，六腑所合，五脏所开九窍，男女天癸，营卫生会，六经六气，经气主治，十二经脉，奇经八脉，中国古圣言之凿凿者，晋唐以后中医且多不讲，近医尤多不知，又何怪西医之昧昧耶？”[41]239-241

除以上诸人外，另据顺德《龙山乡志》载，有广东顺德沙富人谭楷（1794～1872年，字平山）“善医”，“尝欲著《中西医论》以传世”[42]84。这应该也是属于中西汇通性质的著作，惜未传。又有广东大埔人涂献廷，号省斋，出身世医之家，生活在19世纪末20世纪初。自幼学经史复嗜医，著有《伤寒撷要表》。据载曾诏其子曰：“吾家自祖父西园公医为业，救济多人，至今尚口碑载道。汝等于读书之暇，当留心此道，虽非份业，然此先绪不可坠，常识不可少缺也。如能沟通中西以成学术，则尤吾所愿望。”[42]160

第四节　民国时期岭南提倡中医科学革新医家

1919年“五四”运动高举“科学”与“民主”两面旗帜，我国中医界也提出“中医科学化”口号，以上海陆渊雷先生、恽铁樵先生，广东谭次仲先生等作为代表人物。主张吸收近代西医及科学知识，谋求中医革新的岭南医家也为数不少，在学术探讨中形成一种思潮。其中，认识较为深刻、理论也较成系统者，有以下诸家。

一、谭次仲的中医科学化论著

谭次仲（1893～1955年），字星缘，广东南海人。初毕业于两广方言学堂，投身报业，后自修中西医学，遂业医。

历任广西梧州中医学会会长、广东仁爱医院中医部主任、广东保元中医学校（香港）校长。著作有《中医与科学首集之一——医学革命论战》、《中医与科学首集之二——中药性类概说》、《中医与科学二集》、《伤寒评志》、《金匮削繁》、《医理浅释》、《肺痨病自疗法》等书，还有众多论文发表于各种刊物。

谭次仲是“中医科学化”的著名倡导人之一。他认为中西医学应当统一于“科学”之下：“一国而有二医，孰得孰失，何去何从，于国民生死祸福为何如？医学统一之不容或缓也，不愈彰彰明甚哉！统一奈何？曰使同归于科学，换言之，实行中医科学化而已矣。”[43]自序 他的多本著作定名为“中医与科学”，自述原因有三：“一、中医必当科学化。二、中医实质与科学必有同化的可能。三、欲中医能臻科学，必当研究妥善之途径是也。”[43]凡例

对于何谓“科学”，谭次仲承认含义复杂，定义言人人殊，“然有如天经地义不可逾越之大原则，即物质与势力不可分离是……宇宙间现象虽森罗万有，变化无穷，皆物质所发生之势力而已。天下未有无物质之势力，此即科学之原则也。”他说：“然则科学者，乃以精确之知识，有效之方法，寻得其实物与实象之谓也。”[44]4-6 因此，中医所谓“气化”，目不可得见，耳不可得闻，他认为属于空想之谬所。从科学的角度，谭次仲将中医知识划分为3类：玄理、经验与药物。“玄理为冥想哲学，自与科学实验不相容，唯药物则实物也，经验则实象也，二者自古施诸治病而有验，故必有科学之理致存”[43]凡例。据此，他认为中医之科学化，必须达到“理真效确”四字。

所谓“理真”，谭次仲认为：“理之真否，决于实验”。

"盖方今科学中之解剖、生理、细菌、物理、化学等，为世界医学内容病理与药理建筑之基础，皆从实验得之。故凡为现世医学各科之解剖学、生理学、细菌学、物理学、化学、病理学、药理学等，皆理之至真者也"，除非中国人果真脏腑与他国人不同，否则不可能另有所谓"中国医理"。而传统医学理论，"方之阴阳五行之法，标本气化之说，开合转枢六经传变之言，支干八卦司天在泉之论，纯属太古架空哲理之遗留"[43]2-3，必须变革。他说："科学最重凭据，唯其实不唯其名，故尤贵阐幽拆微，不容以虚廓笼统之谈，为取巧蒙混之余地。"[43]2-3

所谓"效确"，谭次仲称"效之确否，决于统计"，"虽实验与统计未易言，则取其近于实验与统计之确当的经验，为之荟萃条贯，比较而研求之"[43]2-3。相比于理论，谭次仲认为中药是中国最有价值的贡献，"西医挟世界医药之长以临中土，日新月异，取精用宏，未足以尽夺中医之席者，恃有此庞大之药物故耳"[45]。中药"益以历时既远，增益繁多，举凡解热泻下涌吐利尿镇静兴奋健胃敛涩排痰祛虫之剂，靡不用宏效著，无远弗届，历久弥彰"[46]1-4。

但是，"本草所记药性，大都经纬之以气化生克之说，玄谬无稽"[45]，"必取其有效之药物，加以科学实验以证明其真理，确定其效途，更提取精华以施于用"[43]23。才合乎科学。在他的《中药性类概说》中，将中药分为20大类，分别是解热、泻下、涌吐、理胃肠、理肺、利尿、血分、强壮、兴奋、提戟、降辑、涩敛、驱虫、调缓、退炎、养阴、气分、发汗、平抚、专治，尽量采用直接的功效描述，每类结合西医生理病理概述功效，列举常用方剂。谭次仲的观点，属于所谓"废医存药"一派，正如他自己概括的，是"科学为体，中药为用”[43]111。不过他的着眼点是将来医药的统一。而在现实中，谭次仲也深知中医科学化的艰难性，反对政府急于压制和取缔中医。他指出：“研究中药者，又非先注意其经验之整理不为功矣。然而经验之整理未易言也。经千百年来糅合于阴阳消长五行生克之玄理，交互纵错，凝集固结，尤甚者，加以适要之名，骤观之似经验而实玄理；或蒙以虚幻之词，骤观之似为玄理而实经验。分析已属维艰，况复派别纷如，古今聚讼，各满布浮夸秘奥怪幻模棱之疑阵以图自植。果为经验之确当与否，剖判尤为不易……实验一日未明，即经验之应用一日不能废止。”[43]23-24

出于这样的考虑，谭次仲认为编订中医教材，应尽量融科学与中医于一体。一方面固必切合中医获得事实上及文献上之确实证据，绝对不容虚构；另一方面尤须准对科学，不容脱出生数理化之藩篱，存有玄学之丝毫色彩。其有为科学所未明者，则存其法以留待将来，务使中医观之谓之中医，科学医观之谓之科学。基础理论包括诊断等，应以西医为主，“医学既无所谓中西也，特古略而今详，古疏而今密，唯此而已。诊断亦然，古人诊察疾病，仅恃人类自然之本能，今则几于完全建筑于科学生数理化之基础上。故必取法者也”。他举例云：“古人未尝不知体温变化之重要，故仲景太阳篇所记无死症，以其翕翕发热也（四字见太阳篇第十二节），夫翕翕发热，即是低热；阳明篇所记多死症，以其蒸蒸发热也，蒸蒸发热，即是高热，岂非与西医别生死于温度之间者无二致。然不能利用科学之温度计，即不能列出数字，不能列出数字，则诊察终属模糊。”而药物治疗则应以中医为主，“药出于方，方出于法，故方法者，中药应用之准绳，中医经验之结晶也。”“编订中药，必求之中医”[46]1-4。

谭次仲在他的著作《伤寒评志》、《金匮削繁》、《医理浅释》等书中，解释伤寒、金匮或论述医理，都是以西医的生理病理为基础。他的这些观点在当时，毁誉参半，誉之者如广州《越华日报》评论说“中医界而有谭君其人者，虚心和平，荦荦如群鸡之鹤，实所罕见”，广东陆军军医院院长温泰华致函广东民政厅厅长林翼中称赞“谭次仲学贯中西，确有心得，所著医论，尤为独出冠时”；毁之者则说他“邪说惑人，不忘老丑，骑墙吹牛，尊颜之厚……”[47]等，甚至还有人骂他为“杂种医”。然而谭次仲认为自己的出发点也是为了发展中医，他说：“吾固中医，吾爱护中医之忱，岂让诸君？……顾诸君出之以气化虚无之说，假之于天人缥渺之论，以此自固篱藩，难逃反对科学，策之至下者也。”[46]8 因而一直致力于宣传中医科学化主张。当然，谭次仲的观点也有明显的时代局限，而且中医科学化在近代并未取得实质成果。

二、伍律宁与《中医起信论》、《中医起信论二集》

伍律宁，字子建，广东台山人，生卒年月未详。其祖伍礼明，是台山斗洞名医，驰誉新开两邑。其父伍泰来，少承家学，长游美，为传教士，自制风湿金疮膏药行于全美 50 余年。伍律宁少有大志，欲学政治经济，其父劝其学医为实际。当时执港粤中药界牛耳的刘丽堂，是其亲戚，正创办广东中医药专校，亦劝其学中医。伍律宁乃开始学医，于 1927 年入该校，1932 年毕业。曾与友人等创办《广东医药月报》，著有《中医起信论》、《中医起信论》、《伤寒论之研究》等书。

伍律宁属于“中医科学化”的赞成者。他的两本《中医起信论》，均属于提倡科学化的著作。书名的由来，原是仿佛教著作而来，他说：“中医起信者，言中国医学有可以起人信仰者也。昔者马鸣菩萨著《大乘起信论》，夫大乘即菩萨乘，佛法之玄理也，尚足起信，岂以中医之有实验为实学，而不能使人生信仰者哉！”[48]

伍律宁认为中医科学化是必要之路，他说：“夫中医之在今日，勿论为国家人民计，抑为中医自身计，中医药之必须科学化，万无因循观望之理。”[49]自序 他认为科学并非是西医的专利品：“科学乃实证理想者也，人生需用之最广者也，天下之公器也，人人可得而用之，非西医之专利品也，非西医所借以打消中医之御用爪牙也。”[49]2 科学的定义虽然不一，伍律宁认为综合言之，“盖谓根据自然现象，依理论方法之研究，发现其关系法则之有系统的知识也”[49]2。既然如此，他认为中医并不违背科学，“且夫西医之治病，其目的与中医同耳。其手段理法，形式上容有不符，但精神则十九同耳。以目的手段理法几尽相同之中医西医，则其学术基础本当相同，何一方则与科学互相结合，一方则与科学分家离宗；一方则绝对利用科学，一方则绝对反背科学。有如此之甚欤？”[49]3 他指出中西医论争，西医诋毁中医固属不对，而中医出于意气之争，竟连科学也反对的话，可谓自乱阵脚，“吾人以为中医若能科学化，则不但不怕消灭，而且可以发扬光大，可以取信于国人，取信于世界也”[49]6。

那么应当如何科学化呢？伍律宁认为当时不少医家主张通过学术整理使中医理论系统化、条理化的做法，“欲假借科学方法，整理古人之陈言”[49]自序，并非真正科学化。他认为必须完全按照科学理论，从科学实验和科学理论着手。然后在临床上，“以科学为手段，中药为材料，即根据科学原理，尽量运用中药”[49]自序。《中医起信论》研究了肠炎、疟疾、天花、肾炎、肺炎等10余种疾病，均是先列西说论病，继用中法辨证，后用中药分证治疗。

谭次仲对伍律宁的观点颇为欣赏，赞颂他“独能循科学之正轨。观其提倡实验，力辟故纸堆中用功夫，尤征卓识”[49]谭序。实际上伍律宁的观点不无“废医存药”的倾向，这也是中医科学化发展到一定阶段后的代表性思想。数年后伍律宁在著《中医起信论二集》时，改为提倡建设“中国本位医学”，其实质思想仍属于中医科学化。

三、张二仲与《改进中医刍论》

张二仲，名熊飞，号磻访，广东郁南金滩乡人，生卒年月不详。他原在乡塾及学校任教，自学医学。“教学而外，稍有暇，无不肆力于中医之学术，更旁参西医之图籍”。他多年读书临证，“由是发现中医之学理，真伪杂乱，非亟改善，恐不足以阐先法而式后人，遂矢改进中医之志”[50]自序。曾创办郁南育元医学研究所。

张二仲“自任改进中医之责”，“希望我国学者人人洞悉中医切实之真理，而不惑于空虚之谬说，以增进其知识”[50]扉页。为此，他拟著《药学新发明》、《证方新发明》、《脉学新发明》、《仲景全书新编注》、《内经新编注》等书，现存《中医改进刍论》则是他关于改进中医的思想的集中反映。

张二仲对中医改进的主张，建立在中西医比较的基础上。他提出了一个非常重要的观点：中西医理论有根本性的不同；改进中医的急务在于革新，不在于中西参合。

张二仲指出：“自西医流入中国，有心者方虞中医受其旁夺，于是不免有多少文字竞争。而论调之最高者，则持沟通中西、融合中西之说。如使此说果可实现，未始非宇宙间不朽之伟业。无如中西医学，根本各自不同，到底无沟通融合之可言，何者？中国之医学，由气化学、生理学、心理学三者组织而成。西国之医学，纯由生理学组织而成。若执中医而沟合西医，必舍气化学、心理学而专求合于西医之生理学而后可，此与弃中从西何异？即以五脏而论，中医主张藏精神血气魂魄者也，西医主张精神之作用在于神经系统，而又主张心为循环器、肺为呼吸器、肾为排泄器、肝脾为消化器。若执西医而沟合中医，安能改其神经系之作用而归之于五脏？更安能改其五脏之器官而使有精神魂魄之所存乎？是知中西医学，各有其根本独立之主张，未可强同。其同者，生理上之一小部分耳。夫根本既不能强同，而欲于少数之生理而沟合之，未卜日后所补之何如，但以中医而求合于西医，吾敢断不数十年，必酿成不中不西之医士出现，而美其名曰中西合参者。”据此，张二仲认为：“故融合中西之研究，非中医改进之急务，中医今日所急者，唯在辨谬、祛蔽、务实，使修学者必达于专精之地，以发展中医独立之精神，为西医所急欲研究之资料，斯谓有本之学耳。”[50]5-6因此，张二仲在书中重点讨论中医当如何革新。他提出几个关键任务，分别是“宜先辨谬”、“宜先祛蔽”、“宜务实用”、“宜务专修”，认为学术革新和辨正学理是当前要务。张二仲在书中就提出了不少与众不同的理论观点，例如提出“废难经”：“难经为后人假名而作，淆乱真理……其一因作者不识三焦而以三焦分配于脉位，遂淆乱《内经》诊脉之真理；其一因作者不识伤寒，而以伤寒分为五类，淆乱仲景《伤寒论》之真理。”[50]16另外，他还作“发明四时循环之真理而辟五运六气循环之谬说”、“发明五气而辟六气之谬说”、“发明药分五性而辟四性之谬说”等，都有自己的见地。

张二仲对中医心理学的论述，是此书的又一重要内容。他重视中医的五神脏和情志学说等理论，并认为是中医与西医除气化之外的又一根本区别点。书中有“发明中国医学之应用心理学”专篇，堪称是一份中医心理学的纲要。张二仲认为：“医者不能不知病者及无病者之心理，故心理学得为医学之所应用。又心理学与生理学之关系最为密切，若徒恃生理学以为审病，而不兼用心理学以为鉴别，则于医学之能事有所未尽。”[50]46-47他指出《灵枢·本神》即为中医应用心理学之鼻祖，并整理了《内经》中关于“心理之影响及其影响于生理之现象”、“心理生理的作用之认定”等方面的言论。最后，他还就中西医关于心理的学说进行辩论说：“或者曰：……西医之言心理，其精神之作用，主张在于神经系，中医之言心理，其精神之作用，主张在于心藏神、肝藏魂、肺藏魄、脾藏意、肾藏志之各脏。中西比较，论者每谓中说不如西说之详确。然乎否乎？二仲曰：凡主张一学理，唯视其有无实用否耳。如有实用，则非涉于空想。试举《内经》之言心理者而考证之，则皆历验不爽，是有理论而能见诸实用矣。然则中西学说主张之不同，亦何所用其争论也耶。”[50]48-49正因为注重实践价值，故此张二仲特意将中医学说命名为“应用心理学”，可见他对中医理论中心身合一的特点有深刻的认识。

四、林昨非与《改进中医刍言》

林昨非，字尧钦，广东新会人，生卒年月不详。林昨非少多病，弱冠即有志医学，壮岁悬壶，任新会仁安医院医席28年，后又主仁育堂医席。他平素于“中西医书”，“堆积案头，日夕研求，曾不稍懈”[51]1。除应诊外，另设有维新医学研究所，招生授课，“讲习生理、卫生学、药物学、疗学等各种教科书”[51]尾页。民国二十二年（1933 年）著《改进中医刍言》，由新会捷元斋书局发行，阐明其对中西医学的看法。

林昨非提倡“改进中医”，是“欲求医学与科学化，使医学有统一确实的见识，而扫除旧时藤葛”，他自信“言论翔实，并非杜撰”[51]1。林昨非所处时代正值中央国医馆成立并开始运作，中医抗争运动初见成果之时，对此他满怀希望：“可知中央政府整理及改善中医中药使入科学方式已成一定不易方针，任何人不能反对，是显而易见的……立志研求医学真理者，趁此时期若不虚心考究，岂不错过了黄金岁月？”[51]11他认为中医“已精而不能益求其精，已密而不能益求其密……至今与欧西新医学日相背驰，而我旧医派，遂陷入淘汰环境，此可为太息而长叹者也”。中医学“尝百草，制医药，与作《内经》，均属破天荒之创举。当其时，实未尝有化学实验之设备，空诸依傍，所著言论，如五气、五运、阴阳等论调，间有宜于古不宜于今者，在所不免”。所以，“准此以谈，吾人研究医学，务宜本前人之发明而光大之，择其陈腐者删改之，认为不背于近代学理者保留之。取新医之长，补旧医之短，又能用旧医之长，补新医所不逮。新旧兼习，造成通材，实为今日肄习医学者的责任”[51]13。而若“闭关自守，复古救之之说，必成笑话”[51]14。林昨非十分注重吸收现代医学的知识，他说：“改进中医办法，以讲求生理学、解剖学、卫生学为第一要义。其次则最低限度，每一医生亦要置时表一个，体温表一枝，听症筒一件，洗肠带一条，以刷新中医耳目，而洗从前简陋积习，破除旧医不得用新医器械的成见。”[51]14

临床方面，他强调药物与临床病证分类应作变革。一是关于药物。他说：“窃谓吾国旧医，虽属退化，而药物未尝不可用，但须将中药，分门别类。”“按照新学医理，配用中国药方”[51]22，他用西医药物学分类法来重新归类中药，分成发汗剂、兴奋剂、麻醉剂、解热清凉剂等16类，例如防风、荆芥、薄荷、麻黄等属于发汗剂，乌头、附子、鸦片等属于麻醉剂……他又认为应“将中药逐一化验，提取精液”，“又何必从五色五味那里暗中摸索，泥古不变，至令卫生当局常常指为非科学，而有取消中医中药的提议呢？”[51]23他在此书中就将百多味常用药的有效成分及其功效，用传统韵文写成歌诀，例如“紫苏含挥发油颇足，有健胃制呕发汗的特长；薄荷含挥发油更多，有防腐镇痛祛风的优点”[51]32等。

二是关于“新病理学与疗学”。林昨非说：“病理学必须根据正当科学的秩序，勿为三阴三阳及五运六气等臆说所掺杂，方能贯彻医学真理。”[51]40治疗上，则建议参考西医的内科学，“以分别消化器、呼吸器、循环器、泌尿器、生殖器等等，为统一的秩序”[51]22，各系统疾病简述其西医病理、治法，于中医观点反不多提。如“霍乱”：“旧医治霍乱方，汗牛充栋，随人选用，自可四通八达。若一定指责一二，方以为准绳，则未免有胶柱鼓瑟、刻舟求剑的讥诮。他症仿此。”[51]53另外他对中医的一些治则有不同看法，如“补气”一说，他批评说：“中国人言补气，几于万口同声。吾以为宜破补气之说。盖气由血生，血旺则气自足……倘谓血行停止，而气仍可补，则人何至于死呢？故打破补气的旧说，可泯补气补血的纷争，于处方工作，当然简便数倍。”[51]22林昨非认为，按照他的做法，可以“中西医学，一拍即合，何致为人取缔，哓哓争辩不休呢?”[51]22 事实上他的所谓“科学化”并不符合中医特色，不过也是时代思潮的一种反映。

五、张公让与《中西医学比观》

张公让（1904～1981 年），原名其升，广东梅县人。出身医学世家，自称“五代祖传中医”，但张公让早年先是就读于北京大学（1923 年），次年转入协和医学院（今协和医科大学），后因病肄业回乡，1926 年进入广州中山大学医学院直至毕业，接受了正规的西医学教育。因此可谓是中西兼通的医家，在民国时期曾任两广考铨处中医考试委员会专科顾问。从 1941 年起张公让陆续出版了《伤寒金匮评注》（1941 年）、《中西医典》（1942 年）、《中西药典》（1942 年）、《肺病自医记、吐血治验记》（1942 年）和《医案医话、治医杂记》（1947 年），合成《中西医学比观》一、二集共 7 卷。1950 年后移居香港，仍致力于中西医学沟通，著有《医学杂谈》、《公让选方》、《杨鹤龄儿科经验述要评注》、《医学衷中参西录选评》、《新医学实在易》及《辨证与论治》等，1954 年在香港创办《中国新医药》杂志，办中国新医药研究院有较高声望。

张公让在医学上主张中西医学的合流，其最有影响的著作是《中西医学比观》。其“比观”的主要观点有如下几个方面。

（一）强调中西合参，倡导比较研究

《中西医典》自序云：“我觉得二三十年来，中西医界划了一个很深的鸿沟，互相诋毁，不相为谋。中医骂西医太呆板，太机械，长于外科，绌于内科，过重局部，忽略全体；西医骂中医不合科学，理论荒诞，盲人瞎马，夜临深池。他

们所骂的确也有他们的道理，但平心而论，西医上了科学的康庄大道，用科学的方法，解决了不少人体生理病理的秘密，治疗亦日有进步；中医则有数千年丰富的遗产，经验药物多可宝贵。西医好像年少气盛的青年，有时不免有点幼稚，中医好像饱经世故的老者，有时不免有点腐朽，各有所长，各有所短，若能冶二者于一炉，择长去短，则今日之医学，岂不更为完善？所以我希望西医不要气盛心粗，要留心字纸篓中有无宝贝，中医不要抱残守缺，要留心科学王座，有无真理。为完成他们的合作起见，中西合并研究的学术机关和中西合参的著作，都要尽量生产，尽量介绍。”[52]自序张公让称自己“也想在这伟大而繁重的工作队伍中，做个摇旗呐喊的小卒”，故著《中西医学比观》。

（二）批评中医理论，采用西医体系

张公让的著作如其所言，是“以科学为依归，病名采用西医”，“因西医界说比较严谨，不若中医之笼统”。他还“完全辟去五行岁露等谬说”，认为中药本有疗效，但“宋元以后中医误入歧途，以五行、岁露、色、声、香、味解释医理药效，循至珍贵质朴之中药学，于焉坠入魔障”[52]例言，甚至说五行、六气等中医理论是“做梦产生”，“在古人是不足为怪的，但生当今日仍死守不放，真莫名其妙”，号召人们“不要信它，要信科学，才有出路”[52]102。因而他的著作自称“偏重中医”，实际是用西医生理学、病理学、药理学作基础，解释中医中药，是“用纯粹科学解说的中医”。他认为用西说叙述人体生理病理，既合科学而叙述又甚方便，便于西医学习中医者入门。他批评《伤寒论》识证不识病，虽然辨证极细，但只能行对症治疗，而西医则能针对病因治疗，发明特效药以杀灭病菌，比中医高明。

（三）治疗中西兼用，唯求效速实用

张公让提出："因中西医药各有所长，中医胜者用中药，西医胜者用西药，中西皆胜者兼用之，唯求其效速而已。"他认为中西药虽有不同，但也是互相融合的，中药中的沉香、红花、西洋参等以前本为西药，中药中的麻黄、当归经西医提取也成为西药，所以随着时代的发展，中西药之分类逐渐模糊，妄分东西，严立门户者都是浅见者。在当时，他已认为中药"不及西药而迳可以西药代之者亦不少"，而西药"将来之进展，尚无涯矣"，因此中药也不能一味"遵古法制"，"故步自封"，要通过实验研究和动物试验来发展。不过，张公让认为："然无论药物如何进化，中医之强壮剂、兴奋剂、健胃剂，仍有其极崇高之地位，……西医此时似无其匹，故我曰治疗急性热病，则中不及西，若治疗慢性病，及恢复元气者，则中或胜西。"[53]

在实践中，张公让还曾试验过以中医为主治好自己的肺结核。1931 年张公让在参加中山大学医科毕业考试期间，因肺病吐血，几濒于危，后来回家休养 3 年，终于将自己的肺病治好。张公让深知当时西医对本病在药物上并无良策，人工气胸等手术他又不愿接受，故治疗以中医为主。在广州吐血时入住医院，前后 5 个月，始终痰中血丝不断。于是选择回老家休养。乡下空气清新，环境安静，张公让痰血渐减，但身体仍虚弱。其父虽通中医，但受肺结核为阴虚有热观念的影响，用药一味甘寒，效果不显。张公让后来连续泄泻两三个月，身体更为消瘦。一次张公让岳母送一羊头来，其妻用姜酒煲汤，张公让服后次日泄泻减轻，精神变好，于是又连服数天，更觉体力增进。张公让自幼也曾学过中医，至此他明确认为其父用药有误，其病非服参芪之类不可。于是自

行处方，以理中汤加黄芪、桂枝、茯苓、半夏，连服一段时间，不但治愈泄泻，连一年每日咯出的粉色痰也消失了。此后经常服用人参、鹿茸、黄芪、狗肉之类温热补剂，同时注意调适精神，心身并养，身体基本恢复了健康。1935 年张公让重回广州，补考未考完的科目，同学见到他无不惊讶，原来均以为他已经死去了。此后张公让参加工作，仍然有过小咳血，但服用归脾汤、田七之类方药，基本都能控制住。

张公让由自医以医人，后来也治疗了不少肺痨病人，他的经验认为："余治医十余年，每觉甘寒剂对急性渗出型肺痨，效力甚微（肺痨之热最不易退），而甘温辛温剂则对慢性增殖型者有大效，盖前者难治其炎症，而后者强壮身体有奇功也。"[54] 中西理论贯通于其中。

张公让还具有较强的发展观，他敏感地觉察到中医中药潜在的危机。曾谓今世之药物，西药日有发明，其将来之发明尚无止境，似此则治疗之领域，西医将日扩，而中医将日促，吾人对此能不愧死？因此他主张中医革新中西医学比观的思想，有一定借鉴意义。

六、卢觉愚与《觉庐医案新解》

卢觉愚（1898～1982 年），广东省东莞县樟村人。17 岁遵父命，与兄觉非同投伤寒温病名家丹峰禅师门下学中医，用功甚勤，侍读 4 年卒业，已有医名，尤长于伤寒。30 年代初，江苏澄江针灸名家承淡安在无锡开办中国针灸学研究社，卢觉愚致书问学，得其传授。1925 年卢觉愚出任香港东华医院第一任中医长，此后历任中央国医馆广东省分馆名誉董事、中华国医学会医报编辑主任、香港针灸学研究社名誉社长等职，主要在香港授课及开诊。主要著作有《觉庐医案新解》、

《医庐医话录存》、《卫生防病精要》、《实用伤寒论讲义》、《实用针灸学讲义》、《实用脉学》、《实用内科学》、《针灸问答》、《觉庐医学论文丛存》、《临床针灸要诀》、《中西医学概论》等。

卢觉愚少就读于英文书院，通外文，加之在殖民地香港，对西医能跟上先进的步伐，其著作中每直引外文西医书原文为说。《觉庐医案新解》和《觉庐医话录存》均成书于民国期间，后者主要是关于中医学术的见解，前者则体现了他对中西医学的看法。

（一）融汇中西成“新中医”

卢觉愚先指出：“夫医无论中西，同以利济愈病为事。只不过在方法上有不同而已。彼泰西医学，本科学实验之方法，客观唯物之现象，修习研究，有一定门径，复有声光电化等专门供其运使，分科细，辨析精，体用兼赅，论证详实，其治病也，循规蹈矩，守经执法，可以见理之真，不能得致用之妙。至于中医，则门分别派，殊鲜会归，斗火冰盆，莫衷一是。高明的虽能够达到运用之妙，存乎一心，中上之材以上，也能成绩时驾西医而上之，但流品太杂，非加整理，不能图存。苟能将中西医学融会而贯通之，不特整理可期，而利济人群，保障民命，必更有进焉者已！”他肯定当时大多中医学校都加授西医的做法，说：“以其固有之特长，补充新学识，人才鼎盛，自必后来居上，如此者，可名曰新中医。”他还为“新中医”下了一个概念：“所谓新中医，必以国学为经，西学为纬，择善而从，权操自我。”[55]自序 这体现卢觉愚以中医为主的基本学术取向。

（二）医案体例别创新格

卢觉愚的医案，选方辨证，悉遵古法，而证以西说；论病释理，多采西学，而参以经验。体裁别创，风格独标，在国医出版界中，似未之前见。医案专著中，既用中医辨证，兼讲西医生理、病理、药理的，在当时确属首创。他说："书中议论及释名，多采西说。非敢立异，以其病理定名，皆较严密考实故也。如《内经》云：'热病者，皆伤寒之类'，实包括多数急性传染病而言。《难经》'伤寒有五'，名义界说，亦甚笼统。又如脚气，为末梢神经炎性病变。破伤风，为菌毒作祟。事实真确，为中说所不逮。此书目的，但求明学理，别是非，则取诸人以为善，亦学者所当有事也。唯西说不能确指为何病者，则仍沿用旧说。"[55]凡例 抛开学术界限，但求明晰忠实，以为后人借鉴。

（三）理论汇通临床为证

《觉庐医案新解》一书也收有几篇作者的论文，如《血清治疗传染病之失败》、《肺病与麻黄》、《细菌原虫为传染病绝对病原之商榷》、《关系针灸学术之经穴神经表解》、《格阳治法与药量问题》等，对中西医理有许多探讨。像其中关于传染病病原的一篇，对当时中医临床在传染病救治方面颇有成效的事实，他解释说："疾病之成，大多数皆具备内外二种原因。今日西医所习知者，端在外因，而于内因，则知识无多。质言之，注重外因，而蔑视内因，是知其一，遗其一。故其治传染病，专事杀菌，而成效不著者，端此故也。中医虽不知有菌，不知治菌，而治法能补助人体自然疗能，以透彻病根，排除病毒，使生理机转归于正规状态，故能收根本治愈之功。"[55]28 当时抗生素尚未发明，西医抗菌治疗效果不显，所以卢觉愚有此言论。但即使在抗生素普及之后，中医治疗仍有其价值，正如卢觉愚说："细菌原虫，虽为病原之一，而疾病之本体，却为体细胞之异常变化。故传染病之治愈机转，不在菌毒方面，而在体细胞能否复其正规生活为断。中医治法，正适合此条件，此其所以有特效也。”[55]31

在其他病案中，卢觉愚也是融中西医理于一起讨论。例如在中风案中谈血与神经关系道：“血赖神经为之调节，神经赖血为之营养……血在脉管中行，神经亦附丽于脉管壁中。血与神经，影响至捷。知此则古人所谓‘血以载气，气以运血’及‘治风先治血，血行风自灭’之义，可不烦言而解。此案之当从温补，亦可知也。”[55]2 他还曾把针灸经穴与神经系统进行表解对比，对探讨经穴实质作了贡献。

七、陈永梁与《中国医学概论》

陈永梁（1910～1950 年），字衍材，广东番禺人。毕业于广东中医药专门学校，后曾任职广东中医院及惠阳开明中医学校。1937 年赴香港，任东华医院内科医生。抗战胜利后，任职广东中医药专门学校，并于 1950 年被聘任为广东中医院代理院长。著有《中国医学史纲要》、《中国医学概论》、《新中医方剂学》等。他的著作是为广东中医药专门学校作教材之用，注重由浅入深。其中，集中体现他中医革新思想的是《中国医学概论》一书。

本书共分上下两编。上编讨论中国医学的特点，包括“中国医学之原始论”、“中国文化之特质与中国医学之发展”、“中国医学整理之原则与方法”、“阴阳五行之认识”和“中国医学之特点与缺点”5 篇。下编则包括“中医生理解剖之检讨”、“中医观察病理举隅”、“人与细菌”、“关于药物”、“方剂之实际与改良”、“诊断之理论与实际”6 篇。还有附录 1 篇：“脉诊答问”。

陈永梁认为：“虽谓西医因学风与环境关系之故，早期接受时代学术精神，中医自较迟缓，但亦仅‘学’一方面为然，‘术’一方面剧不尔。须知临床医学，不尽靠‘学’，尚多靠从经验而来之‘术’。‘学’固根据学理研究而得，第临床事实与学理，有时并不一致。中医许多治病方法，均在未有学理发现之前，经已付诸实施，而且效验昭著。吾人欲求医学学术之发达，无论旧学新知，中术西法，当一一判诸理智，以科学为依归，以求其真，盖凡有能显效于治疗者，均足取法者也。是故从医学之意义言之，医学固无中西之分也。”[56]2

他认为在立场不同对中医的维护或反对各有看法，实属自然，若排除感情因素，“若就吾人之观点，以为中医有其可以存留之一部，但基础须重新再建，同时亦有应加以扬弃之部分，但不是全盘推翻”[56]3。以阴阳五行为例，陈永梁说：“中医阴阳五行学说，虽不尽合理，然实未尝不合理。且无一非系于必然之事实，殆以病人为对象，因临床经验与药治成绩，乃设为阴阳五行诸说以说明之者。”[56]18五行之理论应用于医学，“读内经者，应知其所以验，非五行之真验，特假五行生克之名，借便推算其效验耳。”[56]33

陈永梁认为中医的临床认知思维，“时至今日，仍不背于科学。盖其下手方法，亦不外一观察，二定名，三推论，四实验诸步骤也”[56]34。“中国医学在综合观察与整体治疗下，有其特点，然亦有其缺点”[56]39。例如忽略病菌的认识，药效缺乏分析等。他认为：“中国医学之特点与缺点，在着手整理改进时，应将该真相全面暴露，不加掩饰，方可求出新的建设焉。”[56]41

下编具体探讨中医理论各个环节的问题，认为《内经》中的生理学说“犹几何学之定律，其运用当时之医学知识以论证其理论者，犹依定律以推演各种问题”[56]43，一些具体的解剖认识虽不详细，但不损其价值。“故谓中医不讲生理解剖者，是直见中医之璞而未见其玉也”[56]52。治疗方面，中医虽无病菌学说，但“以六淫与体质对举，借调节为治疗出发点，虽似肤泛，而疗效昭著。更可知病与不病，非病原体存在与否之问题，而是以人体为主，对外界（包括六气）发生感应之问题”[56]70。

在药物方面，陈永梁认为中药应用千年，效能确著，“惜今之化学程度，尚未尽得其底蕴，如石膏何以能退热，黄芪何以能生肌等，固待留商。抑今之号称新中医者，对于药物之改进，莫不主张以化学分析其成分，动物试验其作用，……其意未尝不善”，但“循此以求改进，似不能尽合中医凭证用药之法则。盖中药一经化验，其所得结果，不能与固有之经验相当”[56]75。尤其人们重视中药化验却忽略方剂，更不适当。“是当从人体经验之事实作最后判断，或有可疑，进而汇集医案，统计治绩，以此求得其数字上之百分率，斯不亦真正的科学研究改革方剂之正路乎?”[56]79

作为近代中医学校教育的毕业生，陈永梁对中西医学的了解比较全面。从他的观点也可以看出，中西医学经过早期的汇通、论争以及“科学化”的尝试之后，人们已经认识到，中医发展固然要借鉴西医与近代科学，但根本上仍应坚持固有特色，提高中医临床疗效。

参考文献

[1] 利玛窦，金尼阁. 利玛窦中国札记［M］. 北京：中华书局，1983：34.

[2] 马伯英，高晞，洪中立. 中外医学文化交流史［M］. 上海：文汇出版社，1993：324.

[3] 中华续行委办会调查特委会. 中华归主——中国基督教事业统计（1901～1920）[M]. 北京：中国社会科学出版社，1985：359.
[4] Danton George H，George Henry B. The Culture Contacts of the United States and China [M]. New York ：Columbia University Press，1931：48.
[5] Lockhart William. The Medical Missionary in China [M]. London ：Hurst and Blackett，1861：140.
[6] 合信. 全体新论 [M]. 上海：墨海书馆藏，1855.
[7] 王韬. 王韬日记 [M]. 北京：中华书局，1987：111.
[8] 合信. 西医略论 [M]. 上海：仁济医馆，1857.
[9] 朱庆澜，梁鼎芬，邹鲁. 广东通志稿：第 3 册 [M]. 北京：全国图书馆文献缩微复制中心，2001：1100.
[10] 嘉约翰. 内科阐微全书 [M]. 广州：博济医局，1889：林湘东序.
[11] 陈垣. 奉天万国鼠疫研究会始末 [M]. 广州：光华医社，1911：自序.
[12] 北京图书馆. 北京图书馆藏珍本年谱丛刊：第 185 册 [M]. 北京：北京图书馆出版社，1999：703－704.
[13] 陈夔龙. 庸庵尚书奏议 [M]. 台北：文海出版社，1970：1 671.
[14] 刘锦藻. 皇朝续文献通考 [M] //续修四库全书目：第 817 册. 上海：上海古籍出版社，1995：236.
[15] 暨南大学. 陈垣教授诞生百一十周年纪念文集 [M]. 广州：暨南大学出版社，1994.
[16] 吕实强. 教务教案档：第 2 辑第 3 册 [M]. 台北："中央研究院"近代史研究所，1974：1570.
[17] 齐思和，林树惠. 鸦片战争：第 2 册 [M]. 上海：神州国光社，1954.
[18] 爱汉者. 东西洋考每月统记传 [M]. 北京：中华书局，1997：405－406.

[19] 医馆近事［N］//中外新闻七日录，1865（同治四年）.
[20] 老尼克. 开放的中华——一个番鬼在大清国［M］. 济南：山东画报出版社，2004.
[21] Peter Parker. Ophthalmic Hospital at Canton［J］. The Chinese Repository，1836，4（10）：472.
[22] 汪宗准，冼宝干. 佛山忠义乡志［M］. 刻本. ［出版地不详］：［出版者不详］，1926，7（9）.
[23] 洪士提反. 万国药方［M］. 排印本. 上海：美华书馆，1915（民国四年）.
[24] 吴研人. 我佛山人文集：第七卷［M］. 广州：花城出版社，1989：165.
[25] 太平天国印书：下［M］. 南京：江苏人民出版社，1979：688.
[26] 中国史学会. 戊戌变法：四［M］. 上海：上海人民出版社，1961：449－450.
[27] 中国史学会. 戊戌变法：二［M］. 上海：上海人民出版社，1961：80.
[28] 黄遵宪. 日本国志：下［M］. 天津：天津人民出版社，2005：992.
[29] 郑观应. 盛世危言［M］. 广州：居易山房，1895（光绪乙未年）：45～49.
[30] 郑观应. 郑观应集：下［M］. 上海：上海人民出版社，1982.
[31] 梁达樵. 辨证求真［M］. 广州：十八甫维新印务局，1905.
[32] 黄炽华. 医学刍言［M］. 许玉球刊本. 广州：［出版者不详］，1919.
[33] 徐光启. 徐光启集：下［M］. 上海：上海古籍出版社，1984：374.
[34] 陈定泰. 医谈传真［M］. 刊本. 广州：绿云洞天，1875（光绪元年）.
[35] 范行准. 明季西洋传入之医学［M］. 上海：中华医史学会，

1943：35.
[36] 陈珍阁. 医纲总枢 [M]. 刊本. 广州：醉经楼，1892（光绪壬辰年）.
[37] 罗浮山人. 历脏篇 [M]. 抄本. [年代不详].
[38] 朱沛文. 华洋脏象约纂 [M]. 刊本. 佛山： [出版者不详]，1893（光绪癸巳年）.
[39] 郑观应. 中外卫生要旨 [M]. 广州：居易山房，1893（光绪十九年）.
[40] 徐珂. 清稗类钞 [M]. 北京：中华书局，1986：4171.
[41] 裘庆元. 三三医书：第二集 [M]. 北京：中国中医药出版社，1998.
[42] 吴粤昌. 岭南医徵略 [M]. 广州：广州市卫生局，1984.
[43] 谭次仲. 中医与科学首集之一——医学革命论战 [M]. 香港：求实出版社，1952.
[44] 谭次仲. 国医科学整理释义 [J]. 华南医刊，1935（创刊号）.
[45] 谭次仲. 中医与科学首集之二——中药性类概说 [M]. 重庆：中西医药图书社，1947：1.
[46] 谭次仲. 中医与科学二集 [M]. 马来西亚雪兰莪：中国医学会，1948.
[47] 谭次仲. 谭次仲国医讲义号外 [M]. 广州：贤思街维生承印，[出版年不详]：13－14.
[48] 伍律宁. 中医起信论二集 [M]. 台山：胥山医学会，1939：序志.
[49] 伍律宁. 中医起信论 [M]. 广州：人境医庐，1937.
[50] 张二仲. 中医改进刍论 [M]. 广州：开智书局，1924.
[51] 林昨非. 改进中医刍言 [M]. 新会：捷元斋书局，1933.
[52] 张公让. 中西医典 [M]. 梅县：张公让诊所，1948.
[53] 张公让. 中西医学比观：第二集卷一 [M]. 梅县：张公让诊所，1945：4.

[54] 张公让. 肺病自医记·吐血治验记 [M]. 梅县：张公让诊所，1943：57.
[55] 卢觉愚. 觉庐医案新解 [M]. 香港：著者自印本，1938.
[56] 陈永梁. 中国医学概论 [M]. 广州：光华图书印务公司，1948.

第二章

近代广东中医药行政及维权活动

第一节　近代广东医药卫生行政管理

一、晚清医药卫生管理的起步

受新学的影响，1887年广东学政汪鸣銮在地方考试中首次设立“医学经古科”，以医学课士，录取两人，一为朱沛文，一为孔沛然，均为通习中西医的儒士。朱沛文后来著有《华洋脏象约纂》，孔沛然则曾担任两广军医学堂的军医长，他们都是社会上有名的医生。另外，在1899～1901年施典章任广州知府期间，似也曾进行过一次医学考试。广州医学求益社同人中有数人履历与此相关，如罗熙如为“前清施府尊考取全省医学第二名”，潘陆仙为“前清施广府考取医学一等”，黎仲彝为“前清施广府考取全属医学第五名”[1]。

1901年1月，因“庚子事变”逃到西安的慈禧，迫于形势，宣布实行“新政”，称“世有万祀不易之常经，无一成不变之治法”，要“参酌中西政要，举凡朝章国故，吏治民生，学校科举，军政财政，当因当革，当省当并，或取诸人，或求诸己”[2]。作为“新政”之一，1901年9月，朝廷下令各地创办巡警。在当时的认识中，卫生属于警察业务之一。当时在巡警部下的警保司中设卫生科，“掌考核医学堂之设置，卫生之考验、给凭，并洁道、检疫计划，及审定一切卫生保健章程”[3]。这是我国政府机关的名称里第一次出现“卫生”一词，意味着第一次出现专管公共卫生的机构。

这一时期地方警政设置情况不一，广东1903年于省会广州设置巡警总局，地在飞来庙（今小北路），下设27个分局，还专门设置了满洲、汉军巡警总局，管理汉军和八旗部队地段。总局设卫生科，下有清洁课等。1905年，广东巡警总局搬到原广东督粮道署（今起义路），改组后另在老新城、东关、西关南北路和河南设正局，各有若干分局。

1906年，五大臣出洋考察回国后，清廷对中央部门官制进行改革，以“巡警为民政之一端”，将巡警部扩设为民政部，警察事务设警政司管理，同时将卫生事务单独设置卫生司管理。卫生司的职责是“核办防疫、卫生、检查医药、设置病院”，下设保健科、检疫科、方术科：考医、验稳婆、验药业、管理病院。各地的卫生管理由警察部门掌管。广东巡警总局于1906年扩大组织，制定《广东巡警总局分科治事章程》，下设警务、警政、警法、卫生4科，卫生科下设清洁、医务、医学3课。3课的职能如下：

清洁课：关于扫除道路修浚沟渠道章程之规定执行事，关于清道员役之委用支配事，关于传染病预防事，关于饮食物及其他物品器具之检查事，关于禁止居民辅户倾泼秽物污水及处分违犯清道章程之事，关于疫兽死兽之割卖禁止事。

医务课：关于巡士等体格之考验事，关于途上急病及灾难者之事，关于在局员弃丁役疾病之诊察事，关于拘留者疾病之诊察事，关于有精神病者之监护疗治事，关于公共卫生及工场卫生之稽查事。

医学课：关于公私立医院之检查事，关于研究各种病情之发生及检索霉菌禁事，关于医院及娼妓病院之考核事[4]。

1908年宪政编查馆考核颁定的《直省巡警道官制细则》规定，各省巡警道设巡警道1员，设立警务公所为官署，警务公所分4课：①总务课；②行动课；③司法课；④卫生课。其中，卫生课“掌卫生警察之事。凡清道、防疫、检查食物、屠宰考验医务、医科及官立医院各事项皆属之”[5]。巡警道的卫生课是我国直属机构中第一次统一出现医药卫生机构。广东省巡警道亦于1908年设立，设有卫生课掌管卫生事务。

尽管清末的卫生行政机构有考验医师的职责，但实际上这项工作除个别地方有所尝试外多未开展。唯在公共卫生方面有所进展。晚清是我国瘟疫的一个高发期，西方医学认为防疫的基础是公共卫生，新生的卫生行政机构对此相当重视。

广东晚清时疫情曾相当严重，在近代医学的影响下防疫工作与公共卫生逐渐起步。1894年，广州、香港爆发鼠疫大流行，广州死亡人数达数万人之多。除广州外，周围的市县也有鼠疫疫情。20世纪初鼠疫仍有间断流行，粤海关报告，在 1902 ~ 1911 年，“淋巴腺鼠疫年年流行，而 1909 年是特别厉害的一年”[6]。面对瘟疫，政府和民间逐渐注重公共卫生的管理。如 1901 年因时疫流行，南海、番禺两县出布告要求“各街铺居民人等即便遵照，各就各街赶紧设法筹款，立将各店及住家门首所积粪土、秽物一律雇夫从速打扫清洁，不得互相推诿”[7]。

巡警总局在广州成立后，进一步加强对卫生的管理。卫生被认为是巡警的职责，1904 年在广州西关巡警局成立之初，“现局员以各街既设有巡警，而街道多有不洁，殊碍卫生，拟令各勇丁于站立之街，每人派一扫把，每日将街道打扫洁净”[8]。巡警专事扫街当然于理不合，不久巡警部门乃制定规章，以“街道不洁，有碍卫生”，“察视各街瓦渣垃圾等物，堆积不少，一交夏令，暑湿蒸熏，行人感受其气，每易生病，甚或成为瘟疫”[9]，公告为要求居民遵守 7 条有关垃圾清理、厕所卫生等的规定。卫生科雇有清秽夫打扫街道，清运垃圾。繁盛街道每天上下午各清扫 1 次，偏僻街道则每天清扫和收运垃圾 1 次。

广东巡警道成立后，对防疫卫生工作也相当重视，举办清洁、种痘、戒烟等事项。1909 年广州鼠疫流行，巡警道发出防疫告示，公布 10 条预防鼠疫措施，例如提倡捕鼠、禁食鼠肉、用几阿连水（即臭水）和石灰粉洒地清洁等[10]。民间有力绅商也自发组建起防疫会。1909 年，汕头绅商组成汕头防疫会，其起因是鼠疫流行，他们了解到有血清注射可以防治，于是组织起来，集资购买药物，进行防疫注射[11]。后来潮州海阳也效法，组织防疫会开展预防注射工作[12]。可见，随着中外交往的增多，西医的防疫和卫生知识已经在一定范围内传播开来。

广东巡警道还设有教养工厂养病所、苦力施药所等。1909年筹设用于收容疫病的巡警留医院，制定了《广东巡警留医院章程》，不过到1912年才正式成立，称为“警察医院”，后来又改为“省立广东医院”、“广州市立医院”。

晚清时，医药行政尚未得到正式管理，但巡警也负责起清理游医、巫医的工作。如1908年张天师到广东“煽卖符箓”，即被驱逐；1909年又有所谓张天师“救命良方”从北方传来，遍贴街头，巡警总局严厉禁止，出布告说：“示仰城厢内外僧尼道士巫觋及刊印字店一体知悉：尔等须知医药一端，有关生命，岂得谬托神道渔利？欺人造谣者固在必惩，刊布者亦难辞咎。自示之后，倘有复蹈前辙，一经查出，定照左道惑严加惩究。本局言出法随，决不姑恕。至各妇孺亦不得轻信无稽之言，妄服药饵，自戕生命。是为至要。”[13]

二、民国时期广东的卫生行政

中华民国成立后，北洋政府时期，卫生行政得不到充分发展。至1929年南京国民政府成立后，在卫生部（后改卫生署）的组织下，现代式的卫生行政系统才逐步开始建立。

民国元年（1912年），广东都督府设卫生司，李树芬为司长。卫生司下设4部：总务课、检验局、医务课、洁净局；主持开展广州的卫生防疫、医务管理和死亡统计等工作颇有成效。李树芬自信地说：“现在实行办理本城之卫生，仅八阅月而已得其见端。倘将来卫生之进步，仍能如此之速，则省城将成为一最华丽、最洁净之口岸。”[14]16 只是不到1年，由于体制调整，卫生司被撤销，改为在广东警察厅内设卫生科，李树芬亦同时去职。

1920年，广州在陈炯明管理下建市，护法政府着法制委员会议定市制，划定广州市区，置市政厅，下设公安、教育、卫生、财政、公用、工务6局。1921年2月15日，《广州市暂行条例》公布实施，广州市政厅正式成立，下设卫生局，规定卫生局掌理下列事务：清除市街垃圾，管理公立市场、屠场、浴场及取缔酒楼、食馆、戏院、厕所，管理市民生死婚嫁注册及办理户口调查，取缔医生及药房之营业并监督私立病院，管理市立检疫所及各种传染症病院、疯狂院，其他关于公共卫生事项[15]。

2月16日，广东省长公署发出布告，委任孙科为广州市市长，胡宣明为首任广州市卫生局局长。卫生局地址在广州惠福路大佛寺，局内设教育课、洁净课、防疫课、统计课。各课职责如下：

教育课：关于开设卫生演讲事项，关于编辑卫生著作及图书事项，关于卫生标本陈列所事项，关于其他卫生教育事项。

洁净课：关于清除街道疏浚壕沟事项，关于取缔及计划卫生工程事项，关于其他地方洁净事项。

防疫课：关于市立医院、检疫所、传染病院、密病院及其他特殊病院事项，关于市立化验室、屠场、市场、浴场事项，关于药品、食品、茶楼、酒楼、牛乳房、剧场、妓院之检查及取缔事项，关于监督私立各种病院及休养院事项。

统计课：关于市民生死婚嫁注册事项，关于医生及看护之取缔及注册事项，关于户口及各种传染病人数之调查事项，关于其他卫生统计事项[16]。

市卫生局为便于开展工作，将全市划分为6个卫生区，卫生区的职责同市卫生局大体相同。每个区设立主任1人，由医师担任，课（区）员2~4人，由医师护士担任。1925

年，因经费困难撤销各卫生区，在全市36个警察区内附设卫生区，配1名助理员，仅办理清洁事项。在此期间，卫生局还公布了一系列卫生管理法规，例如《广州市卫生局取缔马路清洁规则八条》、《广州市卫生局取缔内街清洁规则五条》、《广州市卫生局取缔厕所清洁规则十六条》、《征收洁净费布告附规则八条》、《广州市卫生局取缔戏院章程》、《谕饬穗义堂公所粪埠总协理温心如等提帛全市水粪溺水埠租章程十七条》、《改良建筑厕所取缔规则十条》、《布告禺山市场管理规则》、《布告贩牛屠牛商人注册领照附取缔规则》等。广州市卫生局是中国地方政府最早建立的市级独立卫生行政机构，它的体制和卫生法规对全国有较大的影响。

1925年广州市政委员会决议在广州市卫生局下创立卫生警察队，以加强对卫生的管理。1927年和1928年，又先后恢复6区卫生署。

南京国民政府成立后，1929年成立了卫生部（后改卫生署），并始建立全国性的卫生系统，推行卫生行政。省级卫生行政机构进展缓慢，广东省至1938年才成立卫生处，分设3科。抗战爆发，广州沦陷后，卫生处随省府迁至韶关。而汪伪政权的“广东省政府”也设立有卫生处。伪广州市卫生局则于1940年5月，组织有第一科（含文书股与会计股）、第二科（含防疫股与取缔股）、第三科（含检查股、保健股与卫生警察股）、第四科（含医务股与卫生教育股），不过第三科并未直正成立[17]；另外有专疫的防疫派出所，专为广州市民前往香港、澳门旅行者施行霍乱、伤寒、天花、鼠疫等传染病的预防注射[18]；医疗所则办理赠医施药、出动救护及检查体格健康等事项[19]。另外卫生局还附设检疫团，会同日军军医办理检疫、预设疫疠与救治传染病事项[20]。1945年5

月，伪广州市卫生局随同伪市政府同时撤销，广州市卫生工作直接由伪广东省卫生处负责，直到光复。抗日战争胜利后，广东省卫生处与广州市卫生局相继恢复成立。

三、民国时期对中医药的管理

民国时期，卫生行政体系基本移植自外国体制，以西式医药为基础。对于我国固有的传统中医，行政管理者存在着不同的歧视思想，甚至试图仿效日本明治维新取缔传统医学。在中医界的积极抗争下，中医才得到应有的重视，逐步纳入卫生行政管理。

（一）南方政府时期

为反对北洋军阀的统治，孙中山领导的国民党先后在南方成立过广州军政府（1917～1921年）、中华民国正式政府（1921～1923年）、大元帅大本营（1923～1925年）和广州国民政府（1925～1927年），统称之为南方政府。在南方政府管辖下，广东的中医药行政管理粗具雏形。

早在民国元年（1912年）广州成立卫生司之时，司长李树芬便有着手进行"医务立案及调查并监督"的准备，他提出："如医学堂、西医生、西医院、产科传习所、产科毕业生、药剂师、十字会、西药房等，均需立案，方予承认。其办法先从西医生入手，次则中医立案。如该医生出身之学堂合格，即准其立案，否则须实行考验。"[14]9-17但不久卫生司撤销，李树芬的计划未暇实施。

在广东警察厅卫生科管理卫生行政期间，开始实施西医生注册领照。1913年广东省警察厅认为，关于医学校规程中央教育部已有规定，但医生管理措施尚未建立，于是率先进行规范，出台《广东警察厅救伤传习所章程》、《广东警察厅药剂师立案章程》、《广东警察厅西医院立案章程》、《广东警察厅产科生立案章程》、《广东警察厅产科传习所立案章程》、《广东警察厅西医生立案章程》、《广东警察厅调剂西药房立案章程》等规则。但对中医未作规定。

1921 年 4 月，广州市卫生局成立后，开始实行医生注册管理，颁布中、西医的注册章程，自此始有关于中医生的管理措施。《广州市中医生注册章程》规定：

（一）凡中医生须在卫生局注册，领有证书始准设馆行医。

（二）凡中医生须经卫生局试验及格，方准注册。

（三）关于中医试验职务，由卫生局组织中医试验委员会执行之。

（四）凡在政府认可立案之中医学校修业三年以上，领有毕业文凭，并经卫生局复核认为合格者，准免试验。

（五）中医生开方写字不得潦草，凡药名不得混用同音之字并须署名药方之上。

（六）中医生不得与人行非理下胎术，倘有此弊，一经告发，或被查悉有据，即由官厅严行究办，并取销其注册。

（七）中医生遇诊验传染病症时（如所谓时症瘟疫等），须即将该症填入卫生局所发之传染病册表报告卫生局或卫生分局。

（八）凡注册者须纳注册费十元，并缴四寸软胶半身相片二张。

（九）凡未在卫生局注册之中医生，各善堂医院不得延聘为医生，并不得控追诊病医药费。

（十）中医生未经注册私自行医，一经查出或被告发查明有据时，除勒令停业外，处以五十元以上一百元以下之罚金，再犯照前次加倍处罚。

（十一）本章程自公布及通知各中医团体三十日后发生效力[21]。

对中医的注册要求参考了西医的办法。但是在1921年前，广州并无正式的中医学校，带有教育性质的广州医学求益社、广东医学实习馆等并非有固定年限的正规学习机构。由于中医生均无学校文凭，而《章程》中要求的中医试验又并未举行，几乎无法按要求实行注册。广州中医群起反对，中医生钟锡玢等呈文广东省政府要求取消有关规定。呈文转交广州市市长孙科后，孙科认为有关章程系经省议会议决，省府批准，"纵有未当，只可酌予修改，岂可借口难行，将全案注销?"[22]在他要求下，将《广州市中医生注册章程》修正为《广州市取缔中医生注册章程》，加入附则3条："（一）本章程公布之前凡领有政府认可立案之中医学校毕业证书者，不以修业三年为限；（二）凡行医十年以上而年过四十岁，经卫生局查实或经中医公会公认其为合格者，得与具前项资格者同一待遇；（三）附则之效力其时期由卫生局布告之日起以两个月为限。"

此前中医章程与西医章程相比，还有一处明显不同，西医章程规定西医遇到死亡病人要填报并填发死亡证，中医无此要求，实际是不给予中医生签发死亡证的权利。在中医的抗议下，此次也作了修改，在原第七条下加入一项："遇有医治病故者须即填写卫生局所发之残废填报表送呈卫生局或卫生区"[23]。按照1923年验证的情况，当时有注册中医生1 289人。[24]386

1920年的广东政局动荡不定，孙中山二次革命时，在广州成立大元帅大本营，医生的注册工作转而由大本营内政部负责。1923 年 9 月 13 日大本营内政部发布《管理医生暂行规则》，要求“凡具有医生资格，应由内政部分别中医、西医，发给医生开业执照。其未经核准给照者，不得执行医生之业务”；具体资格条件中，较明显针对中医而言的包括：“在经部认可之中医学校或中医传习所肄业三年以上，领有毕业文凭者。”“有医术知识经验，在本规则施行前行医五年以上，有确实证明并取具给照医生三人以上之保证者。”[25]252-253该规则规定曾在各地领照者均须在内政部换照。而在责任和罚则等问题上，一律以“医生”称之，不分中西。为严格执行此规则，内政部还设立检查医生执照专员一职，对执业中西医生进行查验。《大本营公报》还不定期公布有中医生注册的名单。

大本营改组为国民政府后，1926 年广州市政委员会呈请国民政府撤销大本营有关中西医执照的规则，通过了新的《修正广州市中医生注册及取缔章程》，于 3 月 4 日公布。其中规定如下：

第一条　凡中医须经卫生局试验及格，方准注册领证行医。

第二条　凡行医十五年以上，经政府立案之中医团体证明，出具保结者，得应中医试验。

第三条　关于中医试验事宜，由卫生局组织中医试验委员会进行之。试验规则另定。

第四条　中医试验，每年三月、九月各举行一次。

第五条　凡注册者，须纳注册费十元，并缴四寸软胶半身相片一张。

第六条　凡在政府认可立案之中医学校毕业领有文凭者，得向卫生局注册执业。

第七条　前经向卫生局注册领有证书者，仍准执业。

第八条　凡未经注册以医为常业者，除勒令停业外，仍送交法庭按新刑律第三百零八条处罚。

第九条　中医开方，写字不得潦草。凡药名不得用同音之字，并须署名药方。

第十条　中医遇受诊人死亡时，或遇诊验传染病时，须即由医生署名报告于卫生局或任何警察区署。其报告表须载明死者或病者之（一）姓名；（二）年岁；（三）性别；（四）住址；（五）致死原因或传染病症。

第十一条　本章程如有应修正时，由市政委员会议决，市政委员长命令行之。

第十二条　十年六月十七日公布之《修正广州市取缔中医生注册章程》，废止之。

第十三条　本章程自公布日施行[26]5-6。

2月25日市政委员会议上通过此章程时，曾专门讨论其中关于中医学校毕业的问题，决定："未经认可之医学校是否准其存在，交教育、卫生两局会商榷；其他私立学校是否准其存在，交教育局核议。"[26]3

由于这些问题悬而未决，实际执行时仍有许多争议，不久卫生局提交了新的修正方案。1927年第63次广州市政委员会议审查时将卫生局的一些修正意见否决。如第一条要求"凡中医生须在政府认可之中医专门学校毕业，领有文凭，并经本市卫生局审查合格"，会议将"并经本市卫生局审查合格"一句删去；关于中医考试，修正案说"中医生试验于民国每年四月、九月各举行一次，以后不再举行"，会议也将后半句删去。对此卫生局拒绝修改，再度呈文申述说："查中医学校系属专门教育，既非职局主管，则凡由学校毕业来局领照开业者，不能不审查其出身学校之办理成绩，以为给照之标准。”而之所以中医试验“以后不再举行”，“查中医试验系为甄别现在之中医而设。今中医学校成立既有两所，且办理有年，将来领照资格与西医生一律，方昭平允”[27]。其意为将非学校毕业的考试甄别完后，以后就以毕业文凭为主，不必再进行考试了。4 月 22 日第 63 次广州市政委员会议上基本同意了卫生局的意见，再次修正的《修正广州市中医生注册及取缔章程》共 8 条，附则 4 条。内容如下：

第一条　凡中医生须在政府认可之中医专门学校毕业，领有文凭，经卫生局认为合格或加以考验及格者方准注册。

第二条　凡注册者须纳注册费十元并缴四寸软胶半身相片一张。

第三条　前经向本市卫生局注册领有证书者仍准执业。

第四条　凡未经注册以医为常业者，除勒令停业外，仍送交法院惩罚。

第五条　中医生开方写字不得潦草，凡药名不得用同音之字，并须署名药方。

第六条　中医生遇受诊人死亡时或遇诊验传染病时，须依照卫生局发出之填报表填明报告于卫生局或该管警区。

第七条　本章程如有应修正时，由市政委员会议决市政委员长命令行之。

第八条　本章程自公布日施行。

附则

第九条　凡未经在政府立案之中医学校毕业领有文凭者，必须由本市卫生局试验及格方准注册领证行医。

第十条　凡行医十年以上并须有曾在本市卫生局注册而现在本市行医之中医生三人以上出具保结者，得应中医试验。

其保结式另订之。

第十一条　关于中医生试验事宜，由本市卫生局组织中医试验委员会执行，试验规则另订之。

第十二条　中医生试验于民国十六年四月、九月各举行一次，以后不再举行[28]60。

截至 1928 年，广州共有注册中医 2 021 人。

除广州外，这一时期实施中医注册的还有汕头市。该市于 1922 年首次实行医生注册，中医注册者有百余人。1926 年汕头实施新的《管理医士（指中医）暂行条例》，要求重新注册，并实行考试，至 1928 年汕头注册在案的中医生有 133 人。

（二）南京国民政府时期

南京国民政府成立后，设立了卫生部（后改卫生署）。卫生部门对中医采取歧视的政策，尤其是 1929 年中央卫生委员会通过余云岫的《废止旧医以修除医事卫生障碍案》，引起中医界强烈抗议。在中央政策的影响下，广州对中医的管理也趋于苛刻。

1931 年 9 月 2 日经广州市行政会议议决通过，广州市卫生局颁布了《修正中医取缔章程》，共 13 条，内容如下：

第一条　凡中医生须领有广州市卫生局（以下简称本局）发给之开业证书方准在广州市内执业。

第二条　中医生凡在民国十七年以前曾经向本局注册领有注册证书，叠次布告展限换证而未经换证者，其证书须经过民国十五年之登记，本局底册有相片可稽，查对属实者方得准予换证执业，但须缴纳换证费二元，并缴四寸半身相片二张，印花大洋一元。

第三条　凡未经换领本局中医生开业证书，擅自悬牌执业，一经察觉，处罚一百元以上二百元以下之罚金，仍勒令即日停业，再犯者倍罚之。

第四条　凡中医生须将所领之开业证书悬于医室当眼处，证书若有损坏或遗失时，准原人到局呈报，查明属实，准予补发，但须缴补领费一元。证书遗失未经呈准补发不得执业，违者依照本章程第三条规定处罚之。但在呈请补发期间经本局许可不在此限。

第五条　凡中医生与人诊病须附带处方笺，其处方笺上须将该医生姓名、住址、局证号数刊入，仍须亲笔署名方上负责。所开之方其字画不得潦草，药名不得以同音之字或别种名称替代（例如枇杷叶的“杷”写“把”，“入地骨”写“川古”之类），以上其或因误开药味致伤毙人命者（例如写“车前”误写“马前”之类），除注销证书外，仍送交法院惩办。

第六条　凡中医生悬牌执业，除应遵守本章程及遵守本局颁行之《取缔医界应守之医德规则》等规则外，其招牌或广告上只许称为中医生，不得称医师及其他名称，违者处以五十元以上一百元以下之罚金。

第七条　凡中医生不得与人以针灸治病，违者处以二十元以上五十元以下罚金，其领有本局针灸术营业证书者，当依照部颁管理针灸术营业章程办理。

第八条　凡中医生医馆内不得创设快筹，并不得向病人声言包愈暨有夸张影射图利行为，违者处以五十元以上一百元以下之罚金。

第九条　凡中医生不得与人针射及不得兼用西药，并不得发售未经本局验明许可之丸散，违者处以一百元以上二百元以下之罚金，再犯者取销其证书。

第十条　中医生如遇诊验传染病时，须依照本局发出之填报表填明，报告该管卫生局，其隐匿不报者处以十元以上二十元以下之罚金。

第十一条　中医生如遇死亡，应由其家属限于一个月内将本人所领证书缴回本局注销。违者处罚其家属五十元以下之罚金。

第十二条　本章程有未尽事宜，得随时呈请市政府核准增修之。

第十三条　本章程自公布日施行[29]。

1930 年广州新注册中医有 66 人，1931 年 439 人，1932 年 35 人[30]。至 1935 年广州市卫生局的注册中医生共有2 564 人。

1935 年广东省卫生处成立后，开始对全省中医进行管理。1937 年 12 月 13 日公布《广东省政府管理开业中医规则》:

第一条　凡在本省开业之中医，除法令别有规定外，均应遵守本规则之规定。

第二条　凡欲在本省开业之中医，应于开业前向本府声请注册，领取执行业务。其在广州市者，向广州市政府声请转呈本府办理，其在各县市者，应向所在地市局声请转呈民政厅递转本府办理。

第三条　声请注册给照之中医，除缴纳执照费一元及印花费一元外，并应呈缴下列各件:

（一）中医证书。

（二）履历书表一份。

（三）最近二寸半身软胶相片四张。

（四）诊例一份。

第四条　未经本府核准擅在本省内执行中医业务者，除勒令其停业外，并得处以五十元以下之罚款。

第五条　凡中医在本省内设有诊所数处者，应分别请领执照。

第六条　执照须张挂便众阅览之处，不得涂改或转让，遇有遗失或损毁时，应即声明补领；补领手续与第三条同。

第七条　注册中医开业歇业或迁移或死亡，须报明本府及广东省卫生处暨开业地之行政官署分别查核，或注销其原照。

第八条　每年十月各中医应将执照送请本府查验，填注查验日期。

第九条　中医诊视传染病人后，应依照传染病预防条例，于十二小时内报告广东卫生处，或开业地之行政官署，设法防御。

第十条　中医不得高抬诊金及无故拒绝应诊，其药方应用规定之处方笺书写，字迹并须清楚，方尾须署名盖章。

第十一条　中医应置备诊疗日记簿，详记每日诊病人之姓名及治疗经过，俾供事后稽考及本府或广东卫生处之查验。

第十二条　在医院内服务之中医，其管理办法与开业者同，均应请领开业执照。

第十三条　凡现在本省执行业务之中医，在未经本府注册领照前，得暂行继续执行业务，唯在广州市执业者不得逾期半年，在广州市外执业者不得逾期一年，如逾期仍不注册领照，依照第四条规定处罚。

第十四条　本规则自公布之日施行[31]。

此外，广州市卫生局还曾颁布一些其他有关医务的规则。如《取缔医界应守之医德规则》，规定“凡以医务为业，在广州市卫生局领有开业证书之医师、中医生、牙科、产科等"[32]地方行政之193均应遵守，内容包括对借医术以行其不正常行为、巧立名目用所谓秘方渔利、妄论生死危言耸听、宣扬病人之隐病等等不端行为的处罚规定。又有《中西医药费看护费暂行条例草案》，规定了门诊、出诊、留医及一些常规治疗的收费价格，同时规定"乡村僻壤之地其生活程度较低，其一切价格不得超过本规定三分之二"[32]地方行政之193，涉及中医的有诊费和药费，规定了接生、手术、镶补牙、注射等的收费，但并没有列针灸、按摩等中医治疗。

（三）抗战期间及光复时期

抗日战争广州沦陷，广东省政府北迁韶关。为适应情况变化，1940 年 9 月的第九届委员会第 163 次会议通过了修订的《广东省中医开业管理规则》，共 17 条。规定如下：

第一条　凡在本省开业之中医，除法令别有规定外，均应遵守本规则之规定。

第二条　凡在本省开业之中医应于开业前呈由其所在地之县（市）政府或管理局核转广东省卫生处声请注册，领取开业执照方得执行业务。其在省府所在地之中医得径向广东省卫生处声请注册领照。

第三条　声请注册给照之中医除缴纳执照费十元及印花费二元外，并应呈请缴下列各件：

（一）中医证书。

（二）履历书表一份。

（三）最近二寸半身软胶相片四张。

（四）诊例一份。

第四条　凡中医曾在广州市卫生局领有开业执照者限期一年内须将旧照连同执照费五元印花费二元向卫生处声请换

发新照，逾期不换者旧照作废。

第五条　未领执照而擅在本省内执行业务者除勒令其停业外并处以五十元以下之罚款。

第六条　凡中医在同一县（市）内开设分诊所者应分别请领执照。

第七条　执照须张挂于诊所当目之处，不得涂改或转让，遇有遗失或损毁时，应即声请补领；补领手续与第三条同。

第八条　凡中医迁移、歇业、复业或死亡等事，应由本人或其关系人报明该管当地政府及卫生处分别查核，或注销其原照。

第九条　凡中医应于每年十月将执照呈送该管当地政府核转卫生处填注查验日期，其在省政府所在地者得径向卫生处为之。

第十条　中医诊视传染病人后，应依照传染病预防条例，于十二小时内报告省卫生处，或开业地之行政官署，设法防止。

第十一条　凡中医其招牌或广告上概许称为中医生，不得称医师及其他名称，违者处以五十元以下之罚款。

第十二条　中医不得高抬诊金及无故拒绝应诊。如与人诊病须附带处方笺。其处方笺上须将该医生姓名住址及证书号数刊入，仍须亲笔署名方上负责。所开之方其字画不得潦草，药名不得以同音之字或别种名称替代（例如枇杷叶的“杷”写“把”，“入地骨”写“川古”之类），其或因误开药味致命伤毙人命者（例如写“车前”误为“马前”之类），除取消证书外，仍送交法院惩办。

第十三条　中医应置备诊疗日记簿，详记每日诊病人之姓名，及治疗经过，俾供事后稽考，及主管卫生机关之查验。

第十四条　在医院内服务之中医，其管理办法与开业者同，均应请领开业执照。

第十五条　凡现在本省执行业务之中医，由本规则颁布之日起逾期一年仍不声请注册领照者，予以本规则第五条所规定之处分。

第十六条　本规则如有未尽事宜得由广东省卫生处呈请广东政府修改之。

第十七条　本规则自广东省政府公布之日施行。

截至1942年12月注册领照的中医生有133人[33]。

在沦陷区，也实施了相应的中医管理法规。如伪广州市卫生局也有《中医生注册章程》，基本沿用旧有规则，只是将原来《广州市中医生注册章程》中的“业经前卫生局认为有效者，发给开业证书，无效者取销此项资格”一条修改为“经现政府中医考试或甄别合格者”等[34]。1940年汪伪政府发布《管理中医暂行规则》和《核发中医证书变通证明办法》，广东省和广州市均转发执行。1941年在伪广州市卫生局注册的中医生有388人[35]。

伪广州市卫生局还在全市各地设立中医赠诊所，原按各警察区署设置，每区一所，共20所，1940年11月起调整为10所，分布见表1。

表1　广州市卫生局中医赠诊所设立地址[36]

区划	区　属	地　址
一	前鉴、大东	前鉴警察署
二	德宜、小北	德宜警察署
三	西禅、西山	西禅警察署
四	汉民、东福	汉民警察署

续表

区划	区 属	地 址
五	惠福、靖海	靖海警察署
六	长寿、太平	长寿警察署
七	逢源、黄沙、陈塘	逢源警察署
八	蒙圣	蒙圣警察署
九	海幢、洪德	海幢警察署
十	水上、芳村	芳村警察署

各所赠诊时间原为上午，后为避免与医生自行应诊时间冲突，改为下午2~4时，赠诊医生每人月支20元。

1942年11月，伪广东省卫生处也发布了《广东省卫生处中医注册章程》，共11条，如下：

第一条　凡在本省开业之中医，除依《管理中医暂行规则》之规定外，依本章程办理之。

第二条　凡依《管理中医暂行规则》领有部颁证书之中医，欲在本省开业者，须将部颁证书呈缴本处核验，申请注册，领取开业执照方得执行业务。其现经开业之中医，未经领有部颁证书者，仍须依《管理中医暂行规则》之规定，得由本处转呈给领并申请注册，领取开业执照方得执行业务。

第三条　凡有与《管理中医暂行规则》规定之资格相符而未领部颁证书者，得向本处转呈给领并申请注册，领取临时执照，暂准行医。俟奉部颁证书再凭给发开业执照。

第四条　凡申请注册领取开业执照者须缴执照费中储券八元，照章贴足印花，并半身二寸相片两张，其换领开业执照，或因遗失损坏申请补领开业执照者，须缴执照费中储券四元，照章贴足印花，并半身二寸相片两张，均须附具证明文件，缴由当地主管机关转呈本处办理。

第五条　凡中医应将所领开业执照悬挂于诊所当眼处，以便查阅。

第六条　中医执行业务时须用刊明本人姓名、住址及开业执照号数之处方笺并亲笔署名负责。其处方字画不得潦草，药名不得以同音之字或别种名称替代（例如枇杷叶的“杷”则写作“把”，“入地骨”则写为“川古”之类），其因误开药味致伤毙人命者（如“车前”误写“马前”之类），除取销执照外，并拘送法院依法惩办。

第七条　中医为人治病不得施行针灸，违者处以中储券百元以上三百元以下之罚款。

第八条　中医诊治病人不得设置快筹及声言包愈暨有夸张影射图利行为。

第九条　中医死亡时，须于三日内由其关系人将开业执照缴由当地主管机关转呈本处核销，不得转授别人。其被停业处分者，须于三日内由本人将开业执照缴由当地主管机关转呈本处，将停业理由及期限记载该照背面，交还本人收执。

第十条　本章程如有未尽事宜，得随时呈请修正之。

第十一条　本章程自呈奉广东省政府核准施行[37]。

光复之后，广东省于1947年修正并公布了新的《广东省中医开业管理规则》，内容如下：

第一条　凡在本省开业之中医，除法令别有规定外，悉依照医师法暨本规则之规定。

第二条　凡本省开业之中医（在公立、私立医疗机关执业者同）应于开业前依照本规则第三条之规定向当地县（市）政府（管理局）声请登录，俟呈奉广东省政府卫生处核准后由原呈县（市）政府（管理局）填给开业执照方得执业。

第三条　中医声请注册领照除缴纳执照费五百元及法定印花费外，并应呈缴下列各件：

（一）卫生署部发给之中医证书。

（二）开业申请书二份，保证书二份（书式与医师同）。

（三）最后二寸半身相片三张（背面注明姓名年籍）。

第四条　凡未领有证书及执照而擅在本省各县（市）（局）执行业务之中医，除勒令停业外，并由该管卫生主管官署处以五百元以下罚款。

第五条　凡中医在本省各县市设有诊所数处者，应分别登录领照。

第六条　执照须张挂便众阅览之处，不得涂改或转让。遇有遗失、损毁时，应即声明补领，手续与本规则第二、第三条同。并须附缴所登声明遗失广告之原报纸或损毁之原执照。

第七条　每年十月各中医应将执照送请该管当地官署查验，填注查验日期人。

第八条　中医不得高抬诊金及无故拒绝应诊。其药方应用规定之处方笺书写，字迹并须清楚，方尾须署名盖章。

第九条　中医应置备诊疗日记簿，详记每日诊病人之姓名及治疗经过，俾供事后稽考及该管当地官署查验。

第十条　在本规则施行前已执行业务者，限于本规则施行日起一年内依法补行登录，如逾限不登录者依第四条之规定办理。

第十一条　本规则所订罚款数额执行时，依照国民政府公布之罚金罚款提高标准条例计算之。

第十二条　本规则自公布之日施行[38]。

第二节　民国时期的广东中医考试

由于中医学校教育出现未久，又得不到政府正式立案，凭毕业文凭发证难以实行，因此各时期的中医管理规则中都把通过中医考试作为注册的条件要求。有关的考试，在民国时期陆续举行过多次。

一、各市县的中医考试

（一）广州

民国时期广州共进行过 7 次中医考试。

1. 第一次中医考试

1926 年，广州市卫生局制定了关于中医考试的章程《修正广州市卫生局中医试验规则》（简称《试验规则》），共 9 条，内容如下：

第一条　广州市中医试验由卫生局设置委员会执行之，委员九人如下：

（一）卫生局函聘注册中医五人。

（二）中医团体推选四人。某团体应推选若干人，由卫生局随时定之。

第二条　由前条第一项委员互选三人，第二项委员互选二人为阅卷委员，其余四人俱为监试委员。

第三条　试验科目由试验委员会共同审定。

第四条　试题由阅卷委员加倍拟定，由监试委员共同选择。

第五条　试卷由监试委员平均分配于各阅卷委员，评定积分后，复由阅卷委员将试卷互易再定积分。以两积分平均所算为该试卷之积分。

第六条　试卷分数平均满六十分以上者为及格，由试验委员会榜示周知，准其在卫生局注册领证执行医生职务。

第七条　试验委员为义务职，但得由卫生局酌送伕马费。

第八条　试验日期、地点由卫生局酌定之。

第九条　本规则自市政委员长批准之日施行[39]。

1926 年 10 月，广州市卫生局举行了第一届中医考试，具体经过未详。广东中医药专门学校《中医杂志》曾刊载前 5 名的答卷，可知考试是分论文与面试问答两部分。如潘绍文的论文“治病必求于本论”，面试题目是“厥阴热利下重者，以何方主之”；周瑞生的论文是“痈疽分辨论”，面试题同上；周子容论文“五轮分属于何经说”，面试题则是“酒客病何以不可与桂枝汤”；关卓然论文也是“治病必求于本论”，面试题为“寒热往来胸胁苦满以何方主之”；许振庆的论文是“仲景著伤寒论，后人谓其长于治伤寒短于温病，其说然否”，面试题为“太阳病中风脉浮缓汗自出者，以何方主之”[40]91-96。

2. 第二次中医考试

第一次考试不久，由于《修正广州市中医生注册及取缔章程》修改了有关中医注册条文，《试验规则》也随之修订，细节上具体了许多，变成 10 条。内容如下：

第一条　广州市中医试验由卫生局设置委员会执行之，委员九人，其组织如下：

（一）卫生局特派职员一人并为主席委员。

（二）卫生局函聘注册中医四人。

（三）各中医团体共选四人。

第二条　由前条第一、二项委员互选三人，第三项委员互选二人为阅卷委员，其余四人为监试委员。互选日期在开始试验之日举行之。

第三条　试验科目分笔试、口试两种。

（一）笔试科目：内科、外科、妇科、儿科、眼科。

（二）口试科目：内科问答、外科问答、妇科问答、儿科问答、眼科问答。

第四条　笔试口试之试题条数，由试验委员在开始试验之日共同加倍拟定，复由监试委员共同选择。

第五条　试卷由监试委员平均分配于各阅卷委员，评定积分后，复由阅卷委员将试卷互易再定积分。各科积分须满六十分以上方得平均计算为该试卷之积分，唯该试卷仍须交由主席委员复阅稽核定为该试卷之实得积分。

第六条　试卷平均分数满七十分以上者为及格，由试验委员会榜示周知，准期于一个月内在卫生局注册领证执行医生职务。

第七条　考试委员会须于考试之日起十日内榜示。

第八条　试验委员为义务职，由卫生局酌送伕马费。

第九条　试验日期地点由卫生局酌定之。

第十条　本规则自市政委员长批准之日施行[28]61－62。

按照《修正广州市中医生注册及取缔章程》中“中医生试验于民国十六年四月、九月各举行一次，以后不再举行”的规定，1927 年广州市卫生局组织了两次中医考试，即第二、第三届考试。

第二届考试于1927 年4 月开始报名，5 月22、23 两日在广州市立医院举行。此次报名的考生有 130 人。《广州民国日报》记载，5 月22 日上午 10 点整，卫生局统计股职员，暨试验委员，齐聚在教育路市立医院举行开考典礼。市厅派总务科员黄敏监试，教育股主任司徒鹤龄，主席宣誓及恭读总理遗嘱后，互相选择阅卷及监试委员，然后由卫生局课员施宗度点名入位，随后发给各生试卷，考生排队入场。一直考到下午5点。《中医杂志》刊载了前5名的论文答卷，可以见到内科、外科、妇科、儿科、眼科5科5道题目分别是“发热而渴不恶寒者为温病论”、“诸疮痛痒皆属于火说”（或“阴疽险症不宜医穿，初起应如何打回”）、“妇人经病说”、“小儿疳症说”（或“小儿病易变痉厥其理安在”）、“五脏精华上注于目说”等[40]92－98。

23日进行面试，试题分为五则：（一）内科默小柴胡汤、厥除热利下重，宜用何方法主治；（二）外科默阳和汤，或述其分量，疮病作呕是何病因；（三）妇科、产后下痢口汤，应用何方，产后腹痛之处方；（四）儿科、小儿由急惊转慢惊，以何方法治之；（五）眼科、风热眼之处方，缘水贯瞳入，用何药施治。以上五题，任答三题，限考生十五分钟内当面执笔答并口述。阅卷方面，各卷即日先行带回卫生局，由各委员共同封锁，加盖图记，以示郑重。次日即交各阅卷委员，互相评阅。各生试卷，只有号码，而无姓名，故阅卷者亦不知某卷系属某人著述。问卷委员评完之后，核算积分，当可揭晓。录取者，由卫生局给予行医执照，即能在市内执业[41]。本次考试录取89名及格。

3. 第三次中医考试

1927年9月，广州市卫生局举行第三次考试。

1927年9月8日，广州市卫生局长何炽昌签发招考中医生布告，定于1927年9月12日起至9月30日为报名时间，10月2日考试，试验地点为九曜坊市立医院。卫生局并函请中医公会医学卫生社选派试验委员会。委员会主席为黄宝坚，委员陈月樵、梁丕文、谈琴生、庄少白、崔六桥、李信华、郑醴之、鞠日华。后因报名人数众多，报名期限展至10月8日止，试验日期改为10月9～11日。考试试题有：

湿温病何以吴瑭主以三仁汤，试申其义。

太阳与阳明合病论曰必自下利，其故安在。

阴疽溃后证治说。

疮家不可发汗，汗之则痉说。

妇人妊娠胎寒胎热辨。

急慢惊风辨。

小儿夜热证治论。

五轮分属五脏，试申言之。

瞳人散大缩小其故安在？试略言之[42]。

本次考试共录取254名。

4. 第四次中医考试

1927年的考试声称以后不再举行，但并不现实。进入1930年，卫生局以“年来社会上研究此项中医学术且有心得者，尚不乏人，当经将《取缔中医生章程》及《试验规则》分别修正，提呈市行政会议议决通过，并呈准再举行中医生考试一次。”[43] 1931年广州市行政会议通过《修正中医生试验规则》，规定如下：

第一条　广州市中医生试验由卫生局派员一人为考试委员，聘请已领有开业证书中医生四人至六人为阅卷委员。

第二条　此中医生试验为对于平日研究中医学术具有心得而未经领证者及从前曾领有本局中医生注册证书因手续不合不能换证者而设。此系临时救济，以后不再举行。

第三条　凡应中医生试验须以年在三十五岁以上，并得已领有开业证书中之中医生一人之保证，或已注册之中药店保证，方得报名应考（如从前领有本局中医生注册证书未经换证者不在此限）。

第三条　试验科目分“论文”、“笔答”两种试题，分内科、外科、妇科、儿科四项，但论文须将该项病原、病理、病状、诊断及预后、治法详叙之。

第四条　试卷不列姓名，以报名之先后次第，用暗码编列，粘于卷面，取录后开拆封码，书名出榜。

第五条　试卷由考试委员封存，按每日能评阅若干，即逐日平均分配于各阅卷委员评定积分。各科积分须满六十分以上方得平均计算为该试卷之积分。唯该试卷仍须交考试委员复阅稽核，定为该试卷之实得积分。

第六条　试卷平均分数满七十分以上者为合格。试验合格由卫生局榜示周知，限期一个月内来局领取中医生开业证书执行职务，逾期无效。嗣后若无相片水印之证书不得执业。

第八条　阅卷委员为义务职，由卫生局酌送伕马费。

第九条　试验日期地点由卫生局定之。

第十条　本规则自市政府核准之日施行[44]。

1932 年从 1 月 20 日至 2 月 25 日为报名时间，3 月 6 日在市立师范学校进行考试，当天上午笔试，下午面试。聘请陈月樵、卢朋著、欧阳盘伯、管季耀四人任阅卷委员。应考人数 803 名，录取 373 人。此次为第四届考试。

5. 第五次中医考试

1932 年的中医考试规则仍然声称仅考 1 次，显然也不现实。为此 1933 年不得不着手修订。广州市参议员王金石在市参议会上提议“咨请市府令饬卫生局，迅将修正中医取缔章程撤销”，同时提出 12 条修正章程，提出“试验中医每年须举行一次”[45]，取消原章程第二条，放宽最低应试年龄至30岁等。修订案交市参议会审议，参议会提出几点修改意见，一是希望第一条中加中医职业团体公举四人为考试委员，二是建议加入针灸术考试。对此，广州市卫生局声称：“医生执业关系人民生命，审查资格允宜慎重，防闲之方尤宜周密。试验委员会人数众多，责任既不能专一，意见复多所分歧。就中办理事项如选定试题尤为重要，稍一疏虞，流弊滋甚。……由卫生局派员一人为考试委员，聘请已领有开业证书中医生四人至六人为阅卷委员，似此办法，责任事权，既可专一，防范易臻严密，而鉴衡之权委之阅卷委员，自是一秉大公。至审定医生资格，纯属政府行政事项，中医职业团体另有其职守范围，似不宜越权干涉”，又认为“针灸术试验经奉部核定专章，另行规定，且同时举行试验，科目不免过为复杂”[46]对参议会意见多不同意。1933年公布的《修正中医生试验规则》共9条，除去原来第二条外，也参考了参议会意见，在第一条中增加对阅卷委员的限定，为“年高望重之中医生（年龄在五十岁以上）四人”[47]。1933年举行第5届考试，报名期限为10月23日至11月30日，考试日期为12月10日，地点在永汉北路粤秀街勷勤大学师范学院，共有1 400多人报考，分为20个试室。上午论文试，题目为：吴又可温病禁黄连论。下午考笔答，内、外、妇、儿各科题目为：

伏暑如何诊断，应用何药？

瘰核有无外治法？骨断如何方能鉴定？

产后瘀血因何而致？

小儿痉症有若干种？试列举之[48]。

6. 第六次中医考试

由于实际情况，考试规则仍不断修改。1934 年省政府备案通过了新的《修正广州市卫生局中医考试章程》，内容才较为周详。规定如下：

第一条　广州市中医生试验由卫生局派员三人为考试委员，由卫生局商承市政府聘请已领有执业证书年高望重之中医生（年龄在五十岁以上）四人为阅卷委员。于考试时，由卫生局呈请市政府派员监考。

第二条　凡应中医生考试者验须年龄在三十岁以上，对于中医学术研究有素，由领有执业证书之中医生一人，或经注册之中药店出具保证，方得报名投考。

第三条　考试分内科、外科事项（如只考外科者给发证书时其证书须叙明该科并加水印于该科之上），其试题分“论文”、“问答”两种。论文须将该项病原、病理、病状、诊断及预后、治法详论之。

第四条　试卷不列姓名，用数码编列，粘于卷面，取录后，对码揭名榜示。

第五条　试卷由考试委员封存，按每日能评阅若干，即逐日平均分配于各阅卷委员评阅之。

第六条　各科总平均分数，以满六十分为合格，由卫生局榜示周知，并定期派赴各医所实习三个月至六个月，期满审查成绩后，须亲自到局验封相片，领取执业证书，执行业务。

第七条　阅卷委员为义务职，由卫生局酌送伕马费。

第九条　试验日期、地点，由卫生局决定之。

第十条　本规则自市政府核准之日施行[49]。

1935 年进行第六届考试，盛况空前，共 1 060 人报名参加考试，除外科 119 人外，其余均为内科。市政府委任吴鸣、伍博爱、池博三人为考试委员，以广东省立第一女子师范学校为考场，共设 19 个试室。2 月 17 日上午为论文试，下午为问答试。市长刘纪文亲自巡考，卫生局全体人员也参加监督，警察到场维持秩序。当日由市政府派出监试委员黎藻鉴、伍伯胜就中医典籍临时命题，题目如下：

论文题

内科双位：伤寒太阳病，其病状病征有若干种，治法若何，试详论之。

内科单位：温病治血论，其说当否，试申论之。

外科双位：详论喉病之种类、病原及治法。

外科单位：详论眼科之种类、病原及治法。

问答题

内科双位：（一）试述小儿惊泻病状及治法。（二）试述产后腹痛证治法。（三）默生姜泻心汤。（四）何谓胎风，并述其治法。

内科单位：（一）试述小儿伤寒病状及治法。（二）试述产后发热证治。（三）默三物白散方。（四）试述婴儿疮疡之病状及治法。

外科双位：（一）默黄连解毒汤。（二）试述痈疽辨肿大意。（三）紫舌胀由何经而致应如何治之。（四）普通骨断应用何手法治之。

外科单位：（一）默栀子清肝汤。（二）试述痈疽辨晕大意。（三）紧喉风由何原因而致，应如何治之。（四）普通伤损内证应如何主治[50]。

本次考试合格者共 324 人。4 月按考试章程进行了实习分配安排。各善堂及医院接收安排的情况见表 2。

表 2　1935 年广州中医考试合格者实习分配[51]

善堂、医院	地　址	赠医科目	实习人数
仁爱善堂	三元宫	内外科	20
方便医院	高岗	内外科	40
社会局第二赠医施药处	小北三眼井	内外科	4
爱育善堂	十七甫	内外科	20
惠行善堂	晏公街	内外科	20
崇正善堂	十一甫	内外科	20
回春善堂	陈塘三角市	内科	10
最乐善堂	惠福中路	内外科	10
庸常善社	南关增沙街	内外科	10
河南慈善赠医社	河南福场西一巷	内外科	10
遵圣善堂	德宣路	内科	10
爱群善堂	西华路	内外科	10
四庙善堂	蟠龙南	内外科	10
述善堂	黄沙梯云西路	内科	10
广济医院	一德西路	内科	10
西关赠医所	洪寿街	内外科	10
寿世善堂	南关大巷	内科	10
润身社	荣华南	内外科	10
崇本善堂	水母湾	内科	10
中医公会河南赠医所	河南跃龙麦一巷	内外科	10
志德婴院	第一津	内科	10
广东中医院	大德西路	内外科	25
光汉中医院	麦栏街	内外科	25

7. 第7次中医考试

广州沦陷后，伪广州市卫生局于1941 年公布了《广州市中医生考试章程》，内容如下：

第一条　广州市中医生试验，由卫生局选任委员五人组织考试委员会办理之。

第二条　中医考试委员会，得商承卫生局长，聘请业经注册领照年高望重之中医生（年龄在四十五岁以上）四人为阅卷委员，并于考试时，呈请市政府派员监考。

第三条　投考中医资格须年龄在三十岁以上，对于中医学术研究有素，由领有执业证书之中医生一人出具合格证，方得报名应考。

第四条　考试科目，分内科、外科、儿科、妇科、眼科、药物学等，其试题分论文、问答两种。论文须将病原、病理、病状、诊断、预后（病势之预测）及治法详论之。

第五条　试卷不列姓名，用号码编列粘封于卷面，取录后对码揭名榜示。

第六条　试卷由考试委员会封存，评阅若干，逐日平均分配于阅卷委员评阅之。

第七条　各科总平均分数以满六十分为合格，由卫生局榜示周知。取录后须亲自到局验封相片，领取执业证书，执行业务。

第八条　凡报名投考须缴挂号费军票二元，取录与否，概不发还。

第九条　阅卷委员为义务职，由考试委员会聘请之。

第十条　考试日期及地点由卫生局决定之。

第十一条　本章程自奉市政府核准之日施行[52]。

1941 年，在伪卫生局组织下进行了第七届中医考试，共录取张子高等内外全科 42 名，黎询等内科 39 名，吴鸿等外科 9 名，林秀兰等儿科 2 名，严星普妇科 1 名，何作锐等眼科 2 名[53]。

广州市中医考试在很多方面曾为中医界所诟病。当时西医考试有系统科目，而广州中医考试仅以论文与笔答形式进行，对中医学校已经形成系统的课目不予承认和采用，而且，中医生考试投考门槛过低，以致“九教三流，八大四颠，兼收并蓄，罔不毕斓”[54]，应试人数众多，包括中医学校在学的学生也纷纷前去应考，其中难免有侥幸者，其质量堪忧。中医教育界人士批评政府不予承认学校教育，却过于宽纵社会习医人士，不利于提高医生素质：“医师考试之论文列为甄录试，非基本科目也，而卫生局乃以之为主要，是则中医考试之合格者，实等于西医考试之第一试合格耳……中医学校课程，所固有也，政府以此尤不能认为当意，且举而废之，考试且不以学校毕业为资格”，其结果是“虽走卒贩夫，亦一时国手，造成国医一般化，医运晦而民命殆矣!”[45]14－15“今年考试千余人，明年考试千余人，中医生逐年递增，将来医生多过病人，有病的人不愁没有医生，而中医学校的招牌，马上便要除下”[55]。同时，考试出题既无系统，有的不合中医临床实际。像 1933 年第五次考试，论文题目为“吴又可温病禁黄连论”，观点有一定争议，而且形式上，很多考生质疑如何能按要求“将该项病原、病理、病状、诊断及预后、治法详论之”？外科题“瘰核有无外治法？或：骨断如何方能鉴定?”，也被批评“混伤、外科为一题，贻笑四方，非细事也”[45]16。

（二）其他市县中医考试

除广州外，其他市县在不同时期均进行过中医考试，各地要求不尽相同。如1931年《南海县中医考试章程》规定的应考资格为“年在二十五岁以上，六十岁以下”，并符合三个条件之一：（一）中医学校毕业者；（二）行医十年以上者；（三）素习中医学术者[56]。考试形式与广州相近，同样分笔试与问答两种。考试委员会的组成则复杂一些，共有9人，其中规定县卫生课长兼任主席委员，另卫生课1人，县政府函聘经政府注册中医4人，县属正式立案中医团体3人。其中所聘的4位中医是崔六桥、管季耀、吴虚谷、李广海，中医公会推荐的为朱敏卿、区季典、罗作舟。1935年2月21日笔试在城隍庙前南海师范学校举行，22日举行口试，县长余心一亲自到场训话。共有219人投考，录取98人合格。4月1日还于广州惠福路大礼堂举行颁证典礼[57]。

汕头的中医考试组织得很有特色。1926年该市实施《管理医士（指中医）暂行条例》时，于当年9月1日举行过一次考试。当时应试者不多，盖因中医不满1922年曾经市卫生局注册者仍要领证，多持观望态度，但当局表示“民国十一年卫生局举行之医生注册手续简单，并未加以严格之审查”[58]，故坚持要重新注册，不合注册条件的要参加考试检定。当年考试情况不详，但可能觉得考试的方式并不理想，1928年拟再实行考试时，市长萧冠英专门发布告向社会征求合适的考试方法。布告说：“旧医既无科学根据，而医籍尤觉充栋汗牛，宗派分歧，漫无定本，即精于《灵枢》、《素问》者，未必尽合今情；烂于《金匮》、《伤寒》者，又未必切乎实用，是以订定考试标准，分别科目，定本命题，诚有戛乎其难之叹。兹本县为广集众是，切合实施起见，拟征求考试中医方法，为此布告，仰市内外各中西医家，于一月内各抒高见，来厅条陈中医考试必要科目，以及何种医籍为定本命题，以便采择施行。”[59]布告公布后收到不少意见，于是“斟酌汇通”，拟定了《汕头市市政厅中医士考试规则》。这份规则相当于一份考试大纲，比较全面，确实能较好指引中医生应试。全文录如下：

第一条　凡师承祖传及自修医学，得有相当经验者，或曾在未经政府准许立案之中医学校毕业者，均得报名投考。

第二条　凡经市政厅考试合格者，均适用本厅管理中医士条例，声请登记，发给开业证书。

第三条　考试委员会由市政厅派卫生科长、科员二人，汕头中医士会选举代表二人，及市政厅延聘品学兼优，经验宏富之中医士二人，组织之。

第四条　报名投考应缴考试费十元，填具履历表一纸，及本人四寸软胶相片二张。

第五条　举行考试，无定时期，凡报满三十人以上，即由市政厅公布日期举行之。

第六条　考试科目暂定四科如下：

（一）解剖学及生理学

参考书：《内经·灵枢》、《金鉴正骨心法》、诸家《五脏论》、沈彤《释骨》、王清任《医林改错》以及各家关于解剖生理之著述，均可取为参考书。若能采取近世新医学之解剖生理学，作更有系统更精详之研究，以补古书之残缺差误，树立中医之新基础者，为最优。

（二）药物学

参考书：《神农本草经》、李时珍《本草纲目》、赵学敏《本草拾遗》等，丁福保编译《化学实验新本草》一册，分类、定性、定量、略具科学端绪，亦可作参考书。

（三）内科学及妇儿科学

参考书：张仲景《伤寒论》、《金匮要略》、张景岳《景岳全书》，朱丹溪《丹溪心法》，李东垣《十书》，刘河间《六书》，喻嘉言《三书》，陈念祖《女科要旨》、《实在易》、《从众录》，王肯堂《证治准绳》、《女科证治准绳》，傅方《女科仙方》，王孟英《温热经纬》，吴鞠通《温热条辨》、《医宗金鉴内科》，庄一夔《遂生编》、《福幼编》，程永培《痘疹传心》，陈正复《幼幼集成》以及其他历代名著，均可选择参考。

（四）外科学

参考书：《医宗金鉴外科》、陈自明《外科精要》、王维德《外科证治全生》以及其他各家外科巨著，均可选择参考。

（附则）凡专习内科者，报考内科；专习外科者，报考外科；内外科均习者，可报考内科及外科。

（五）临床实验

临时由考试委员会择病人若干，以供临床诊断、治疗及处方。

第七条　各科总平均分数，在七十分以上者为合格；八十分以上者，为优等；九十分以上者为最优等。

第八条　在国民政府未颁布中医考试法以前，暂适用本规则。

第九条　本规则如有未妥善处，得由本厅修正，呈候省政府核准施行。

第十条　本规则经省政府核准，公布后十日，发生效力[60]。

汕头市中医考试规则上报省民政厅后，又先后作相应修改，例如在规则前加“暂行”二字，收费减至五元等，但主要内容未作改动。当年举行第二次中医考试。其后因主管机构时有变动，数年未再举行。至1931年汕头将有关规则再作修订，9月再次举行第三次中医考试，聘中医林屏仙、蔡百星、林松轩、刘悟石、吴义民、谢吉士等组织考试委员会。9月10～14日考试时十分隆重，除市政府、市党部均派人到场外，另邀报界公会、中医学会、中医研究会、市商会各派代表观考。每科试题，由考试委员拟定10～30则，由监考员抽出十条，对号定题，然后印发。考生人数250人左右，最后评取最优等者万民瞻等7名，优等者方伴兰等34名，合格者，陈英杰等56名[61]。此后每年一次中医考试正常举行，1933年的第五届考试有优等陈星乙等5人，合格黄见素等24人[62]。

其他如广东东莞在30年代举行了四次中医考试，1935年有河县、三水县、广宁县举行中医考试，三水县、广宁县还分别请广东中医药专门学校教师阅卷与命题。1937年高要县举行中医考试，投考者内科有百余人，外科12人。

二、中医师检考与特考

1936年，在中医界努力争取下，国民政府公布了《中医条例》，其中规定在考试院举行中医考试以前，中医经卫生署中医委员会审查合格即可给予证书。1937年卫生署公布了《修正中医审查规则》，授权各地方政府进行中医考询。

广东省卫生处成立后，虽北迁韶关，仍于1941年4月颁布了《广东省各县市中医考试暂行章程》，拟统一各县市的考试办法，规定“凡中华民国人民年在二十五岁以上，对中医学术研究有素，且具有普通学识者，得应各县市中医考试”，考试科目则较详尽，包括：（一）病理学；（二）药理学；（三）方剂学；（四）诊断学；（五）内科学；（六）外科学；（七）儿科学；（八）妇科学；（九）喉科学；（十）眼科学；（十一）伤科学；（十二）花柳科学；（十三）疮科学；（十四）痈疽科学；（十五）按摩科学；（十六）针灸科学[63]。但此规则在上报中央时，“以中医审查给证应依照《修正中医审查规则》办理”[64]，未予批准，故6月广东省政府不得不通令废止此章程。

1943年，国民政府正式公布《医师法》，明确规定“经医师考试及格者得充医师”，中医则参加“检核”，具有以下条件者可参加：（一）曾向中央主管官署或省市政府领有合格证书或行医执照者；（二）在中医学校修习医学，并经实习成绩优良得有毕业证书者；（三）曾执行中医业务五年以上卓著声望者。[65]由于对资格认定的情况较为复杂，1946年初考试院又公布《中医师检核面试办法》（简称《办法》）进一步细化条件，如：“中央或省市行政官署或在三十四年以前中央国医馆备案之中医学校毕业，其入学资格同中学毕业程度，或行医五年以上，修业期间在三年以上者，及格；一年以上不满三年者，面试或面询；不足一年者不及格。”“学校未备案，而修业年限在三年以上者，面试或面询；学校在备案中者，由主管处退还，俟备案后申请。”[66]20 1947年《办法》又再度修订，罗列各种情况的处理办法。从1944年中医检核委员会召开会议起，至1948年，4年间共接收检核申请34 777份，合格者21 831人，约占62.7%[67]。按照《考铨处组织条例》，按地域相近组织考铨处，广东中医参加两广考铨处组织的检核。

在检核的基础上，全国性的中医考试也开始着手进行，这种考试属于特种考试，与高等考试、司法官考试同时进行。

中医特考在1946年和1947年各进行了1次，其中广州均为考点之一。特考的报考资格是：

（一）曾在主管官署备案之中医学校或研究机关修业二年以上，得有毕业证书者。

（二）有中医药学术著作，经审查合格者。

（三）执行中医业务三年以上，有证明文件者。

（四）在考试及格之中医师诊所助理治疗工作五年以上，成绩优良，有证明文件者。

（五）依收复区开业医事人员管理办法，领有中医临时开业执照者[68]。

广州考区1946年有99人参加考试，26人合格（其中两人为优等），名单如下[66]84-120：

优等：彭幹（第二名）、刘祚田（第三名）。

中等：曹少陶、梁邦治、陈幹略、黄仲贤、林业生、梁敏求、何莘农、刘珍池、邓遇亨、卢勋平、江若园、刘亦康、莫欣生、韩绍康、湛介文、刘德臣、范猛生、黎育参、黄剑波、林源芳、高惠民、李英球、梁静禅、李政文。

1947年合格人数为11人，名单见下[66]124-145：

最优等：无。

优等：盛展能。

中等：李琼、江贞、江恕堂、胡海天、黄柳泉、陈荣祥、邓朗秋、郑绍武、杨天仕、江自华。

特种考试由全国统一命题，试卷均送南京典试委员会评阅。但因有口试环节，各地考场另聘有人员负责，如1946年首次考试广州就聘有襄试委员6人，其中诊断、药物、方剂各1人，选科3人[69]。

另据当时报道及黄维三回忆，1948年也曾举行考试，因战时规模较小，全国仅40人合格，广州有否设考区未详[70]。

三、中药、针灸、按摩等的管理与考试

（一）中药业的管理与考试

1923年12月25日，广州市卫生局发布《取缔中药店司药生注册规则》，规定：

第一条　凡在中医院、中药店、医馆专理司药者名曰司药生，均须赴卫生局注册方许执业。

第二条　凡年在二十岁以上，通晓文字，具有下列甲、乙二种资格之一者，方准注册。

甲　在政府订可之中药学校修业一年以上，领有毕业证并曾在药店实习半年以上者。

乙　曾在中医院中药店中医馆等实习司药事务三年以上，准由该生自行觅工业研究会或药材工会盖章保证（东西家不得从中干涉），赴卫生局遵章纳费报名注册，经卫生局审查认为合格者。

第三条　凡经在卫生局注册之司药生只许专司配药及泡制药品，不得擅行处方与人服食。

第四条　凡司药生配剂时遇有医生所开之药方字画潦草间有不甚明了者，必须究问明白方可为之配合药剂主，以防错误。

第五条　凡医生所开之药方，或因店内药品缺乏不敷分配时，可向其他药店购备，务须照所开之分量配足，不得以加多或减少。违犯者处五元以上十五元以下之罚金，再犯倍罚之，三犯取销其证书，并停止其执业。

第六条　凡医生所开之药方如该药店无此药品，不得易以他药或同功之药（例如犀牛皮易以牛皮，橘红易柚皮，车

前易以木通之类)，违者以第五条处罚之。

第七条　凡药店、医院等不得雇用未经注册之司药生，违者处十元以上一百元以下之罚金。

第八条　凡药店不得任意售卖毒剂药品（例如砒霜、轻粉、马前及其他剧毒药类)，违者拘案究办。但有注册医生署名负责者不在此限。

第九条　凡领得证书之司药生不得将证书转授别人，违者处二十元以上五十元以下之罚金，授受者均同一处罚之。

第十条　凡司药生领取执业证书，须纳注册费四元，倘该证书遇有损坏或遗失时，可到卫生局报明，呈请补领。但要补纳费一元。

第十一条　本规则得随时由卫生局提出，市行政委员会议决增修之。

第十二条　本规则自公布日发生效力[28]74－75。

规则生效后，前来注册的中药司药生有 87 人[71]387。

陆海军大本营大元帅府时期，1924 年 5 月内政部公布《管理药品营业规则》，内政部长徐绍桢在《呈孙中山制定管理药品营业规则等文》中说："药品营业与医术、病家尤有密切之关系，若漫无考察，匪特真伪良窳易致混淆而贻毒社会，有碍卫生亦非浅鲜。查广东所制丸散膏丹等项，每年行销外洋各埠为数甚巨，只以官厅保护不力，遂至仿冒赝造之事时有所闻。营业退化，购者因之裹足。现为提倡奖励起见，参考现行各国法令，拟定《管理药品营业规则》及《检查药品规则》。"[25]304规则将经售或配制药品营业者分为卖药商与制药商两类，"卖药商不拘零卖整卖，系指贩卖国内各省区生熟药材膏丹丸散，或输入外国药品而经理售卖之营业者"，"制药商系照向来成方或独自秘传之处方，配合药料制造而成之药品，以之出售。不拘用何名称，凡膏丹丸散等有医治疾病之效能者皆属之”[25]305，两类皆应向内政部注册，领取特种营业执照，同时制药商的各项自制药品也应向内政部注册。

南京国民政府时期，1930 年广州市对中药司药生的注册章程进行了修订，订定《修正取缔中药司药生注册章程》共 14 条。相比 1923 年的章程，最主要增加的内容是第三条：“中药司药生考试由本局依照《中药司药生考试规则》规定，每年举行一次，司药生得依照本章程第二条之规定报名投考。”[71]30-31据此，当时发布了《中药司药生试验规则》共 8 条：

第一条　广州市中药司药生试验每年举行一次，由卫生局派员为考试委员。

第二条　凡在本市各中药生熟药店或中药成药店实习司药二年以上，由该店司理人出具保结证明，得应中药司药生试验。

第三条　试验科目分为笔试、口试二种，如生熟药之名称、药性、剂量、禁忌等。

第四条　各科试验积分由考试委员评定，平均分数满六十分以上者为及格。

第五条　试验及格，由卫生局榜示周知，准期一个月内来局注册，领取执业证书。

第六条　试验不及格者，不得在各中药生熟药店及中药成药店执行司药生职务。

第七条　试验日期地点由卫生局定之。

第八条　本规则自呈请市政府核准之日施行[71]32。

但具体中药司药生考试的举行情况缺乏记载。1935 年在广州市卫局注册的中药司药生有1 545人。

广州市还曾实行对特种药品的管理，早在1921年卫生局长李奉藻制定了有关取缔规则，但受到总商会等团体的反对，后经修订为17条于1923年重新公布。至1932年又再度修订，规定称“凡在广州市售卖或赠送各种药品附有通知疗病方法者均称为特种药品”[32]地方行政之196，具体所指，广州市卫生局长曾作解释说：“其以两项以上药品为原料，加以配制而成，特别装置，指明其疗治病别，所谓膏丹丸散之类者，定为特种药品。此种药品，其原料如何，制法如何，含量如何，效用如何，以及未配制前有无毒质，已配制后有无变性等问题，自非详加化验，无以保病者之安全。”[72]《修正特种药品取缔规则》规定此类药品均应在卫生局挂号，含有有毒成分者应连种类及分量详细报明，禁止发售有害人身及暗示堕胎、避孕等的药物。此项规定适应范围包括中西成药。1928年登记在册的特种药品有77种，其中就包括小儿惊风至宝散、寒咳散、万应甘和茶、伤寒散等中成药[71]34-41。

其他市县，如汕头在1928年也曾公布《管理药商条例》，文告说：“本市前因未有此项法规，致斑蝥中毒、砒霜自戕，种种摧折天年，伤害生命案件，时有所闻。”因此制定26条管理条例。条例将药商概念厘定为4类：一是卖药，“指单纯贩卖膏、丹、丸、散、药油、药酒，各特种药品者而言”；二是制药，指制造各种药品原料及以上成药而言；三是配药，“指调剂医生医士之处方及配制各种方剂者而言”；四是药种商，“指贩卖中西药物原料，以整卖或零售为目的者而言。”条例规定“凡以制药商及配药商登记者，中药商每间至少必用在汕头市市政厅登记之药剂师或调剂士一名以上。但医师、医士，自己备药处方调剂，不兼他项营业者，不在此限。”[73]其他着重规定了对有毒药品的管理。1929 年又制定了汕头市《中药店司药生暂行条例》。

广东省卫生处成立后，北迁韶关期间，于 1941 年公布了《广东省卫生处管理中药司药生规则》，规定：

第一条　本省中药店专理司药者名司药生，须遵守本规则之规定办理。

第二条　凡年在二十岁以上通晓本国文字并具下列各项之一者得领司药生执照：

（一）曾在中药生熟药店实习司药二年以上，由店东或司理人出具保结证明，经本处考试认为合格者（司药生考试规则另定之）。

（二）持有立案之中药研究所毕业证明书者。

（三）持有前广州市卫生局颁发司药生执照者。

第三条　司药生申请注册领照须缴照费中储券二十元，印花费照章贴足，四寸半身相片二张缴由所在地主管机关转报本处核发执照，如有损坏或遗失时应补具照费中储券十元连同相片印花呈请补发方得继续执业。

第四条　司药生只许专司配药，不得处方与人服食。

第五条　司药生配剂时如发觉处方字画不明或重开药味或分量过重者，必须向原处方医生询明，由该医生再署名负责方可为之配制。

第六条　司药生配剂须照医生处方，不得加减。如该药店缺乏某种药品时，不得易以他药或用同功之药代替（例如犀牛皮易以牛皮，橘红易以柚皮，川贝易以浙贝之类）。

第七条　中药店不得雇用无照之司药生，违者与无照之司药生并同处罚。

第八条　中药店招实习生须将该生姓名年籍到店日期及

实习期限连同四寸半身相片呈由当地主管机关转报本处备案，实习生只许随同司药生实习，不得令其独自配药及泡制药品，违者以雇用无照司药生论处。

第九条　中药店不得任意售卖剧毒药品（例如砒霜、轻粉、马前及其他剧毒药类），但经领有开业证书之医生署名负责者不在此限。

第十条　司药生不得将执照转授别人，其因年老休业或死亡时应将原照缴回注销。

第十一条　违反本规则由第四至第十各条之一者，一经查确或被告发有据，处中储券五十元以上五百元以下之罚款，如同时违犯两条以上者得并罚之。

第十二条　违反第四至第六条而致伤毙人命者，除撤销其执照外，仍送法院办理。

第十三条　本规则如有未尽事宜，得随时呈请修正之。

第十四条　本规则自呈奉核准公布之日施行[74]。

（二）针灸、按摩的管理与考试

广州的中医注册条例规定中医不得用针灸。1929 年广州市卫生局拟订了专门的《取缔按脊术士及按摩术士暂行规程》、《取缔针灸术士暂行规程》以及《催眠术士注册及取缔章程》。上报卫生部时，卫生部认为“除催眠术一项应定非医师不得施用，毋庸拟订”[75]，其余两种则予通过，更名为《管理按脊术按摩术营业章程》和《管理针灸术营业章程》，于 1930 年下发。

《管理按脊术按摩术营业章程》规定：

第一条　在广州市内以按摩术或按脊术为业务者，须呈经卫生局核准，给予按摩术或按脊术营业证书，未经核准给证者不得执行按摩术或按脊术业务，在本章程施行前开业者限于施行后三个月内依本章程之规定补请核发营业证书。

第二条　年在二十岁以上有左列资格之一者，得请领按摩术或按脊术营业证书。

（一）曾修习业按摩术或按脊术学科得有毕业凭证，经卫生局查核认可者。

（二）在本章程施行前营业满三年以上有确实证明者。

（三）经卫生局试验合格领有凭证者。

第三条　按摩术或按脊术之试验由卫生局行之，其科目如下：

（一）人体之构造及主要器官之机能。

（二）施术方式。

（三）消毒法大意。

（四）按摩术或按脊术之实施。

第四条　盲人受试者前条所定科目，除按摩术按脊术之实施外，余得以口头或其他简易方法行之。

第五条　凡患有神经病或传染性病及素行不良者，虽具有前条资格，仍不得给予证书。

第六条　请领营业证书者，应备具证书费二元，印花税一元，半身四寸相片二张，连同证明资格文件呈请卫生局核办。

第七条　所领证书如有毁损或遗失情事，应于十日内将其事由呈报卫生局注销旧证，补领新证。

第八条　营业者应将所领证书悬挂于诊疗室以备查考。

第九条　营业者为人医疗疾病，不得施用按摩或按脊以外之手术及开给方剂。

第十条　营业者如中途改业或身故，其本人或其关系人应将所领证书呈局注销。

第十一条　营业者于业务上有不正当行为，或精神有异状不能执行业务时，卫生局得酌量情节，予以撤销证书或停止营业之处分。

第十二条　营业者违反本章程各规定时，处五十元以下之罚金，其因业务触犯刑法时，应依刑事法规之规定，送由法院办理。

第十三条　本章程自呈准公布之日施行。如有未尽事宜，得呈请修改之[71]67-68。

同时发布的《管理针灸术营业章程》规定：

第一条　在广州市内以针灸术为业务者，须呈经卫生局核准，给予营业证书，未经核准给证者，不得执行针术或灸术业务。在本章程施行前开业者，限于施行后三个月内依本章程之规定补请核发营业证书。

第二条　年在二十岁以上，具有下列资格之一者，得请领针术或灸术营业证书。

（一）曾修习针灸术学科，得有毕业凭证，经卫生局查核认可者。

（二）在章程施行前营业已满三年以上，有确实证明者。

（三）经卫生局试验合格领有凭证者。

第三条　针术或灸术之试验由卫生局行之，其科目如下：

（一）人身之构造及主要器官之机能，并肌肉与神经血管之关系。

（二）身体各部之刺针法或灸点法，并经穴及禁穴。

（三）消毒法大意。

（四）针术灸术之实施。

第四条　凡患有神经病或传染性病及素行不良者，虽具有前条资格，仍不得给与营业证书。

第五条　请领营业证书者，应备具证书费二元，印花税一元，半身四寸相片二张，连同证明资格文件呈请卫生局核办。

第六条　所领证书如有遗失、毁损情事，应予十日内将其事由呈报卫生局注销旧证，补领新证。

第七条　营业者应将所领证书悬挂于诊疗室以备查考。

第八条　营业者为人医疗疾病，不得于针术灸术之外，施用其他手术或开给方剂。

第九条　营业者如中途改业或身故，其本人或其关系人应将所领证书呈局注销。

第十一条　营业者于业务上有不正当行为，或精神有异状不能执行业务时，卫生局得酌量情节，予以撤销证书或停止营业之处分。

第十二条　营业者违反本章程各规定时，处五十元以下之罚金，其因业务触犯刑法时，应依刑事法规之规定，送由法院办理。

第十三条　本章程自呈准公布之日施行。如有未尽事宜，得呈请修改之。[71]69-70

1932 年下半年，广州市举行了按摩按脊营业人试验，凡“确系研究按摩术具有心得者”，可于9 月 15 日至10 月 15 日到广州市卫生局报名，定于广州市康泰路光华医科学院进行试验[76]。1935 年在广州市卫生局注册的针灸医生有 48 人，按摩人员 16 人。

汕头市则将针灸、按摩科等人员统称为特种中医士，制定有《汕头市市政府管理特种中医士暂行条例》，规定“凡未修全科，只擅一长，如妇科、儿科、眼科、喉科、疡科、针灸科、按摩科等，均称为特种中医士”，实行注册管理，并规定“凡特种医士除对其本科外，不得擅与人诊治他种病症”[77]。

民国时期中医、中药的管理和考试规则多次修订，除与政权变化有关外，也反映出移植自西方的卫生行政管理在套用于中国固有医学时还有许多问题。事实上，通过管理制度规范中医行医本来是时代进步的要求，但主事者多少对中医存在某些偏见，对中医实际状况认知不深。更甚者，有关部门之间的制度不能互相配套。例如以正式学校毕业作为医生注册的条件是当时较为简便的原则，西医注册就认可这一办法。要想整体提高中医素质并规范注册，应当促进中医学校教育，然而民国时期教育部门却长期拒绝为中医学校立案。因此，为争取正当的教育、医疗等合理权利，中医药界的斗争贯穿了整个民国时期。

第三节　争取卫生行政权利的活动

民国时期，广东中医界既积极参与全国性的抗争和抗议行动，也对广东地区歧视中医的不合理行政进行直接抗争，同时积极利用各种场合争取卫生行政的权利。

一、参与全国性抗争活动

（一）民国初期抗议教育系统漏列中医

1911 年孙中山领导的辛亥革命，推翻了封建帝制。1912 年 2 月 15 日，袁世凯取得中华民国临时大总统一职，3 月 10 日在北京就职，又逼南京临时政府迁往北京，开始了中华民国史上的北洋政府统治。

民国政府成立，取缔前清学制，蔡元培出任教育总长，决心建立现代式的教育体制。当时组织人员将英国、美国、德国、法国、俄国、日本等国学制尽行译出，计划合短取长，创造适合中国的新学制。但结果发现各国条文与中国情况多不相合。经多方讨论，最后决定效法日本学制。1912 年 9 月至 11 月，教育部先后公布《学校系统令》、《专门学校令》和《公立私立专门学校规程》，另外又针对医药类公布了《医学专门学校规程令》和《药学专门学校规程令》。1913 年 1 月公布《大学规程》，大学共分为文、理、法、商、工、农、医 7 类，医科类又分为医学与药学两门，医学门之科目，共计有解剖学等 51 科，药学门之科目，共计有无机化学等 52 科，这些都没有把中医药学科列入以内。这就是我国近代医学史上“教育系统漏列中医事件”。

事件乍起，引起社会震惊。上海神州医药总会会长余伯陶通函各省，与各地医学团体联系，征集意见。社会各界也莫不惊诧，纷纷致电质询。消息传至广东，以九善堂院为代表的社会团体为此向北洋政府各部门多次通电抗争。

九善堂院是广东社会上有重要影响的慈善团体，善堂主持的各项事业中，往往有施医赠药一项，传统上均聘中医师主持，因此与中医界关系尤其密切。1913 年 2 月 23 日，广州九大善堂假座广州十八甫路爱育善堂集会，会议主题是商议筹办中医药学堂，以实际举动抗议教育系统漏列中医之举。会议推举陈春畋，文朗轩为主席，张伯新为书记，一点钟开会。先由陈惠普发明办学缘由，随论中西学术之各有长短。当日下午讨论了办学的问题，有关议案的讨论记录如下：“（一）联九善堂设立中医中药学堂，以期研究教育。如何之处，请公定。陈惠普倡议实行筹办，以广教育。田志堂和议，众赞成。（二）学堂设立，原为保存国粹民生起见，至电中央立案与否，请公定。麦慕仁倡议实行去电，每堂须举代表领衔以重其事。陈伯坛和议，众赞成。”[78]

24 日，举行第二次会议，议定了致教育部电稿，即向教育部发电报请愿云：“北京国务院分送袁大总统教育部长钧鉴。昨读部颁医药学堂规程，专西遗中，国粹亡，利权失，民生前途，两受影响。敝堂院等拟设中医中药专门学堂，乞准立案，俾广教育而促进行。现正联合医界妥订科学章程，即行送部备案，请速电复。广东九善堂院代表陈兆祥、陈惠普、卫华村、梁耀娄、冯昆朋、田志堂、明子远、杨绍文、陈礼陶等叩。”[78]

九善堂致教育部电报后不久收到复电。教育部称：“九善堂陈兆祥君。部颁医药专门学校规程，系由临时教育会议，参照中西，择善详订，决非有所歧视。至中医中药专校，既为部令所无，所请立案之处，碍难照办。”[78]

教育部一面声称并非歧视中医，一面却明确表示不会给中医药学校立案。这一态度令九善堂诸人十分愤慨。3 月 9 日，大家再度于爱育善堂集会，并明确成立“中国医药学堂筹办处”。会上讨论了如何继续向教育部争取，准备联同上海救世会等一起抗争。此后便开始讨论筹办学堂的具体事项，主要是如何筹集筹办处经费，包括登报募捐等，并推举爱育善堂管理经费，推举张祝园担任临时司数员。会后，再向北京发出电报：“北京袁大总统，国务院教育部长钧鉴：支电敬悉，当日临时会议，所谓参照者，中西有无并列；所谓择善者，中医四千余年之学说，有无善处。所谓详订者，中华岁销数万之药值，有无计及？既无歧视，敝堂院为众请命，乞详示复，俾释群疑。广东九善堂医药学堂筹办处陈惠普、

陈兆祥等叩。”[79]49-57

筹办处又致电各省同人云：“商务总会、生熟药材行暨医界均鉴：部颁医药学校规程，专西遗中。国粹亡，利权失。敝堂拟设中药专校，被部电拒。除再电质问外，乞联电力争。粤九善堂医药学堂筹办处陈惠普陈兆祥等叩。”[79]49-57

当时广东参与抗争除了九善堂等社会团体外，药材商界也积极参与。当时报刊指出：“查此事着急者，不在中医而在各商民。各行中如川帮行、南北行、参茸行、生丸药行、桂皮行、京果行，每年关于药品，行销千数百万。今弃中医，即弃中药，于利权丧失甚大。故除省垣九善堂力争外，香港各行商亦电京力争云。”[80]3-4香港药行同人致电要求中医药的教育权利说：“袁大总统、国务院、教育部、实业部、财政部钧鉴：政府公报载部颁医药学校规程，遗列中医药物。查中华药值，岁销数百兆万，天然物产，澌灭固属可惜，即有西法化用，亦损失难偿。商等拟创立中华医学会，扩张医校规模，参用中西医学，研究改良，借挽利权而重民命。特先电禀，伏乞查核，赐准示复。香港南北九八药材行。”[80]3-4

对于以上电文，教育部复电说：“九善堂陈惠普鉴：此次部定医药专校规程，系由临时教育会代表订定，复经各医药专家议论再三，始行颁布。本部职掌攸关，断无不审慎将事，岂容有所歧视。至中国之医药学术，行之已久，为社会所必需，可以一仍其旧。请勿过虑。教育部筱印。”[78]

该电实际上重复了前电的内容，虚予肯定中医价值，但仍不肯给中医学校立案。

在抗议无效之下，1913年，以上海神州医药总会会长余伯陶为首，联系19个省市的医药团体，通函各省，征集意见，组织“医药救亡请愿团”，于1913年11月23日起程晋京，广东代表刘筱云是请愿团代表之一。是时各地反响强烈：“教育部定章，于中医学校之课程，删中医科目，弃圣经若敝屣，视吾辈若赘流，是可忍，孰不可忍？”[79]49 晋京请愿团公推叶晋叔、刘筱云、陈春园等人为代表，携带李晋臣、徐相辰撰写之《神州医药总会请愿书》晋京请愿，向教育总长汪大燮提交请愿书：“恳请提倡中医中药，准予另设中学医药专门学校，以重民命而顺舆情事”[80]81-86 岂料遭汪大燮拒绝，12月29日还公开发表拟废去中医中药主张：“余决意今后废去中医，不用中药，所谓立案一节，难以照准。”[80]81-86 代表们见此十分气愤，将请愿书重抄一份转送总统公府，曰中医药必宜提倡之理由有五：“一曰学理精深不可以废除中医之经验；二曰中外地理气候饮食体质不同故不可以西人之法施之华人；三曰民间信中医者多，求治于中医者尚十倍于西医之门；四曰专重西医者，非有十万人不足供全国之用，然至速亦需二十年后方养成；五曰神州医药富于天产，乃国家财税利源之所在。”[80]81-86

请愿书义正词严，言之有理，各地舆论界也对教育部进行广泛抨击。北洋政府国务院1914年1月16日批复，肯定中医中药的价值，并解释教育部所定课程专取西医，是由于先其所急，致难兼采，初非有废弃中医之意，对请愿书提出的有关事项，表示“除厘定中医学校课程一节暂从缓议外，其余各节，应准分别筹办”[81]。北洋政府允许中医办学只能通过在地方政府立案的形式存在，教育部仍然没有将其列入教育系统。而教育为国家之基础，医学实民命之攸关，广东中医药界抗争的同时开始筹办中医药学校，详见本书第四章。

（二）反对“废止中医案”的斗争

1911年辛亥革命推翻满洲王朝，1912年1月3日孙中山在南京组织临时政府，建立中华民国。其后袁世凯窃据大总统地位，在北京控制中央政府是谓北洋政府。1916年袁世凯死后，北洋政府军阀分化为直、皖、奉三系。1926年皖系军阀段祺瑞下台，1927年直系军阀被国民革命军消灭，1928年奉系军阀垮台，东三省张学良易帜归顺蒋介石，是年蒋介石政权建都南京，取代北洋政府成立南京政府。

1929年2月，南京国民政府召开第一届中央卫生委员会议，参加会议的几乎全是海外留学归来的西医。当时卫生部面临着推动我国医学卫生事业发展的任务，而与会诸公则将中医视为障碍。会上提出的多项提案中，其中有4项反中医的提案，分别是：①中字第十四号提案——废止旧医以扫除医事卫生之障碍案；②生字第二十二号提案——统一医士登录办法；③生字第三十六号提案——制定中医登记年限；④生字第四十二号提案——拟请规定限制中医生及中药材之办法案。

其中，余云岫所提出的中字第十四号提案几乎完全包括了其他项提案的内容，他提出了消灭中医的6项具体办法，包括限期旧医于1930年底前登记注册，并进行西医学习训练后方可执业；不准诊治法定传染病和发给死亡诊断书；不准登报介绍和成立旧医学校；检查新闻杂志，禁止非科学之医学宣传等。最后4个反中医的提案合并为《规定旧医登记原则》。

2月26日，上海《新闻报》的一则简讯将此事披露于众，立即引起各界震惊。新闻界将之称为“废止中医案”。上海中医协会常务委员夏应堂、殷受田、朱少坡等，立即致电南京卫生部表示反对，并于2月27日在《新闻报》等刊出告全国中医同志书，对提案表示抗议。3月2日《社会医报》出版中央卫生委员会特刊，公布废止中医提案，更引起全国中医药界的极大愤怒和强烈反对，马上召集会议讨论研究对策，会上张赞臣首倡在上海召集全国医药团体代表大会，得到与会者一致赞同。

3月17日，全国医药团体代表大会如期在上海举行，来自江苏、浙江、安徽、山东、福建、广东、广西、江西、河南、湖南、湖北、四川、上海、北平等15个省市132个团体262位代表云集上海总商会大礼堂。会场上悬挂“提倡中医以防文化侵略”、“提倡中药以防经济侵略”的巨幅对联，大会口号还有“打倒余汪提案就是打倒帝国主义”、“中国医药万岁”等。3月17日，上海医药界各休业半天，并提供全部交通工具支援大会，抗议南京政府卫生部。大会在紧张的气氛中进行了3天。会议期间收到提案193件，最后大会通过了3项决议：①定3月17日为中医中药团结斗争纪念日（海外称“国医节”）；②成立“全国医药团体总联合会”；③组织赴京请愿团。

3月19日大会闭幕发表宣言，声讨余云岫等人操纵中央卫生委员会，借其参政之势力，摧残中医，使我中医前不得开来，后不得既往，秦始皇焚书坑儒，尚不至此，是可忍，孰不可忍？并正告余氏专横之辈：静听全国三万万五千万民众之最后公判。

要废止中医代表人物静听全国三万万五千万民众之最后公判，一点也不过分。余氏提案妄图置全国亿万同胞于无中医无中药境地，灭我中医，损我药商，伤我药农，害我民族，如果不与之抗争，几千年优秀文化遗产毁于旦夕。余氏提案一旦通过，行政会议成为法律条文，使得原来有关中西医之争远远超出学术范畴，其危害程度可想而知。

广东方面，参加上海3月17日全国医药团体代表大会的代表有：广东中医药专门学校陈任枚、梁翰芬，广东新中医学会的余风智、陈敬先等。广东各团体和机构还利用通电、集会等方式声援请愿。如广东中医药专门学校等团体联合通电说："南京国民政府，蒋主席，胡院长，谭院长，薛部长，古文官长，全国商会联合会，上海全国中医药联合会，中医药各团体、各学校，全国各报馆钧鉴：中国医药，圣作贤述，垂四千年，不可磨灭。中央卫生委员会，以少数人之私意，取缔中医中药，摧残国粹，不啻自杀政策。于学术、国课、民生三者，影响甚大。敬希采纳舆论，主持公理，切盼！切盼！广东中医药专门学校、广东中药公会、广州市商民协会中药行分会叩。"[82]

广东中医公会的电文说："阅报载有西药经纪，受帝国主义运动，在中央卫生委员会议决取缔中医，意欲打倒中药，推销西药，丧心病狂，贩卖中国，莫此为甚！我广东中医界誓死力争，尤望各省工商各界，一致声援，以救危亡而塞漏卮，并请政府严办提议人，以杜帝国主义之狡谋，中国幸甚！广东中医公会叩。"[83]

1929年3月25日，在城西方便医院召集下，广州中医药界又举行联席会议，决定组织广东中医药联合会筹备会，进一步团结抗争。统计到会者有广东全省商会联合会、商会联合会事务所，广州总商会、市商会，同德堂、南北行、中药公会、杏泉堂、熟药行、中医公会医学卫生社光汉医专校、中医药专校、光汉医院、中国医学会新中医专学会杏林医学社等34个团体。下午3时召开会议，会上公推同德堂、中药公会、杏泉堂、医学卫生社、中医公会、中医学会光汉医学校、中医药专校、广州总商会、市商会、中国医学会、爱育堂、粤西医专校、全省商会联合会事务所、方便医院为主席团。会议上，各代表团行礼并报告了开会理由之后，便正式开始讨论各案。（一）关于发表宣言案。议决：用本日出席会议的各团体名义发表。（二）关于定名案。议决：定名为“广东中医药联合会”。（三）关于会址案。议决：暂借方便医院。（四）推定筹备员案。议决：推定主席团为筹备委员。（五）关于发表宣言及通电，请撤销“废止中医案”。议决：推定中药公会、中医公会、广州医学卫生社、中医药专校为起草员，修正发表宣言，通电限明日拟妥并交由筹备会修正发表[84]。

广东中医药联合会的通电说：“南京中央党部、三全会、国民政府、各省军政界、各省党部、慈善界、农工商学界各民众团体钧鉴：中卫委会议决取缔中医一案，实行打倒中药，推销西药，贩卖中国，莫此为甚。因中医亡，则贩药商亡，植药农亡，制药工亡，每年药物出产金额数万万元，恃药物为生治民众数千万人，因此取缔中医一案，同归于尽。间接则各界均受其害。可见外人经济侵略，无所不用其极，亡国亡种，此见其端。应请三全会中委会撤销中卫会议决取缔中医案，以救危亡，并请各界一致援助。中国幸甚！广东中医药联合会叩。”[85]

香港、澳门等医药界也在同日举行集会，香港中药联商会等批评“废止中医中药，何异撤去人民生命保障？”希望各商行一方面积极抗议，另一方面应“竭力补助我同业艰难缔造之广东中医药专门学校，培育中医卓荦人材，保全中国国粹，推销中国国产”[86]，以为治本之策。由于废止中医案不得人心，国民党内很多元老也不支持，请愿团在南京得到政府各部门的答复，均表示不会实施这一议案。抗争取得了暂时的胜利。

（三）争取中医学校的办学权利

在“废止中医案”引起的请愿抗争甫停息未久，教育部又出台限制中医办学的政策。1929 年 4 月 29 日，教育部颁布第八号公告说：“查现有之中医学校，其讲授与实验既不以科学为基础，学习者之资格与程度，亦未经定有标准，自未便沿用学制系统内之名称，应一律改为传习所，以符名实。此项传习所，不在学制系统之内，即毋庸呈报教育机关立案。”[87]其后，卫生部也通令全国：禁止中医参用西法西药，中医不准设立医院；现有的中医医院一律改称医室。这一系列通令被当时的新闻界称之为“限制中医案”。

信息传来，广东中医药界再次激愤不已，各团体纷纷通电抗议。广东中医药各团体和学校联合发出的抗议信，以理力争说：“推原钧部之意，所以改称传习所者，因中医之课程未定，资格与程度亦未有标准，故假定此名称，以徐图中医之改善，本无成见于其间。窃查民国十四年十月，全国教育会联合会在长沙开会经议决请将中医加入学校系统，并拟具科目表三则，咨请钧部核定，成案具在，可以考查，如钧部以所拟课程为未善，尽可另行规定，或召集全国中医名流，开会讨论，根据科学，妥订课程，注重实习，以免空疏，严限入学资格，以杜浮滥，功令既颁，全国一致，然后中医有改善之希望。似不当摈之于学制之外，至令学者灰心。”[88]

广东中医药专门学校更发表长篇宣言，就中医阴阳五行、脏腑气化等进行一一辨析，说明中医理论的价值，最后指出：“西医则列入学校系统，中医反不列入学校系统，其不平莫此为甚。”“夫传而无用，不如不传；习而无用，不如不习。传习其名，而废弃其实，其亦偏枯不仁之甚矣！”“中医之阴阳五行六气，既非谬说，且又具有系统。而压抑中医者必不使列入学校系统，诚不知其何心！”[89]

广东中医药专门学校学生会也发表宣言，反驳教育部说：“查中医学校之学习资格，从前固未有规定，然此正属教育部行政范围，自可制定颁发，通令全国各中医学校，明令执行。……今乃不将制度审定颁发，而遽谓其不能列入学校系统遂摈诸学制之外，何以昭示公道于社会，而平学子之心耶？”[90]学生会甚至直接致电蒋介石说：“南京国民政府蒋主席钧鉴：此次教育部通令将中医学校改为传习年，摧残国粹，扬西抑中，不平孰甚。恳请令行该部收回成命，以慰群情。”[91]

1929年12月1日，在全国医药团体总联合会组织下，全国17行省及香港、菲律宾等地代表再度集会上海，举行声势浩大的集会，到会的17省及南洋、菲律宾各选一人组成请愿团，再赴南京请愿。在各地中医汹涌的抗议浪潮下，12月13日，时任国府主席兼教育部长的蒋介石下令“将前项布告与命令撤销，以资维护”。[92]

但是到了1930年3月23日，教育部发布又第351号训令，令各中医学校改称“学社”，不得称为学校，这同样是歧视中医不让列入教育系统的举止。广东国医国药团体联电国民政府，指出：“查学社名称纯属会社性质，并非学校性质，直是将中医教育消灭于无形。且各省中医学校有前经政府准予立案办理多年，成绩昭著者，倘一旦废止，将置此失学生徒于何地？”[93]代表中医界的全国医药团体联合总会声明此令窒碍难行，再分别于当年4月、5月、6月呈请教育部、国府发行政院解释学社性质，以期维护现有医校。但教部第258号、第312号批复均坚持按第351号令办理，当时广州的中医学校如广东中医药专门学校和光汉中医专门学校都不得不改称为“学社”。

中央国医馆成立后，广东中医界也积极利用各种场合呼吁争取中医学校合法化，如1935年中央国医馆第二次代表大会期间，广东代表潘茂林提交了4份与之有关的提案：（一）请函请内教两部明令取消中医学社名义，将中医学校列入学校系统以普及国医教育而维民族固有智能案。（二）请教育部速令各省卫生当局仍依向章准办国医学校案。（三）请教育部恢复国医学校名称案。（四）请立法院制定医校规程案[94]。由于教育部、卫生部的阻挠，中医学校列入教育系统直到抗战期间才得以实现。

二、针对广东当局的抗争

与中央政府部门处处限制中医相呼应，广州地方行政部门也多次出台类似措施。广州等地的中医药团体也为了维护自身权益进行合法合理的斗争。

（一）反对社会局禁用中医令

广州各慈善团体施医赠药一向聘中医主持。广州市社会局于1930年1月24日突然召集各善团开会，要求各善团赠医处一律改用西医，2月6日社会局又以训令的形式通令各善团执行。

面对这种压力，各善堂与中医团体紧急磋商，于8日在爱育善堂与广东中医公会、中药业公会、丸散工会等中医药各团体开会商议。与会者一致认为这是属于摧残国医及医产药品的行径，议决各善堂院暂缓聘用西医。[95]其后，广东中医公会、广东中医药学校及药材行丸散公会等13个团体，联名向省市政府具呈，指出中医的作用有目共睹，而当日社会局召集开会，并未充分讨论，即“强奸各善堂院改用西医议案，迫令克日执行”[96]，违反中央提倡国货的精神，要求将社会局局长伍伯良彻查严办，并允许各善堂仍旧使用中医中药。

香港中医药界也在香港集会声援，2月18日在香港中药联商会所，有药业各帮、南北行以义堂、参茸行宝寿堂以及中医界的侨港中医公会、台山医学传习所、台山中医学会等团体参加，议决以下各项：

（一）电请社会局收回成命。

（二）电请广东省政府维持中医中药。

（三）电请国府维持去年维护中医中药之命令，饬令广东省政府，转饬社会局，将前项布告与命令一律撤销。

（四）最请全国医药总联合会一致力争[97]。

会议还决定派代表到广州与广州同行一起力争，必要时向中央提起行政诉讼。

中医药界的抗争得到社会的广泛同情。30日广州总商会会议上也有代表提出《提倡中医救济工商生计书》，指出中医药有确实疗效，“要求政府明令保障，以符国货运动之本旨，则不独维持中药工商生计，亦属目前救亡政策也”。[98]广东省政府、国民党广州市党部均接到众多投诉，于是致电广州市政府查办处理，广州市政府则要求社会局查核回复。

舆论与上级压力之下，社会局局长伍伯良指责各善团当日会议未提反对意见，现在却翻案。实际上各善团当日参会的都是普通职员，无权决定，社会局将一己意见作为决议要求实行。伍伯良回答记者采访时称：“办理行政，政府自有权衡。”他曾亲赴爱育善堂和惠行善堂解释说：“此令就是着用西医，以利便求赠医者，并非禁用中医。”[99]但面对各善堂不执行训令，照旧用中医赠诊的情况，也只能表示不能强制执行，对记者称：“着其用西医药，原为病者设想，一番善意，现目如此，吾亦灰心。”[100]不合理的政令，最终未能实行，不了了之。

（二）争取行医权利

1930 年广州市卫生局实施的一系列中医药管理章程中，也有不少罔顾实际情形的苛刻条文。广州中医药界一直为此进行抗争。

1. 中医生注册问题

例如在中医生注册章程上，在广州行医的中医必须在广州市卫生局注册，又不许中医生称“师”等其他名称，不许用针灸治病，限制中医生考试年龄等，均过于严格并带有歧视性质。中医考试则声称举办两次，以后不再举行，也明显带有取缔中医的企图。广州中医团体对此表示强烈抗议说：“先总理曾无规定西医称医师、中医称医生之肯定名词，现行法令亦无禁止医师名称之特别规定……中央执政诸公爱国热诚，维持国粹，毅然设立中央国医馆，通令各省中医生称为国医。我粤踵而行之，是否亦指为其他名称乎？”针灸有悠久传统，“且中医针灸向无注射药物入人肉体，而其功效又超出于按摩，乃西医针射未闻加以取缔及要另领针射证书者，而对中医则另予特殊限制与处分，此不明中医学理，妄为禁用，有不能遵行者也”[101]。

1933 年广州市医、药团体通过广州市参议员王金石在参议会上提案，指出：“卫生局颁布《修正中医取缔章程》十三条，窒碍难行，摧残备至。按其原文，动言处罚，待中医生有甚于奴隶，一言一行，罪戾随招至，于应用权利，剥夺迨尽。以中西医界同处党国治下，应受平等待遇，似不宜抑中尊西，摧残汉族学术，使中医感受待遇不平，而违先总理主张发扬我国固有智能之至意。国医同人曾将该章程逐条研讨，佥认为妨碍国医业务，呈请广州市政府令饬卫生局迅将苛例撤销……”[102]中医界同时还向广东省政府、西南军政委员会上书。广州市参议会还就《修正中医取缔章程》作出具体修订意见，转交广州市卫生局。

广州市卫生局对上述意见，坚持重西轻中的态度。关于取缔的标准，卫生局认为：“查中医生取缔，中央尚未颁订通过办法，向由地方各自拟订单行章程，以资遵守。唯地方环境既有不同，人才之供求情形亦自不能一致。斯取缔之标准，因之以异。本市举办医药取缔，比诸其他各处时期较早办理，迄今已渐有轨道之可循，自应益加淬励，以策进行。故取缔办法较诸其他各处宽严自有不同。……如参议会修正原案所拟，凡领有各地卫生局开业证书者一律准予随时来本市换证执业，则人皆舍难而就易，将必向其他取缔较宽之地方领取开业证书，转向本市换证。”[103]52-55

对于参议会要求中医学校毕业都即可领证的建议，卫生局又认为“中医学校前经教育部令，改称学社。只认定为一种自由研究学术之团体。若如参议会修正原案所拟，凡在中医学社毕业即可领证执业，则其他自由研究中医学术者正不知凡几。同是自由研究，究竟何者应许领证，漫无一定之标准”[103]52-55。其维持教育部歧视中医的态度可见一斑。

关于中医不能用针灸之事，卫生局又声称：“中医业务除其中特别专科另行订有专章，例如针灸术经奉前卫生部颁有该项营业章程，自当仍须遵照。此外尽可于范围以内执行业务，系属当然之理。参议会修正原案，凡领证中医得执行在《金匮》所载内外全科术务云云，此节殊无规定之必要。”[103]52－55所以，对于中医公会要求撤销以及广州市参议会要求修正章程的建议，广州市卫生局一概回绝。

2. 中医医药广告问题

1934年，广州市卫生局又发布《修正取缔医药广告规则》，规定：“凡医业广告，只许声叙本人姓名、住址及诊症时间、电话号数。其有曾任专科研究者，须有该科毕业文凭或实习证书，呈验核明许可，方得声明专治某科字样。此外，并不得央人或雇人代为登载宣扬文字，其有确系由他人自动登载者，应由本人和对方声明婉却，负责撤回，违者处以二十元以上一百元以下罚金。如违犯多次屡戒弗悛者，该地方主管机关得将其开业证书取销之。”[104]

这些规定也对中医界的业务带来颇多影响。中医界与新闻界联合向卫生局抗议，指出规定之不合国情说：“本国医校现尚未有选科之设。而取缔条例规定，医师须有专习某科文凭，方得登报诊治该种病证，实强人所难。”[105]

3. 反对禁止中医使用西医器械及西药

广州市《取缔中医生章程》规定中医不得使用西医针射（即注射）及西药等。中医界认为“古今来学术原无限制，穷理致用向无禁条”[101]，以前中央行政院曾有令禁止中医参用西械西药，已被撤销，何以广州继续执行？因而提出修改意见。但广州市参议会在审阅时，副参议长沈家杰大致认同卫生局的意见，认为这为与中医生不能称“医师”的原因是一样的。“医师”被认为是西医的专称，卫生局认为“中医生与医师所用之疗治方法及技术，实有不同”，“中医生不得与人针射及不得兼用西药一节，似应有严厉取缔之必要。查针射手术，须经过相当学习及经验期间，且明了人身全部生理构造，方可施术。相信中医生对于针射或间有明了施用之法，唯中医生实际上与人针射向非素习，经验一层决其必少，若任其妄将人身试验，不加以取缔，其害无穷。至于兼用西药，亦同一理由。”[103]58-61

但是，这一规定除了影响中医吸收新知与革新改进外，更与其他规定形成冲突。1936 年台山中医公会会员许耀庆因治病参用西药，遭到取缔。台山中医公会即就此提出驳议说："最近政府公布之《中医条例》，不特绝无限制吾人采用西法西药之明文，抑且已有强制吾人应有采用西法西药之必要者矣。”因为《中医条例》规定“中医如诊断传染病人，及检验传染病之死体时，应指示消毒方法”，在此过程中必然用到西医的检验手段与消毒药物。台山中医公会认为《中医条例》为中央政府所颁布，应高于广州市卫生局的章程，提倡“中西药械，不妨互用，总视其应用者之知识与技能如何耳，固无限于中西医也”[106]。抗战后，有关这一问题仍然多次发生争议。1947 年广州医师公会呈文广州市卫生局，称“本市中医仍有使用西药器械及为病人注射者，于市民生命殊为危险”[107]，于是卫生局再次要求严加取缔。当时广州中医药公会会长赖少魂为此与西医展开论战，他指出：“药无中西，治病为归。普通人民有医学常识者，尚得自由购用，何况中医研究使用，安能予与限制?”“本人一向主张中西医汇通，中西医携手，然此工作，非得中西医之界限先行破除不可……中医固不应有闭关自守，西医亦不应有门户之见，只有彼此扶植，互于勉励，交换见识，俾完成将来中华民国之统一医药。”[108]39-40

由于行政部门坚持态度，对中医的一系列苛刻管理措施难以改动。

（三）争取医疗行政的议案

民国时期，中医界还根据地方行政规则，合理利用各种参政渠道，争取实现中医行政权利。

1. 中医参与行政管理议案

1933 年广州市参议会还有议员提出议案，指出：“卫生局负管理全市卫生重责，其于中西医术应有全部了解及运动之需要，然后乃能解决关于中西医药之审查及一切卫生行政上之设施也。今查该局医务课及卫生各区只任用西医，其行政上诸多错误，忖其理未能了解中医中药故也。证诸取缔章程，竟以地骨皮与川古混为一物，列入罚则；我国医术针灸一科发明先于汤药，竟禁不准施用；以不识中国医药之人而司验中药丸散之权，无怪诸多错误。此事实上之失当，亦由卫生局所用行政人员偏枯之病。”[109]35-36要求卫生局及市内卫生各区都应增任中医人员参加管理。

对此，广州市卫生局声称：“职局司全市卫生行政，其所用职员有必须医科出身者，有不必医科出身者，莫不按其所任职务之所宜，量材器使。即就医科人员而论，中医之现任职于职局者，固有其人，而历届举行中医生考试，评阅试卷无不另聘中医生主持，是原提议书对于职局任用人员一点，不无误会。”因此认为“原提议书对于职局所用卫生行政人员应增任中医人员协助一案，按诸现在情形，似无再行增任之必要”。[109]39-41实际上，其所说局中聘有中医与原提议中医全面参与卫生行政管理根本是两回事。

2. 培植中医议案

抗战期间，1939 年 4 月广东省于韶关成立省临时参议会。1941 年参议会第六次会议通过了 60 多个提案，其中有 4

个是关于中医药的。

其一为“请省府举行本省中医考试，以扶植中医人才，而促进卫生要政案”。指出“本省自二十五年曾举办中医考试后，迄今并未继续办理，对中医人才无从甄别”。议决“请省府转呈考试院，定期举行本省中医考试”。

其二为“提请筹设省立中医专门学校，以培养中医人才，而保民族健康案”。提出“太平洋战争爆发，西药来源断绝，为适应当前急需，拟请筹办省立中医专门学校，作育中医人才以增进国民康健”。要求省府为中医专门学校提供经费，并附设医院和图书馆。

其三为“加强本省中医审查委员会组织，严厉取缔庸医及神方，甄别中药配剂人员，以重卫生而保民命案”。提出广东省自1941年6月成立中医审查委员会后，徒具形式，使管理中医开业事项仍由卫生行办理，应加强机构，切实管理。

其四为“创设省立国产药物制炼厂，以增抗战力量，而利国民经济建设案”。提出“国药价值伟大，产量丰富，惜墨守成法，不知改进”，建议同“聘中大医、理两学院教授及国内有名医生，以主持提炼化验”[115]。

虽然战时这些提案很难落实，但也反映出中医界争取政治权利取得一定的进展。

3. 请市府筹设中医院案

抗战后，广州中医药公会会长赖少魂当选广州市临时参议会议员，在1947年6月第三次会议中，赖少魂联合11名议员提案“请市政府筹设中医医院以保市民健康案”，大会经修正案予以通过。修正案说：“自西医传入中国以来，因我政府积极提倡，各大都市均有西医医院之设。然我国人民之身体习惯，仍多以中医药为适合，盖中医过去有数千年之经验，已为中国人民所信仰，而且许多疾病，仍以中医为特效，如麻痘、伤寒、跌打等，虽然本市之中医固多，但尚无中医医院之设立，兹为适应市民之需要，及保存我国固有之学术文化起见，应在本市设立中医院二所，以维市民之健康。”[108]33

但提案由参议会转交广州市卫生局后，答复是：“原提案本属甚善，最好另行筹设。至若在方便医院中又增加中医部，似可不必，因方便医院自整理以还，日上轨道故也。”[108]33 方便医院在抗战前本来以中医为主，广州沦陷后因交由教会代管，变成了西医医院，抗战后成为得到政府补助的西医慈善医院。卫生局对在方便医院内恢复中医部尚且不予同意，更不可能另外积极建立中医医院了。

第四节　广东国医分、支馆概况

1931 年，中央国医馆成立，是近代中医史上的一件大事。尽管它并未能尽如中医界所愿成为中医行政管理机关，但毕竟代表着中医争取合法地位的斗争有一定的成果。按照中央国医馆的组织章程，全国各地得以建立分馆、支馆等机构，广东国医分馆及各县市支馆也相继成立。

一、广东国医分馆的建立和运作

为了使中医药从根本上摆脱被废止的危机，中医界有识之士认识到，必须努力争取在政府的卫生行政机构中有一席之地。1930 年 1 月，全国医药团体总联合会执行委员裘吉生、蒋文芳、汤士彦即提议仿照“中央国术馆”例，设立全国性的中医药学术机构——国医馆。1930 年 5 月 7 日，国民党中央委员会举行第 226 次政治会议通过了成立国医馆的提案。经过数月筹备，1931 年 3 月 17 日在南京召开了国医馆成立大会。

广东中医药界陈任枚、卢朋著、梁翰芬、管季耀、陈惠言、管沛民、谢泽霖、梁湘岩、古绍尧、冯瑞鎏等被聘为中央国医馆发起人。陈任枚、卢朋著、管季耀、梁湘岩、梁翰芬、冯瑞鎏、陈道恒 7 人作为广东代表参加了 3 月 17 日召开的成立大会，陈任枚当选为理事。卢朋著回广州后即向省港中医药界报告出席大会经过，谓此次会议到达者 300 余人，吾粤代表偕同各地同人请行政院定出考试国医之规程，使国医既有出身之路，即国药有中兴之望。[111]

早在中央国医馆筹备期间，广东中医药界就开始筹备广东省国医分馆了，1930 年 12 月 19 日广东省国医馆筹备处通电成立，发起者有广东中医药学社（即广东中医药专门学校）的陈任枚、卢朋著、梁翰芬、廖伯鲁，广东中医公会的谢香浦、黎云卿，广州医学卫生社的潘茂林、鞠日华、周子容，广东光汉中医学社（即光汉中医专门学校）的伍铨萃、卢宗强、张子敦、周植芝、邹殿邦、梁景云等人[112]。但因中央国医馆章程和分馆组织办法未出，具体事务尚未能开展。

1931 年 8 月 31 日，《中央国医馆各省市国医分馆组织大纲》由国府核准备案。根据大纲，各省市开始正式筹建国医分支馆。1931 年 10 月，广东国医分馆筹备会推定陈任枚、潘茂林、黎云卿、卢宗强、周植芝、梁翰芬、罗伯尧、梁景云、徐寿、梁湘岩、秦秩卿、程秉忠、张子敦、区慕曹、鞠日华、温赞生、蔡恒先、温吉如、卢朋著、管季耀、冯瑞鎏、潘硕卿、程裕初共 23 人为董事，报中央国医馆备案[113]。董事会推定潘茂林、黎云卿、罗伯尧、卢朋著、周植芝为董事会常务委员，潘茂林为董事主任。1932 年国医分馆负责人确定，以邹殿邦为馆长，陈绍经、谢香浦为副馆长。但邹殿邦未就职，后又由中央国医馆任命邹尧常为代馆长，自 1932 年 1 月起就职。

广东国医分馆成立后，开展了一些工作。1932 年 12 月 10 日，广东国医分馆召集全省医药代表大会，有广州及各县支馆医药团体、港澳医药界等代表共 400 多人出席。会议议决的 10 项提案如下：

第一项　议决呈请中央国医馆，转呈行政院，咨请考试院，制定高等考试中医师考试条例及中药师考试条例布施行案。

第二项　延聘专门人才，成立广东国医分馆编纂委员会案。

第三项　日前行政院饬令将国医学校改为学社，自应联合全国医药界一致力争案。

第四项　拟由省分馆函请省政府、民政厅，饬令各县县长以实力协助各县国医支馆关于整理医药进行事宜案。

第五项　凡有在乡村捐办赠医局社者，亟宜择优请奖，以昭激劝而资持久案。

第六项　筹办国医药学校、国医图书馆、国医院、国药陈列所案。

第七项　设法考查张仲景先圣诞辰案。

第八项　悬赏求国药秘方及发明特效药案。

第九项　整理国医应有之手续案。

第十项　整理国医兼整理国药案[114]。

如 1933 年，广东省国医分馆又成立救护总队，由刘蕚亭为总队长。1934 年，根据中央国医馆训令各分馆办理医药改进会会员登记事务的批示，组织了医药改进会分会，于 3 月 20 日举行大会，出席的有各县国医支馆代表以及各院校、团体代表，讨论了会员入会资格问题。但总体上，国医分馆发挥的作用不大。1935 年邹尧常辞职，广东国医分馆认为："查职馆开幕至今数年，毫无进步，揆其原因，实由无正式有势力馆长负责办理所致。"[115] 董事会开会选举广东全省禁烟局总办霍芝庭任馆长，广东省河戒烟专卖所长伍佩琳为秘书长，希望两人能有所作为。然而霍氏亦迟迟未任职，由潘茂林代任馆长。1936 年焦易堂到广东与国医界见面时，曾说："关于广东国医分馆长一席，以后拟请民政厅王厅长应榆兼任，此次已商得王厅长同意，大致可成为事实，以后一切，诸君可向王厅长承商云云。"[116] 然而一个月后记者采访王应榆时，王氏说："在公言以民厅地位兼之，未免欠妥，在私言，以个人名义兼之，又公务纷繁，无暇兼顾。"[117] 实际婉拒此任，有关事务仍由潘茂林主持。然而潘茂林名声欠佳，先后试图兼任光汉中医专门学校校长及广东中医药专门学校校长均遭反对，并被光汉中医专门学校部分教师告到广州市政府、市党部。种种人事纠纷，使广东国医分馆未能在中医维权斗争中发挥积极作用。

二、广东各地支馆情况

广东国医分馆成立后，制定了《广东省国医分馆各县支馆组织章程》和《广东省国医分馆各县支馆董事会章程》，并陆续在各县成立支馆。

番禺国医支馆为最先成立的支馆，1932 年 3 月 17 日筹备委员韩和章、江贞等 7 人在市桥正街贲南医学集益社成立番禺国医支馆筹备委员会，公推支馆董事上报广东省国医分馆，获同意委任，并任张子敦为馆长，江贞为副馆长[118]。1932 年 10 月顺德国医支馆成立，馆长杨纪支，副馆长罗朝泰。

至 1936 年，已有顺德、高要、汕头、乐昌、曲江、潮阳、澄海、东莞、鹤山、中山、三水、番禺、新会、高明、南海、清远、河源、从化等县成立国医支馆。其后又有潮安、海丰、南雄、惠来等县陆续成立。

（一）新会国医支馆开办情况

新会国医支馆成立于 1932 年，该馆由著名中医黄焯南任馆长，并得到当地政府的支持，是早期运作较好的支馆之一。该馆编有《新会国医月刊》，对其初期的情况报道较为详细。

新会国医支馆于 1932 年 7 月 16 日奉令成立，于 8 月 25 日举行开幕礼。典礼于新会县中山公园举行，同时在周围张贴“提倡中医即可推销中药”、“国医馆是提高中医中药的地位而设”、“国医馆为中医中药的保障”等标语。出席典礼者，有新会县党部、江门市党部、新会县政府、新会县参议会等政界代表，也有广州光汉中医学校、广东省国医分馆、广州医学卫生社、东莞国医支馆、南海国医支馆、顺德国医支馆等同行及各社团代表共 500 余人。在典礼上，馆长黄焯南在讲话中介绍国医馆的性质说：“各位！须要知道：这个国医馆不是人民团体，也不是承商，完全是保存我国几千年中医的固有技能，和振兴国产的一个机关。”[119]12 当天全县中医药界休业一天以示庆祝。

按照中央国医馆的精神，新会国医支馆成立宣言中说，“从此积极研究，互相琢磨，对于医疗学术，则整理系统，使成为科学化；对于前哲遗范，则斟酌损益，以达光扬之程度。”[119]15在组织上，国医支馆有董事会，议定主要事务，由馆长、副馆长执行。正、副馆长下则设秘书股、医学股、药学股、总务股。医学股“主理学术事宜，如编纂医学刊物、健康运动之宣传及其他研究方法均属之”；药学股“主理国药事宜，凡药业之管理改善等均属之”；总务股，“凡治疗所、图书馆及医药学校之设施，救伤队之组织等均属之。”[120]同时还在县内各区设区主任1名，办理有关事宜。

新会国医支馆成立后，按照他们的理解，国医馆负有管理医药事业的相应职能，因此首先就开展中医生和药店登记工作。黄焯南在报广东国医分馆的呈文中说：“窃职馆案奉成立以来，着手举行各中医生、中药店登记，唯登记章程未奉颁发，无所依据，以致各中医生、中药店迟疑观望，于登记进行不无窒碍。兹由职馆董事会会议议决，遵照董事会组织章程第四条丁项，拟订登记条例……”条例规定：“凡在新会县属行医有年，经验充足或在某种中医学校毕业者，及膏丹丸散生熟药店，均须向本馆登记，方得在本县属内执业。”“凡中医生、中药店未领有本馆登记证者，得请政府停止其执业。”[121]

而且，国医支馆还向县政府请示，说：“本县各中医生未向贵府领照而竟行开业者，对于《取缔医生条例》实属不合。况医生乃维持人民康健，保护病者生命，关系甚大。本馆为慎重起见，嗣后凡未领照之中医生有请求贵府领照者，须经本馆审查合格，拟具证明书函达贵府，方可发给执照。似此办法，于整理国医前途不无小补。”[122]此建议亦得到县政府同意，县长黄槐庭向县内布告周知。

《中央国医馆广东省分馆新会县支馆登记条例》中还有一条规定说：“本县属内已登记之中医生、中药店，均有扶助本馆之义务，得体察情形，每月酌收补助费。”[122]此事是由国医支馆董事会会议决定的。当时新会县给予国医支馆500元开办费及每月200元的维持费，但仍不敷应用，董事会会议时，议决“医国生、国药店有扶助本馆之义务，每月应征纳补助费”[122]，并写入条例中。此事在当地中医中有一定阻力。新会国医支馆将全县分成10多个区，每区有1个主任，任务之一就是征收补助费。支馆屡屡发文要求馆员缴纳补助费，仍难完全遵从。1933年第十一区主任区栋卿报称“属内各医生对于缴纳补助费一节，类皆迟疑观望，诸多推诿，经一再劝告仍恃顽不恤”[122]，国医支馆为此还请求公安分局协助征收。

上面这些事务，已经涉及卫生行政事务。这在当时是一个有争议的问题。当初中医界向政府申请成立国医馆时，确有作为中医管理机关的愿望，但后来通过的《中央国医馆组织章程》并未有相关条文。因此，对国医馆的性质，各地的理解不尽一致。新会县虽支持国医支馆参与行使卫生行政权利，但实际于法无据。当时浙江等地就有中医社团因该省国医分馆要求其备案而自称行政机关并无依据的事例。1933年，部分国民党中央委员在国民党第360次中央政治会议上提出制定《国医条例》议案，中央国医馆长焦易堂呈文提出，国医馆负有统筹医药团体与审定国医资格等责任，“然非有实际管理权，则措理动生周折，实施徒托空言。证诸经过二年情形，则分支馆已成立者，地方政府多不与补助，形同虚设，未成立者，则当地医药团体，嫉妒龃龉，互生争执……现经先行提出《国医条例原则》，如何会议通过，交由立法院审订，由政府公布，中央国医馆当即修改章程，呈请政府备案施行，以期适合职制，得有相当管理权”[123]。然而教育部、内政部均持不同意见，1933 年 6 月 27 日行政院第 112 次会议时更明确认为国医馆为学术团体，不宜管理中医，否决该议案。

由于这个问题当时引起混乱，广东、广西、福建等省党部都向中央请求解释国医馆之性质，国民党中央民众运动指导委员会向行政院查询，得到行政院的回复说："该馆系属学术团体之组织，并非行政机关。"由此，中央民众运动指导委员会认为："该馆既非行政机关，以其宗旨、组织、经费等项而言，又显然非民众团体，乃政府为研究改良国医国药而设之学术团体。应转以解释如下：（一）中央国医馆并非民众团体，其分馆支馆党部不必加以指导；（二）中央国医馆乃系一种研究国医国药之学术团体，其分馆支馆不得干涉卫生行政；（三）凡中央国医馆之分馆支馆，在各地有纠纷者，依上二项原则解决之。"[124] 1934 年，广东省政府转发了中央民众运动指导委员会的有关函件，要求各地执行。因此，新会国医支馆的上述规则，恐怕也就不能再执行了。

在组织和发展学术方面，新会国医支馆也做了不少工作。例如 1932 年向社会募捐开设了治疗所赠医施药，附设救护队，以及组织有医药研究委员会，分别制定有《治疗所简章》、《救护队简章》和《医药研究委员会组织章程》。国医支馆副馆长李铣如寄语说："所望深造之士，力学之医，或见病知源，或著方卓验者，以抛却其秘而不宣之陋习，如何为有系统之整理，如何为有科学之创著，尽以公开于同人。"[125] 这些学术与医务工作有一定进展。例如 1933 年中央国医馆发布《学术整理会统一病名建议书》征求意见，新会国医支馆"为普及研究起见，兹复印统一病名建议书分发，俾资参考。"[126] 林昨非的《中医改进刍言》即为响应之作。

新会国医支馆还购买了江门一处房屋，准备建设专门办公建筑，并向各界募捐。

（二）其他市县国医支馆概况

由于各市县国医支馆纷纷建立，1933 年，“为求联合各县支馆，力谋团结，整理医药，交换智识，使息息相关起见”[127]，在广州成立了广东国医分馆各县支馆联合办事处，潘硕卿、刘蔼兰分别为该处正、副主任。联合办事处颇具雄心，向中央国医馆报告计划说：“职处既正式成立，负有发展中国医药重大使命，自当益加奋勉，努力工作，并依组织章程规定，随时召集各县支馆联席会议，其讨论宗旨系实现共同研究，集思广益，欲求采用近世科学方式以固有国学而整理改善之，使养成医药专门人才。”[128]得到中央国医馆嘉许。

按照有关规定，各县支馆得领一定的政府补助。广东省多次发文要求各县兑现。如 1932 年新会县每月拨助新会国医支馆 200 元，广东省民政厅即下文要求各县仿效[129]。但事实上各地常常不予拨付。1935 年，各县支馆联合办事处向广东省财政厅呈文，财政厅又向各县市发文要求拨付，但效果甚微。以顺德县为例，一直以“地方款收入不敷甚巨，一俟收入充裕时遵拨”[130]为答复，始终未能拨付。加上顺德蚕桑凋零，农商交困，迫使顺德国医支馆馆长杨宪章到广州市向顺德同乡募捐，以筹设治疗所为贫病失医者治病。

在维护中医权益方面，有的国医支馆当时发挥了一定作用。1936 年国民政府颁布了《中医条例》，而广东潮安县也自行制定有《管理中医生暂行条例》，潮安国医支馆即致函广东省国医分馆、广东省民政厅等，认为“条例苛繁压迫殊甚”，且“违背统一法令”[131]，要求取消，获得支持。

此外，在各地国医支馆的建设中，也暴露出中医药界固有的一些不团结问题。当时多个市县的支馆人选出现争议。按《广东省国医分馆各县支馆组织章程》规定“支馆馆长、副馆长由广东省分馆派委”和《支馆董事会章程》规定“支馆董事由支馆筹备委员会公推十七人，呈请省分馆圈委十一人为支馆董事”[131]，广东国医分馆对各地支馆有一定的支配权。但各地中医公会往往不服从这种安排。

1933 年东莞国医支馆筹备成立时，广东省国医分馆委派陈子乾、刘蔼兰、李翼农等 20 人为筹备委员，后应当地医药界要求，又增加了刘萼亭等 11 人为筹备委员。但东莞中医公会部分人对筹委会组成仍有意见，反对部分由分馆委派的委员。5 月 28 日分馆组织在石龙召开第一次筹备大会选举董事时，中医公会部分人以常务筹备委员的名义在莞城另外开会组织登记，遭到广东国医分馆通令取消。后来国医分馆任命邓秋生和陈柏基分任正、副馆长，又遭到东莞中医公会的反对和抵制[132]。

1936 年潘茂林委任赵镜澄为汕头市国医支馆馆长，也遭到该市生药同业公会、熟药同业公会与中医公会的共同反对，他们指责潘茂林委派的特使黄光汉，未与各团体合理磋商，操纵筹办，强行令赵镜澄任职，强烈批评“国医馆负整理医药重责，地方支馆又属直接办理机关，如斯大事，竟由三数私人闭门造车……呜呼，谁谓潮梅十五属文化经济中心，华洋杂处南中国通商口岸之汕头市国医馆，而可听任三数私人把持操纵，而希望其将来能为国医药两界谋幸福，以无负分馆、无负中央者欤?”[133]潮阳国医支馆郑少梅也是在黄光汉扶持下任职的，同样遭到地方国医公会的反对，指责他“资望未孚，及逼收登记费等”[134]，要求将郑少梅撤职，另行改组。

本来国医分馆与支馆发挥作用的空间就不大，而广东国医分馆与各县市支馆屡屡出现人事问题，更难以真正起到整理学术、组织研究的作用。有些地方后来对此又加以整顿，如台山县，“国医馆、中医公会、中医学社三团体几乎鼎足而立，又何怪县府每出一令，则三团体并颁，非开联席会议，莫能决一对付之策。况联席会议召集手续固多不便，而议决事项复辄不易，皆由三团体所处之地位不同，而意见亦常因之而异也”[135]。1934 年当地中医界决定：将台山全县中医统一，归入台山县中医公会，所有国医馆、医校、医院等重要职员，俱由中医公会产生；所有国医馆、医校、医院一切经费，俱由中医公会筹拨；所有国医馆、医校、医院一切数目，俱由中医公会监核。唯医校、医院及一切医药行政事宜，则归国医馆办理[135]。可见县市国医支馆组织已经边缘化，并未能起到统领当地中医界的作用。

抗战爆发后，各地国医支馆多流离解散，光复后部分地区得到恢复，如潮安县国医支馆于 1946 年恢复成立，第一次馆务会议即议决复刊《潮安国医公报》，设立赠诊机构和设立图书室等事项[136]。

国医馆是近代中医废存之争后国民政府为调和各方面矛盾而产生的半官半民性质的组织机构，尽管它成就有限，但在整理中医学术和维护中医药界权益等方面做了有益的探索和不懈的努力。在国民政府内部有主张废除中医药的“主废派”如汪精卫之流，也有主张国父遗嘱，发扬民生民族主义，弘扬中华传统文化包括中医药学的“主存派”如陈立夫先生等。由于中国近代社会殖民地半殖民地化，当时提倡中华文化与中医药学不符合西方列强与东洋日本在华利益，从北洋军阀到民国政府，对中医实行歧视、压制、打击甚至是废止的错误政策，近代广东中医药界也与全国一样进行了艰苦的抗争救亡维权活动，写下百年中医光辉篇章，其历史地位应予肯定。

参考文献

[1] 黎棣初. 医学求益社课卷 [M]. 广州：医学求益社，1913：9-17.

[2] 朱寿朋. 光绪朝东华录：第4册 [M]. 北京：中华书局，1958：4601.

[3] 迭名. 巡警部官制章程（附原奏）[J]. 警高月刊，1935，2（4）：78.

[4] 广东巡警总局. 广东巡警总局分科治事章程 [M]. 广州：商务总会，[出版年不详]：1-8.

[5] 清宪政编查馆. 清末民初宪政史料辑刊：第三册 [M]. 北京：北京图书馆出版社，2006：21-32.

[6] 广州市地方志编纂委员会办公室. 近代广州口岸经济社会概况——粤海关报告汇集 [M]. 广州：暨南大学出版社，1996：987.

[7] 粤垣谭荟 [N]. 申报，1901-6-2.

[8] 巡警扫街之可笑 [N]. 中国日报，1904-04-08（3）.

[9] 巡警清理街道 [N]. 中国日报，1904-04-12（3）.

[10] 陈垣. 警道示预防时疫 [M] //陈援庵先生全集：第6册. 台北：新文丰出版公司，1993：847-848.

[11] 陈垣. 伟哉汕头防疫会 [M] //陈援庵先生全集：第6册. 台北：新文丰出版公司，1993：850-851.

[12] 陈垣. 伟哉海阳又有防疫会 [M] //陈援庵先生全集：第6册. 台北：新文丰出版公司，1993.

[13] 警局干涉天师方 [J]. 医学卫生报，1909（1）：27-28.

[14] 李树芬．卫生及广东卫生之行政（续）［J］．中华医报，1912（2）．
[15] 广州市暂行条例［J］．广州市政公报，1921（1）：5－6．
[16] 广州市卫生局章程［J］．广州市政公报，1921（2）：8－9．
[17] 广州市卫生局组织章程［J］．广州市政公报，1940（4）：33－35．
[18] 广州卫生局防疫派出所组织章程［J］．广州市政公报，1940（2）：23－24．
[19] 广州卫生局医疗所组织章程［J］．广州市政公报，1940（3）：45－46．
[20] 广州市卫生局附设检疫团组织章程［J］．广州市政公报，1940（4）：86．
[21] 广州市中医生注册章程［J］．广州市政公报，1921（9）：10－119．
[22] 呈省长取缔中医生章程未便取销由［J］．广州市政公报，1921（15）：10．
[23] 训令卫生局中西医生各注册章程修下案经委员会议决由［J］．广州市政公报，1921（16）：28．
[24] 广州市市政厅总务科编辑［M］//广州市市政报告汇刊．广州：广州市市政府印刷所，1924：386．
[25] 徐绍桢．徐绍桢集［M］．成都：四川师范大学出版社，1991：252－253．
[26] 修正广州市中医生注册及取缔章程［J］．广州市政公报，1926（612）．
[27] 六十六次市政委员会议修正中医生注册章程案已议决［C］．广州：广州市档案馆，全宗号4－01，目录号1，案卷号106－1：32－34．
[28] 广州市卫生局医务课教育股．广州市卫生局规程汇编［C］．广州：广州市卫生局，1928．

[29] 修正中医取缔章程 [J]. 新广州, 1931 (2): 56-57.
[30] 广州年鉴编纂委员会. 广州年鉴 [M]. 广州: 广州年鉴编纂委员会, 1935, 13 (69).
[31] 广东省政府管理开业中医规则 [J]. 广东省政府公报, 1937 (总389): 本省法规1-2.
[32] 广东省会公安局统计股. 市民要览 [M]. 广州: 广东省会公安局, 1934: 地方行政之193.
[33] 三十一年十二月以前已领执照医务人员姓名表 [J]. 广东卫生, 1942 (总40/41/42): 26-35.
[34] 令卫生局据呈改善医药界从业人员注册领证及补发证书收费办法并修正中医生注册章程应准备案 [J]. 广州市政公报, 1940 (4): 190-191.
[35] 卫生特刊 [M]. 广州: 广州市卫生局, 1941: 5-10.
[36] 令卫生局据呈自十一月份起拟将中医赠诊所酌量变更准予照办 [J]. 广州市政公报, 1940 (7): 200-201.
[37] 广东省卫生处中医注册章程 [C]. 广州市档案馆, 全宗号8, 目录号5, 案卷号346: 1.
[38] 卫生法规 [M]. 广州: 广东省政府卫生处, 1947: 95-96.
[39] 卫生年报 [J]. 广州: 广州市卫生局, 1925: 统计事项之5-6.
[40] 广州市卫生局试验中医生成绩 [J]. 中医杂志, 1927 (总3).
[41] 卫生局考试中医情形 [N]. 广州民国日报, 1927-05-25 (9).
[42] 广州市卫生局试验中医生成绩 [J]. 中医杂志, 1928 (总6): 83-92.
[43] 广州市卫生局二十一年份行政经过概况 [J]. 广州市政公报, 1933 (总415): 69-70.
[44] 修正中医生试验规则 [J]. 新广州, 1931 (6): 226-227.
[45] 毛柏年. 殿试春秋 [J]. 克明医刊, 1933, 1 (6).
[46] 奉发参议会修正中医生试验规则遵将审议各节呈复察核由 [C]. 广州市档案馆, 全宗号4-01, 目录号2, 案卷号5-1: 71-73.

[47] 修正中医生试验规则 [C]. 广州市卫生局布告，1933.
[48] 卫生局考试国医师记 [J]. 医林一谔，1933，3 (11)：33.
[49] 修正广州市卫生局中医考试章程 [J]. 广州市政公报，1934 (总484)：15.
[50] 卫生局举行中医考试情形 [J]. 广州市政公报，1935 (总491)：149－150.
[51] 指令卫生局呈缴考取中医分发各善团实习分配表准如所拟办理由 [J]. 广州市政公报，1935 (总496)：70－74.
[52] 广州市中医生考试章程 [J]. 广州市政公报，1941 (总9)：411.
[53] 令卫生局据呈第七届中医考试取录及格医生姓名册准备案 [J]. 广州市政公报，1941 (总12)：184－186.
[54] 筠清. 祝词 [J]. 克明医刊，1933，1 (6)：2.
[55] 许可因. 卫生局无异是职业的介绍所 [J]. 克明医刊，1933，1 (6)：30.
[56] 南海县中医考试章程 [J]. 南海县政季报，1931 (总6/7期)：78－79.
[57] 南海县中医考试委员会规则 [J]. 南海县政季报，1931 (总6/7期)：77－78.
[58] 汕头市检定医生势在必行 [J]. 三三医报，1926，4 (10)：4－5.
[59] 布告征求考试中医方法条陈由 [J]. 汕头市政公报，1928 (总29)：40.
[60] 汕头市市政厅中医士考试规则 [J]. 汕头市政公报，1928 (总30)：46－47.
[61] 呈民政厅呈报举行第三届中医士考试经过情形由 [J]. 汕头市政公报，1931 (73/74/75)：卫生1－2.
[62] 呈民政厅呈报举行第五届中医士考试经过情形及姓名分数表 [J]. 汕头市政公报，1933 (93)：卫生1－2.

[63] 广东省各县市中医考试暂行章程 [J]. 广东省政府公报，1941（总737）：6-7.

[64] 电知废止本省各县市中医考试暂行章程 [J]. 广东省政府公报，1941（总753）：13-14.

[65] 张在同，咸日金. 民国医药卫生法规选编（1912—1948）[M]. 济南：山东大学出版社，1990：283-287.

[66] 陈坤一. 中华民国中医师考试制度 [M]. 台北：正中书局，1985.

[67] 梁峻. 中国中医考试史论 [M]. 北京：中医古籍出版社，2004：43.

[68] 三十五年专门职业及技术人员考试特种考试中医师考试应考须知 [J]. 国医砥柱，1946，5（1）：6.

[69] 医药消息 [J]. 新中医，1947（1）：15-16.

[70] 黄维三. 1948年特考中医师考试之追忆 [J]. 中华医史杂志，1998，28（4）：231-233.

[71] 广州市卫生局规程汇刊 [M]. 广州：广州市卫生局，1933.

[72] 邓真德. 广州市卫生行政之检讨 [M]. 广州：广州市政府卫生局，1935：21.

[73] 公布管理药商条例二十六条 [J]. 汕头市政公报，1928（29）：42-45.

[74] 广东省卫生处管理中药司药生规则 [C]. 广州市档案馆，全宗号18，目录号1，案卷号5：28-30.

[75] 卫生部咨第148号 [J]. 卫生公报，1930，2（3）：126-127.

[76] 卫生局定期举行按摩按脊术营业人实验 [J]. 广州市政公报，1932（总403）：57.

[77] 汕头市市政府管理特种中医士暂行条例 [J]. 汕头市政公报，1933（总95）：法规6-7.

[78] 广东九善堂集议筹办中医中药学堂汇录 [J]. 光华医事卫生杂志，1913（8）：55-57.

[79] 梁慎余. 保存旧医纪事 [J]. 光华医事卫生杂志, 1913 (8).
[80] 刘筱云先生致本会书 [J]. 医学杂志, 1922 (8).
[81] 附录国务院批答神州医药总会批词 [J]. 医学杂志, 1922 (8): 88.
[82] 广东中医药专门学校与中药公会之通电 [J]. 广东医药月报, 1929 (3): 25.
[83] 广东中医学会之通电二 [J]. 广东医药月报, 1929 (3): 26.
[84] 中医药团体会请撤销废止中医案 [N]. 广州民国日报, 1929-04-01 (5).
[85] 广东中医药联合会之通电 [J]. 广东医药月报, 1929 (3): 28.
[86] 香港 [J]. 广东医药月报, 1929 (3): 30-31.
[87] 教育部令中医学校改称传习所布告 [J]. 杏林医学月报, 1929 (5): 34.
[88] 广东中医药团体学校联呈教育部电 [J]. 杏林医学月报, 1929 (5): 30-31.
[89] 广东中医药专门学校宣言 [J]. 杏林医学月报, 1929 (5): 37-41.
[90] 广东中医药专门学校学生会重要宣言 [J]. 杏林医学月报, 1929 (5): 43.
[91] 广东中医药专门学校学生会致国府蒋主席电 [J]. 杏林医学月报, 1929 (5): 35.
[92] 全国医药团体总联合会会务汇编 [M]. 上海: 全国医药团体总联合会, 1931: 45-56.
[93] 广东国医国药团体公呈国民政府文 [J]. 医药学报, 1930 (5): 16-17.
[94] 提案 [J]. 国医公报, 1935, 2 (6): 16-18.
[95] 各善堂院开会讨论情形 [J]. 医药学报, 1930 (3): 13-14.
[96] 医药团体请严办社会局长之呈文 [J]. 医药学报, 1930 (3): 15-17.

[97] 附录香港中药联商会所联席会议详情［J］. 医药学报. 1930 (3)：26－28.
[98] 总商会提议保障中医案［J］. 医药学报. 1930 (4)：14－15.
[99] 伍伯良赴善堂解释［J］. 上海医报，1930 (68)：292.
[100] 社会局长伍伯良之态度［J］. 医药学报. 1930 (4)：20－21.
[101] 中医团体呈诉市卫生局特颁苛例偏压中之辩诉呈文（续）［J］. 广东光汉医药月刊，1932（总19/20）：61－63.
[102] 广州市参议会公函［C］. 广州市档案馆藏，全宗号4－01，目录号2，案卷号5－1：38－39.
[103] 修正中医生取缔章程案［C］. 广州市档案馆藏，全宗号4－01，目录号2，案卷号5－1.
[104] 广东省会公安局统计股. 市民要览［M］. 广州：广东省会公安局，1934：地方行政之191.
[105] 广州卫生局取缔医药广告之反响［J］. 光华医药杂志，1936，4 (7)：50.
[106] 台山中医公会代电全国中医界呼吁［J］. 中医科学，1936 (2)：55－57.
[107] 为禁止中医与病人施行注射及使用西药一案仰切实取缔由［C］. 广州市档案馆藏，全宗号18，目录号3.
[108] 广州中医药公会. 广州中医药公会周年特刊［G］. 广州：广州中医药公会，1948.
[109] 卫生系统用中医议案［C］. 广州市档案馆藏，全宗号4－01，目录号2，案卷号7－1.
[110] 省参大会通过培植中医要案［J］. 广东医药旬刊，1941，1 (6)：37－38.
[111] 卢朋著. 本省代表报告出席中央国医馆筹备处经过情形［J］. 医林一谔，1931，1 (5)：79－80.
[112] 本省国医界为筹设广东省国医馆致中央国医馆筹备处快邮代电［J］. 医林一谔，1931 (5)：30－31.

[113] 令广东国医分馆筹备委员会推定陈任枚等为董事准备案文 [J]. 国医公报，1932，1 (1)：33－34.
[114] 全省医药界开代表大会详情 [J]. 广东光汉医药月刊，1932 (总21/22)：51.
[115] 令广东省国医分馆董事会据呈报改选霍芝庭为广东省国医分馆馆长恳请委任等情应予照派仰将改进馆务计划及交替就职日期具报备查文 [J]. 国医公报，1935，2 (7)：16－17.
[116] 焦易堂陈立夫王用宾莅粤广东国医药团体开欢迎大会 [J]. 中医科学，1936 (6)：1－4.
[117] 广东民政厅王应榆发表国医谈话 [J]. 光华医药杂志，1936，4 (3)：56－58.
[118] 筹办县市国医支馆之先声，番禺县支馆成立有期 [J]. 广东光汉医药月刊，1932 (总14/15)：73－74.
[119] 本馆开幕情形 [J]. 新会国医月刊，1932 (1).
[120] 本馆办事规程 [J]. 新会国医月刊，1932 (1)：42－43.
[121] 呈报核准登记条例备案由 [J]. 新会国医月刊，1932 (1)：19.
[122] 函县政府国医生领照须经本馆审查合格方可发给由 [J]. 新会国医月刊，1932 (1)：24.
[123] 中国人民政治协商会议陕西省咸阳市委员会、武功县委员会文史资料委员会. 辛亥革命前后的焦易堂先生 [M]. 咸阳：政协咸阳市委员会，1992：174－175.
[124] 解释中央国医馆支馆分馆性质 [J]. 广东省政府公报，1935 (总298)：38－39.
[125] 李铣如. 赘语 [J]. 新会国医月刊，1932 (1)：52.
[126] 林昨非. 改进中医刍言 [M]. 新会：捷元斋书局，1933：2.
[127] 令广东国医分馆董事会据呈成立救护总队恳予全权办理以一事功应由分馆具案详陈再行核夺文 [J]. 国医公报，1933，1 (11)：10－11.
[128] 令广东省各县国医支馆联合办事处据呈请发整理医药工作计划

及改进一切方法查本馆学术整理委员会经有规定该联合办事处既有是项建议著先拟具草案呈候核夺文［J］. 国医公报，1935，2（3）：6－7.
［129］令饬各县拨国医支馆经费［J］. 广东省政府公报，1932（总203）：54－55.
［130］令南海等县拨付国医支馆经费［J］. 广东省政府公报，1935（总303）：86－87.
［131］广东省民政厅批第七四零号为潮安县国医支馆电控潮安县陆县长施行管理中医暂行条例违背统一法令请核饬撤销文［J］. 潮安国医公报，1936（1）：7.
［132］令广东省国医分馆据陈复委派东莞支馆正副馆长及办登记各情已悉文［J］. 国医公报，1933，1（4）：10－11.
［133］汕头市国医支馆长人选之纠纷［J］. 光华医药杂志，1936，4（3）：50.
［134］潮阳国医支馆长不洽群情［J］. 光华医药杂志，1936，4（7）：51.
［135］筹备台山全县统一缘起［C］. 台山：台山县中医公会，1934.
［136］馆务会议录［J］. 潮安国医公报，1946（2）：23.

第三章

近代岭南中医人物与学术成就

如第一、二章所述，近代西洋医学自广东传入后在我国迅速发展，西方卫生行政检疫医事制度和管理模式也开始在广东实施，形成中西医学并存局面。岭南中医学术界部分有识之士革新图强，致力于中西学术的融合与汇通，其后又通过创办中医教育、建设附属医院、组织学术团体、出版医药期刊等方式谋求发展，成为近代医学史的重要标志。而更重要的是，在西学东渐特定的历史条件下，中医药学仍然以其临床实践的有效性继续发展，在对我国人民医疗卫生保健中起着重要作用，这是近代中医史主流，也是近代岭南医学主流。近代岭南中医学术成就令人瞩目，众多的岭南中医临床名家医著，发展丰富了中医理论学说，创造性回答了当时在防病治病养生保健过程中遇到的临床难题，使传统中医药学得以继承与发扬。以下按照学科分类，阐述岭南近代中医名家医著或形成的学术流派。

第一节　生草药类

《岭南医学史（上）》记述清初番禺何克谏著《生草药性备要》，是书总结明代以前岭南医家运用草药防治疾病经验，奠定清代以后岭南草药学发展的基础，对岭南草药学术发展起到承前启后作用。及至清代中叶道光年间，广东新会出现了著名本草学医家赵寅谷，著《本草求原》；民国时期，南海萧步丹编纂《岭南采药录》，东莞胡真撰写《生草药指南》。上述岭南草药著述，学术上有着一脉相承的联系。

一、赵寅谷与《本草求原》

（一）《本草求原》内容结构与版本

赵寅谷，名其光，冈州（今广东省新会县）人，清道光二十八年（1848 年）在新会外海乡著《本草求原》27 卷。有关赵寅谷生平不详，从书中序言中得知：赵寅谷精研本草有年，读《神农本草经》、《名医别录》，参阅《本草经疏》、《本草纲目》、《本草备要》，比较刘（若金）、徐（灵胎）、叶（天士）、陈（修园）四家著述，认为彼四子者，真神农之功臣也。乃采杂众说，从长弃短，而申以己见，其间有各家主治难明之处，亦引《内经》及长沙方法与名医方论，贯通而曲畅之。稿凡几易，七越冬夏，而书始成，计药九百余种，较《本草纲目》似约，而切于时用，大有加焉[1]1。

赵寅谷花了 7 年时间，稿凡几易，成书《本草求原》，计中药900余种。赵氏在序言里说："号曰'本草求原'，非夸也，道其实也。所以明刘、徐、叶、陈四家之注，一皆疏解《本经》主治之原。予则求原于四家，为之增其类，补其义，以无失古圣前贤先后同揆之原，非敢专执一人之说以鸣高也，故又名之曰'增补四家本草原义'。古有云：群言淆乱，当折中于圣。此则子之志也，四家先得我心也。"[1]2

《本草求原》刊行，得到新会县外海乡陈先生资助："岁在戊申孟秋旸谷（旸谷，日出之时），陈兄见此书于外海纫兰之馆（注：纫兰，喻人品高洁，《离骚》：'纫秋兰以为佩。'），喜其详明且备，谓使人人得而阅之，亦足为日用养生之一助，因慨然助赀而付于梨梓（梨木板刻，付梓排印）。但古今土产各殊，如牛黄、首乌等，已非前时所产，气味不同，功效亦别，欲详考其实，而耳目所及无多，尤俟高明正之。倘有时下新出之品，果见殊能，堪采治者，亦望识者增予之所不逮焉。道光二十八年岁次戊申季秋冈州寅谷氏赵其光自题于养和堂。"[1]4可见是书之写成与出版都不容易。

《本草求原》由赵寅谷与他的儿子赵延椿、侄儿赵延芬共同校订，全书27卷，附奇病证治1卷。卷一至卷六为草部，载药349种；卷七至卷十一为木部，载药101种；卷十二至卷十三为果部，载药65种；卷十四为谷部，载药35种；卷十五为菜部，载药64种；卷十六为鳞部，载药27种；卷十七为介部，载药61种；卷十八为虫部，载药44种；卷十九为禽部，载药32种；卷二十为兽部，载药39种；卷二十一为水部，列各式水如雨水、井水等41种；卷二十二为火部，列诸种火如艾火、灯火等9种；卷二十三为土部，载药14种，卷二十四至二十六为金石部载药71种；卷二十七为人部，载药20种。合计全书载中草药共972种。附奇病症治一卷载各种奇难病证 138 种。现存有两个版本：①清道光远安堂刊本，5 册；②清道光二十八年（1848 年）刊本，8 册。

（二）《本草求原》学术特点

1. 重视传统中药本草学术理论源流

赵寅谷《本草求原》凡例曰："《神农本草》三百六十五种，上品百二十有五，为庶人久服补养之常用；中品百有二十，为通调气血却痛之暂用，不可久服；下品百有二十，为驱寒、逐热、攻坚之急用，中病即止。今不分品第，以类聚之，非变经也，欲人便于查阅，经义明而性品自见也。"[1]6

传统中药本草学理论，讲究药入某经、治某病，皆从形、色、气、味而出。赵寅谷根据《神农本草经》一书，对药物从五形、五色、五臭、五气、五味以及生长收藏之时令，推测而得其所以治五脏六腑、十二经脉之故作出解释："盖天有五气，地生五味，以应人之脏腑。如春气温，应于肝胆；夏气热，应于心与小肠、命门；秋气平，应于肺、胃、大肠；冬气寒，应于肾与膀胱。四季之气冲和，应于脾胃，以此气治也。酸属木，入肝胆；苦属火，入心命、小肠；辛属金，入肺、胃、大肠；咸属水，入肾、膀胱；甘属土，入脾胃，此以味治也。红入心，青入肝胆，黄入脾胃，黑入肾、膀胱，白入肺，此以色治也。凡禽兽之心入心，肺入肺，及沙苑像肾入肾，牛膝像筋入筋，橘柚之皮像毛孔、走皮毛之类，此以形治也。又虎啸风，蝉鸣风，皆去风，此以类相从也。他若犬咬以虎骨，鼠咬以猫粪，鸡内金能化谷而治谷哽之类，是以相制而治也。蝉蜕、蛇蜕善退脱而去翳；谷麦本属土，发芽则曲直作酸；土得木疏，故消食，此以意治也。"[1]6

古人临床制药遣方有一定准则，临证学术源流探讨很重要。赵寅谷曰："不晓脉症，不知病原；知病原，而不知药性，亦不知病之何以治；即知某药治某病，而不知其所以治，则用古人方，仅守古人之法仍不知古人制方之意。”“汉长沙《伤寒》、《金匮》诸方，悉从《本经》精义而出，故一加减，而治症各异，效如桴鼓。自南朝梁时陶弘景作《别录》，增《本经》而倍之，言其气、言味与《本经》多有异同。后之集本草者，遂不讲《本经》，徒增药品，止录其当然，而不推求其所以然。”[1]1

所以赵寅谷并不认为本草著作徒增药品载药越多越好，而是以临证为依据录其当然实效者为好。

中药入胃后，在人体也有一个气化的过程。赵寅谷《本草求原》作这样描述：“盖人有咽、有喉，咽以纳饮食，则直入胃，乃传于广肠，及于大、小二肠，不入五脏；喉则上通天气，下通五脏，以行呼吸。其五脏之气，正如治家鼓铸，凡饮食药饵入腹，借真气所蒸，则细研之石类，皆飞走其精英而达于肌骨，一如天地之气，贯穿金石土中毫无留碍；其余草木鸟兽，则气味亦洞达于五脏，及其气尽，则渣滓入于大肠，湿润渗于膀胱，则败物不能化，唯当退泄耳。凡所谓某物入肝，某物入肾之类，皆气味到彼耳，非其质能到彼也。”[1]5他认为药物的功效，是通过“气味到彼耳”，即药效是通过气化到达所在病位脏腑。

2. 中药部分求原于刘（若金）、徐（灵胎）、叶（天士）、陈（修园）四家

赵寅谷《本草求原》推崇刘、徐、叶、陈四家之注，认为四家之注能够疏解《神农本草经》主个治之原，故又名之曰“增补四家本草原义”。例如卷一山草部，对黄芪功效主治的描述：“质轻皮厚，气微温，中黄外白，味甘，补脾胃气外通血脉而长肌肉，为外科要药。主痈疽，久败疮，排脓

止痛，大风癞疾，五痔，鼠瘘，补虚，小儿百病，益元气，治伤寒尺脉不至，咯血虚喘，肾虚耳聋，气虚尿秘尿血，肠风下血，吐血，血崩泻阴火，解肌热，泻痢白浊，白带胎动，卫阳虚，脾阴虚盗汗，老人肠秘，足甲边赤肿，痘疹，阴疮不起。”[1]14其与徐灵胎《神农本草经百种录》黄芪的论述非常相似，尤其是“主痈疽，久败疮，排脓止痛，大风癞疾，五痔，鼠瘘，补虚，小儿百病”等语基本一致，都认为：黄芪为外科生肌长肉之圣药也。

又例如肉苁蓉，赵寅谷《本草求原》曰：“得天地之温气，地阴之甘味，已从阳归阴，制后酸咸色黑，又合木水之化，专温润脾肾以益精血，补阴以益阳，温而不燥，主补中、五劳、七伤，除茎中寒热痛，养五脏，强阴，种子，妇人癥瘕，久服轻身，治遗精白浊，崩带，绝阳绝阴，劳伤，精败面黑，肾气衰，水泛成痰，虚人汗多便秘，寒痢热痢，消中易饥，除膀胱邪气，冷气腰痛，长肌肉，强筋壮腰膝，益髓，骤用防心滑大便。”[1]34而刘若金对肉苁蓉的记载是：“苁蓉乃陇西马精入土而生，形扁，色黄，得金土之气，专使金归水火之气于中土，以行其化于上下。故益髓，治健忘，是本金气以益肾肝之精血，与泛泛入肾益精者不同。”[2]111由此可见，赵寅谷《本草求原》肉苁蓉条目，对刘若金《本草述》作补充与阐发。

3. 草药部分传承何克谏《生草药性备要》学术经验

赵寅谷《本草求原》传承何克谏《生草药性备要》学术经验，记述许多岭南地区常用的中草药，例如：

“五爪龙。即九龙根，叶有五指，甘辛气平，而甚香（山槟榔亦五爪，而爪不香，宜辨），消毒疮，消疳痔，去皮肤肿痛，根治热嗽，痰火内伤，又祛风，壮筋骨，理跌打。”

“七叶一枝花。一名蚤休，一名草紫河车，一名金线重楼，一名三层草。一者水之生数，七者，火之成数，一水二火和而未散。此草三层，每层七叶，一茎直上，一花七瓣。根似肥姜，色赤肉白，并水火之精，以行金气；叶芳气微寒，交通心肾，以滋阳明胃，汁有毒，治惊痫，摇头弄舌，胎风手足搐热在腹中，疟痢疾，醋磨敷瘰疬肿蛇毒。”

“田基黄。生田边湿地，花黄苦甘平，入脾，消肿胀蛊毒，去疳肿，敷肿毒大疮。”

上述岭南地区常用的中草药功效主治记述，与何克谏《生草药性备要》记载大体相同；而赵寅谷《本草求原》有不少药物比《生草药性备要》记述更加详细，例如：

“山慈姑。即金灯花根，又名鹿蹄草。甘微辛，小毒。散坚解毒，治痈疽、疔肿、疔疮瘘、瘰疬、结核、面皯瘢痕、牙龈肿痛、风痰痫疾，紫金锭用之，亦是解毒耳。眼胞上下不可用，以其剥人面皮，眨动不辍也。又治苦伤，理蛇伤。叶，治疮肿、乳痈、便毒及中溪毒生疮。花，治小便血淋涩痛。”[2]128

而何克谏《生草药性备要》记述简单：“味淡，甜，性平，治苦伤，煲瘦肉，消疮毒。”

又如土茯苓，赵寅谷《本草求原》记述非常详细，并附有方治：

“土茯苓。一名草薢，俗名冷饭团。甘，淡而平。入脾、胃、大肠。禀土毒以化淫毒，清火邪以益真阴；古种子方有以之为君者，不徒健脾去风湿已也。毒清则营卫从，阴充则筋骨利。利小便，止泄，利关节，健行不睡。健运行湿之功。治拘挛、骨痛皮痒、恶疮痈肿、止湿蕴毒，发于肌腠，则为痈腠。杨梅疮毒，解汞粉、解朱毒。杨梅疮皆邪火湿毒所化，有气化传染者，由肺而入，患先见于上部，皮肤痒，筋不痛；有精化欲染者，由肾而入，患先见于下部，筋骨多痛，小便淋漓。盖三焦之火藏于肾，肝之相火与之通；淫火炽而精化为毒，则肾主之骨、肝属之筋皆受其害。然未有不入于脾胃而后发于肌肉者。盖土主肌肉，居中以应四旁，毒遇土则化，逢甘则解，故用此为主，是执中央以应四旁法。精化之毒，亦有上下齐发于头角咽喉者，胆与膀胱经于头角，少阴之气并任冲于咽喉也。庸医妄用轻粉劫剂，其性燥烈，入胃劫去痰涎，从口齿出，疮即干愈；然毒气窜入经络、筋骨，精血枯涸，筋失所养，变为拘挛、痈痿、溃烂、结毒，致成废残。土茯苓能解轻粉毒。方用一两为君，苡仁、银花、防风、木通、木瓜、藓皮各五分，皂角子四分，气虚加参，血虚加归。一方土茯四两，生地、牛膝、杜、杞、归各二两，加皮三两，酒浸三日煮，埋土中一日夜，分数次再煮饮之。白者良，赤者损血。忌茶、酒、牛、羊、鸡、鹅、鱼、曲、盐、酱。渴，饮土茯汤。以忌铁。服后饮茶则脱发。”[2]217

而何克谏《生草药性备要》记述相对简单：“土茯苓，味甜，性寒，消毒疮、疔疮，疮科要药，生舂汁涂敷之，煲酒亦可，一名冷饭头。”[2]49

4. 《本草求原》附奇病症治，强调临证实用

是书末附奇病症治 1 卷，载各种奇难病证 138 种。如“口生肉球”、“离魂症”、“毛窍出血”、“反经上行症”、“木舌肿胀症”等。记载病症临床有其合理性，今天仍然值得探讨。例如厚皮症：“厚皮症，一人大指忽麻木，皮厚如裹锅巴。一道人教以苦参用酒煎吃，外敷苦参末而愈。后见一女子遍身患皮厚同上，即服苦参酒，外敷苦参数斤而愈。”[2]492又如四肢如石症：“四肢如石症，寒热不止，四肢如石，击

之如钟磬声，日渐消瘦。用茱萸、木香各等份，水煎三服即愈。”[2]492 把厚皮症与四肢如石症两者合参，肌肤麻木，四肢如石，日渐消瘦，近似今日之硬皮病。

临床常见眩晕，谓之脑风症，患头风症。耳内常鸣，头上有啾啾乌雀声，此头脑夹风也。用当归汤即愈。脑风症之病情加重，可见头疽头肿症。患脑疽，面目肿闭，头焮如斗，此膀胱湿热所致。以黄连消毒饮二剂，次服槐花酒二碗顿退；以指按下，脓即复起，此脓已成也。于颈、额、眉、颊各刺一孔，脓汁并涌出，口目始开；更以托里散加银花、连翘三十剂即愈。又记述肺痿症病案，一妇人年二十余，胸生一窍，口中咳脓，与窍相应而出，此肺痿症也。用人参、黄芪、当归加退热排脓之剂而愈。

赵寅谷《本草求原》是清代岭南重要本草学专著，近人朱晓光将其点注，1999 年由中国医药科技出版社出版，书名《岭南本草古籍三种》，另两种分别为晋代嵇含《南方草木状》、清初何克谏《生草药性备要》。及至民国年间，岭南地区又有两部生草药学著作问世。

二、萧步丹与《岭南采药录》

（一）作者生平简介及版本

萧步丹，南海人，出身医学世家。祖父萧绍端，清代南海名医，著《妇科微旨》一书，光绪时《南海县志·艺文志》有载。父亲萧巽平，数十年采摘生草药为人治病，积累经验所得，传授与萧步丹。步丹居乡时，遇村民有疾苦，辄蹀躞山野间，采撷盈筐，归而煎成汤液，或捣成薄贴，一经服用，即庆霍然。他说：“是生草药性亦医者所不可轻视也。”[3]1

萧步丹读前清何克谏《生草药备要》一书，发现是书坊间多有刻本，于岭南生草药，采集颇多，足见苦心造诣，唯叙述性质功用，阙略不少，版亦陋劣，舛误綦多。萧氏三世医学，祖传相授，耳熟能详。又追慕古风，唐末五代药学家肖炳，号兰陵处士，按四声（平上去入）相从，著作取本草药名第一字，编成《四声本草》5卷，已佚，部分佚文见宋代唐慎微《证类本草》，萧步丹效而仿之。故《岭南采药录》体例亦效仿五代肖炳《四声本草》之法，以“平、上、去、入”四声相从，对草药的分类方法与一般草药书有所不同。

1932年7月，萧步丹搜集两粤出产之岭南草药480味，编纂《岭南采药录》，一册，肖泽深校对，肖灵阑室本。例言曰：“本编所录药品，只限于草木类，及为两广所出产者，故定名为“岭南采药录”。取药名上一字之平上去入分类，其有上一字相同者，如金银花、金刚藤等，先行备录，俾便于检查。生草药多有别名，其别名亦分平上去入声分配各部，查得后，即知为某药之别名。奇效之方，多有用生草药者，如需用某药，其方即附录于某药之下。”[3]2

1936年，萧步丹再版《岭南采药录》，香港东雅印务公司铅印，1册。增补草药200余味，内容比初刊本更加充实。是书流传较广，除上述1932年、1936年两个版本外，还有民间的一些油印本。

（二）《岭南采药录》内容

《岭南采药录》仿五代肖炳《四声本草》之法，以“平、上、去、入”四声相从编写。平声次目，共计有山薄荷等259种；上声次目，共计有土茯苓等105种；去声次目，共计有大头陈等116种；入声次目，共计有白茅根等126种。合计606种，分述如下。

1. 平声部记载岭南草药举隅

山黄姜。别名真姜、臭屎尾。草本，茎高一尺余，叶似美人蕉而小，每株着四五叶，互生，背有柔软之纤毛，抚之如天鹅绒，夏日，自旧茎之叶心抽一花，茎长三寸许，花不整齐，白色红斑，花柄甚短，总状花序，与穗状花序相似，花后结实如豆粒大，熟则赤色，内多子，味辛，性平，祛风，散血，消肿，为末，搽小儿头上疮疖，理跌打。

山薄荷。别名千金不换草、千槌草、十一层。茎高二三尺，叶卵形，缘边有钝锯齿，茎叶俱有毛茸。秋日，枝梢叶腋出花梗，分叉开淡紫色花，味辛，性温，祛风湿，壮筋骨，浸酒用之。

山慈姑。广西南宁出产，高尺许，冬月，叶由地下茎生出，细长如韭，由叶间出抽花轴，顶端开花，花盖六片，色白略紫，上有黑点，春日结子，根似慈姑。有毛壳，味淡甘，性平，一说，味微辛，有小毒，功专清热散结，消痈疮毒，治瘰疬结核，解虫毒，理蛇虫狂犬伤，凡蛇咬伤，将山慈姑剖开，向伤口摩擦，以去其毒。然后用药敷治，较易告痊。治苦伤，和猪肉煮食。其叶，捣涂乳痈及便毒，其花，治小便血淋涩痛，此为泻热解毒之品，入药宜去毛壳。

金线钓芙蓉。别名老虎耳。梗青红色，叶背面皆有毛，治耳痈，耳内暴热红肿，流脓疼痛，捣自然汁滴入耳内，或加冰片少许，即消散而愈。

金狗脊。即蕨根，其茎细，叶两两对生，比贯众小，叶有齿，背面皆光泽，根有金黄毛如狗形，出粤西，止诸疮血出。治顽痹，杀虫。

黄茅根。味甘，性平，治热咳，止水泻，疗心气痛，理小肠气，止血，治内伤，散斑疹，止崩漏，凡中河豚毒，昏迷痰涌，和生蟛蜞捣烂取汁，尽量饮之。待吐出其痰，即愈，乃神方也。

仙人冻。别名凉粉草。出惠州，茎叶秀丽，香犹藿檀，夏日取汁，坚凝如冰，泽颜疗饥，夏时以汁和米粉凝成糕食之，凉沁心脾。

青天葵。产于连州七拱，叶如小葵，根有小肉粒如珠，味甘，性和，治瘰疬，和猪肉煮汤，或炒食，理痰火咳血，消火疮，浸酒治内伤。

田基黄。其花黄色，叶细，生于田基湿润处，味甘苦，性平，治酒病，消肿胀。解虫毒，傅大恶疮，消疳肿。

飞扬草。别名小飞扬草，叶如瓜子，折之有白汁，味酸，性烈，治小儿烂头疡，疮满耳面，脓水淋漓，以之捣敷，煎水洗，能消肿毒。

威灵仙。蔓生藤如牛膝，色生翠，折之绝而不韧，折时有微尘，如胡黄连状，断处有白晕，谓之鸲鹆眼，无此则藁本细辛耳。味苦辛，性温，去诸风毒，除痰，通五脏，利膀胱，消水肿，治腰膝冷痛，治折伤，诸般骨鲠，酒煎或醋煎饮之，即愈。谚云：独脚威灵仙，骨见软如绵。救妇人胎前产后，宜炒服之。

平声部记载之岭南草药，如出惠州之凉粉草，反映岭南地区饮食文化，夏时以汁和米粉凝成糕食之，凉沁心脾，凉粉草是岭南地区防治暑热的保健草药。又如连州青天葵，清热解毒，理痰火咳血，消火疮，也是西江流域常用的清热祛湿草药。飞扬草是皮肤科常用草药，内服外洗均可，杀滋止痒治疗湿疹，小儿烂头疡，疮满耳面，脓水淋漓，以之捣敷，煎水洗最效。威灵仙，谚云：“独脚威灵仙，骨见软如绵。”新中国成立初广州地区某解放军医院应用“威灵仙治骨鲠验方”，治愈12例喉、食管骨鲠患者，印证前人所说“赤脚威灵仙，骨见软如棉”，成为科学研究项目。

2. 上声部记载岭南草药举隅

土常山。别名倒扣草，味苦，性温，消肿毒，止骨痛，治发冷及小肠气痛。

紫背天葵。花叶俱如秋海棠，叶背通紫，生毛，叶端有五爪，花黄色，性烈，不入服剂，消疮拔脓，洗疳疔，其根名千年老鼠屎，外黑内白，性凉，清热，治痈疽肿毒，疔疮痨痱，跌仆疯大伤，七种疝气，痔疮，劳伤，痨痱敷药，治瘰痨，能消诸疮。

狗肝菜。梗青色，叶像杏仁，性寒凉，散热，有本地羚羊之称，凡觉热气盛，肝火重，服之甚有功效。

倒粘子。产于儋州，花如芍药而小，鲜红可爱，结子如马乳，烂紫可食，味甘美，中有细核，味苦涩，儿童食或大便难通，叶色白如石韦状，夏秋下痢，食其叶可愈。治小便白浊，治泄泻，取嫩叶酒蒸，焙燥为末。酒糊丸吞之。

马齿苋。一年生，草本，茎带赤色，平卧于地上，分枝甚多，叶小倒卵形，厚而柔软，夏日枝梢开小花，花五瓣，黄色，结小尖实，中有细子如葶苈子，今市上所售。以之作蔬菜食者，叶甚薄，亦言马齿苋，此叶厚而柔软者，反呼为瓜子菜，入药以此为佳，味酸性寒无毒，一说味甘性平，清热解毒，散血消肿，治红痢，疳疗食之，可解去白虫，捣汁服，下诸恶物，小儿丹毒，捣汁饮，并以渣敷之。

锦地罗。产雷州廉州等处，有红白二种，贴地而生，根似萆薢，或如瓜蒌，味微苦，性平，无毒。一说淡涩寒，红治红痢，白治白痢，以之和猪肉煎汤一饮之。或作茶饮，治小儿疳积，治山岚瘴毒，解诸毒，俱生研酒服。

上声部记载岭南草药如狗肝菜，新中国成立之初是防治乙型脑炎等发热性传染病有效的岭南草药。马齿苋，民间用于防治肠风下痢，湿热腹痛。

3. 去声部记载岭南草药举隅

大口香。又名牛大力、扮山虎。从化多出产，味甘性涩，壮筋骨，解热，理内伤，治跌打，以之浸酒滋肾。

破布叶。产于高要、阳江、阳春、恩平等处，叶掌状而色绿，味酸甘，性平，无毒。解一切蛊毒，消黄气，清热毒，作茶饮，去食积，一说醒迷解梦。岭南舟人，多用香烟迷闷过客，以此煎服，其毒立解，故有“身无破布叶，莫上梦香船”之谚。

化州橘红。产于化州境，皮薄纹细，多筋根，色红润，入口芳香，煎之作香甜气，以汁入痰中，痰变为水者真。相传仙人罗辨，种橘于石龙之腹，在苏泽堂者最佳，清风楼次之，红树又次之。宜厘为五片或七片，今多以沙田柚皮伪充，味苦辛，性温平，无毒，消痰止嗽，宽中醒酒，消油腻谷物食积，治伤寒胸中瘕热、水谷失宜、神明不通、气逆、羊癫风，解蟹毒，此物治伤食较甚，消痰尤妙，然其性峻削，能伐生气，气虚者不可用，忌冷服，理气化痰，功力十倍。

荔枝核。味甘，性温涩，治心痛小肠气痛，以一枚煨存性。研末酒调服。治颓疝气痛，妇人血气刺痛，其壳能理血透发分标，凡一切痧瘖，不能透发，痘出模糊一片者，非此煎水饮之，不能解表成浆。

半边莲。小草本，密生于浅水池沟中，茎就地延长，自各节出线根，深入地中，片根着地，即易繁殖，故欲除去之颇不易，叶披针形，或长椭圆形，而有细锯齿，互生，无叶柄，由春徂秋，自茎梢叶腋出长梗，每梗开一淡红或淡紫色花，花形甚小，不整齐花冠五裂片，并偏于一方，只有半边如莲花状，故名，大概叶梗均似丁癸草。味甘辛，性平，治蛇伤，敷恶疮火疮，消肿散毒。谚云：“有人识得半边莲，夜半可伴毒蛇眠。”一说治寒齁气喘，及疟疾寒热。

4. 入声部记载岭南草药举隅

独角柑（独脚金）。一茎独生，长二三寸，开花黄色，以石上所产者良。味淡，性平，除小儿黄气六腑虫积，小儿疳积良药，煎茶饮，或和猪肉蒸食，或和鱼蒸食，能开小儿胃。

木蝴蝶。出产于广西，乃树实也，片片轻如芦中衣膜，色白，似蝴蝶形，治肝气痛，用二三十张，焙燥研末，酒调服。及下部湿热，贴痈疽用之收口。

黑面神。味甘，性寒，散疮消毒，洗烂肉，治漆疮，其藤，人遇毒食之，则觉香甜，解牛病热毒，其根浸酒良。

黑老虎。连州英德清远出产，妇女经期前后肚痛，酒煎饮之，水煎亦可，并治妇人产后风，凡遇产后半身不遂，浸酒饮之，颇验。但须佐以当归、桂枝尖、川续断、杜仲、狗脊、牛膝、丝瓜络、宽筋藤、茯苓、黄芪、白芍、熟地等药。

石南藤。产龙门从化，蔓生，藤长约丈余，叶如榕叶而稍硬，市上有假蒌叶伪充者，唯假蒌之味辛辣，味涩，性平，止腰骨痛，浸酒用，祛风甚效。一说味辛性温，强腰膝，除痹，逐冷气，排风邪。其叶味辛苦，性平，有毒，散风，坚骨，利筋骨皮毛，逐诸风，疗风痹脚弱。以之浸酒，治头痛，为末吹鼻。

血见愁。生于田野庭园之小草，自根际分为多枝，敷地平卧，梗方，叶对生，为椭圆形，夏秋间各叶腋出小花，作黄褐色。折其茎叶，则有白汁流出，味淡，性寒。一说味辛，性平，凉血解毒，去瘀生新，理跌打，疗毒疮，治蛇伤，消肠风下血，以之和猪肉煎汤饮之。洗烂脚白泡恶毒，疗乳痈，通流血脉，治金刃仆损出血，血痢，下血，崩中。

民国年间与萧步丹《岭南采药录》齐名者，乃胡真《生草药指南》，下以简述。

三、胡真与《生草药指南》

（一）作者简介

胡真，字莞沦，广东省东莞人（亦作“东官”人），生于清同治十三年（1874年），卒年不详，约在新中国成立初期。胡真自幼习儒，读书才气过人，毕业于两广高级师范学校，后从事中医教学医疗行政管理，有一定的社交及组织能力。历任广东中医药专门学校学监、广东中医院筹建委员会委员，上海全国中医代表大会秘书、广州大学秘书、广东仁慈医院董事等职。

近代社会质疑中医中药，尤其是生草药不屑一顾动辄以不合科学诋毁之。胡真于各种言论归纳分析，认为中国医药，发明最早，上古有岐伯，中古有扁鹊，近古有华佗，悉皆就地取材，不涉暇方，而能活人济世。唐诗有云：“松下问童子，言师采药去，只在此山中，云深不知处。”由此观之，可见古人于未病之先，已往山采药，为防病未然之准备，若遇疾病，以之煎汤液，未尝向都市购药也。然近代以降，都市设有药肆，颇为方便，尤其是舶来品，一药破中人之产，贫寒之家，不幸抱病，多数无力购用，虽有良医，未有不束手待毙者，诚堪浩叹[4]1。

胡真有感于此，致力于中药尤其是地方草药研究。他说：“尝考我国人口，占有世界四分之一，故世界各国，人口之多，以我国为冠，推厥原因，实由我国有优良之药物所致。故地无分腴瘠，随处皆有药物产生，人无分文野，随处皆能辨认药物，采之不尽，用之不竭，济世寿民，良有以也。此等药物，世人谓之山草药，是以身居穷乡僻壤之人，凡偶染风寒暑湿燥热诸伤等症，多蹀躞山野间，自行选药，采撷盈筐，分别敷服，无不药到春回，霍然痊愈，其功效之大，往往一味或两味，应验如神，令人不可思议者。”[4]2

1942 年，胡真得到张治平律师解囊相助，刊行《生草药指南》一书。他在弁言（引言）里写道：“我国药物注重经验，外国药物注重医学，科学重形质，经验重实际，根据实际之经验，加以哲理之推究，遂有所谓气化，因气之轻清重浊，色之红黄青白黑，味之甘苦辛咸酸，以定其性之风寒温燥湿，苟能察辨清楚而善用之，靡不应如桴鼓。鄙人研究山草药有年，深知其确有特殊之效能，近承张治平律师之指导，并慨然解囊相助，不敢自秘，乃分门别类，表而出之，聊备世人之选用。至其形态性质，详载壶珍本草，兹不悉录，识者谅为焉为幸。”[4]弁言

（二）《生草药指南》内容特点

是书最大特点是按人体部位、临床病证对药物进行分类，把生草药分为头面部药、口舌部药、耳部药、鼻部药、眼部药、牙部药、咽喉部药、腹部药、胃部药、呕吐药、呃逆药、骨鲠药、蛊胀药、肾部药、筋骨部药、脚部药、跌打药、汤火药、止血药、止痛药、妇科药、各种气痛药、通经药、乳疮乳痈药、疳积药、惊痫药、麻痘药、斑疹药、疟疾药、疝气药、痢症药、霍乱抽筋药、风痰药、痰药、祛风湿药、退热药、疮疡药、疥癣药、杀虫药、除虫药、痈疽药、瘰疬药、疳疔药、痔漏药、脱肛药、瘫痪药、杨梅鱼口药、白浊药、

马嘴疔药、鹤膝药、淋证药、肺痨药、咳嗽药、吐血药、撞口药、苏痨药、夹药、虫狗鼠蛇咬伤药、中毒药、毒核药、麻醉药、活血补血药、防腐药、泻药、汗药等65类，对指导草药的具体运用有一定帮助。以下结合临床病证，举例分述《生草药指南》按人体部位应用岭南草药的内容特点。

头面部药。鸡骨草，别名黄头草，又名黄仔蕹，又称大黄草，取根七钱和猪骨二两煮四五小时，连服三四次，治黄食症特效。黄疸症见头面发黄，身目发黄。凤尾草，别名凤凰草，煎水饮，退黄气。头面部白癜风，十大功劳，别名枸骨，其枝叶烧灰和捣汁，或煎膏涂白癜风，甚效。

眼部药。自扣草，别名假芹菜，又名鹿蹄草，生于水边，叶小卵形，作粗锯齿状，花黄色，集合如球，略有毒。凡患眼疾，取此草煎服颇效，痘后眼疾亦效。治眼病初起膜，取铜钱一个，放在左右脉门上，捣药放入钱孔内，经三数小时，即能将毒拔去，眼膜自清，虽敷至起水泡，亦无妨碍。

牙部药。入地金牛，别名两边针，其根煎水含漱，治牙痛。

咽喉部药。马鞭草，味苦，性微寒，退上部火，治鹅喉。

胃部药。独脚柑，为草本，味淡，性平，煎茶饮，能开小儿胃。火炭母，味酸，性寒，凡患蛊胀，煎水熏洗或捣叶敷之。破布叶，别名布渣叶，味酸，甘，性平，作茶饮，去食积，消黄气，解一切蛊毒。

腹部药。田基黄，味甘苦，性平，治久病，消肿胀，解蛊毒。雷公藤，别名霹雳木，又名犁尖草，取叶捣汁调酒服，治蛊胀水肿。徐长卿，味淡，性温，凡小儿患腹胀，青筋交加，出现腹皮，或谓之生竹，与蛊胀不同，取此草煎服数次即愈。土茯苓，别名山地栗，又名冷饭团，又名土萆薢，祛风湿，利小便，健脾胃。

肾部药。七叶一枝花，别名金线重楼，性温，取肥根煎服，壮精益肾，补气行血，能消百毒，为药中之王。

筋骨部药。十大功劳，别名枸骨，为常绿亚乔木，高丈余，木理白滑，叶卵形，对生，有大锯齿如针状，秋季开小白花，香气清烈，皮薄，味苦，性凉，浸酒服，滋阳益肝肾，补腰脚，为强筋骨之专药，入红枣二三斤同熬膏，能治失血痿软，甚效。五爪龙，别名五龙根，又名火龙叶，气清香，以叶浸酒饮，壮筋骨。徐长卿，茎叶似竹，高仅数寸，有香气，味淡性温，为浸酒要药，能除风湿，壮筋骨。

跌打药。千斤拔，别名老鼠尾，又名牛大力，又号千里马，取根煎酒服，治跌打伤。田基黄，叶细，味酸，捣汁跌打及虾箝疮，收口生肌。人字草，产番禺石头乡，开花白色，如人字，呈穗状，味甘，性平，治跌打肿痛。半边莲，别名蛇利草，取药捣敷，治跌打损伤。

止血药。山慈姑，其花治小儿便血，淋漓等痛，为泻热解毒之品，用时去毛壳。七叶一枝花，别名金线重楼，其根消肿解毒，能洫血止血。

止痛药。木蝴蝶，产广西，片片转如芦中衣膜，色白，如蝴蝶形。凡肝气痛，取二三十片，焙燥研末，酒调服之。

妇科药。黑老虎，别名过山虎，又名风沙藤，蔓生，根有香气。产连州、清远等处，凡妇女经期产后腹痛，或产后风迷，或产后半生不遂，取此草用酒煎服，或浸酒饮颇效，但须佐以当归、桂枝尖、川续断、杜仲、狗脊、牛膝、丝瓜络、宽筋藤、茯苓、黄芪、白芍、熟地等药，能祛瘀生新，为产后圣药。

疳积药。独脚柑，草本，一茎独生，长二三寸，花黄色，产石上者良，味淡性平，除小儿黄气，去六脏蛊积，和鱼肉或猪肉，食甚效。孩儿茶，清肝火，与白芍同功，取全草煎服，消小儿食积。

麻痘药。荔枝壳，凡一切痘疹初出，模糊不能透发者，取壳煎水饮，即能解表成浆。

疟疾药。倒扣草，凡患疟疾，取头煎水服，并能截止寒热。辟瘟草。别名独脚金鸡，又名鸭脚金星，俗称骨牌草，小者名七星草，生于岩，治寒疟疾、疟痢等症。

痢症药。鸡蛋花，此为木本，产广东鼎湖山，叶长卵形，花瓣白色，花心黄，甚香。治湿热下痢，或里急后重，清水煎服。素馨花。别名那悉茗，产广东南海、番禺、东莞等处，秋初开白花，气芳香，性畏寒，以花作茶饮，止下痢腹痛。石耳。别名石芝，产广东南海西樵玉廪山，玉雀子峰，多生石上，采之于日未出时肥，见日则薄，味淡，性泻火，能止泻痢。

风痰药。箭头风，产广西南宁，花似箭头，凡患四肢骨节疼痛，煎水熏洗，如属风痰气喘，以之放新鲜肉内，煨熟取出，去草食肉，要淡食，不可用盐酱。

痰药。肥儿草，产广西平乐，治小儿一切痰疾，为幼科要药。

祛风湿药。知风草，产雷州、琼州，为祛风特效药，其花治一切风痹入骨，能拔之使出。

活血补血药。血风藤，产清远、从化等处，煎洗皮肤血热，并能消瘀凉血。

痈疽药。走马胎，产龙门县，形如柴根，干者内白，有香气，研之细腻如粉，敷痈疽，有生肌化毒收口之效。

苏痨药。一炷香，草本，土细辛。此药产于鼎湖山，专治苏痨，或咳出血，有起死回生之功。用一炷香一两，黄芩三钱，苏子三钱，桃仁二钱，红花五钱，茅根三钱，独活三钱，赤芍二钱，同煎，加大黄末三钱，冲服。七叶一枝花，别名金线重楼，草本，茎单独直立圆柱形，叶柱顶上轮生，伞盖状，绿色，夏季开单顶花，白色，多产广西南宁，广东南海西樵山仙掌紫姑诸峰亦产之，正月生，六月开花，紫黄色，味甘，性温，治苏痨咳嗽，为内伤圣药。

中毒药。粟壳，即粟果外面有刺之壳，凡饮人参汤过度，气逆上攻，将此壳煎水服，即解，其功力胜于莱菔。

麻醉药。牛心茄子，产琼州，一核子，有大毒，入口即死。两核者，可以粪清解之，为外科膏药用，只可外敷，不宜内服，因具麻醉性。

胡真引谚语："药无分贵贱，验者是灵丹。"[4]1 斯言洵不谬也。世人每以山草药之易得而轻视之，以为羚羊角、犀牛角之难得而重视之，例如某种山草药，具有清热解毒之效，其性质与羚羊角、犀牛角等相等，富贵家之病者，用羚羊角、犀牛角可以治愈，而贫寒家之病者，用某种山草药亦可以治愈，价格虽有高下之分，其治愈之功则一，讵能有富贱之分？《生草药指南》一书，体现了岭南生草药防病治病简、便、廉、验特点。

何克谏、赵寅谷、萧步丹、胡真四位岭南山草药学医家医著，学术上一脉相承，故在每味草药性味功效方面，多有相似之处，并互为补充有所发展，试以草药半边莲治疗蛇伤为例。

何克谏《生草药性备要》："味甜，性平。治蛇咬伤。敷疮消肿毒。……俗云：识得半边莲，不怕共蛇眠。"

赵寅谷《本草求原》："甘平淡。消肿散毒，治恶疮。谚云：识得半边莲，不怕共蛇眠。”

萧步丹《岭南采药录》：“味甘辛，性平。治毒蛇咬伤。敷恶疮火疮，能消肿散毒。谚云：有人识得半边莲，夜半可伴毒蛇眠。”

胡真《生草药指南》：“味甘辛，性平。治毒蛇咬伤，捣烂敷患处。”草药半边莲，不但是蛇伤要药，同时也是跌打药、疟疾药、疮疡药、杨梅鱼口药、虫狗鼠蛇咬伤药。

四、民国年间广东中草药著作及教材讲义

（一）徐子真与《生草药实用撮要》

徐子真，广东宝安人，家世业医，长于外伤科，精心研究中草药20余年，参考前人有关论述，并汇集自己生草药研究之所得，曾经实用而确著奇效者，于1949年10月编写《生草药实用撮要》在香港出版，1册，东升印书局印行。

徐子真躬身实践，亲自栽种采集的岭南草药，受聘为香港中华国医学会附设医师研究所教授，每课必怀备天然生草药标本，解释药理、出产、形状、效能、真赝，孰胜孰劣，分析明白，循循善诱，提倡国粹，嘉惠后学。《生草药实用撮要》收药392种，多引述何克谏《生草药性备要》的内容，分为草本、木本两大类，每药全面论述形态产地、性味功效、主治用法，尤着重药物的归经，其补充的内容，大多在于形态、产地、采集和鉴别，而对于药物的功用、主治和用法，记录的内容不够详细。

（二）卢朋著与《本草学讲义》

卢朋著，名雄飞，广东新会人，1929年编写《本草学讲义》（一名《药物学讲义》）用于广东中医药专门学校、广东光汉中医专门学校教学。其序言曰：“昔《神农本草经》，药

分三品，计三百六十五种，察寒热平温，以疗民疾。梁陶弘景增汉魏以来名医所用药三百六十五种，谓之“名医别录”。自兹而降，本草之书，更仆难数，而确可以编入新本草者，若叶天士、若徐灵胎、若吴鞠通、若邹润安、若王秉衡、若王孟英、若唐容川，其尤著也。”“大凡著书立说，其目的苟有所在，则反复辩论，而语不离宗。李时珍之本草纲目，其目的在渊博也；刘潜江之《本草述》，其目的在奥折也；徐灵胎之《本经百种录》，其目的在精要也；邹润安之《本经疏证》，其目的在深刻也。余于诸家，无能为役，而其目的亦有在焉，务在博取众说，去其重复，撷其英华，发挥药性之本能，提携药用之纲要而已。”[5]

卢朋著引述历代40余家本草著述，又益以各种医书参考比较，补其未备，旁及西说，以作借鉴焉而成是书。目录第一类平补；第二类补火；第三类温散；第四类平散；第五类散寒；第六类驱风；第七类散湿；第八类散热；第九类吐散；第十类敛涩；第十一类镇虚；第十二类滋水；第十三类温肾；第十四类渗湿；第十五类泻湿；第十六类泻水；第十七类降痰；第十八类泻热；第十九类泻火；第二十类下气；第二十一类平泻；第二十二类温血；第二十三类凉血；第二十四类下血；第二十五类杀虫；第二十六类发毒；第二十七类解毒；第二十八类毒类。

上述对中药分类方法，与当代《中药学》分类虽近似，但仍然有很大差异。如第一类平补，药物包括人参、黄芪、白术、当归、甘草、薯蓣、阿胶、杜仲、肉苁蓉、菟丝子、大枣、远志、巴戟天、柏子仁、女贞子、桑寄生、饴糖、龙眼、五味子、狗脊、莲实、人乳、牛乳、冬虫夏草、紫石英、黄精、骨碎补、山茱萸、淫羊藿、酸枣仁、荔枝实、桑螵蛸、陈仓米、合欢皮、蜂蜜、蜜蜡、鸡等；第二类补火，药物包括附子、桂枝、肉桂、吴茱萸、白附子、川椒、胡椒、仙茅、蛇床子、阳起石、鹿角胶、羊肉、沉香、丁香、辛夷、高良姜、补骨脂、益智仁等。而当代则以“补益药”归纳为补气、补血、补阳、补阴，较之近代分类进步。

（三）邓炳煌与《药物学讲义》

是书为20世纪30年代广东保元国医学校讲义，现存1册。邓炳煌在编写凡例曰：“本编首重实用，故所编之药皆寻常必须之要药及本草经。《伤寒》、《金匮》内所用之药，皆编入之，以适合一学年教程为主。凡述一药，首列处方药名。次列别名、类别、产地、形色、气味、功效、主治、禁忌、用量、制法，以备易于查考。首入学说及药理结论，是引证经义及前贤用药之意，以挥发其所以然之理。用量内所列之分两，不过作一标准，以免有无效量及中毒量之弊。唯宜多宜少，是在医家临证与经验之运用矣。禁忌内虽有禁忌之文，然有虽忌而可用者，是在佐使之得当，活法固在人也。”[6]2

邓炳煌《药物学讲义》与各种本草讲义不同之处是，把汗、吐、下三章（法）列于首。第一章发汗药，包括发汗之禁忌，麻黄、桂枝、柴胡、银柴胡、紫苏叶、苏子、苏梗、薄荷叶、防风、荆芥、羌活、独活、白芷、香薷、葛根、葛花、葛谷、葛粉、葛汁、葱白等。第二章催吐药，包括甜瓜蒂、胆矾、白矾、枯矾、青矾、常山、蜀漆、藜芦等。第三章促下药，包括大黄、熟大黄、朴硝、芒硝、元明粉、番泻叶、郁李仁、火麻仁、秦艽、黑白丑、芫花、甘遂、大戟、商陆、续随子、巴豆、巴豆油等。

邓炳煌对于药物学的概念是：“所谓药物学者，就是研究药物之性状及药物之功能。所服用之后而显生理之变化，使疾病消失者也。”[6]1认为我国之用药物治疗疾病，实自神农尝百草始。是先有药而后有医也。然《神农本草经》，内载药物凡三百六十五种。降及后世，药品日增。或凭一得之偏见，或得之讹传，任意增加几数千味，未免繁重而不切实用矣。是以本编之辑受众实用，凡通行实验之药，药市常备之品均采入之。

对于每种药物，凡药物之根或子或叶或同类，其功效稍异者，皆附录于该品之末，籍便检查，如人参叶、人参须、人参芦、西洋参、东洋参、防党参等，均附录于人参之末。至于《本草经》及《金匮》、《伤寒》所用之药，亦皆采入无遗，而与“伤寒”、“金匮”等科成一系统。且在药理论内将各药气味、功效、主治，引证仲景及唐宋以下之方详论真谛。将药性勘出，使学者知仲景用药之意，又可为读仲景之书及诸家学说之助。其余如别名、类别、产地、形色、禁忌、用量及前人学说等。俾阅者能究一目了然。邓炳煃非常谦虚：“然个人之见识有限，合众思之力无穷，今日讨论一堂，不能不先据所得，辨此讲义，非敢谓释精论详也。”[6]3

第二节　伤寒、金匮类

《伤寒论》、《金匮要略》乃仲景所著，唯此两书，可谓经方之祖。经方之名语出《汉书·艺文志》：“经方者，本草石之寒温，量疾病之浅深，假药味之滋，因气感之宜，辨五苦六辛，致水火之齐，以通闭解结，反之于平。”唐宋以后，张仲景尊称“医圣”；迄至明清，仲景方列为经方，伤寒学派有错简重订派、维护旧论派、辨证论治派学说争鸣。清代岭南阐扬仲景学说经方者，亦不乏其人。有文献可征者及著作存世者甚多，如东莞陈焕棠、香山麦乃求；清末民初新会陈伯坛、顺德黎庇留、南海谭彤晖、鹤山易巨荪，号称“四大金刚”，广东近代经方派四大家，为老一辈者口碑载道；民国时期番禺陈庆保、东莞卢觉愚、南海罗绍祥等，也属于岭南经方学派之余绪；而中医教学编撰《伤寒论讲义》，影响较大的有南海冯瑞鎏、番禺邓柏游、开平许振庆、台山伍律宁等。

一、清代岭南地方志所载伤寒、金匮类文献

清初南海何梦瑶《伤寒论近言》、郭元峰《伤寒论》，是早期岭南伤寒文献，著作见存，上册已有介绍。清代中叶以降，岭南研究仲景学说者日多。陈焕棠，东莞人，约生活在嘉庆至道光年间，著有《伤寒论归真》7 卷，道光己酉年（1849 年）刊印，4 册。宣统《东莞县志·艺文志》及民国《广东文物特辑·人文门》均有载其书目录，惜笔者一直寻找未见。类似这样的情况很多，据广东省内各地方志载，清代岭南伤寒、金匮类医书有：

南海关文炳《伤寒杂气辨论》2 卷。

南海区翰府《伤寒纂要》2 卷。

南海霍文坚《伤寒杂病论》12 卷、《订正金匮玉函经全书集注》20 卷。

顺德袁永纶《伤寒要论》1 卷。

顺德罗佐庭（字庚留）《伤寒论真解》9 卷、《伤寒分证》3 卷、连同《温病证治》3 卷、《咳嗽集成》1 卷、《业医要言》4 卷、《运气图旨》1 卷、《活人医案》1 卷、统名

曰“活人书”7 种。

香山郑华国《伤寒辨证》4 卷。

东莞李晃宁《伤寒备要》2 卷。

郁南庞遇圣《伤寒脉证指掌》1 卷。

郁南关倍《伤寒证治揭要》2 卷。

始兴陈琮《伤寒述》2 卷。

端溪徐治《伤寒近前集》5 卷、《伤寒近后集》5 卷。

番禺詹瑞云《钝盦医学业录》4 卷。

上述伤寒派医家虽有著述，但寻找原著困难。唯有光绪《番禺县续志》卷三十“艺文子部”录番禺詹瑞云《钝盦医学业录》4 卷，民国时期广东中医药专门学校国文教师廖景曾收藏，按语曰：“允階先生（瑞云字允階）为番禺名孝廉，医学淹通，尤深于伤寒论。弱冠钻研，耄耋不倦。曾校勘尤氏《贯珠集》，海内推为善本。先生著述《番禺县志》，已著录，唯尚未刊行。兹从哲嗣仲琇茂才，借钞至理名言确当不易，诚学者之津梁也。”[7]3 读后方知《钝盦医学业录》亦伤寒著作，是书论伤寒名目：“寒为六气之一，无论何人何地，断无皆病于寒者。仲圣何独取伤寒而论之？《素问》热论云：热病者，皆伤寒之类也。是伤寒不止一类明矣。越人五十八难云：问伤寒有几？答曰：伤寒有五，有中风，有伤寒，有湿温，有热病，有温病。古皆谓之伤寒。通称也，自后世以论名伤寒，不治他病，于是废置者多矣。殊不知太阳病发热汗出恶风脉缓，名曰中风。太阳病或已发热，或未发热，必恶寒体痛呕逆，脉阴阳俱紧者，名曰伤寒。太阳病发热而渴不恶寒者为温病。太阳病关节疼痛而烦，脉沉而细者。此为湿痹。太阳中热者暍是也。其人汗出恶寒身热而渴是也。是仲圣之伤寒论。与《难经》所列五种伤寒何以异乎？且论中白虎，承气，黄连，黄芩各方，皆治热而不治寒，庸人只向寒字正面思索，而谓古方不可以治今病，由未体察全书而熟思之耳。”[7]3-5《钝盦医学业录》属期刊连载性质，内容可能缺失。而清代岭南伤寒文献著述中，香山麦乃求《伤寒法眼》是一部有待发掘的学术专著。

二、麦乃求与《伤寒法眼》

（一）生平著作

麦乃求，字务耘，号岭南飞驼山人，籍贯广东香山（今中山）县，生于清嘉庆十八年（1813 年），卒于光绪元年（1875 年），享年 62 岁。麦氏诸生出身，博学能文，略懂神仙术，后弃去而专精于医。咸丰至同治年间行医羊城，治好广州知府冯端本之伤寒病而著名于时。冯端本曰：“余初守羊城，即耳其名，后以疾延诊，遂亲炙焉。其论证也，审而确；其立方也，简而当。深得灵素之理，仲景之法，治病无不奏效，余益佩服之。夫良医但有功于当世耳，麦君著《伤寒法眼》2 卷，阐古人之蕴奥，而加以考订精诣苦心，于此可见。”[8]1

麦乃求还治好了广东著名学者陈澧。同治十年（1871 年）之春，陈澧大病几殆，延请麦君务耘，治之而愈，遂定交焉。麦乃求每至陈澧家治病，处方毕，则谈论医学，尤沉潜于《内经》仲景之文，邃于医术而于各家之异同，又纵谈文章及时事之敝，感慨勃发。光绪元年（1875 年）麦务耘有疾，陈澧往问之。麦务耘言：著书恒至深夜，精思博考，心力耗尽，盖为养生之术，不如著书以活人，其书以《素问》、《灵枢》之理，明仲景之法，今已缮写，将刻于板，因论生死之道，超然无所系恋，有书传世足矣，促余为之序。陈澧谓："君今年六十二，与余大病之年同，望君如余复瘳，而相与纵谈也。"[8]1 陈澧多么希望麦君务耘疾病能够康复，再纵谈文章之事，是年秋，麦君务耘易箦（易箦，更换床席，人将逝矣，语出《礼记》），留下《伤寒法眼》2 卷。广州知府冯端本闻讯谓：今闻遽归道山，颇为当世失一良医恨，然有是书传世，后之览者，如获指南，是其有功于后世尤非浅鲜，则虽殁尤不殁也。

《伤寒法眼》上、下 2 卷，香山麦乃求著，凡五易稿而成，清光绪元年（1875 年）冬刊于广州，1 册，线装书。首会稽陶广荣序，次陈澧序，次广州知府冯端本序，次门人吴湛群例言 13 则，次麦乃求务耘自序。卷一为名医粹语四则，列华佗、孙真人等名医对伤寒之见解。伤寒总论，总论伤寒六经病之要旨，太阳篇附暑湿痉症，卷二为阳明篇、少阳篇、太阴篇、少阴篇、厥阴篇、热厥利证、阳明逆证、诸寒热证。成书体例从柯韵伯《伤寒来苏集》，尝谓医理莫精于仲景，医法莫细于《伤寒》，遂索隐钩立，参考折中，撰成《伤寒法眼》，释长沙之微意，补前人之未言。麦乃求对"伤寒法眼"的解释是：盖素灵为仲景之体，仲景乃《素》、《灵》之用，无仲景不能用《素》、《灵》，舍《素》、《灵》无以通仲景，二者相资，斯为医门正法眼藏，离体求用，下手奚从？余宿好方术，于素灵仲景书究心有年，既竭吾才，集成一帙，名曰"伤寒法眼"。[8]3

（二）学术特点

1. 伤寒总论提出"发于太阳"、"发于少阴"论点

麦乃求《伤寒法眼·伤寒总论》曰："病有发热恶寒者，发于太阳也；无热恶寒者，发于少阴也。"麦乃求门人吴湛群认为，《伤寒总论》人多忽略，不致总冒全书，最为握要，

先生为之，逐章逐节，注解明确，提纲挈领，先已探骊得珠。

麦乃求对《伤寒总论》作出解释：“六气先天，止有水火，一阴一阳而已，阴阳旋转运行而已，而其运行之间有次第，而三阴三阳分焉。三阳统领于太阳，三阴统领于少阴。热论曰：伤寒一日，巨阳受之，言太阳感邪也。曰：两感于寒者，兼言少阴感邪也，唯此两经言感病，其余四经只言传病，所以发于阳便是太阳，邪从元府入者也；发于阴便是少阴，邪从溺窍入者也。”

伤寒病有发热有不发热的原因，麦乃求认为是：太阳发热，少阴不发热者，人身表里分为六部，三阳在膜外，三阴在膜内，以脉络相贯通，其充满流行于其中者，营卫二气。营行脉中，卫行脉外，邪之所在，主客交争，否隔不通，邪气为寒，正气为热，太阳在表，故身发热；少阴在里，故身不发热，有寒恶寒，表里皆同也。

太阳为三阳主气，少阴为三阴主气。太阳为一阳位居三阳之首，三阳（胃、三焦、膀胱）合病，三府皆热，气盛于内，症见腹满（腹中气盛，四肢举动不便），身重难以转侧，（少阴身重，督脉不通，不能作强，三阳身重，筋脉不利，难以转侧），口不仁（胃热不知味也）而面垢（火蒸于面，面油粘尘也），遗尿（膀胱热迫，尿急难忍也），发汗（阴亡于上）则谵语，下之则（阳气因极持满而发，一泄难留，反脱于下），头上汗出，手足冷，若（不以药汗下之，而其人）自汗出者，白虎汤主之[8]15。括号内为麦乃求夹注小字，《伤寒法眼》发挥《素》、《灵》之蕴奥，于仲景原文疑难含隐之处以小字夹注，启益读者。所谓“原文有实义隐含处，转折未玲珑处，针对未明白处，文法参差错落处，悉于小注发明，使人一目了然。每证条下，注家皆随文敷衍，语多游移，唯先生是注，悉按脏腑经络，一一还他实着，益人智慧不少。”[8]5

又如，《伤寒法眼》白虎汤证条文：伤寒脉浮，发热无汗，其（太阳）表不解者，不可与白虎汤，渴欲饮水（热已入胃也），无表症者，白虎加人参汤主之。服桂枝汤，大汗出后（表邪已去），口燥渴心烦（胃津伤，胃热盛），背微恶寒者（恶寒止在背而不甚而微，是大汗后阳虚所致，非表邪也），白虎加人参汤主之（此条全注已见桂枝汤）。伤寒（当汗不汗）若吐若下（津亡于下），得七八日，（无津不能作汗，表仍）不解，热结在（胃）里，表里俱热（虽表未解，尚）时时恶风，（而）大渴，舌上干燥而烦，欲饮水数升者（胃热已极），白虎加人参汤主之（热得津而化为气，气透出表，表亦可解）。

麦乃求儒医出身，对《伤寒论》中一字一句，求其所以然而注明之，绝不躲闪，是《伤寒法眼》特点。原文六经分论，内有热厥利证，列入厥阴篇末，麦乃求以论中诸症，仲景皆以方名症，唯此与阴阳易等症不然，故编于厥阴篇外，庶得以类相从。每证之疑似安危，麦乃求每下一二断语，如铁案不可移易。麦乃求门人吴湛群（清池）对老师学术思想作了较为系统小结，其例言曰：“仲景之书，本发挥《素》、《灵》之蕴奥。而先生注仲景，即本《素》、《灵》之理以发明之，以经注经，真颠扑不破者也。”[8]2

2. 辨证其效如神，有叶天士之遗风

会稽陶广荣评价麦乃求曰：“处方辨证，其效如神，有叶天士之遗风，尝谓医理莫精于仲景，医法莫细于伤寒，遂索隐钩立，参考折中，撰成《伤寒法眼》二卷，释长沙之微意，补前人之未言，凡五易稿而成，慎其事也。盖毕生之精力，萃于是矣。”[8]1

伤寒派医家治病，有叶天士之遗风，舍岭南外无多见。会稽陶广荣解释：“仲景之书，善治伤寒而不独治伤寒也。”[8]2麦乃求读仲景书，亦善治伤寒而不独治伤寒也。医学不贵自作新言，而贵神明古法，果能深通古人之精义而慎用之，则于阴阳五行之变化，南朔刚柔之异宜，靡不洞若观火，庶乎其有合矣。

麦乃求《伤寒法眼》下卷“阳明病篇”后按：“仲景阳明与热论不同，曰二日阳明，主肉，专以表言之，汗法仲景附入太阳篇，葛根汤是也。仲景曰阳明之为病，胃家实也，则以胃府言之，自为表里，贲门上下分表里，表里皆属阳明。三阴之里，一定下法，阳明之里，汗、吐、下三法皆有。热论曰，太阴之脉布胃中而络于咽，故腹满而咽干，脾病胃即病，仲景曰脉浮而大，心下反硬，有热属脏者，攻之不令发汗，所谓脏即脾脏，此脾阴之里，即阴结也。曰属府者，不令溲数便硬汗多则热愈。汗少则便难，脉迟尚未可攻，所谓府即胃府，此胃阳之里，即阳结也。阴结者，急攻之，以其脏不通也；阳结者，未可攻，恐反引热入脏也。然亦有属胃阳而不妨微下者，有属脾阴而不得竟攻者，其曰得病二三日，脉弱无太阳少阴症，烦躁心下硬，至四五日，虽能食（无燥屎），以小承气汤少少与，微和之，令少安。五六日不大便，与小承气汤一升，虽不属脾，然胃热不解，久必入脾，微下之，正所以救脾，此阳结而不妨微下者也。其曰阳明病，谵语发热脉滑而疾者，更服一升，若不转矢气者，更勿与之，明日不大便脉微涩者，里虚也，为难治，不可与承气汤，此阴结而不可竟攻者也。要之不可下而下，则引贼破家；可下而不下，则纵寇遗祸；可下而下，而不知标本虚实，则又贪胜反败。攻下之法，不早不迟，无过不及，乃为得之，是在神而明之者。”[8]25

麦乃求对下法的研究比较深刻，认为三阴之里，一定下法，阳明之里，汗、吐、下三法皆有。阴结者，急攻之，以其脏不通也；阳结者，未可攻，恐反引热入脏也。下法，前阴利水，茵陈蒿汤。茵陈经冬不凋，能除热邪留结；栀子下行，通三焦水道；大黄通胃实下行，令胃中热瞅之水，悉从小便出，此茵陈汤为阳明利水之妙剂也。下法，后阴通便，承气汤，汤者荡也，知医以丸药下之，非其治也。若自利者脉当微，今反和者，此为内实，调胃承气汤主之。秽物不去，由气不行，大黄若倍厚朴，气药为臣，性缓故曰小，欲微行胃气也；厚朴倍大黄，气药为君，性猛故曰大，欲大破胃气也。大黄取其下趋，芒硝取其化屎，枳朴取其破滞。

麦乃求对热病治疗。伤寒脉浮滑，此表有热，里有邪（邪亦热也），白虎汤主之。此条言脉不言症，以上数条已详其症，此补言其脉，非但据脉而不辨证也。伤寒脉滑而厥者（阳无阴不化，热闭于内而厥，脉不微而滑，是胃）里有热也，白虎汤主之。麦乃求注解曰：“寒厥脉微，热厥脉滑，此常法也；但热厥亦有并脉皆伏者，然必有烦渴引饮，大便结诸症可据，此与上条皆不言症，而伤寒二字在阳明伤寒，不言烦躁便结等症者，省文耳，非但据脉投剂也。”[8]16

麦乃求门人吴湛群总结《伤寒法眼》曰：“仲景伤寒论，诚万世医门之矩镬，自来注者虽多，明确者少。唯先生此注，了如指掌，洵千古暗室一灯。”[8]5 仲景之方，世不善用，多不见效，而仲景书之书几可废矣。唯先生殚数十年精力，以成此注，依法用方，投无不效，是得此注而仲景之神妙乃见，洵仲景功臣也。

麦乃求《伤寒法眼》传播不远，近现代知晓者少。而在广东老一辈心目中，较为熟悉的是近代岭南经方派四大家，陈伯坛、黎庇留、谭彤晖，易巨荪，号称“四大金刚”。

二、陈伯坛与《读过伤寒论》、《读过金匮》

（一）生平

陈伯坛（1863～1938年），名文炜，字英畦，榜名伯坛，人称“陈大剂”，新会外海（今广东江门市郊外海乡）人。自幼好学，禀赋独厚，聪颖过人，博览经史，精通《周易》，笃好医学。少时曾随同乡前辈贡生陈维泰学习六经、阴阳五行、四诊八纲等。21岁乡试中秀才，22岁悬壶济世。清光绪二十年（1894年）年31岁，省试科中举人，两广提学汪鸣銮特选拔他为第七名亚元。但他不求仕进，不务名利，而以继承长沙之学，济世活人为己志，故举孝廉后即尽弃举子业，绝意仕途，潜心研究张仲景的《伤寒论》，专心致力于医学。

清光绪二十五年（1899年），陈伯坛在广州广府学院前（大马站）正式设馆行医，因医术精湛，求医者众，门庭若市，声名远播。清光绪三十一年（1905年），受聘于广州陆军军医学堂，任中国医学总教习，主讲《伤寒论》。民国十三年（1924年）应广州医家吴味苑等邀请，在广州教育南路书坊街开设中医夜学馆，学员45人，多为广州执业名医，如鞠日华、程祖培等，可见陈伯坛为同道所推重。此间，他白天应诊，晚上授课，并抽暇著述，在1924～1930年几年间，完成了作为中医夜学馆讲义的《读过伤寒论》。民国十九年（1930年），因医馆拆迁，乃举家迁往香港，在中环文咸东街文华里47号设“陈伯坛寓”，继续行医济世。并独资创办了“伯坛中医专科学校”，专授长沙之学，所用教材就是《读过伤寒论》及到港后撰著的《读过金匮》。又因其治病所用经方，药量特重如桂枝生姜之属动以两计，大锅煎熬，药味奇辣，而服之疾辄良已，故人多称之“陈大剂”。

陈伯坛一生，扶掖后进，桃李满门，经他一手培养的学生，不少人日后成为临床名家，在粤、港、澳各地均有重大影响。如彭泽民、程祖培、鞠日华、邓曦琴、林清珊、钟耀奎、区励庵、陈甘棠、陈遂初、陈仿周、赵景明等。其子陈万驹（晓沧）、陈万鹏（里天）、陈万骝（京韶）、陈万鸿（聪雪）、陈万骧（昂宇）及女儿陈坤华亦能继承父业。民国二十七年（1938 年）陈伯坛在香港病逝，享年 75 岁。

近人何丽春对陈伯坛研究深入且评价得当：陈伯坛是岭南医学史上的杰出医家，是近代岭南经方派医家中声望最著者，其医学理论和临证风格独树一帜。陈伯坛乃前清举人，治学严谨，皓首穷经，返本穷源，专师仲景。他行医 50 余年，理精业勤，学验丰富，著作等身，桃李满园。既能凭精湛医术以活人，又撰有医学论著以传世，且能将独到经验以授徒，正所谓立功、立德、立言，堪称医林楷模。他医德高尚，行医以“富者多取而不伤，贫者减免而受惠”为宗旨，以精（精通三阴三阳、五运六气）、警（警觉医书错误之处，不生搬硬套）、整（整理医书有层次，或由表及里，或由里达外）、醒（醒神清脑，随机应变）四字为准则，治病收效神速，远近闻名。陈伯坛钻研医理坚持“不剥削、不阿附、不随便敷衍、不拾人唾余”原则，对历代伤寒注家绝不盲从附和，悉心探索，致力创新。撰写的医学著作有《读过伤寒论》、《读过金匮》、《伤寒门经》及《麻痘蠡言》等 4 部，尤其是前两部，对后学影响甚大。[9]

（二）著作

1.《读过伤寒论》

《读过伤寒论》18卷，陈伯坛著。是书原为伯坛中医夜学馆讲义，现有民国十八年（1929年）刊本，线装书，11册；民国十九年（1930年）外海乡陈养福堂木刻刊本，十一册；1954年人民卫生出版社影印本，1册；2007年何丽春点校本（内部资料，广东省中医药管理局基金课题），1册。是书目录：卷之一太阳篇豁解，计二十八节，汤方十。卷之二太阳篇豁解，计十三节，汤方十。卷之三太阳篇豁解，计二十五节，汤方八。卷之四太阳篇豁解，计三十节，汤方十一。卷之五太阳篇豁解，计三十四节，汤方十一。卷之六太阳篇豁解，计五十节，汤方二十五。卷之七阳明篇豁解，计二十九节。卷之八阳明篇豁解，计二十五节，汤方五。卷之九阳明篇豁解，计二十八节，汤方五。卷之十少阳篇豁解，计十节，汤方一，小柴胡汤见上，余不立方。卷十一太阴篇豁解，计八节，汤方二。卷十二少阴篇豁解，计二十节。卷十三少阴篇豁解，计二十五节，汤方十五。卷十四厥阴篇豁解，计二十六节，汤方三。卷十五厥阴篇豁解，计二十九节，汤方三。卷十六霍乱篇豁解，计十一节，汤方三。卷十七阴阳易差后复劳篇，计七节，汤方四。卷十八痉湿暍篇豁解，计十六节，汤方载《金匮》。

2.《读过金匮》

《读过金匮》5卷，又名《读过金匮卷十九》，为陈伯坛晚年香港之作，脱稿后逝世。是书曾作为伯坛中医专校讲义，现存3个版本。

香港伯坛中医专校线装铅印本，5册，约40万字。民国二十九年（1940年）五月，伯坛中医专校同学会为纪念恩师将其出版，序言曰：“《读过伤寒论》早已印行，《读过金匮》则甫脱稿而先生遂归道山，及门弟子欲继志刊成之，旋得周苏群先生慨捐巨资遂能成其事。是非表扬，先师一家之言实二千年医学之结晶也。”[10]2 唐朝韩昌黎曰：“莫为之前，虽美弗彰；莫为之后，虽圣弗传。”故后人评述陈伯坛：“长沙医道之有先生，不啻儒家之有昌黎紫阳也。”[10]2

香港华洋印务公司线装影印本，11 册。1977 年香港李少白再版是书，序言曰：“陈伯坛先生‘以伤寒句语解释伤寒’迥异各家，余莅港数十寒暑，悉心研究，觉其阴阳气化，五行相生相克，豁解之处，心领神会，若仲景现身说经，如坐春风也。……特再版公诸于世，以其寿世寿人。”[11]再版序 内容文字与初版相同，所异者册数增加，与《读过伤寒论》同为 11 册，想再版者原意是读过伤寒金匮两书应相互媲美。

《读过金匮卷十九》点校本，1 册，45 万字。黄仰模等人于 2004 年 4 月整理点校，中医古籍出版社出版，广东省中医药局基金课题，为后人学习和研究《读过金匮卷十九》和陈伯坛的学术思想提供了基本素材。

3. 《伤寒门经》

《伤寒门经》不分卷，又名《陈大剂伤寒门经读法》，由鞠日华撰述，作为广东光汉中医专科讲义，现有民国年间刊本，1 册。

4. 《麻痘蠡言》

《麻痘蠡言》不分卷。是书体现了陈伯坛的临床经验。不但单言麻痘，而且还包括其他内科杂病临床治验。现存民国十九年（1930 年）刊本，1 册。陈伯坛在港期间，一度痘疹流行，西医认为痘疹是疮科一类，要从外治，一见灌浆，即加洗刷，以此十不一生，而经陈伯坛用中药内服救治者

（尤喜用蟛鱼鳃）多所全活，由是名噪香江。

5.《陈伯坛医书合集》

《陈伯坛医书合集》，孙中堂、耿晓娟点校。是书把陈伯坛《读过伤寒论》、《读过金匮》、《麻痘蠡言》三部著作整理合集，2009年由天津科学技术出版社出版。

（三）学术贡献

陈伯坛学术思想的重要部分是对仲景学说的研究，其内容主要反映在《读过伤寒论》、《读过金匮》中。此两书既是他一生治学的心血结晶，亦是其学术创见的集中体现。

民国前岭南医家有别于北带及江浙医家的一大特点是重临床而不善著书立说，纵然著书立说，也鲜有大部头专著，唯独陈伯坛例外。其代表作《读过伤寒论》、《读过金匮》均是现存民国时期岭南医籍中篇幅最大的少数几部医籍之一。《读过伤寒论》18卷，40余万字，《读过金匮》不分卷也40余万字，其篇卷之大，评述之详，且行文流畅，善用铺陈排比，层层分析，首属相应，独特精粹，在当时不仅岭南经方派医家派医著中无出其右者，即使在全国也应有一定学术地位。

1. "以经解经"研读《读过伤寒论》、《读过金匮》

《读过伤寒论》、《读过金匮》最显著的体例特点是"以经解经"。陈伯坛认为仲景著作的理论本源来自《内经》、《难经》，而《伤寒论》妙能与《素问》、《八十一难》诸旧本异其辞却同其旨，故主张研读仲景之书，首先应从《内经》、《难经》诸经溯本求源，弄清它们之间的源流关系，才能领悟其真谛。

仲景《伤寒论》与《金匮要略》关系，陈伯坛认为仲景《伤寒论》、《金匮要略》原为一书，仲圣明曰并平脉辨证，为伤寒卒病论合十六卷。两书的关系是："论合卷亦合，分之则书亡，……《伤寒》分卷不分门，《金匮》分门不分卷。"[11]2所以《读过伤寒论》终于卷十八，《读过金匮》列为卷十九，二书相应如合璧。

陈伯坛还强调研读《伤寒论》、《金匮要略》应从原著入手，从精微处着眼，而不要被注家拘定眼目。他认为诸家所注已失仲景本义，今需将《伤寒论》、《金匮要略》从头读过，故命名其书为《读过伤寒论》、《读过金匮》。其阐析经义，尊古而不泥古，既不取前贤注释只言片语，亦不采一时风靡之西说，一切解说均独出自胸臆。注释经文，则往往引《内经》、《难经》有关阴阳、气化、开阖、标本中气等理论详为阐发；并列举《伤寒论》、《金匮要略》有关条文以互文见义；再参合自己的心得见解和临证经验反复阐述，旨在帮助读者理解原文内容，把握仲景本意。

陈伯坛两书理论性较强，既是研究专著，也用作授课教材。主要强调以阴阳为纲，研究《伤寒论》着重于三阴三阳的关系；探讨《金匮要略》着重于五行生克的规律，深透仲景之旨，注释富于创见，在当时岭南很有影响。被视为20世纪二三十年代形成的《伤寒论》研究史上第三次高潮的重要代表作之一，具有很高的学术价值。

陈伯坛伤寒学术思想最突出的特点，就是强调阴阳理论。他研究《伤寒论》，理论上承继《内经》、《难经》及仲景之旨，学术思想私淑于张志聪者为多，亦兼采张令韶、陈修园之说，属于六经气化学说一派。他非常重视《内经》阴阳理论，始终以阴阳学说作为其研治《伤寒论》的理论基础和指导思想，并以《素问》运气七篇大论中六经标本中气理论来分析阐述《伤寒论》六经病的发生发展及证治规律，于仲景会心处多有发挥，其观点对后学颇有启发。陈伯坛在《读过伤寒论》中专设“门径”篇，用以贯串《伤寒论》的重要理论和证治概念，立意深远。“读法”篇有许多心得创见：《伤寒论》不是“寒伤论”；反对“三纲鼎立”学说，强调风寒一体，统一于“寒”；理解太阳病提纲，要从整个传变过程中理解太阳病等。陈伯坛还通过纠喻嘉言、黄元御、陈修园读法之偏，在《伤寒论》原文编次、温病、柴胡证、合病并病、过经不解、传经、阴阳标本气化等理论问题上提出了许多独到的见解。他对三阴三阳实质的认识，对六经气化规律的阐发颇具特色，对经方的解释和运用独具匠心。可以说，《读过伤寒论》是无一句取材于历代注家，其围绕阴阳理论，阐释标本中气学说，具有全局整体观和辩证思想的“以经解经”的《伤寒论》注本。

2. 主张维护世传本《伤寒论》内容的完整性与权威性

世传本《伤寒论》乃汉代张仲景著、晋代王叔和撰次、宋代成无己注。明清伤寒学大兴，考据学盛行，有以方有执（字中行）、喻昌（字嘉言）为代表的“错简重订派”，认为《伤寒论》编始虽由于叔和，不无蠹残人弊，须加移整，削去“伤寒例”内容，合“辨脉”、“平脉”改置篇末。清代岭南医家何梦瑶著《伤寒论近言》，对王叔和编次《伤寒论》和成无己首注《伤寒论》持肯定态度，故开篇即阐述“伤寒例”以指导南方时行之热病。

陈伯坛乃前清举人，治学皓首穷经，在《读过金匮》里用了很多功夫作经文考证：“仲景《伤寒论》有原序，不必苦求是书之原序。”[12]1陈伯坛认为：“其实卷四、卷五、卷六是《伤寒论》原文，上、中、下三卷是《杂病论》得而复失之原文。”“既有王叔和为先例，应毋庸避武断之嫌，则十九卷亦作如是观。”[12]1

陈伯坛认同王叔和为先例，如其断章而不离其义，就令添注序中一二字，无人议及其附会之讹。也就是说，王叔和编次《伤寒论》使之流传后世有功于仲景，成无己注解《伤寒论》引经析义为后世医家所不及。因此，必须维护世传本《伤寒论》内容的完整性与权威性。陈伯坛曰：《伤寒》分卷不分门，《金匮》分门不分卷，论合卷亦合，分之则书亡。这是陈伯坛对仲景《伤寒论》内容完整性高度概括。陈伯坛曰：“分卷自叔和始，显与原书有出入，幸在原文无纷更，圣学故赖以保存。”[12]1陈伯坛认为当今世传本《伤寒论》“幸在原文无纷更，圣学故赖以保存”，在学术研究方面仍然具有权威性。

3. 治伤寒注重个“寒”字，治卒病则注重个“风”字

陈伯坛认为：“治伤寒注重个‘寒’字，治卒病则注重个‘风’字。求合于阴阳之变化，是治伤寒之手眼；求合于五行之变化，是治卒病之手眼。”[12]2陈伯坛太阳篇豁解、阳明篇豁解、少阳篇豁解、太阴篇豁解、少阴篇豁解、厥阴篇豁解，长沙实则以阴阳二字为心法，知阴知阳为眼法，治阴治阳为手法，即所谓“求合于阴阳之变化”。

金匮之名由来久矣，尤远在仲圣之前《内经》有金匮真言论，仲圣之金匮当如卒病论读，焉能训“卒”为“杂”字。陈伯坛坚持“卒病论”而不是“杂病论”，《金匮要略》之卒病，有卒中即中风含义。经云风为百病之长，风痨臌膈内科四大证，中风排行于首，历代医家对此十分重视。陈伯坛《读过金匮》认为《金匮要略》首篇“若五脏元真通畅，人即安和，客气邪风，中人多死”语，揭示人体生理及卒中病理。人禀五常，因风气而生长，内外两气相感通，这是风

气生长万物的常态，失其常则为病态。陈伯坛注释说：一者经络受邪，以入脏腑为捷径，必内风引之入，患不在外而在内，此乃人不自爱惜其五常，为内所因也。岐伯立中风四证，偏枯、风懿、风痹、风痱，半身不遂奄忽不知人为风懿，病发甚大都卒死最速，故中风病所为大证之首也。近世医家认定中风期内，血管爆裂为病因，偏左则爆右，偏右则爆左，吾亦信其有所见而云然。陈伯坛虽然信同西医中风为脑血管爆裂之说，但认为不必拘泥于此。他接着说：中风缘风气循风府而上，出于脑空，激刺头部，至血散脉中，停流于分肉之间者，其所病则在五脏六腑之俞，连于头脉者也。[11]3

陈伯坛运用《金匮要略》风邪中经络、中脏、中腑的理论，并用之解释中风复杂病理现象，指出中风受邪，或由经络入脏腑或从脏腑出经络，表示病变由浅入深或由重转轻的不同阶段。中风病治疗要按脏腑辨证，因为脏腑俞穴连于头脉，只要辨明中经络中脏腑与否，则脑脉可治。今天看来陈伯坛对中风病注解十分精辟，他不但以经注经，更复以临证经验注经，正如著名中医学家邓铁涛所说：“广东伤寒四大家表面看来泥古，但确能挽救危重病者。”[13]可谓一语中的。

4. 《伤寒论》但有经传经，《金匮要略》则脏传脏

仲景《金匮要略》确立中医脏腑辨证论治原则，陈伯坛《读过金匮》对仲景脏腑辨证学说尤其是肝脾两脏关系作了精辟论述，提出“《金匮》则脏传脏”[11]10学术论点，即脏腑病证之间的相关性是客观存在的，并有一定的传变规律。

风为病之始，肝得风气先，上工治未病举肝为例：“夫治未病者，见肝之病，知肝传脾，当先实脾，四季脾旺不受邪，即勿补之。中工不晓相传，见肝之病，不解实脾，唯治肝也。夫肝之病，补用酸，助用焦苦，益用甘味之药调之。

酸入肝，焦苦入心，甘入脾。脾能伤肾，肾气微弱，则水不行；水不行，则心火气盛，则伤肺；肺被伤，则金气不行；金气不行则肝气盛。故实脾，则肝自愈。”[12]1故五脏病之传变需会心五行之理。

仲景上文曰病从肝开始，肝病传脾，脾能伤肾，肾气微弱水不行则心火气盛伤肺，肺伤金气不行则肝气盛。陈伯坛注：脾能伤肾，数句泄尽五行之秘矣。脾土运化可以制止肾水泛滥，反之则伤肾气微弱水不行；肾水滋润可以防止心火亢烈，反之心火气盛伤肺；心火阳热可以制约肺金清肃太过，反之金气不清肃下行则肝气盛。故仲景曰：“实脾，则肝自愈。”

仲景治肝用药原则是：夫肝之病，补用酸。乃风生木，木生酸，酸生肝，非徒补木，且酸以收风。仲景又曰助用焦苦。乃火生苦，苦生心，焦火尤苦，正留火气之有余。仲景再曰益用甘味之药调之。乃土生甘，甘生脾，以实土调其木火，故实脾当先于治肝，此治肝脾之要妙也。

陈伯坛总结：“《金匮》劈头一句曰：‘上工治未病’，‘未’字针对个‘卒’字，防卒病于未病之时。上工所以兼有导引吐纳，针灸膏摩之长。”[11]9《伤寒》但有经传经，金匮则脏传脏，《金匮》篇首“上工治未病”一段，仲景三提肝之病，两曰实脾，两曰治肝，其本意是以此为例，提醒人们注意五脏之间疾病的传变关系，所谓余脏准此，是其义也。

陈伯坛同时又指出：“知肝传脾一语，太耐人思。肝有肝之部分，脾有脾之部分，何所谓传？如曰肝属木，脾属土，肝胜脾，故木克土，此语更贻人以口实。”[11]16陈伯坛认为肝木克脾土的解释过于简单，同时也给废止中医论者以借口。

陈伯坛注释仲景原文是针对时弊的。他指出近世有谓解剖化验肝脏无木质，脾脏无土质，五脏非有五行之实质，左肝右脾之说不能昭示于后人。陈伯坛认为：“此论者未能领会五行气化之真谛。五行化之始，五脏精之存，故当以五脏论五行，心、肝、肾之气远出而流于左，肺、脾、命之气远出而流于右，如环无端之左右。肝直接受脾之王土，脾间接受肝之生风，脏脏果有风气为主持，则两脏间一脏，自有周而复始之相生；脏脏果有土气为培养，则一脏间两脏，自有周而复始之相克。”[11]6

陈伯坛言之有文，不失儒医经学大师风范，其以五脏论五行，后世有“五行五脏相关说”。即肝木藏血以济心，心火之热以温脾，脾土化生水谷精微以充肺，肺气清肃下行以助肾水，肾水之精以养肝木，这就是它们互相滋生的关系。而肝木的条达，可以疏泄脾土的壅滞；脾土的运化，可以防止肾水的泛滥；肾水的滋润，可以防止心火的亢烈；心火的阳热，可以制约肺金的清肃太过；肺气清肃下行，可以抑制肝阳的上亢。这就是它们互相制约的关系。当上述关系某一环节出现偏差，都可能会发生疾病，而脏腑辨证论治过程，实质上是要使人体遭到破坏的内稳状态恢复正常的过程[14]。

5. 以临证学术经验注解经方

陈伯坛《读过金匮》精彩之处，莫过于其对仲景经方注解及运用。如升麻鳖甲汤，《金匮要略》原方用以治疗阳毒，治阴毒则不用蜀椒、雄黄，诸注家多以阳毒即阳热、阴毒即阴寒作注释；或以为传写之误，否则何以治阴毒仲景不用蜀椒、雄黄。而陈伯坛则认为：阳毒非阳胜则热之谓，阴毒非阴胜则寒之谓。阳毒乃蚀尽其阳，作无阳论，故用椒、黄；阴毒乃蚀尽其阴，作无阴论，故避椒、黄。是时粤省鼠疫流行名之为“疫核”症，陈伯坛与易巨荪、黎庇留等经方派医家研究，认为其临床表现有类似阴阳毒之处，升麻鳖甲汤立方本旨乃除恶务尽，故以此方制成散剂移治鼠疫，活人无算。陈伯坛注解曰：“凡败创遇存亡绝续之交，本方大可借用，我粤移治鼠疫，十者亦疗其过半，夫非长沙方泛应不穷乎。”[11]13

又如治疗虚劳病小建中汤、黄芪建中汤，陈伯坛分别详加注释，他说：“虚劳大病也，病大而汤小（建中汤），小可敌大耶？本方健脾，对于中央取效小，对于四旁则取效大，假建中之力以建外，四旁仰给于中央也。虚劳无所谓有余，但不足之中仍有微甚之分，加入黄芪者，假建外之力以建中，中央取给于四旁，用以实四肢又如此也。”[11]17脾主四肢肌肉，补脾益损，重用黄芪治疗四肢肌肉疾病，已为现代临床实践所证实。

陈伯坛注解经方，多是前后互相联系且结合实际。如治疗水气病越婢汤，他指出“《伤寒》、《金匮》越婢汤凡四见，肺胀越婢加半夏汤又其一，中风附千金加术汤又其一”[11]12。治疗肠痈的薏苡附子败酱散，他指出“败酱粤俗名瓜子菜，与马矢苋相类，叶如瓜子，背红者佳，多生土墙及屋瓦上。……肠痈多数偏于右者”[11]3。可见陈伯坛治疗肠痈（阑尾炎）是经过临床仔细观察的。

陈伯坛临证处方，除以善用经方见长外，另一显著特点，就是重用大剂。仲景经方用药味数少，陈伯坛则往往以用量重取效。他认为中国医药重气不重味，医者辨证宜确，用药宜足，所谓用药如用兵，兵少致败，药轻失机，应重不重，反受其害。故此他敢于突破传统中医的用药定律，大胆对症下药。方剂的分量，应重则重，应轻则轻。陈伯坛弟子多为粤港名医，大都受其重用大剂的影响。如陈伯坛高足彭泽民居港治病，以擅用重药享盛誉；其学生程祖培早年悬壶于中山石岐，以用药大剂著称，自诩“医林阔斧”，程祖培之学术观点，大多承继陈伯坛之说。

陈伯坛对近代岭南伤寒学发展贡献很大。他集伤寒理论家、临床实践家、中医教育家于一身，是岭南伤寒学说的集大成者。陈伯坛以儒通医，专师仲景，旁览百家，眼光别具。其代表作《读过伤寒论》、《读过金匮》的问世，对于弘扬仲景学说，推动岭南伤寒学术发展起到了重要的作用。其自成一家的学术思想不仅在近代岭南，即在近百年来伤寒学派中亦占有一定地位。

三、易巨荪与《集思医案》

（一）生平著作

易巨荪（？~1913年），名庆棠，巨荪乃其号，亦作巨川，鹤山人，近代岭南著名经方派医家。查粤省各地方志均无易巨荪传，唯从其著述《集思医案》序言中得知，他出身于医学世家：“自弱冠受先大父（注：即祖父）庭训，即嗜读神农黄帝扁鹊仲景诸圣之书。”[15]2 于中医经典著述精通谙熟。及长，执业于广州西关龙津桥脚，后迁往小半甫，榜其门曰“集易草庐”，兼客串省城十全堂赠医局医席。

易巨荪诊务繁忙，然于治验案例多有记述。光绪二十年（1894年）年冬至，将生平治验辑录成书，名曰“集思医案”。集思者，集众思，广忠益也。古人云：集思广益，而功不必自己立。《集思医案》即集中众人运用仲景经方智慧，推而广之以期取得更大更好效果。《集思医案》存世者为手抄本，民国初年苏任之橘香书楼藏版，线装书，1册不分卷。在此之前，易巨荪还著有《集思医篇》，谓分类治病，时方在前，经方在后，惜未见存。

存世本《集思医案》全书顺序为：苏任之序、易巨荪序例、医案、苏任之读后手记、程裕初识等共5部分。书首苏任之序言曰：易巨荪“其运用经方比英庇两公（注：即陈英畦、黎庇留）更为灵活，书未付梓。前见友人存手稿一册，因借抄一本，以资玩索，本省医籍中以医案为最少见，得此一册为本省医林著述中生色不少”。[15]1

次为易巨荪序例。易巨荪云：“《伤寒》、《金匮》有体有用，尤极心摹力追，每于无字无方处着眼。爰将平日所治各症，自癸未（1883年）至甲午（1894年），择其与经旨相发明者，辑为一卷，名曰《集思医案》。”[15]2又说：“宋元以后，刘、李、朱、张四大家，虽各有所偏，然择其所长，亦可治病。予因经方骇人耳目，每借时方以取效。然切脉辨证，法必衷诸仲圣，所谓以古文手笔，为时文体裁，故集中亦录时方一二。”[15]2从以上两段序例中，我们可以看出易巨荪读仲景书着重领会其精神，临证治病于无字无方处阐述发挥；又对金元四大家时方有所长者融会吸收，可见他的治学态度严谨且又客观。

医案即正文部分，约5万字，占全书篇幅95%以上，乃全书精华所在，内容十分丰富。医案虽无编章目录，但分作49个段落，计录病案62例，其中内儿科46例，妇产科9例，鼠疫7例。所处方药，除有时方补中益气汤之外，其余均为仲景经方。医案之书写，字句朴实简练，主症重点突出，有记有议，夹杂粤语方言。既继承了历代中医病案体例优良传统，又具有鲜明岭南地方特色。

书末有苏任之读后手记及程裕初识两段文字，属后跋性质。苏任之后记云：“本书书内夹圈系原著人自行圈定。又甲午大疫，人皆谓黎庇留用升麻鳖甲汤存活甚众，阅读此书则知此方是易巨川所手订。”[15]42 程裕初云：“易公善用经方，议论亦超脱，盖学有渊源也。”[15]43

细细披读易巨荪《集思医案》全书，体会易巨荪对仲景经方运用非常灵活，有胆有识，其所治病证，主要有两大类，一是危重病证，二是急性流行性传染疾病（主要是鼠疫）。在岭南地区敢于运用仲景经方治疗以上两类疾病，尤其是温疫热性病，没有坚实的临床基础及过人胆识，是难以做到的。

（二）学术经验

1. 活用经方抢救危、急、重证于顷刻之间

首先是对血证，医案里共计有吐血 6 例，便血 4 例，妇科出血 4 例，衄血 1 例，均属急性或反复多次出血，证情危急，寒热虚实夹杂。

患者吕叔骏其长女，丙戌（1886 年）五月忽患吐血，每吐则盈盆盈斗，气上冲不得息，眩晕，无胃，举室仓惶。请易巨荪诊治，易巨荪曰：冲任脉起子血海，挟脐而上，冲气上逆，故血随而上也。拟旋覆代赭汤，以炮姜易生姜，五味子易大枣，嘱其连服两剂，复以柏叶汤 1 剂，睡时先服，是晚气顺血止[15]18。细观易巨荪治疗吐血证（包括咯血），多以旋覆代赭汤与柏叶汤合用，《金匮要略》有云“吐血不止者，柏叶汤主之”。而瘀热之吐血（包括咯血）证，多用大黄黄连泻心汤，《金匮要略》亦有云“吐血衄血，泻心汤主之”。可见易巨荪运用经方既遵循先哲要旨，又灵活多变。

妇产科出血在 100 年前也颇为棘手，其来势凶险，稍有不慎即有一尸两命之虞。医案中有李孝廉其妻张氏，光绪十六年（1890 年）五月，未足月生产，血下陷，咳呕痰多，眩晕心悸，无胃。易巨荪与黎庇留公合诊，以大剂真武汤加吴

茱萸、祈艾、半夏，日两服，病少减，再服前药，卒收全效。易巨荪认为妇女月事下陷，崩漏不止，多属阳（气）虚阴（血）走之证。他说："阳虚必阴走，故漏下，此症气不统血也。"因而他十分重视对附子（自行炮制后食至一两以上）、祈艾、炮姜、鹿茸等温阳益火药应用，认为唯温其阳气，塞其漏卮，俾阳气充足，得以磨化水谷，中焦取汁奉心化赤而成血，此即补火致水之义，道理最精。易巨荪这些理论及方药，即使在今天，对妇产科临床某些出血性疾病还是很有指导意义的。

其次是对晕厥、昏迷等危重病证的救治。易巨荪《集思医案》里有5例"昏不知人"病案，患者都表观有意识模糊不清，甚至意识丧失的凶险证候。例一，李某，上吐下利，恶寒，盛暑亦复被，面目青，昏不知人。延予诊视，断为阴症。甫订方，拟桂枝汤服而痊愈。例二，李氏患外感，医者用清散药过多，干呕，吐涎沫，头痛而眩，心悸胸满，眩悸之甚，昏不知人。延予诊视，予曰：此厥阴风木，挟寒饮而上逆，以大剂吴茱萸汤治之，眩呕止，以附子理中汤收功。例三，欧妾，患心痛，每痛则周身动摇，昏不知人，牙关紧闭，手足冷，且平日身体甚弱，胃口不佳，食物常呕，医家多用补药，间有用附桂等，具未获效。后荐予往诊，予曰：此非心痛，乃心包络痛矣。心包主血亦主脉，血脉不流通，故痛不知人，不流行于四肢，故振动逆冷。心包乃火穴，虽其人弱，附桂仍非所宜，拟当四逆加吴萸生姜汤，再加苏梗小枝，原条不切，二服痊愈。例四，吕氏，月事后，少腹痛，午后寒热往来，且约有两时之久。医者或清或温，俱未获效。痛发则苦楚呻吟，几于昏不知人。延予相商，予曰：月事后腹痛，且有寒热，其为热入血室无疑，投以大柴胡汤，两剂痊愈。例五，李香泉妻，患小便不利，每小便后，若有物阻塞，刺痛异常，腰痛目眩。同村老医主用猪苓、木通、滑石等利水之药，痛愈甚，且增出小便血一症，又变利水为凉血，如生地、桃仁、红花、牛膝等，连服数日，向之目眩者转而昏不知人，便血者转而吐血矣。来省城延予往诊。予曰：膀胱为水腑，肾为水脏，均主小便；但腰属肾部，腰痛小便不利宜责之肾，不宜责膀胱。前医用利过多，伤其肾气，故增出诸种险症，以大剂附子理中汤，加祈艾、炮姜、赤石脂、五味子，日三服，吐血便血皆止，再以真武汤加龙骨、牡蛎，小便如常，不复痛楚，眩晕亦止，计附子已斤余矣[15]19。

以上5例“昏不知人”危重案例，易巨荪对其症状体征之描述十分直观，行文朴实，不尚浮华，以治病求，不当以文字求。分别处以仲景经方桂枝汤、吴茱萸汤、当归四逆加吴萸生姜汤、大柴胡汤、附子理中汤加减治疗而愈，足见易巨荪辨“昏不知人”证能谨守病机，把握辨证要点，灵活用药，治而取效。难怪后人读之，不得不发出易公“善能发前人所未发，钦佩之至”[15]43的感叹。

2. 运用仲景经方防治瘟疫病急性流行性传染病

《集思医案》之下半部，真实地记述了光绪二十年(1894年）粤省鼠疫流行之情况，易巨荪等岭南伤寒名家运用仲景经方原则，创升麻鳖甲散，在防治急性流行性瘟疫传染病中起到重要作用。

仲景《伤寒论》原先就是一部防治外感热病专著，白虎、承气辈治疗热性病疗效确切，久用不衰。然鼠疫一症，孰当何治？仲景经方未载，有赖于后世医家之阐发。易巨荪写道：“吾粤疫症流行，始于老城，以次传染，渐至西关，复至海边而止。起于二月，终于六月，凡疫疾初到，先死鼠，后及人。有一家而死数人者，有全家复绝者，死人十万有奇，父不能顾子，兄不能顾弟，夫不能顾妻，哭泣之声，遍于闾里。疫症初起，即发热恶寒，呕逆，眩晕，甚似伤寒少阳病，唯发热如蒸笼，眩晕不能起。……有先发核后发热者，有发热即发核者，有发热甚或病将终而后发核者，有始终不发核者。核之部位，有在头顶者，有在胁腋者，有在少腹者，有在手足者，又有手指足趾，起红气一条，上冲而发核者，见症不一。"[15]16

从上述文字中，我们可以看出易巨荪对鼠疫，尤其是腺型鼠疫证候的记载，经过非常仔细临床观察。当时尚不知有鼠疫杆菌，但中医已经观察到其病因是“疫疾初到，先死鼠，后及人”[15]16；临床上有腹股沟、腋窝、颈项等全身部位淋巴结肿大迅速的特点，故中医命其病名为“疫核”，是一种烈性传染病。鼠疫大流行，中医当救星，当时岭南地区对鼠疫的防治，有仿王清任《医林改错》活血化瘀治之，如儋州罗汝兰《鼠疫汇编》（1897 年刊行）；又有仿吴鞠通清营汤、化斑汤治之，如羊城林庆铨《时疫辨》（1900 年刊）。而易巨荪对鼠疫之论说均比上两书早，并认为鼠疫症有轻重之分，“大约以先发热为轻，热核并发次之，热甚发核又次之，病将终发核、始终不发核为重。核之部位，以在顶、在胁腋、在少腹为重，在手足为轻。经曰：入脏者死，出腑者愈。脏，心肾也。在心则谵语神昏，直视。在肾则牙关紧闭，失音难治。腑，胃也，在胃虽谵语，乍有清时，口渴便闭，此病甚轻，白虎承气可治，即生草药亦能愈之”[15]36。而入心肾之重者，则非白虎承气辈所宜，它类似于《金匮要略》阴阳毒一症，“见症虽未尽相同，而病源无异。方中以升麻为主，鳖甲、当归、甘草、川椒、雄黄次之。阴毒去雄黄、川椒。复读《千金方》，有岭南恶核，朝发暮死，病症与近患疫症无殊，其方有五香散，亦以仲师升麻鳖甲为主，而以香药佐之。……因升麻一味，骇人闻见，改汤为散，活人无算”[15]37。

易巨荪运用升麻鳖甲汤治疫核，当然不是原方照搬，而是根据病情采用多种剂型或给药途径。一般来说，将自行研制之散剂（升麻必重用）常规口服，汤剂随证加入各药，主要有：红条紫草、银花、桃仁、红花、竹茹、柴胡、枳实、桔梗等。外用酒糟、蓖麻、苏叶敷核上。易巨荪以上述之散剂、汤剂、外敷三法合用防治鼠疫，救治患者无数，得以名声大噪。今天，鼠疫虽然已经基本上被消灭，但易巨荪等岭南伤寒名家防治鼠疫的宝贵经验，在当时的确起到了拯救危厄的作用，使近代中医学在急性烈性传染病和危重感染性疾病的理论和临床治疗方面，极大地丰富发展了祖国医学宝库内容。

易巨荪《集思医案》是研究岭南近代伤寒学术流派的重要著述，他与陈伯坛《读过伤寒论》，黎庇留《伤寒论崇正编》齐名于时，陈黎二公著述在新中国成立前有线装本刻本，惜现已绝版；而易公之《集思医案》至今尚未见有刊行。为弘扬中医学术，研讨地域性医家学术流派对祖国医学发展之贡献，重新发掘整理点校或点注上述近代岭南伤寒中医文献，是一件很有意义的工作。

附：谭彤晖

谭彤晖，号星缘，又作星沅，南海人，举人出身，儒而通医，近代伤寒临床医家，学问文章，卓然不凡，而于仲景书，尤善读善悟，常与陈伯坛、黎庇留、易巨荪等人谈论医学心得。中医经典著作，文字深奥，非儒者不能精通其说，仲景《伤寒》、《金匮》方药济世，尤为儒医所推崇。故清末岭南读书人出身的中医生，其时均以通晓仲景圣贤书为时尚。易巨荪、谭彤晖、黎庇留、陈伯坛四人以文会友，经常在一起畅谈讨论仲景医学心得。易巨荪描述："庇留以名生员，兼大国手，精《伤寒》、《金匮》，为吾粤诸医之冠。厥后又有谭孝廉星缘，学问文章，卓然不凡，而于仲景书，尤善读善悟，之二君者，与予为心性之交，每于灯残人静酒酣耳热之际，畅谈《灵枢》、《素问》论略之理。"[15]22故得"四大金刚"之美誉。谭彤晖毕生忙于诊务，未见著述存世，但有个案记述于黎庇留著作中："丁酉年，罗德田之郎，年十六岁，发热三日，其早渴而衄血。谭彤晖君与小柴胡去半夏，加花粉、竹茹、犀角，发热不减。傍晚邀余（注：黎庇留）同商，见其大汗出，舌不能转动，四肢疲软，即断曰：此阳明悍气也，稍迟则牙关闭矣，亟与大承气汤。甫订方，星翁曰有煎成之犀角一两在。余嘱其即服之，以俟大承气汤成。服汤不下，再剂，二鼓时始下，舌可出，手足始能运动，而其剧稍减。次日，连服小柴胡加减数剂痊愈。此即悍热之迫其津液外出，为急下证也。"[16]12

有关易巨荪、谭彤晖、陈伯坛、黎庇留四位经方派名家学术上之联系，笔者手头上有一份材料，对读者了解这四人有很大帮助，系民国年间苏任之手抄易巨荪《集思医案》撰写的序言，殊属珍贵，文录如下以存史：

"清季之末，广州医林中，以专研经方著名者有四人焉，当时称为'四大金刚'，乃陈英畦、黎庇留、谭彤晖、易巨荪是也。英公著述有《读过伤寒论》、《读过金匮》、《麻痘蠡言》三书行世。庇公著有《伤寒论崇正编》。谭公为南海县举人，号星缘，亦作星沅，有无著述未详。至于易公之著述，余谨见此医案一帙耳。易公名庆棠，号巨荪，亦作巨川，鹤山县人，寓西关小半甫，榜其门曰‘集易草庐’，民国二年去世。其运用经方比之英、庇两公更为灵活，书未付梓，前见友人存手稿一册，因借抄一本，以资玩索。本省医籍中以医案为最少见，得此一册，为本省医林著述中生色不少。后学肄江苏任之识。”[15]2

四、黎庇留与《伤寒论崇正编》

（一）生平著作

黎庇留，名天祐，庇留乃其字，一字茂才，广东顺德人。儒而通医，学术上专师仲景，岭南近代著名伤寒名家。光绪二十年（1894 年）任省城十全堂医局医席，民国初期在广州流水井设医寓“崇正草堂”，大厅悬挂“振兴医风，挽回国命”对联以自勉。友人称赞他曰：“友黎庇留茂才，博观四部，最癖医书，抗志希文，尊师仲景，读逾万遍，背诵如流，旁览百家，眼光别具，分勘合勘，诸注得失择其微，以经证经。”[16]1黎庇留读《伤寒论》可以背诵如流，可见其对仲景经文娴熟运用自如的程度。为人襟怀广阔，鄙视权贵，淡泊名利，常与人说：“人生最可贵者，莫过如尽己之力，为病民服务，何必孜孜为己？”（据周敬平采访记录）故毕生以济世活人为务。

黎庇留著《伤寒论崇正编》8 卷，现存有民国十四年（1925 年）粤东编译公司铅印本，5 册。书首题字：“尊崇先圣，辨证前贤”。黎庇留临证病例过万，晚年积其所学，著书立说，左公海读后曰：“经临万病，积五十余年之学养，正百数十节之窜讹，洵为仲景功臣，叔和诤友矣。此茂才著书之宏旨也。公海长沙同嗜，寝馈者历半生。彭泽归来，过从者无虚日，暇时手出是编，命作弁言。卒读一过，佩服五中。从此治伤寒者，如迷途之有老马，如暗室之得明灯，向苦难之又难，今则易之又易。事半功倍，学医不惑歧途；起死回生，举世同登寿宇。如斯神技，作者乃三折肱，付诸手民，读者当九顿首矣。”[16]2《伤寒论崇正编》卷一、卷二太阳篇共计129节，63方。卷三阳明篇共计72节，9方。卷四少阳篇共计16节，3方。卷五太阳篇共计5节，2方。卷六少阴篇共计42节，14方。卷七厥阴篇共计49节，5方。卷八为删伪篇。

粤省名医许振庆、马云衢、苏世屏等都曾师从黎庇留学习，黎庇留医术传儿子黎少庇，少庇曾于民国三十五年（1946年）在广州流水井医寓处办医学传授班，有门人汤仙州等28人，新中国成立后又将父亲遗留医案整理，遴选其治验者，加以评述，编成《黎庇留医案》。而庇留医案之录选，择其堪为研究之疑难病案，或则顽沉、诡异，或则平顺、隐微，叙其过程，论其得失，编成案例，以与《伤寒论崇正编》相引正，而加深经方运用之信仰。

（二）学术特点

《伤寒论崇正编》左公海序首曰：“读医书难，读《伤寒论》难之又难。何也？黎庇留认为：《伤寒论》经叔和之编次，成无已注疏以后，继续编注者不下百家，各展所长，亦各存偏见。毫厘之差，谬之千里，此《伤寒论》因之难读也。虽柯韵伯等间有阐发补充，《医宗金鉴》亦列出存疑待考诸条，而千百年坠绪，仍未抉微勘正。余临证数十年，认为读《伤寒论》必须从实用出发，将全书融会贯通，以书勘证，以证勘书，反复考虑，方可得仲景真谛而不致受古人淆混视听之误。”此段文字，最能明黎庇留成书之由，而《伤寒论崇正编》的体例特点，与其成书之由不无关系。为打破“千百年来坠绪，仍未抉微勘正”的局面，采用“分勘合勘，诸注得失抉其微”的注解方法，可以说是最为有力的。

1. 尊崇先圣，辨证前贤

黎庇留认为：“群言淆乱衷诸圣，如是者有年。既而造车合辙，延诊者铁限为穿。见病知源，处治者刀圭必效，方药时有加减，必根据乎经方，证脉互相权衡，非徒夸乎脉诀。以书勘证。兼胡瑗治事之长，以证勘书；异赵括谈兵之误，如是者又有年。”[16]1

这段话是说，仲圣经文，被群言淆乱如是者有年，异赵括（注：赵括，战国时赵人，熟读兵书，但不晓活用，导致40 万大军覆没）谈兵之误如是者又有年，中医学术之不长进，是未能尊崇先圣仲师之言。因此必须像胡瑗（注：宋代理学家）那样，明体达致用之学，以临证经验之校勘医书。

《伤寒论》历来注解纷繁，学者遍读为难。明清以降，诸家更是各张其说，或错简、或维护旧论、或辨证论治，各家之说，莫衷一是。《伤寒论崇正编》则以六经为定篇，仲景之论为纲，诸家之注为目作为著书特点。所引诸注，上及晋唐宋元金诸家；下则遍涉错简、维护旧论、辨证论治诸派。黎庇留不自限于一系一派，在编注上则条分缕析，各咀其英，各撷其髓，存各家之长，正诸注之短。其或赞同，或含蓄批评，或直言指正，或阐述自家之见，意在“尊崇先圣，辨证前贤”[17]。

2. 删减原文，《伤寒论》几成精品

《伤寒论崇正编》与宋本《伤寒论》、成本《注解伤寒论》，与明清近代诸伤寒著述最大不同者，为卷之八之“删伪篇”，即使是错简重订派，也没有像黎庇留这样大刀阔斧地删减原文的。

近人刘淑婷研究，《伤寒论崇正编》与宋本《伤寒论》比较，不仅在原文的编排和删减上有差别，“删伪篇”中删减的条文多达65条。按六经定篇考察其删减：太阳篇计40条，阳明篇计11条，少阳篇计1条，太阴篇计3条，少阴篇计3条，厥阴篇计7条。黎庇留认为六经病欲解时的推断纯属理想之见，此种理想之推断，实为王叔和之作。因此，凡六经欲解时的条文皆为黎庇留删去。以问答体例出现的条文，黎庇留也认为《伤寒论》乃仲圣自作全书，设问答体例的条文，与叔和《序例》之问答体例手笔相似，故删去。与宋本《伤寒论》比较，《伤寒论崇正编》没有把“辨脉法第一”、“平脉法第二”、“伤寒例第三”、“辨痉湿暍脉证并治第四”等15篇纳入著作内。

那么《伤寒论崇正编》内容是否就不全面呢？恰恰相反，黎庇留著书突出重点，其风格反映岭南医家注重临证实用鲜明特色，从此治伤寒者，易之又易。《伤寒论崇正编》可以看出岭南医家，善于总结，很厚很杂乱的一本书，经过广东人细读结合自己临证，往往成为薄薄的精装本。如明代金坛王肯堂《证治准绳》乃大部头医著，经清代南海何梦瑶参考其说著作《医碥》；清代山东黄元御《四圣心源》11卷，近代新会卢朋著辑其要点为《四圣心源提要》1册；清代姑苏叶天士《临证指南医案》连同徐灵胎评注约51万字，近代番禺潘兰坪浓缩其为《叶案括要》；明代万全《万密斋医学全书》著作10种，计108卷，其中7种为儿科内容，清代岭南程康圃（高明人）把它总结为《儿科秘要》“儿科八证治法六字说”，从中体现岭南医家务实包容的内涵实质。向苦难之又难。

3. 以临证医理释论、验案证书勘书

临证医理释论。《伤寒论崇正编·卷三·阳明篇》：承气汤有起死回生之功，唯善读仲景书者方知其妙。俗医以滋润之脂麻油、当归、火麻仁、郁李仁、肉苁蓉代之。徒下其粪而不能荡涤其热，则正气不复，不能大泻其火，则真阴不复，往往死于粪出之后，于是咸相戒曰：润肠之品且能杀人而大承气汤更矣，甚矣大承气汤之功用，尽为那庸耳俗目所掩也。武陵陈氏云方名承气，殆即亢则害，承乃制之义乎。亢极反兼胜已之化承者以下承上也。夫天地一理，万物一气，故寒极生热，热极生寒，物穷则变，未有亢极而不变者。伤寒邪热入胃，津液耗真阴，虚阳胜阴病，所谓阳盛阴虚，汗之则死，下之则愈，急以苦寒胜热之济，救将绝之阴，泻亢甚之阳，承气所以有挽回造化之功也然，不言承气亢而言承气何哉，夫寒热流转，不过一气之变迁而已，用药制方彼气机之不可变者。力难矫之，亦第就其气机之必变者而一承气之耳，设其气有阳无阴，一亢而不可复，则为脉涩。致直视喘满者死，何则以其气机已绝，更已可承之气也。由是言之圣人虽尽人工之妙，止合乎天运之常耳，不云承气而云何。桃仁承气汤合大陷胸汤案。甲申年在甘竹乡医简保开之妻，分娩后五日，腹膨如缸，下部已难动，审其所产，实为死胎，产时血与水点滴全无，其体强健异常，由是腹胀日甚一日，临诊时几有欲破之势，难坐难卧，而热气一团，烦渴喜饮。余断此为水血相混，腐败成脓，腹内如结一大疮。然急以桃仁承气汤合大陷胸汤与之，下脓血大半桶，臭恶不可向迩。次日腹消九成，所余茶壶大，坚痛异常，非猛烈者不足捣其巢穴，乃拟抵当汤直捣中坚，一鼓而下。是役也，设犹豫不决，则生命难保矣。然当订方时几经审慎，而后出其离奇猛烈之方也，故认证为医家第一要义。虻虫、水蛭，未经人用，经方无奇不有，圣人之所以为圣也。

以验案证书、勘书。《伤寒论崇正编·卷三·阳明篇》：白虎汤。原文："三阳合病，腹满身重，难以转侧，口不仁，面垢，谵语，遗尿。发汗则谵语。下之则额上生汗，手足逆冷。若自汗出者，白虎汤主之。"愚按治实证当刻刻防其虚证虚脉，是仲圣秘旨，不然者遗尿，有肾绝症。不仁面垢，有阳虚证。身重难转，有阳气不支证。腹满，有阴虚证。则治法天渊矣。柯公之谓，自汗而无实证，脉当从虚治，旨深哉。

病人身大热，反欲得近衣者，热在皮肤，寒在骨髓也。身大寒，反不欲近衣者，寒在皮肤，热在骨髓也。愚曾治黎子厚一证可异也。子厚以魁伟之躯，热力素充，忽于己酉年四月，病头眩心悸，医以六味等多与之。阴胜格阳，脉微欲绝，通体肤冷，奄奄一息，而反尽去其衣，加以扇风不稍停。此真阳欲脱之阴象，若认为热在骨髓而清热，即殆矣。愚急以大剂四逆、白通汤，连日数服，稍可停扇，稍可转动。此等格阳剧烈：全身大寒，有甚于四厥逆；频频扇风，有甚于不欲近衣。斯时如救溺之救，稍纵即逝，险哉！《伤寒论》为救世大慈悲之书，然非全书融会，安能认识此等剧证哉？微乎微乎。

被称为"医圣"张仲景，学术荫及后世，经方拯救亿万苍生黎民。直至近代，《伤寒论》研究仍然是岭南中医学术最活跃的领域之一，仍然是中医理论与临床研究热点之一。继"四大金刚"后，广东又产生一批伤寒名家，著名者番禺陈庆保、东莞卢觉愚等。

五、陈庆保与《伤寒类编》

陈庆保，广东番禺人，民国八年（1919 年）秋，在香港办中医夜学馆，著《伤寒类编》作讲义授徒。据邓铁涛回忆：他父亲邓梦觉闻讯即前往，于民国十一年（1922 年）五月，正式就业于陈庆保门下，执弟子礼师事之，邓梦觉日后成为岭南名医。陈庆保曰："往岁授徒，尝编此以为讲义，兹又忽忽数年矣。爰再检定以示及门，因并述鄙意如此，固甚愿精研斯道者，起而商订之也。"[18]1 由是编订《伤寒类编》1 册刊印，藏陈庆保家塾附设图书馆。

陈庆保《伤寒类编》自序首曰："汉张仲景撰著伤寒，实为后世医家之祖。唯经历魏晋，书多散佚。今所传者，幸赖有王叔和之采录耳，成氏无已首为论注，厥功甚伟。独惜其杂入《伤寒例》一篇，盖误以为出自叔和而混同注释。致使后之攻击该例者并攻叔和甚，且以攻击叔和而并攻及伤寒之旧论，是何诞妄之甚也。"[18]1 陈庆保认为王叔和、成无己二人厥功甚伟，他们采录《伤寒论》，首注《伤寒论》，功大于过，至于《伤寒例》一篇，后世误以为出自叔和而混同注释，攻击该例者并攻叔和甚，是何诞妄之甚。由此可见，陈庆保与陈伯坛一样，主张维护世传本《伤寒论》内容的完整性与权威性，至于原文之真伪，可参读《千金方》、《外台秘要》一比勘之。

（一）以本论之六经为纲，再以五种之伤寒为目

仲景《伤寒论》研究外感热病学说，陈庆保考伤寒之病，逐日浅深，以施方治，今世人得伤寒，或始不早治，或治不对病，或日数久淹困，乃告医。医又不知次第而治之，则不中病，是以伤寒不可不分类也。《素问·热论篇》云：

“热病者，皆伤寒之类。”又云：“人之伤于寒也，则为病热。”又云：“凡病伤寒而成温病者，先夏至日为病温，后夏至日为病暑。”《难经》又云：“伤寒有五，有中风，有伤寒，有湿温，有温病，有热病。是仲景本合论五者以成书，而固非独言寒冷之为病也。”陈庆保批评：“今俗医不察，反谓伤寒论只合于北方之风寒，而不适于南方之温热，其于全书固未深考也。”[18]1

陈庆保纵观《伤寒论》之注释总计百数十家，终觉其变乱支离，愈多愈晦者，果何故欤？陈庆保认为俗医以其不知伤寒论命名之义，实本于伤寒有五，而热病者，固皆伤寒之类也。所以陈庆保编写《伤寒类编》目的方法是：“盖今唯以本论之六经为纲，再以五种之伤寒为目，类而次之。庶知仲景之所谓撰用《素》、《难》与叔和之所谓录取真方，以防世急者，固自分明切实而并无须于后人之注解也。”[18]1

凡两感病俱作，治有先后，发表攻里，本自不同。夫病发热而恶寒者，发于阳；无热而恶寒者，发于阴。发于阳者，可攻其外；发于阴者，宜温其内。发表以桂枝，温里宜四逆。陈庆保同时吸取外来医学新知，谈及肠伤寒病，谓至如近译诸书，有以论肠窒，扶斯病为新伤寒论者，究之所论，只为肠坏热证之一，殊未足以括伤寒之有五也，况论气化与论形质，固自有不能悉合者，则与其以肠窒扶斯而强附以伤寒之名，毋庸照旧目以肠坏热证之为愈也。

（二）善治太阳，则五种伤寒可不传入于他经

陈庆保编述《伤寒类编·太阳病通论》曰：“凡病之由外入内者，类皆先犯太阳而后传及于阳明、少阳、太阴、少阴、厥阴者也。仲景论述伤寒虽有五种之不同，而其借径于太阳者一也。故开始即日太阳之为病。盖谓善治太阳，则凡中风、伤寒、湿温、热病、温病均可不传入于他经。否则一日太阳，二日阳明，三日少阳，四日太阴，五日少阴，六日厥阴。病既按日而递深，证亦循经而递进矣。太阳篇中首述五种伤寒之病脉证治，而复历言合病并病。与夫汗吐下后火逆水疗诸法，盖以此也。学者其可不尽心乎？”[18]4

因此，陈庆保重视对太阳病的研究，例如太阳与阳明、少阳合并诸病。陈庆保认为：“五种伤寒之病，既类列于前矣，然其病固有不限于一经者。若一经病而连及别经，则所谓合病并病也。柯韵伯曰：合则一时并见，并则以次相乘。大抵病在一经者易治。病及二三经者难治。至于阴阳俱病，如《素问·热论篇》云两感于寒者，一日巨阳与少阴俱病，则头痛、口干而烦满；二日阳明与太阴俱病，则腹满、身热、不欲食、谵言；三日少阳与厥阴俱病，则耳聋，囊缩而厥，水浆不入，不知人；至六日而必不免于死矣。今《伤寒论》只言阳与阳合并病，未言阴与阴合并病及阳与阴合并病。书缺有间欤？抑阳病合并之犹有可治欤，此固学者所宜究心也。”[18]5

（三）详论太阳中风、伤寒、湿温、热病、温病

1. 太阳中风病

中风者，五种伤寒之一也。中风多由太阳入，故太阳篇以中风为首也。前人每以桂枝治中风，麻黄治伤寒，大青龙治风寒两伤，营卫俱病。窃谓其说尚有未妥。今类列各条，当知桂枝固为治中风无热之主剂，大青龙则为治中风夹热之剂，十枣汤、五苓散及瓜蒂散则又为治中风夹有痰湿、水饮之剂也。至于类似桂枝证及服桂枝汤后而或有变证者，又当随证施治，而不能以一例拘之。今特取附桂枝汤后庶几条理分明，而脉络贯通矣。

2. 太阳伤寒病

《难经·五十八难》言伤寒有五。而二曰伤寒即《素问》所言冬伤于寒之病也。仲景撰用《素》、《难》，故首言中风而次言伤寒。后人每谓《伤寒论》专论寒邪所伤，而不知此特为五种伤寒之一。故其注每难贯通也。今类列太阳伤寒病脉证治，其专主太阳伤寒者，唯麻黄汤一方耳。若脉微弱而不可发汗者，改用桂枝二越婢一汤或桂枝麻黄各半汤。盖因其脉证而变通之也。若小青龙汤、茯苓甘草汤等治外伤寒而内夹水饮，承气黄连汤等治外伤寒而内有邪热，建中复脉四逆汤等又治外伤寒而里不足，固不能以一例拘也。至于证象阳旦一则，病情错杂，每多误治，而后如师言，病卒可愈者。盖又学者所宜详究也。

3. 太阳湿温病

脾主湿，胃主温，湿温为病，系在太阴阳明。其有系在太阳者，特其借径耳。故太阳篇第言湿痹及风湿之为病。而已湿痹，宜利其小便，风湿宜散其外风，此为一定之治法也。若痹久而成温湿，久而化热，则湿温之治又当于阳明内求之，而不可以太阳内括之矣。

4. 太阳热病

太阳中热，太阳中暍，皆中暑也。暑病者，热极重于温也。内经云，凡病伤寒而成温者，先夏至日为病温，后夏至日为病暑。盖谓凡病外感而成温者，先夏至而受温邪则为温病，后夏至而受暑邪则为暑病。义最明了，自有妄为序列者，纠缠冬伤于寒，春必病温之说。乃曰寒毒藏于肌肤，至春变为温病，至夏变为暑病。一若暑由寒变，其义遂迂晦而难明。今按仲景伤寒本论，中暑即中暍，中暍即中热，中热为五种伤寒之一。固可以伤寒称之，而不必谓其定由伤寒所变也。

中热、中暍重在阳明，而开始仍在太阳，故仲景于太阳内三言之，独惜其方治未详耳。《金匮·痉湿暍篇》主以白虎加人参汤及一物瓜蒂汤，此固为暑热伤津，暑热夹湿之证治法也。然观此而《伤寒论》之有阙文盖可知矣。

5. 太阳温病

成氏无己《伤寒论注》曰温病者阳明也。斯言可谓独得其要矣。然温病之内发者系在阳明，而温邪之外受者则仍系在太阳。盖太阳实为感受六气之门户也。自喻嘉言移其病于少阴肾，周禹载移其病于少阳胆，舒驰远移其病于太阴脾，顾景文移其病于太阴肺并移其病于厥阴心包，吴鞠通移其病于上焦，陈素中、杨栗山又移其病为杂气，张介宾、戴天章又移其病为瘟疫，张石顽更移其病为夹阴。议论日益多而条理日益紊，殊不知阳明为成温之薮，太阳为受温之原。一按诸伤寒本论而群言淆乱，可衷诸圣矣。至于方治多在阳明太阳篇中，第举其症状及其治逆者耳。《温病条辨》以桂枝汤为开始之第一方。此盖承喻嘉言之误也。桑菊银翘仅可治俗称最小之伤风病耳。唯本篇葛根黄连黄芩汤既为太阳阳明合病之主方，其即为温病风温初起之正方也乎。

番禺陈庆保《伤寒类编》，是近代广东颇有特色的著述。其弟子学习《伤寒类编》同时要兼读成无己《伤寒明理论》，学生似应为伤寒经方派医家。但广州地区的中医老前辈回忆时总是说他的学生多为温病名医，善用温病时方，对这一疑问是否可以这样回答：广州地处华南，热病为多，故处理病人常需运用温病的理法方药。广州医家之门诊量，一般伤寒家日诊10人左右，而一般温病家日诊二三十。陈庆保《伤寒类编》融合伤寒温病学说精华，他的弟子的确治愈无数染疫热病患者，可能因此而扬名。

六、卢觉愚与《实用伤寒论讲义》

（一）生平

卢觉愚（1899～1982年），广东省东莞县人，出身医药世家。先君尝修药济人，但不取值。卢觉愚17岁时，目睹萱堂（“萱堂”为女主人居所，借指母亲）患热病吐血，庸医误投辛温之剂，病情转剧，呻吟床榻。当时名医满座，竟一筹莫展，终任其惨然辞世。觉愚过此惨变，深感为人子者不可以不知医，乃虔遵父命，从师习医，与其兄卢觉非共投伤寒温病名家丹峰禅师门下，待读四年卒业，于外感热病诸症，洞悉靡遗，历年救治寒温险症极多。

1926年，卢觉愚任职香港东华医院中医长席，历时14年。其间更就中华国医学会理事兼学术部主任，创立第一届医师研究所，医学演讲会，及主办伤寒针灸讲座，开香港集体讲习医学之先声。民国三十年（1941年）夏，设医学讲座于香炉峰下，以伤寒针灸二科揭橥（揭橥，标志）于门，从学者济济有众。讲授问难，教学相长，惬洽无量。继而战事猝起，香港沦陷，学者星散，卢觉愚亦挈眷返原籍，后迁广州，游览五层楼留下诗句：“朱明南服挺英雄，镇海楼高夕照中。抚剑凭阑人已去，年年空见木棉红。”重过沙河时作：“云树苍茫夕照微，行人杨柳倍依依。旗亭冷落苔衣绿，尚记当年买醉归。”民国三十五年（1946年）登六榕寺塔作诗：“宝塔摩空立，玲珑砌九重。凭栏观远水，列案从层峰。碧瓦雕甍丽，金蟾瑞霭浓。联翩裙屐影，到处驻游踪。”游西关荔枝湾诗：“窄岸呼相应，行舟拂浅泥。如何称胜地，更复异桃豁。风月依然在，沧桑几度迷。昌华何处是，遥隔竹桥西。”上述广州名胜古迹，都留下卢觉愚墨宝。

卢觉愚又有游黄花岗谒七十二烈士墓二首："鸿毛泰岳本殊伦，烈士碑前景物新，自古英雄轻一命，由来生死重千钧，剑余热血驱胡虏，手挽天河洗劫尘，俎豆瓣香长荐飨，精神宛在穗江春。""凛冽英名万古存，衣冠犹染血斑痕，成仁不愧炎黄裔，一死终为大汉魂，百尺丰碑光日月，千秋浩气贯乾坤，酬庸此日无量价，带砺山河拱墓门。"

卢觉愚多才多艺，治学精勤，著述甚丰，不但中文造诣极佳，且精通英文，为其进行中医科学化工作打下良好基础。他著作中引用的现代医学知识均直接摘译外文经典，因而起点较高，具有先进性，例如20世纪30年代就将针灸经穴与神经系统作出比较精细的对比，当时在我国中医界以卢觉愚为第一人。1950年卢觉愚重返香港，任香港针灸学研究社名誉社长等职，著有《针灸问答》、《觉愚医案新解》、《实用伤寒论讲义》、《实用脉学讲义》、《实用处方学讲义》、《古今医案选评》、《觉庐医学论文丛存》、《临床针灸要诀》、《日用本草便览》、《日用验方汇编》等。其中《觉庐医案新解》及《实用伤寒论讲义》，近年在台湾一再被翻印，后者被规定为中医师考试必读之书。卢觉愚于1982年3月28日逝世，终年83岁，他对香港中医界的贡献，实不容泯灭。[19]

（二）版本及学术成就

《实用伤寒论讲义》，卢觉愚撰，女瑞华、男启明、门人台山陈亮明同校。是编原稿于1939年10月，成书于1941年8月，藏于箧中有年矣。1947年1月于广州和隆里医寓重新修订，现存1955年香港仁记印务馆铅印本，1册，40万字。书首有张公让序："东官卢君觉愚，邃于医。好学深思，精进不懈，致力医学垂四十年，于伤寒论尤寝馈有素。曾任东华医院中医长多年，以其余力倡办医师研究所，及创立医学讲座，其言论业绩，为时推重，亦为余平生心折之一人。所著之《实用伤寒论讲义》，即为讲习伤寒专科时之课本。其书以林亿本为主，一依原文诠次，注释则旁征博引，以新学理印证古义，比类条分，深入浅出。更本其经验心得，于证治方药，尤发挥尽致，切合实用，洵佳作也。”[20]4

1. 伤寒是传染病，当属诸急性传染病范围

《实用伤寒论讲义》导言，首先从《伤寒论》之历史与价值、伤寒之定义进行论述，结论认为：伤寒为传染病，所谓伤寒天行温疫时气，是皆今之所谓传染病。传染病有急性慢性之别，而急性传染病大都有热候，伤寒既为发热之病，当属诸急性传染病范围，如肠窒扶斯（肠伤寒又名肠热病）、猩红热、赤痢、流行性感冒等。以本论六经证候观之，更为诸种急性传染病之共通证候，至小青龙汤证之为肺炎，白头翁汤证之为赤痢，尤为显而易见。是故伤寒论在原则上，实适用于一切急性传染病，而非限定于某一种传染病也[20]导言。

卢觉愚继而阐述传染病之病原、传染之途径、人体之免疫、传染病发生之原因，在当时是一种科学普及值得肯定。卢觉愚在传播学术新知同时，没有忘记发扬仲景伤寒六经的理论，他说：伤寒论六经，即诸传染病全经过中之六种证候群。所谓六经，即太阳、阳明、少阳、太阴、少阴、厥阴。所谓证候群，即从症状上之性质部位，区分为六种证候集团。依新理学之解释，细胞功能亢盛者为阳证，功能衰弱者为阴证。病毒须排除驱逐者为实证，体力须强壮兴奋者为虚证。病势在体表组织者为表证，病势在脏器组织者为里证。本论六经，即阴阳、虚实、表里之代表符号，亦即诊断治疗之标准。中医之长处，即在根据证候以用药处方，为原则性之治疗。如同一发热，或属太阳病，或属阳明病，或属少阳病，或属三阴病。即同属太阳病，或为发热汗出恶风脉缓之桂枝汤证；或为头痛发热，身腰疼痛，骨节疼痛，恶寒无汗之麻黄汤证。同属阳明病，或为壮热大汗，不恶寒反恶热，唇舌干燥烦渴饮冷之白虎汤证。或为潮热蒸汗，腹胀痛，大便硬，转矢气，神昏谵语，口噤齘齿之承气汤证。更有为心脏衰弱，循环障碍，肠穿孔，肠出血之大汗厥逆，颜色苍白，脉搏微弱，陷于虚脱之四逆汤证、桃花汤证者。又如同一发热，孰为太阳病，孰为阳明病，孰为少阳病，孰为三阴病。同一腹痛吐利，孰为阴证，孰为阳证。在证候上既有种种差异，在治疗上当然有各种不同之治法，此六经所由立也[20]导言。

2. 中医不认识细菌而能治传染病的事实

既然伤寒为今之所谓传染病，中医不认识细菌而又何能治之？这是卢觉愚针对当时国民政府行政院长汪精卫："举个例来说，当今居然有人以为中医能治传染病，且能消毒，这真可谓奇怪之至"[21]言论的批驳。

卢觉愚曰："中医不识菌是事实，其能治传染病，亦是事实。中医虽不知有菌，不知治菌，而治法则能辅助人体自然疗能，以透彻病根，排除病毒，是生理机转，归于正规状态，故能收根本治愈之功。盖中医治病，根据形、能，有一定之标准。何谓形、能？有生理之形、能；有病理之形、能。各组织之构造，于种种生活机转，即生理之形、能。生活机转，常随环境变化而为因应，其机转得循常轨，则为生理。不循常轨，则为病理。所谓病之形、能者，形指病状言，能指病之势力言，即病之证候是病形，病之传变是病能。传染病之种种证候，非病菌所能直接表现，实为生理机转之反应现象。使此种反应消失，则种种证候，自当平复。细菌原虫，虽为病原之一，而疾病本体，却为体细胞之异常变化。故传染病之治愈机转，不在菌毒方面，而在体细胞能否复其正规生活为断。中医治法，正适合此条件，此其所以有特效也。”

“更推广言之，无论为肠窒扶斯（肠伤寒），为流行性感冒，为其他各种之热性病，（治疗重证候，不重病名，伤寒温病，一以贯之）。但审其作太阳病者，以太阳病法治之。作阳明病者，以阳明病法治之。作少阳病者，以少阳病法治之。作三阴病者，以三阴病法治之。在太阳病之为桂枝汤证、麻黄汤证，即以桂枝汤麻黄汤治之。在阳明病之为白虎汤证、承气汤证，即以白虎汤承气汤治之。余证准此。是故六经者，可视为六种假定之符号与界说，用以说明疾病之本态性质证候传变，而为诊断治疗选药裁方者也。故六经者，病而后有之，无病时不可得而指名。其有虽病非此所能统御者，固不可拘执六经以自划。然大纲既立，举绳在手，圆机活法，不患其不能应付也。古人以伤寒为热病（广义的）之总称，六经为诊治之纲领，学理与事实一致。中医学长处在此，《伤寒论》之可贵亦在此。”

卢觉愚期望：伤寒论为热病论，亦可称曰急性传染病论。中医不识菌，不杀菌，而能治传染病，是以自然界之药物，增长自然疗能之力量，为自然免疫之极则。如上所述，亦可得其大概矣。中医学之长处，诊治之外，尤在方药。而伤寒论之证治规律，不特可为临床之楷模。其用药组方，更可作治疗之标准[20]导言。

3. 以新学理印证《伤寒论》经方古义

卢觉愚充分肯定《伤寒论》经方治疗传染性热病的疗效，《卢氏实用伤寒论讲义》一书对仲景经方的解释，尽管今天看来多少有牵强附会，但在当时仍然是有学术革新意义的。

例如对小青龙汤方，卢觉愚方解曰：“此为急性呼吸器病之要方。麻黄，为发汗利尿药，能治因皮肤排泄功能障碍所起之咳喘，能排泄呼吸器泌尿器所积滞之毒素。对于咳喘水气，浮肿，恶寒发热无汗，头痛身疼等症有效。桂枝，为兴奋强壮药，与麻黄合用，能促进血行，使毛细血管充血，利便体温之放散，兼有健胃利尿降卫气之卓效。半夏，为镇咳祛痰药，降胃气，去水气，兼能使气管内之痰块，容易稀释咳出。干姜，为兴奋祛痰药，对于湿性咳嗽，能助其咳痰，对于干性咳嗽，能增加分泌，使呼吸调畅，兼有除水气，振食欲之功。细辛，为马兜铃科细辛属之须根，为多年生草本。本经，主咳逆上气，头痛脑动，百节拘挛，风湿痹痛，死肌。药征，主治宿饮停水，治水气在心下而咳满，或上逆，或胁痛，是为镇咳止痛药，有逐水祛痰麻醉等作用。五味子，属木兰科，为常绿蔓生木本植物所结之果实。为滋养强壮药，亦为收敛药。我国南方所产者色红，北方所产者色黑。皮肉酸中带甘，核则辛苦，都有咸味，而酸味特胜，五味俱备，故名五味子。性温敛涩，能敛降肺气，治急慢性衰弱者之咳喘有效。本方用干姜之辛热，五味子之酸温，一开一合，得相济之妙。佐细辛之兼有与兴奋麻醉作用者，为镇咳下气之妙药。三物合用，其有效成分，在化学上起如何变化，虽未有报告，而其用于咳嗽，则由来甚久。在治疗方面，亦确具成效。姜辛五味之镇咳，与半夏之排痰，皆为针对心下有水气之治法。凡久咳嗽，腹筋多挛急，故用芍药以安抚神经，柔和组织。更合甘草之和缓滋养者，组合成方，以治呼吸器病治咳喘水气。一方排除毒素于皮肤面，一方促进渗出物之吸收，以治溢饮，亦取其排泄吸收之特效耳。”

又例如半夏泻心汤方，卢觉愚方解曰：“半夏、生姜、甘草三泻心汤，皆治胃肠炎、胃扩张等症。方药大同，出入不过一二味，故主治极相近。三方皆用人参，以振起胃功能之衰弱。用黄芩、黄连，以消散局部充血之炎症。用大枣，以治腹肌挛急。用干姜，以治胃肌之迟缓无力。用甘草，以和缓组织。在药之气味言，为甘苦辛之配合剂。黄芩、黄连，为苦味健胃药。干姜为辛味健胃药。人参甘草大枣，皆富糖分，质黏厚而性温固，有强壮神经，滋养细胞作用。和合成方，去滓再煎，取其浓缩。使气味溶解化合，纯属利用药味偏胜以治病者也。胃肠炎之原因至多，就中如暴饮暴食，最为普遍。暴饮暴食，消化障碍，方书谓之伤食。中医治例，凡宿食在胃宜吐。在肠宜下。故瓜蒂之取吐，承气之泻下，皆治伤食之法。然瓜蒂承气，重在排除不消化之食物。健胃消化剂，则重在胃肠功能之调整。半夏镇痉止吐，本方以半夏冠其名，与甘草、生姜二泻心汤，各有偏重，宜互参之。”

再如白虎汤方，卢觉愚方解曰：“白虎加人参汤方义，已详上篇。不用人参者，即此之白虎原方也。白虎为解热之要方。考解热药，以解热作用之不同，约分三类：①镇静温热神经中枢，以恢复正常体温者。②增加放温之量，使过量体温，充分放散以解热者。③直接作用于筋肉及腺器，限制造温，使氧化作用减低者。白虎之解热，当系第三类。生石膏，中含硫酸钙。钙为盐类性，有与酸类物亲和之特性。其作用能限制内脏黏膜面之炎性渗润，及中和因氧化亢进而起之酸中毒，为有效之制酸解热药。用于阳明病，壮热大汗，有顿挫之效。知母，具黏滑性，能增加细胞分泌，减少氧化作用，为滋阴解热药。粳米，含淀粉，为含有营养性食物价之药物。甘草，为和缓矫味药。本方以石膏知母解热，粳米助胃气，甘草和诸药，实为有节制之师。盖石膏最能抑压心力，而高热之持续，亦容易使心脏衰弱，故一面治其阳盛，一面借稼穑作甘之本味，以培养胃气。”

七、民国时期其他伤寒著作

(一) 伍律宁与《伤寒论之研究》

伍律宁，字子建，广东台山人，生于中医世家，是近代岭南倡导中医科学化革新思想的医家之一，提出“建设中国本位医学”[22]1设想，著有《伤寒论之研究》一书，与上海恽铁樵、陆渊雷先生相遥应。是书开篇以洋洋大论为序，表达作者研究中医初衷与目的。伍律宁厚今薄古，对历代研究伤寒之著名医家多数持不赞同之态度，例如伤寒注家，伍律宁批评说：“金元以来，解是书者，三百有余家，文献多至四百三十余种（连日本），中土学士，大抵可分为三等：陋若陶华，妄若舒诏，僻若黄元御，怪若托古派，弗与焉；依据古经，言必有则，而不能通仲景之旨者，成无已是也；才遍自用，颠倒旧编，时亦能解前修之执，而或甚焉者，方有执，喻嘉言是也。……嗟夫！自有《伤寒论》至于今，千有余岁，差能自立者，不过数人；而之数人者，又未足以语于科学著述。其能首尾一贯，发见仲景之科学的精神与价值，卓然出于柯、尤……而上者，能有几人？”[22]2

而在《伤寒论》研究的方法上，推崇南海谭次仲君之做法：“若谭氏次仲，则异于是，融会新智，发皇古义，当之而无愧色，谭氏曰：‘伤寒论，急性传染病之总论也。六经者，六个症候群之代名词也。有五定则，是仲景所守，而为全书之骨干：曰对证疗法，曰体质疗法，曰三藏四变之诊察法，曰无范围应用解热剂，曰禁汗吐下之滥用，是也。’又曰：‘体质可以不讲，病理不可不明。’呜呼！是亦足矣，吾所谓首尾一贯，发见仲景之科学的精神与价值，卓然出于柯、尤而上者，谭氏而已。”[22]4 伍律宁评述谭氏之不足：是详于大纲，而略于细节，细节为施疗据准，细节不详，是不便于实用也。

但限于30年代历史条件与学术水平，伍律宁自己的研究只是从文字到文字。他强调自己著作，根柢科学，摈绝玄谈，不做迷离仿佛之辞，与谭著相同外，则严守学术立场，不循汉唐义疏之例，大刀阔斧，作分析的综合的批判的研究，务使原著之真伪得失，皎然毕呈，是者扬之，错者舍之。整理《伤寒论》做到：“根柢一定原则，爬梳整理，贯串全书，使有明确之系统，亦与谭著相同，让将正文寻出几个中心，以病状疗法方药三者，为之分组，合并解释。组有子目，自成单元，则谭著不吾若也。至节文次序，不复拘于叔和之旧次，绪论性质者在前，各论性质者殿后；无方药者在前，有方药者在后。病状之次序，亦虚而实，实而虚；浅而深，深而浅；使组方之间，层次衔接，条理井然。”[22]5 从目录上也可以看到全书体例为：分卷上、卷中、卷下3卷；卷下为篇，共6篇，分别冠以六经名；篇下为组，每一篇的第一组均为该经总病论，如太阳篇第一，第一组为太阳病总论。其余组序按汤证、变证及著者发挥之大概规律编排，仍举太阳篇为例：第二组为桂枝汤证治，第十三组为逆汗之变及其他，第二十七组为心脏病治法举隅。伍律宁《伤寒论之研究》现存民国年间（30年代）铅印本，线装书，2册。

（二）赵雄驹与《伤寒论旁训》

赵雄驹，广东台山人，民国十二年（1923年）癸亥孟春，于广州市之寿世草堂辑《伤寒论旁训》。赵雄驹引先哲语曰：医书不熟则医理不明，医理不明则医识不精，医识不精则临证游移。读医书固然必读仲圣书，但仍需要名师指点，乃从学游艺于关澄弼先生。关先生对赵雄驹曰：“医读伤寒，尤需读鲁论，宜熟读之，以为根柢，然后折中群书，自容易贯通。闻命走坊间购读本，搜罗殆遍，弗获，乃归謄抄，噫劳矣。循诵既久，出而闻世，诊多奇中。方悟前之熟读生巧，益佩往哲之为不诬也。同志知之，劝授梓。公同好，漫思自习课本，弗敢承。洎敦促再三，适值公余，辑注附旁。仿旁训体例，付诸剞劂。俾同志作读本读之可，读后索究其义亦无不可，岂仅省謄抄读本之劳而已哉。”[23]1《伤寒论旁训》台山赵雄驹初辑，其弟饶驹健初参校，现存1923年粤东编译公司承印版，1册。

《伤寒论旁训》全书分上、下2卷，包括太阳病脉证篇118节、阳明病脉证篇80节、少阳病脉证篇10节、太阴病脉证篇8节、少阴病脉证篇45节、厥阴病脉证篇55节、霍乱脉证篇11节、痉湿暍脉证篇1节及伤寒方113首9大部分。书中采用以《伤寒论》原文为主体，赵雄驹心得发挥以小字形式附注于旁的写作体例，认为《伤寒论》是中医学的根柢，唯有熟读，方能通晓医理。

赵雄驹旁注《伤寒论》的水平，可举其书中对六经病提纲证条文的注释为例，以见一斑。太阳病提纲证：太阳之为病，脉浮头项强痛而恶寒。赵注：太阳主人身之表，经脉连风府上头项，太阳本寒，此太阳病之总纲。阳明病提纲证：阳明之为病，胃家实也。赵注：燥气盛。少阳病提纲证：少阳之为病，口苦、咽干、目眩。赵注：本相火，苦从火化，火胜则干，少阳居甲本，风虚动眩。太阴病提纲证：太阴之为病，腹满而吐食不下，自利益甚，时腹自痛，若下之必胸下结硬。赵注：主地主腹，地气不升天气不降，上不能下，下不能上，本温土阴寒，湿气不化，经脉入腹络大肠，循胃口上膈。少阴病提纲证：少阴之为病，脉微细，但欲寐也。赵注：本君火而标寒，脉微细为薄窄，病情为欲寐。厥阴病提纲证：厥阴之为病，消渴，气上撞心，心中痛热，饥而不欲食，食则吐蛔，下之利不止。赵注：本风木标阴，中见少阳热化上心包下，肝木风火相掣，火能消物，木克土，蛔闻食臭出，标阴在下有阴无阳[23]2。

八、民国时期伤寒教材讲义

（一）冯瑞鎏与《伤寒论讲义》

冯瑞鎏，南海人，民国时期广东中医药专门学校教师，据已故名老中医何汝湛回忆，冯瑞鎏当时在学校教习伤寒颇有名气。《伤寒论讲义》10 卷，线装铅印本，1 套 5 册。卷一辨脉法，平脉法。卷二伤寒例，辨痓湿暍脉证，辨太阳病脉证并治法上。卷三辨太阳病脉证并治法中。卷四辨太阳病脉证并治法下。卷五辨阳明病脉证并治法，辨少阳病脉证并治法。卷六辨太阴病脉证并治法，辨少阴病脉证并治法，辨厥阴病脉证并治法。卷七辨霍乱病脉证并治法，辨阴阳易差后病脉证并治法，辨不可发汗病脉证并治法，辨可发汗病脉证并治法。卷八辨发汗后病脉证并治法，辨不可吐法，辨可吐法。卷九辨不可下病脉证并治法，辨可下病脉证并治法。卷十辨发汗吐下后病脉证并治法。

从内容安排看，冯瑞鎏《伤寒论讲义》采用世传本即宋本、成本《伤寒论》作为底本，并引用前人著述以注释。与现行伤寒教材比较，冯瑞鎏保留“伤寒例”，引成无己语曰：“当春之气，风气大行，春伤于风，风通于肝，肝以春适王，风虽入之，不能即发，至夏肝衰然后始动。风淫末疾，则当发于四肢，夏以阳气外盛，风不能外发，故攻内而为飧泄。飧泄者，下利米谷不化而色黄，当秋之时，湿气大行，秋伤于湿，湿则于肺，肺以秋适王。湿虽入之，不能即发，至冬肺衰然后湿始动也。雨淫腹疾，则当发为下利，冬以阳气内固，湿气不能下行，故上逆而为咳嗽。当夏之时，暑气大行，夏伤于暑，夏以阴为主内，暑虽入之，势未能动及。阴出而阳为内主，然后暑动，传阴而为痎疟。痎者，二日一发，疟者，一日一发，当冬之时，寒气大行，冬伤于寒冬，以阳为主内，寒虽入之，势未能动及，春阳出，而阴为内主，然后寒动。传阳而为温病，是感冒四时正气为病必然之道也。”[24]

关于太阳病脉证并治法，冯瑞鎏综述前人所论认为“太阳之为病总提大纲”是：“太阳者，六经之首，主皮肤而统荣卫，所以为受病之始也。头为三阳之通位，项为太阳之专位，有所障碍，不得如当之柔和，是为强痛也；太阳主人身最外一层，有经之为病，有气之为病，主乎外，则脉应之而浮，何以谓经。内经云：太阳之脉连风府，上头项，夹脊，抵腰，至足，循身之背，故其为病，头项强痛。何以谓气，太阳之上，寒气主之，其病有因风而始恶寒者，有不因风而自恶寒者。虽有微甚，而总不离乎恶寒。”

太阳病占篇幅大，冯瑞鎏《伤寒论讲义》5册占其三。按伤寒者，是人之伤于寒也。若吐若下者，是或用下法，或用吐法，或吐下并用也。以寒伤于人，必自表始。吐下之法，均是误用也。由于是误治，所以太阳病变证及其并发症多。冯瑞鎏列举：变见心下逆满，气上冲胸，起则头眩之证，沉紧之脉者，沉为在里，紧则为寒，此变见之病脉也。心下逆满者，是邪在心下也。逆者，不顺也；满者，不通也。因其逆也，故气上冲胸；因其满也，真阳不能上布。故起则头眩，此变见之病证也。前以误用吐下等法引邪内陷，从心逆而至胸至头。后以误汗，又内而从心以下外至于身矣。是表里上下皆病矣。茯苓桂枝白术甘草汤，是治水温经之剂，其用桂枝甘草以扶心荣者，遏其邪之上犯也。用白术固脾土，防其寒湿水交合为患也。重用茯苓者，以去水为急也。此汤与茯苓桂枝甘草大枣汤，及桂枝甘草汤同义，虽分量不同，而邪亦有轻重也[24]47。

（二）许振庆与《伤寒论讲义》

许振庆，广东开平人，1899 年出生，近代广东伤寒派医家，1922 年起师从岭南伤寒名家黎庇留，在广州流水井崇正医馆学习 4 年之久，1926 年广州卫生局考取中医师，历任广州崇正、志德、惠行善堂，城西方便医院医师，广东光汉中医专门学校、广州汉兴国医学校教师，新中国成立后任广州中医学院儿科教研室教师、医师。

许振庆编著《伤寒论讲义》乃光汉中医专门学校教材，今可见有广州西湖路流水井珠江承印及广州教育路九曜坊合成承印两个版本，民国二十年（1931 年）刊行，全书为 3 册，现两个版本均仅存 1 册，只能从序言、凡例、目录等提纲性内容推断全书原貌。

从许振庆民国二十年冬月在方便医院为此书写的序言中，可以看到他对于将《伤寒论》作为一门课程必要性的论述，以及表达了将历代伤寒精华系统化成为教材之困难。序言曰：“以古医籍，编学校教材，所以明系统之别，而收简易之效也。欲收简易之效，非抉拾医学精华，采集诸家理解，引证而发挥之。虽收速成之功，然抉集医家精华与理解，非精通医学，兼有志于编述者不可也。我国医学，肇自轩岐，继以伊尹，名医迭出，代有闻人，然繁杂而无条理。是欲穷古人之秘奥，穷病源之轻重，察四时气节变迁，参脏腑经俞道穴，寒热虚实，温清攻补，唯有各承家技，口授相传，指示学者迷津。疾病之变化，症状之深浅，既未追渊穷源，而学者资质敏钝，尤无有方书以示其道，是虽发医学之端，未臻至善者也。及汉张仲景出，集群医方剂学术之大成，著《伤寒杂病论》十六卷，以六经之深浅，配六淫之变化，脏腑形身、气血经输，无不详言其位置生始；阴阳之变化、五运之生克、上下交合、水火相济，无不悉言其相会变制。合汤方而融会之，施之于病，无病不愈；穷之于理，无理不通。方外有方，法外有法，而医学始臻大备。然汉迄今，千百余年矣，注解伤寒者，何止百家，其阐发仲景精义者多，而欲将伤寒适合学校课程，分别系统，而收简易之效者，未之有也。际此国医凋零晦朔之秋，外受科学之推迫，非集医家之精英，引证熔冶而发挥之，何以收昌明之进步，非以课程方法而分配之，何以别系统之异，此编本书之旨也。虽然医学之旨奥矣，研究者众矣，欲昌明而光大之，唯待于来者。”[25]1

《伤寒论讲义》凡例，表述许振庆编撰此教材用心良苦："《伤寒论》为汉张仲景原著，章节排列，具有微义，本篇仅依原文编述，不敢紊其秩序，免乱经文之识；《伤寒论》为医家鼻祖，精义微言，每述于无字句处，本论先于各章各节揭明，以为初学南针；《伤寒论》原文，文义衔接，读者不知其意，每生误解，本篇将原文遵序，分别章节，较易明了；张仲景原文著者甚众，讼众纷扰，本注依经文推阐，裨初学者；一论后列方，方后即注明方义，裨读者于一病始末，彻底了解；本篇释词，探之前贤者，必载以鄙见，其全录整段或数语者，谨述芳名，间糅一二语，或更参以他语，则略名免赘；本篇专以研究《伤寒论》原书，而施于实用为宗旨，学者欲求深造，可参考各家注解。”[25]2

全书开篇设《伤寒论》绪言，对伤寒、六经、阴阳、气血营卫、五运六气解、五行生克、传经这些概念进行解释，起如凡例所言“以为初学南针”之作用。在具体内容的编排上以卷、篇、章、节以此编序，以六经分属六卷，分别为卷一太阳经、卷二阳明经、卷三少阳经、卷四太阴经、卷五少阴经、卷六厥阴经。各卷下分设篇、章、节，以卷一太阳经为例，此卷在书中所占比例最大，共有太阳经原病、太阳经坏病、太阳经合病3篇，涵括14章180节。可见谋篇布局之恢弘，内容体系之详尽。

（三）邓柏游《伤寒论讲义》

邓柏游，广东番禺人，民国时期广州汉兴国医学校教师。据原广州市卫生局中医科长谢炜南回忆：1934年，广州中医邓柏游、谢香浦等人筹办了广州汉兴国医学校，邓柏游亲编《伤寒论讲义》作为教材授课，传播新学对学生有影响。

邓柏游《伤寒论讲义》以“六经真义篇”开头，起绪论的作用，分别从《伤寒论》一书的学术意义、伤寒六经与《内经》十二经的区别，以及援引西说阐释经义的目的三方面进行论述。邓柏游曰：“仲景著《伤寒论》，分六经治病。六经者何？曰：太阳、阳明、少阳、少阴、太阴、厥阴也。第其书虽名伤寒，而百病皆在此六经中。”[26]1 邓柏游认为《伤寒论》不仅论述外感，还涵盖百病。仲景选用《素问》九卷、《八十一难》、《阴阳大论》、《胎胪药录》，并平脉辨证为《伤寒杂病论》，合十六卷。虽未能尽愈诸病，庶可以见病知源。若能寻余所集，思过半矣。可知此书虽论伤寒，其实内而脏腑，外而形身，以及气血之生始、经俞之会通、神机之出入、阴阳之变易、六气之循环、五运之生制、上下之交合、水火之相济、热实寒虚、温清补泻，无不悉备。疾病千端，治法万变，亦统于六经之中，即吾道一以贯之之义也。

邓柏游又苦于《伤寒论》“唯是其书文词古奥，多不得解，而六经之旨，深邃难测”[26]1。正因为文词古奥，后人解释六经，认为即《内经》十二经，手太阳小肠经、足太阳膀胱经、手阳明大肠经、足阳明胃经、手少阳三焦经、足少阳胆经、手少阴心经、足少阴肾经、手太阳肺经、足太阴脾经、手厥阴包络经、足厥阴肝经，每经分手足两经，合而为十二经。

邓柏游不同意这种看法。他说：“殊不知《内经》之十二经，是言人身之脉络；伤寒之六经，是言人身之脏腑。脉络与脏腑，实不相同。今以之硬配，岂不铸成大错乎。且查封论中六经症治，与十二经脉之脏腑，绝不相符。想仲景当日著书，必有分类，断无于本经之内，舍却本脏而言他脏之理，大抵我国唐宋以后，脏腑解剖，经已失传。而《内经》一书，只论阴阳气化，于形体之学，未有详明。夫形以附气，气与形依，两者不可偏废也。今已无形可据，不得不舍形而论气，故其说多虚而不得实，无足怪也。”[26]1

何以较准确解释六经？邓柏游借助医学新知：“近今泰西医学输入我国，以科学称长。余暇时辄翻阅其书，见其论生理解剖，极尽周详。及将其说与仲景伤寒六经之症治，互相对勘，则又相同。且比他更为精细。可知我国秦汉以前，医学昌明；宋元以还，始失其奥。今者宜采西医之所长，补我国之所失，互相印证，折中归一，则不啻亡而复存，断而复续，从此圣学大放光明，使亿兆生民，咸无夭扎，非我之辱，实我之幸也。余本此意，特将从前注解六经之讹说，及将手足十二经之谬论，尽行删去，另行配合西说脏腑，逐经分释，使学者先了解仲景六经真义，不为歧说所惑，然后再读伤寒全书，自然融会贯通矣。”[26]2

对于该讲义的写法，举太阳经为例作说明。太阳经篇中先总括太阳经所包含的脏腑形体结构及生理作用：“太阳经，是皮肤、肾脏、肺脏及大肠之总代名词，各脏皆具有排泄之功能，所以排除体内之老废物及发散阳气，即西医称排泄机是也。”[26]3在参合西说分析具体形体脏器的功能，如皮肤：“皮肤分两层，外层为表皮，系角质；内层为真皮，系结缔组织，互相错杂而成。真皮表面，有多数小突，谓为乳头，乳头内藏有血管及神经，故真皮微受损伤，则有流血及疼痛之患。真皮内又藏有两种机官，一为触觉机官，司触觉作用；一为发汗机官，司发汗作用……”[26]3虽无史料佐证邓柏游援用西方医学的生理、解剖等知识解释六经的方法在伤寒教学中的作用，但邓柏游这种开放性、共融性的创新精神是值得肯定的。

第三节　温病温疫类

温病是多种外感急性热病的总称，包括传染性与非传染性两大类，而主要是前者。《素问·六元正纪大论》：“气乃大温，草乃早荣，民乃疠，温病乃作。”一般认为这是关于“温病”名词的最早记载。考汉代长沙马王堆出土医学帛书《导引图》，已有“引温病”描述。引，避也。《引温病图》中人物双手交叉举于头上，抱头弯腰躲遁逃离瘟疫的模样，给人以遐想。《难经·五十八难》说：“伤寒有五：有中风、有伤寒、有湿温、有热病、有温病。”张仲景《伤寒论》：“太阳病发热而渴，不恶寒者，为温病。”《伤寒论·伤寒例》：“中而即病者，名曰伤寒，不即病者，寒毒藏于肌肤，至春变为温病，至夏变为暑病。”这是中医经典著作对温病的认识。

由于温病（含传染病）具有地域性季节性气候性的特点，岭南炎热气候与濒海潮湿地理环境以及人群体质气阴不足的禀赋，使得岭南温病无论是在发病的病因病机、诊治规律以及遣方用药等方面都具有与其他地区不同的特点。岭南医家关于温病的理论学说，别树一帜，其学说内容丰富，名家医著甚多，大致可以分为两大类：一是结合岭南地区气候特点，对江浙叶（天士）、薛（生白）、吴（鞠通）、王（孟英）四大温病医家学说加以阐扬发挥者，其代表人物有番禺潘名熊、南海陈任枚、广州郭梅峰、顺德刘赤选等；二是专门论治温疫烈性传染病的专门著述，如儋州罗汝兰《鼠疫汇编》、侯官林庆铨与新会区德森《时疫辨》、大埔黄晖史《辩疫真机》等。

一、潘名熊论四时外感与温病

（一）生平

潘名熊，字兰坪，广东番禺西村人。番禺西村，即今广州市西郊流化湖畔，潘名熊属广州名医。以字行，粤东医界多称呼潘兰坪。生于1807年，约卒于1886年。民国《番禺县续志》有《潘名熊传》，今录之以存史：“潘名熊，字兰坪，西村人，邑诸生，通禅理，善弹琴，尤精医术，审证慎矜，诊治无不应手奏效，顾不自满，假尝戒子勿轻学医，赋诗有云：医良能济人，医庸必贾祸，知之斯最佳，业之未必可。邑人陈璞称其真实本领，绝大见识，不徒训子弟，可与一切学医者读之。诸医略一书，邑人李光廷为序之，又以叶天士医案读者难晓，因于诸门中，删繁举要，仿李翰蒙求体，演为四言，歌诀义撮其大而方括其全，试而尝效者，间以己案附焉，名曰《叶氏医案括要》（简称《叶案括要》），括叶氏之书仍还叶氏之目，所附各案亦只证明其是，而绝不扬己以炫才，其品高矣，暇日喜吟咏，有评琴书屋诗草二卷。”[27]

《潘名熊传》，描写潘氏通禅理，善弹琴，好诗文，儒而通医，记述他审证慎矜，辨证精准，立法用药，诊治无不应手奏效。尽管如此，潘名熊戒子勿轻学医，赋诗有云：“医良能济人，医庸必贾祸”。这段话与叶天士有相似之处，叶天士 80 岁临终前告诫孩子说：“医可为而不可为，必天资敏悟，读万卷书，而后可借术以济世。不然，鲜有不杀人者，是以药饵为刀刃也。”（沈德潜《香岩传》）邑人陈璞，清代岭南著名学者，认为潘名熊有真实本领，这段话不徒训子弟，可与一切学医者读之。潘名熊又以叶天士医案读者难晓，仿李翰蒙求体，演为四言歌诀，间以己案附焉，名曰《叶氏医案括要》，括叶氏之书仍还叶氏之目，可见潘兰坪确是清末岭南叶天士派医家。

近人胡经航研究认为：潘名熊为多学隐逸之士，平时于诸子百家之书靡不涉猎，尤精医书，以儒通医，精研医典，熟谙古文，行文则驾驭自如，释义则手心相应。精医、工诗、善琴、通禅，堪称诗、禅、琴、医四绝。畅游禅林，绿酒青琴伴读书；游于琴僧诗僧杨星门、谢茹坪诸君，时而琴局，时而诗酒局。故名其书斋曰“评琴书屋”，以志其隐逸之意。平素喜与文人交游，座上客多有书卷气，品茶论书画，听琴悟禅理，饮酒谈诗词，堪为人生快事。时人苏赓堂赞诗云：

“潘君中隐士，吟啸乃其天。苦吟观天巧，字字珠玑圆。有时悟琴旨，朱弦夏潺湲。亦闲习禅悦，玉尘谈真元。人传活国手，家有青囊编。从容试方剂，顿起沉疴痊。迩来医学蔽，罔尔遗真诠。昏途乏明烛，迷岸稀宝船。昂君发洪愿，研习弥精专。庆今服岭外，偏饮功德泉。千金迈思邈，肘后同稚川，岂唯著述寿，住世当千年。”[28]

潘名熊崇尚中医经典，尝谓：“内难神农，医学源泉，伤寒金匮，后学准绳。对后世诸家之学，靡不博览，融会贯通，各取所长。”同邑李光廷曰：“叶天士临证医案，其书虽行，而学不至，证不审，方不精者，仍纷然于世，无怪乎医日多而医愈晦也。”“故吾友潘君兰坪，邃于叶氏之学。其于医案，盖尝句析字疏，而等其重轻。又虑学者之难晓也，别择于众门中，删繁举要，仿李翰蒙求之体，演为四言歌诀。义撮其大，而方括其全，其试而尝效者，间以己案附焉，散者厘之以整，繁者驭之以简，譬之满屋散钱，尚无收拾，一经贯穿，遂举手而可挈。是书一出，使中才以下皆能记诵，用以辨证立方，已俨有规矩可守，而不至误人。”[29]1可见潘名熊所著《叶案括要》一书，择善取长，录用颇多，金元四子，明清诸家，如刘河间、朱丹溪、喻嘉言等医家医论，时有见引，足征其博识。潘名熊医海泛游，最后归诸于江南叶天士之学，生平遵照叶天士方法治疗各种疾病，辄能力挽沉疴，着手回春，因而在羊城一时颇负盛名。其治验医案，一并收录入《叶案括要》著述中，用以印证叶天士理论学说在岭南地区应用。

（二）著作

1.《评琴书屋医略》

清同治四年（1865 年），潘名熊著《评琴书屋医略》3

卷，清同治七年（1868 年）广州刻本刊行，1 册。民国十三年（1924 年）杭州三三医社再出铅印本，1 册。《三三医书》称誉曰："外感内伤已备其要，说理通达，立方平稳，既无伏邪之患，亦无伤元之优，得此一篇，不难按病拣方，可免庸医药误，其功溥矣。全书简明赅备，不偏不倚，而感冒分四时论治，春温不从叶法，尤有心得。"[30]1 1983 年广东科技出版社排印本，由黄吉棠、周敬平、曾时新等人点注。但后两个版本均删去同治四年（1865 年）李光廷序。

《评琴书屋医略》是潘名熊为羊城业儒儿侄辈所写的一本治疗常见病的通俗医学读物，其自叙云："儿侄辈从师羊城，余虑其功课之余，风寒不慎，饮食不节，因订外感、春温、暑、湿、泻、痢、疟七症方与之，庶免临渴而掘井。后据云服之多效，即馆友亦有遵此法而除病者。"[30]3 内容除外感、春温、暑、湿、泻、痢、疟七症外，复增入头、心、腰、腹、胁、脚、耳、牙、疝气、痿躄、诸痛、小便、大便、衄、吐、诸血、又消渴、呕吐、噎膈、反胃、霍乱、黄疸、淋浊、癃闭、遗精、咳嗽诸症，共成 33 症。因潘名熊对叶天士的学说研究甚深，而又有丰富的临床经验，故本书简明赅备，深入浅出，于平淡中见神奇，是一本具有较高水平和实用价值的医书。

2.《叶案括要》

书卷首题：番禺潘名熊兰坪纂，男龙章云台、鸾章翅霓校刊。清同治十二年（1873 年）成书，清同治十三年（1874 年）刊行，线装书木刻本，8 卷 4 册。

《叶案括要》潘名熊自序曰："叶氏医案一书，诚学医者暗室明灯，患病者孽河宝筏也。余生平遵先生治法，疗病罔不奏效，故每举是书以勉同道。今儿侄辈业儒之暇，更欲业医。余念看书易而记书难，因辑案中之最要最精者，作为四言歌括，使之熟读，得歌括中数言，即可记叶氏书中全案，斯临证有所指归焉。戊辰岁，余将《评琴书屋医略》付梓，爱余书者，每惜此书之略而附案无多。遂复刻此《叶案括要》，并将余生平遵叶氏法治验之案附入，以公同好，庶以补《医略》之未备，聊亦慰爱余书者之愿望焉耳。"[29]2

从潘名熊自序中可以知道，他非常看重《叶氏医案》一书，并以之为指南诊治疾病，罔不奏效，故每举是书以勉同道。《评琴书屋医略》付梓后，每惜其列证略而附案无多，潘名熊特意从《临证指南医案》及《叶案存真》中，选取其方之妙者、论之精者，或曾经自己实验有效者，补充入《叶案括要》中。《叶案括要》全书8卷，凡78证。卷一至卷七为内科，卷八为妇科，温病学的内容在卷四末和卷五首。是书特点是将叶天士诊治方法归纳整理，炼成四言歌诀，朗朗上口，且语言通俗流畅，叙述条理分明，使读者便于记诵，临证有所指归，成为近代研读叶天士医案参考书。

《叶案括要》卷末附诗草，谓癸酉春日，《叶案括要》初纂成，无事独斟，偶有感触，赋绝句十章。其一曰："平生得失不相关，早把功名付等闲，六十无称今愧我（时年六十有六），聊凭著述老西山（我乡西村亦号西山）。"同治十二年（1873年）春天，潘名熊66岁，著述成书《叶案括要》。正如赋绝句十章，其二曰："少日追思乐有余，知交相聚穗垣居，禅林多半常游地，绿酒青琴伴读书。"[29]31后两句可见潘名熊集诗文禅理琴艺医学于一身。

（三）潘名熊论治外感温病特点

潘名熊学术上贡献是传承叶天士创立的温病理论体系，叶天士《温热论》、《临证指南医案》两著述对潘名熊学术思想的形成影响很大。潘名熊《评琴书屋医略》论外感以四时划分，为春日外感、夏日外感、秋日外感、冬日外感，结合季节用药，均符合临床实际。《叶案括要》，括叶氏之书仍还叶氏之目，卷四末和卷五首论温病，并附以医案体现临证治验。

1. 外感病分春夏秋冬四时论治

潘名熊重视四时外感病诊治，把其置放于《评琴书屋医略》之首，认为外感病即伤风症，属于“时病”范畴。其定义曰：“外感症，即伤风症，稍贪风凉，最易感受，见症头痛，鼻塞，或发热，咳嗽，因时用药，治法较妥。今即春、夏、秋、冬订方列后。”[30]1 外感病，前人目其为小疾，专篇论述甚少，潘名熊把外感小症列于首，并主张按四时用药。

春日外感：经云春伤于风，又云春伤于温。谓春日受风，其气已温，须防夹入春温一症，温邪忌汗故也。春主升，夏主泄，即外感亦忌大发汗。方用北杏、苏梗、鲜嫩竹叶、神曲、栀子壳、葱白、淡豆豉、甘草。头痛，加连翘、钩藤；有痰而渴，加鲜竹茹、瓜蒌（皮仁任用）；不渴，加半夏、芥子；咳，加桔梗、杷叶；食滞，加莱菔子、麦芽；曾食肥腻，加山楂；实热，加芩、连（栀壳改用栀仁）；夜热，加丹皮、地骨；倘气虚中寒者，独用葱豉汤加党参四五钱，生姜四五片，煎服便合。

夏日外感：夏伤于湿，夏易感暑，治当佐以去湿清暑，方用北杏、滑石、青蒿梗、冬瓜皮、鲜莲叶、神曲、甘草梢，葱一二条为引。湿盛，再加苍术，或茵陈、苓皮；小便黄短，加栀子、木通。另有见症，当加药，与气虚中寒者，当看前春日外感所列。

秋日外感：秋伤于燥，辛温药宜少用。北杏仁、神曲、杷叶、梨皮、甘草，加鲜莲叶、鲜紫苏叶为引。发热而咳，加土桑白皮、地骨皮；燥渴，加麦冬、知母，或鲜活水芦根、生粉葛肉（二物代茶亦佳）；兼受秋暑气，加滑石、冬瓜皮或乘露取嫩竹叶。另有见症，当加药，与气虚中寒者，仍看前春日外感所列。

冬日外感：冬伤于寒，且秋主收，冬主藏，用药辛散些不妨，但冬温症非所宜耳（冬温症见下春温症注）。南方风伤卫者多，寒伤营者少。如确伤寒，自有仲景师伤寒证治可考，不复赘。北杏仁、神曲、苏叶、防风、甘草，加生姜二三片、葱一二条为引。另有见症，当加药，与气虚中寒者，仍看前春日外感所列。

2. 四时外感病当与春温、冬温、风温、温热、暑证、湿证、疫证等区别

潘名熊又提出四时外感伤风症与春温、冬温迥异，应予以区别。潘名熊认为：

（1）春温症（冬温同论症治），乃冬伤于寒，春必病温。盖寒邪久伏，已经化热，且入春感于少阳。大旨以清凉为主，故古人用黄芩汤、清心凉膈散，诚以苦寒坚阴为正治。此症初起，壮热烦冤，口干舌燥，必然并见。最忌辛温散药劫伤津液，与寻常外感治法不同。若外邪先受，引动在里伏热，必先用微辛凉以解新邪，如葱豉汤，最为捷径。表分肃清，然后进苦寒以清里热。此法时医不讲，动用柴、葛、羌、防，发汗伤津，以致谵语神昏（元神寄养于津液之中，若津液伤则神失所养而昏），幻症百出，终归莫救，诚堪浩叹。冬应寒而反热，亦有是症，其名冬温，见症同，治法同，均忌汗。倘此外更有兼证，宜参考叶氏书治之。

潘名熊治疗春温、冬温主方：白芍、连翘、栀子、北杏、黄芩、甘草，加鲜竹叶（剪碎）同煎。渴，加麦冬、莲子心、鲜梨皮、鲜芦根、花粉等；胃热，加知母、石膏、粳米；若舌绛干、恶饮，为热伏心营（喉燥舌干、喜饮水者，热在气分；喉燥舌干、恶饮水者，热在血分），加犀角、生地、银花、麦冬、天冬（去芩、芍、杏、栀，用竹心代竹叶）；夜热，加地骨、丹皮、青蒿、生地（去栀、芩）；又兼风者，名风温（其症兼见汗出、咳嗽），加入鲜芦根、川滑石之流[30]4-5。

（2）风温与温热。潘名熊《叶案括要》卷四："风温，头胀汗出，身热咳嗽，并见无差，风温上受，总列风温见症。"[29]33继而用非常精练语言，提纲挈领地把风温上受、邪在气分、温邪入营各不同阶段病理变化及其用药特点，编成四言歌诀：

①风温上受初起。

风温上侵，肺受热灼，蒡薄冬桑。象贝杏着，沙参粉栀，辛凉妙药。

牛蒡子、薄荷叶、象贝母、北杏仁、冬桑叶、白沙参、南花粉、黑栀皮。

温邪忌汗，只可宣通，兼以清降，微苦辛宗。见症身痛脘闷，不饥，此风温入肺致肺气不得舒转。蒌杏栀豉，郁金橘红。北杏仁、香豉、蜜炒橘红、瓜蒌皮、山栀、川郁金。案云：温邪忌汗，何遽忘之，只宜微苦以清降，微辛以宣通。

②温热邪在气分。

壮热烦冤，口干舌燥，春令阳升，温邪发故。脉数暮热，头痛腰疼，复觉口燥，温邪所萌。栀豉芩杏，连翘桔梗。

连翘、桔梗、淡黄芩、北杏、山栀，淡豆豉。

吸入温邪，酿成肺胀。瓜苡桃仁，芦根清上。

鲜芦根、冬瓜仁、生苡仁、桃仁。

热伤气分，用甘凉方。竹叶加入，煎白虎汤。

石膏、生甘草、鲜大竹叶、知母、白粳米。

③温邪入营（血）分。

舌干恶饮，热入营中。（喉燥舌干喜饮水者，热在气分；喉燥舌干畏饮水者，热在血分。）夜烦无寐，犀角二冬，元参生地，菖远翘同。

犀角、麦冬、天冬、石菖蒲、元参、生地、连翘、炒远志。

夜热早凉，无汗热止，邪自阴来（热从阴而来，故能食形瘦，脉数左盛）。

从血分治，鳖地丹蒿，知母竹美。

生鳖甲、丹皮、知母、细生地、青蒿、竹叶。

冬令不冷（应寒反热），易感冬温（温热发于春为春温，发于冬为冬温）。急存津液，桑叶草珍，沙参玉竹，糯米苡仁。

冬桑叶、白沙参、生甘草、生苡仁、嫩玉、糯米汤煎药。

素有痰火，今患冬温耳聋舌赤（脉数小溲不利案，云议治包络之热）。清络为君，二参地竹，胆星蒲根。

细生地、元参、胆星、竹叶心、丹参、石菖蒲根。

案云：仲景谓发热而渴者为温病，明示后人寒外郁则不渴饮热内发斯必渴耳。治法清热存阴，勿令邪热焚劫津液，故最忌辛温燥药伤津，风温春温冬温皆然。致瘛疭、痉厥、神昏、谵狂诸症，再逆促命期。温病且忌汗忌下忌辛温，皆伤津故也。

潘名熊附仿叶天士先生法，附治验案一段："友人王左垣冬温入肺，医不用手经之方，误用足经之药。以大剂辛燥药与服，服后即觉舌干唇燥渴饮咳益甚，呼吸脘痛，诊两寸数大，右甚。余先用先生上案治温邪入肺成胀方，重用分两与服鲜活水芦根二两，生苡仁、冬瓜仁各五钱，桃仁一钱，再加入鲜枇杷叶五钱，宽汤煎分数次饮以止其渴。早晚各服一贴略安。明日仍用此方亦早晚各服一贴。呛咳减，脘痛除，仍加入鲜枇杷叶二钱同煎，连服六帖，诸恙始得渐愈。”

（3）暑证。潘名熊认为：未夏至为病温，已夏至为病暑。发热而心烦，为暑热之症。前人有伤暑、中暑之分，因有阴暑、阳暑之辨。伤阴暑者，其脉虚，症见发热恶寒，手足微厥，腠理开则洒洒然寒，闭则蒸蒸热闷；治有三物十物香薷饮、清暑益气汤等法。中阳暑者，其脉洪大，或洪而弱，症见大发热，烦渴，自汗，面垢，体倦，气息喘促，日晡病减；治有六一散，白虎汤加人参、竹叶、麦冬等法。秋后更有暑热伏气之病。

潘名熊治疗暑证主方：川滑石、绵茵陈、青蒿、甘草梢、细木通、北杏仁，加鲜莲叶、鲜丝瓜叶（并剪碎）同煎。气分有实热，酌加石膏、知母，或栀子、芩、连；心热烦渴，加麦冬、莲子心，或鲜竹心、鲜芦根（去木通、茵陈；若烦渴甚，用西瓜汁、淡水梨汁代茶亦佳）；如舌绛赤，暑已入心营，加犀角、麦冬、生地、银花、连翘、元参，少佐菖蒲三、四分（去杏仁、青蒿、木通、茵陈），其鲜嫩竹叶、西瓜翠衣、冬瓜皮、绿豆皮，暑热皆堪酌用；如无汗，即阳暑，亦不妨少佐香薷六、七分。叶氏谓香薷佐丝瓜叶，能祛暑中之风。暑风外袭，肺胃气阻，即阳暑亦有无汗者。凡暑日发热兼咳嗽者，名暑风，不须风药过散，即本方少佐香薷，或参入桑白、杷叶、桔梗、薄荷梗便合。[30]10 又曰：暑湿伤气，肺气皆痹，西瓜翠衣，芦根杏薏。西瓜翠衣、生薏苡仁、活水芦根、北苦杏仁四药，乃潘氏治疗暑湿证常用药。他认为：暑热秽浊，阻塞肺部，气痹腹满，宜以轻可去实，亦照程案法用此四味，唯煎法临好加入石膏末二钱。

（4）湿证。潘名熊认为，湿证范围较广，湿有中湿、寒湿、风湿、酒湿、湿热、湿温、湿痹、湿痰之名，理宜分内因、外因之治。兹订中和渗湿之剂，当察其所因而加减治之。凡湿症舌多白，脉濡缓，湿郁则脉象兼呆钝。治疗湿证主方：茯苓皮、绵茵陈、北杏仁、大腹皮、白猪苓、闽泽泻，加栀子一钱，淡豆豉二钱引，或用通草五六钱先煎汤，去渣，将汤代水煎药。

（5）温病湿热证。当与上之不同：《叶案括要》卷五：发热身疼，湿郁阻气，汗乃热来，患湿所致（湿加油汗不解），苓蔻滑通，二苓腹备。淡黄芩、滑石、茯苓皮、大腹皮、白蔻仁、通草、猪苓。湿浊蒙蔽心包者：暑湿气蒸，三焦弥漫，诸窍不灵，二便艰涩，神识不清，小腹硬满，甘露法应，水石皂荚，蚕沙二苓。寒水石、猪苓、皂荚子、茯苓、晚蚕沙。

（6）疫证。《叶案括要》卷五：时疫上受，分布三焦，犀角生地，菖蒲连翘，银花金汁，玄参郁疗。犀角、生地、银花、连翘、菖蒲、郁金、玄参、金汁。潘名熊认为：疫疠秽邪，从口鼻吸受，分布三焦，弥漫神识，不是风寒客邪，亦非停滞里症，故发散消导，即犯劫津之戒，与伤寒六经大不相同，今喉痈丹疹，舌如朱。神躁暮昏，上受秽邪，逆走膻中，当清血络以防闭结。然必大用解毒以驱其秽，必兼佐芳香宣窍逐邪，即犀角、银花、菖蒲。潘名熊强调：欲治痰本，当摄肾真，胡桃地杞，远志茯神，补骨五味，车前膝因，蜜丸常服，治本为君。以大熟地、胡桃肉、云茯神、车前子、甘杞子、补骨脂、远志肉、牛膝肉、五味子，蜜丸。

3. 论述痢症、疟症、瘢痧疹瘰等病症与温病的关系

温病学说，是清一代学者对于传染性、发热性、感染性、流行性疾病防治的重大贡献。痢症、疟症、瘢痧疹瘰等病症与温病传染感染等因素有关，潘名熊对上述病症的诊治有独到经验。

（1）痢症。潘名熊认为："论时行传染二症，痢症惯有时行与传染二种，尤当分别治之。时行者，从皮毛而入，症必兼见微恶寒。邪风所过，行于一家则一家病，行于一乡则一乡病。当宗喻嘉言，初用辛凉解表，次用苦寒清里法，宜败毒散加减。传染者，从口鼻入，症不见恶寒。秽气所触，染一人则一人病，染一方则一方病。当宗刘河间调气行血法，宜芍药汤，或参入藿香正气散加减治之。"[30]10 潘名熊则按赤痢、白痢、赤白痢，分症处方治之。赤痢方：金银花、建神曲、山楂核、当归身、红曲米、生甘草、云黄连，或加陈茶、红糖各三钱同煎。白痢方：川滑石、炒银花、建神曲、泡苍术、绵茵陈、生甘草、防风肉，加炒香莲叶二钱（鲜干任用）为引。

赤白痢方：银花、建神曲、青皮、防风、滑石、黄连（土炒）、陈皮、甘草，加当归五分、苍术五分为引。

潘名熊又有经验赤白痢方：银花、滑石、白糖各等份，多煎代茶漫饮（又赤痢银花倍滑石，白痢滑石倍银花）。痢已久，便仍滞，加打破黑芝麻同煎；口干渴，加生粉葛肉同煎。

（2）疟症。潘名熊认为："此症发于夏秋者，暑湿为患者居多。暑必夹湿，当分暑与湿何者为重。暑热重者，疟来时，必热重而寒微，唇舌必绛赤，烦渴而喜凉饮，饮多无痞

满之患，当宗桂枝白虎汤法，及六一散加入辛凉之品治之（凉如麦冬、竹叶、莲叶类，辛如青蒿、香薷类）；湿邪重者，疟来时，虽则热势蒸燔，舌必有黏腻之苔，渴喜暖汤，胸脘觉痞胀、呕恶，当宗藿香正气散，及二陈汤去甘草，加北杏仁、白蔻仁、生姜之类治之。”潘名熊曾治一“暑邪变疟”患者，始延医某治之，误用小柴胡，再加苦寒升散药服二剂，病增剧，寒多，呕恶不食，汗大泄。后又频进温补，呕仍不止，复邀潘名熊诊治。潘名熊曰：“此呕原过服羌活、柴胡，升动肝风所致。肝风既欲动，更乘疟势一作，益挟之，以肆其升逆之威。夫木动必乘胃土，邪阻胃降，呕斯作矣。用术、草、枣而培胃虚以制肝，用黄芪而维阳气以固卫，原治久疟汗多善法，但现苦频呕，有升无降，此等究属升提守中。愚见姑拟暂停，专取降逆理虚一法。方用生牡蛎块一两，吉林参三钱同煎，当归五钱，桂枝、白芍、制半夏、生姜片各一钱。于飞见信，果一服疟即不复作。疟止后，仍用于飞参、芪、术、归、草。枣旧方法，加入附子，温少火以生气，而调养复元。”[30]12

（3）瘢痧疹瘰。皮疹是传染病特征之一，潘名熊《叶案括要》专门对此进行研究：伏热发瘢，夜躁无寐（夹注：两脉数搏，烦渴，遍体赤瘢）犀角羚羊，菖蒲生地，银花连翘，元参粉备。药用犀角、细生地、元参心、南花粉、羚羊角、银花、连翘心、石菖蒲。瘢疹隐约，症属湿温，已入血络，舌赤谵昏，元参犀角，菖蒲翘银。牛黄金汁，调服为君。药用犀角、石菖蒲、元参、连翘、银花。先煎至六分后，和入雪白金汁一杯，临服研入周少川牛黄丸一丸。风温疹发，薄荷桑皮，连翘牛子，甘桔杏栀。药用薄荷、桑白皮、甘草、桔梗、连翘、牛蒡子、杏仁、山栀。痧疹症初起，多用此案方主治，案中本案下一案，风温发疹，本方去仁杏，加赤芍炒银花。痧后痰多，咳嗽气逆（湿热郁肺）芦根桑皮，杏桔通石。药用鲜芦根一两、北杏仁一钱半、通草一钱半、桑白皮八分、川滑石一钱半、桔梗一钱。

二、清末岭南防治瘟疫专著

岭南历来都被称为“瘴疠之地”，朝廷发配罪臣至此以惩戒。唐代韩愈贬潮州刺史谢上表曰：“州南近界，涨海连天，毒雾瘴氛，日夕发作。臣少多病，年才五十，发白齿落，理不长久。加以罪犯至重，所处又极远恶，忧惶惭悸，死亡无日。”[31]明代屈大均《广东新语·天语》：“当唐宋时，以新、春、儋、崖诸州为瘴乡，谪居者往往至死。”[32]古时罪臣谪居入粤者往往染瘴疠瘟疫而至死。及至清代，岭南瘟疫传染病暴发流行，林庆铨《时疫辨》：“粤东时疫之作，先是同治间始于越南，流毒广西，继而高廉，继而雷琼，二十余年，蔓延靡息。迄光绪二十年，又继而广州郡城疫作，次及村落，于今又五阅年矣。偶遇雨泽愆期，大地亢旱，雷电不作，阳气闭檨，故疠疫盛行，倍于畴昔，生民何辜死亡接踵。”[33]7而诸种传染病中，又以鼠疫为害最大：“今之鼠疫将作，鼠必先死，鼠死目突而赤，顷刻有蛆，臭秽莫近，触其气者立毙。此症始于同治年间。先由安南，而广西，雷廉吴川，次年梅菉、黄坡，及信宜、东镇、高州城相继而行。至光绪二十年后，广州各属，及香港、澳门诸埠头，流毒相继。广州城厢内外，死以十万计。”[33]4在鼠疫传染猖獗的严峻背景下，产生一批防治烈性传染病的岭南医家医著。

（一）罗汝兰《鼠疫汇编》

1.《鼠疫汇编》版本源流与系列著作

罗汝兰，字芝园，石城（今广东廉江）人，曾署理儋州学正，撰《鼠疫汇编》。是书对岭南以及我国鼠疫防治影响很大，有必要对其版本的流传进行探讨。近人李建梅研究认为：该本的原型是清代广东吴川吴宣崇（字存甫）撰写的《治鼠疫法》手抄本，光绪十七年（1891 年）罗汝兰与茂名许经畲等，附加减解毒活血汤的效验于是书后，重加编撰，成《鼠疫汇编》是为首刻。其后罗汝兰反复增补修订重刻，于光绪二十三年（1897 年）第 5 次刻印，《鼠疫汇编》从此定型。其后陈兆祥、黎佩兰、李雨山、郑肖岩、余伯陶等人又对《鼠疫汇编》加以重刻、校订、增删、编撰，形成了晚清鼠疫防治的系列专著，广为流传[34]9。

据罗汝兰《鼠疫汇编》改编而成的晚清鼠疫防治专著有：番禺陈兆祥《急救鼠疫传染良方》成书于光绪二十年（1894 年）；福建郑肖岩《鼠疫约编》成书于光绪二十八年（1902 年）；嘉定余伯陶《鼠疫抉微》成书于宣统二年（1910 年）。余伯陶字德壎，近代著名医家，民国初期率领医药救亡请愿团晋京，他认为罗汝兰《鼠疫汇编》，其良方善法，固已经验于闽粤间，然窃谓三江人士之体质及天时地候与闽粤悬殊，而疗治之方亦不得不斟酌损益而变通之。[34]9 此外，还有广东高要黎佩兰《时症良方释疑》和南海劳守慎《恶核良方释疑》等。由此可见，晚清岭南医家罗汝兰《鼠疫汇编》，对于防治鼠疫烈性传染病确实功不可泯。

光绪二十三年（1897 年）罗汝兰《鼠疫汇编》序言曰："是书已四刻，前序言之详矣，兹何为而复刻也？以近更有所得，不敢秘也。二十一年夏，四刻初成，秋渡琼候委，得悉是春海口以疫毙者数千，族人和隆号电催此方过海，曾著效验，而琼医未之信也。予虑其复而及他处，遂出四刻，分赠同乡各位，皆以较前更详。公捐洋银三十大元，嘱代办分赠。予遂付信高郡联经堂，印六百本。并撮其要，付省经韵楼，刻印一千本。旋以听鼓多暇，复购书数种，以考其详，更加添注。冬至后，琼州府城疫作，先将所存分派。琼医或从而笑之，甚从而訾之。予知其误于李时珍‘红花过服’之说，并误于景嵩崖‘桃仁、红花不可过用三钱’之说也。二十二年春，疫大作，群医各出手眼，百无一效，以至死人无数。及二月底，始有信避之之法者，迁居海口，延予调治。并参新法，连救重危症数人，求医者踵相接也。每视病开方，即赠书一本，并嘱照医，而十愈八九，一时并救数十人，群疑始息，遂信是方。幸海口为症无多，不致大害。因补前刻所未及，而求其详，爰为之序。”[35]1

罗汝兰序言曰是书已四刻，分别于1893年、1894年、1895年、1897年前后4次修订重刻，远播至琼、闽、江、浙等地。目前能见书者为6个版本：翰元楼本、崇德堂本、翰文堂本、翰宝楼本、郁文堂本、杨宅本。其中，翰元楼本、崇德堂本、翰文堂本同为海口高州会馆刻本。翰文堂本为1897年顺德龙裕光、南海符耀龙点校本。翰宝楼本为1898年佛山赞美堂重刊本；1900年南安县李澍青（雨山）再次对《鼠疫汇编》点校，更加添注，并附粤省各地验方及镌刻姓氏于后，付谭彦先重刊，版藏郁文堂；后郁文堂本流传到福建，闽人杨芝盦就郁文堂本在蓉园重新雕刻，版藏虎节河沿杨宅[34]8。

罗汝兰《鼠疫汇编》不分卷，1册。按病原、避法、医法、治法、历验良方、各处治案等条目撰写。病原：鼠疫者，鼠死而疫作，故以为名。其症为方书所不载，其毒为斯世所骇闻。避法：居要通风，卧勿贴地，药取清解，食戒热滞。医法：疫毒中于血管，血壅不行，发为肿结，重至瘀血攻心，依照王清任《医林改错》解毒活血汤。治法：不固守前人诸如大头瘟、疙瘩瘟、瓜瓤瘟等病种分治法及六经分证之法，借用吴鞠通三焦辨证，分轻重标本施治，强调随证加减，体现了岭南气候、地域不同则治则、用药不同的特点。治疗上，主张清热解毒，活血化瘀，选用王清任原治瘟毒吐泻转筋症的解毒活血汤，并强调重用桃仁、西藏红花等药。历验良方：列有简便服药方、黄坡经验方、水东经验方、治疗疮方、治出癍方。各处治案：附各地治验医案，包括县城疫作案、陀村治案、琼府治案、廉雷治案等。

2.《鼠疫汇编》学术成就

（1）对鼠疫病因病机认识。清代中叶以前，人们并不知道鼠疫真正病原。罗汝兰观察发现：鼠疫者，疫将作则鼠先死，是名鼠疫。鼠疫由天地阴阳愆伏而作，或中血、中气而起。先起核而后身热者，必由毛孔入，由外而入内；其先身热而后起核者，必由口鼻入，由内而出外。

罗汝兰认为，鼠疫属于瘟疫一种，用伤寒白虎加人参汤治疗，但用之多不效。其读王清任《医林改错·瘟毒吐泻转筋说》："瘟毒自鼻入气管，由气管达于血管，将气血凝结，壅塞津门，水不得出，故上吐下泻。"[35]5 从中得到启发，谓道光元年京师时疫，日死人无数，实由热毒中于血管，血壅不行。夫已壅不行必然起肿，予始恍然焉。罗汝兰认为鼠疫的结核可能由瘀血阻滞引起，大胆提出鼠疫的病机为"热毒熏蒸，鼠先受之，人随感之，由毛孔气管入达于血管，所以血壅不行也。血已不行，渐红渐肿，微痛微热，结核如瘰疬，多见于颈胁胯膀大腿之间，亦见于手足头面腹背，尔时体虽不安，犹可支持，病尚浅也；由浅而深，愈肿愈大，邪气与正气相搏，而热作矣。热作而见为头痛身痹，热甚而见为大汗作渴，则病已重矣”[35]5。

（2）鼠疫症治，按三焦分辨。罗汝兰《鼠疫汇编》曰："此症初起，热渴痛痹，一时并见，重症也。重症而用轻药，必无望矣。上焦症见：尺肤热，头痛身痛，微恶风寒，热渴自汗，日午后热甚，间有不恶风寒，不汗不渴，舌苔白。中焦症见：面目俱赤，语声重浊，呼吸俱粗，大便闭，小便涩，舌苔老黄，甚则黑有芒刺，但恶热，不恶寒，日晡益甚。下焦症见：夜热早凉，或热退无汗，或身热面赤，口舌躁，甚则舌謇囊缩，痉厥神昏，齿黑唇烈。"

罗汝兰又根据病变不同阶段，把鼠疫各症分列为：轻症、稍重症、重症、危症、至危症。轻症：核小色白不发热，宜戒口戒色，切不可忽，亦宜急治。稍重症：核小而红，头微痛，身微热，体微疫痹。重症：面目红赤，单核红肿，大热大渴，头痛身痛，四肢酸痹。危症：多核焮红，随时增长，热渴痛痹，疔疮起泡，或白或黑，破流黄水，或突起如奶头，及瘢疹衄咯痰带血，谵语，癫狂，腹痛腹胀，大便结，热结旁流。至危症：徒见热渴痛痹四症，或初恶寒，旋见四症，未见结核，及舌黑起刺，循衣摸床，手足摆舞，脉厥体厥，与疫症盛时，忽手足抽搐，不省人事，面身红赤，不见结核，感毒最盛，坏人至速。

（3）治疗鼠疫用药原则及特点。罗汝兰认为，鼠疫无非热毒迫血成瘀所致，单纯清热解毒之药，而无活血去瘀之药，治疗此症多不效。"唯王勋臣先生《医林改错》解毒活血汤，虽制以治吐泻抽筋之时疫，然移治此症，实为得宜。"[35]6治鼠疫，宜急服、连服、重服，以热退为度，以下为度，以愈为度。犀角、藏红花、桃仁是罗汝兰常用药物，他总结出日夜连追法、即时连追法、单剂连追法、双剂连追法的独特服药方法，谓鼠疫为重症，重症用轻药，必无望亦。如一少妇初起壮热头痛，大渴身痹，颈核焮红，随时加肿。罗汝兰急用双剂连追，加知母、石膏、羚羊角、藏红花，以清血热，解血毒，活血瘀。患者日夕四服，肿势已稳定，痛渴稍顺，唯热未退，此乃大便未通也，再加朴硝、大黄以通便去瘀。五六服，痊愈。

针对鼠疫病初起症状即为大热谵语，甚则热懵癫狂、牙关紧闭等危症的特点，罗汝兰在临床治疗中总结出自己特殊的服药方法，如日夜连追法（重证宜日二夜一，日三夜一，一二日追至七八服）；即时连追法（危症，不分日夜，重剂急追至十剂左右）；单剂连追法（老弱、疫毒较重者，宜日二夜一，或日三夜一）；双剂连追法（强壮、疫毒重盛者，照原方双倍药量连服二三剂）。此外对于煎法，罗汝兰结合病程、病位、药味，亦提出自己独特的见解，如一二三日，病在上焦，药味取其轻清，煎宜六七沸；四五六日，病在中焦，药味取其稍重，煎宜十沸；七日以后，病在下焦，药味取其浓重，煎十余沸。煎时，水用二碗半，先用大煲煎合沸数，倾入小煲，入水，大煲再煎再倾，煎回大半碗，服。对于大黄、朴硝、羚羊角、犀角、石膏、藏红花等药，也提出了特殊的煎法。如大黄朴硝不宜久煎，煎药方好，方入同煎，二三沸可矣；羚羊角、犀角、藏红花，宜另煎久煎，方能出味；藏红花另用开水泡，以全气味，均去渣，和药服[34]19。

（4）预防调摄。卫生环境，断绝疫气的传播。庭堂房屋，洒扫光明，厨房沟渠，整理洁净，房间窗户，通风透气。

对死鼠处理，要埋鼠时掩鼻转面，切勿触其气，如误触其气，急取逆风吹散之。还有常用如意油拭鼻，大人小孩不可坐卧贴地，人人穿鞋以隔地气等。另外，预防鼠疫也可采用药物，书中介绍了辟疫验方十二则，如采用千金雄黄散，涂五心额鼻人中及耳门，以避瘟气；或将千金太乙流金散，用三角绛袋，盛挂心前，或悬户上，或焚中庭，或烧熏瘟病之人。

罗汝兰《鼠疫汇编》对近代瘟疫病鼠疫的防治影响深远，该书自1891年初刊后，用之者效，广为乡人传诵，高州、雷州、琼台各处多处传刻，求者甚众。为纪念罗汝兰对岭南医学所作贡献，2006年广东省中医药博物馆把其肖像铭刻在广州大学城广州中医药大学“岭南名医壁”上，供后人瞻仰。

（二）林庆铨述、区德森笺《时疫辨》

林庆铨，名衡甫，一名药叟，福建侯官人，占籍广东，曾任新会巡检。光绪二十四年（1898年）八月，内阁学士联元（字仙蘅，崔佳氏，满洲镶红旗人，同治七年进士）南下观察粤东惠湖，见林衡甫“岸然道貌，卓然行品，知其隐于末吏。今衡甫巡检新会之沙村，冷官之暇，集成此书”[36]1。联元“于医道颇知门径，三复之余，知此为近时不可少之书也，是为序”[36]1。

林庆铨集成《时疫辨》，九阅寒暑，本有8卷，先择4卷付梓，遇到困难。其序言曰：“幸得子静先生（注：区德森，字子静，新会人，著《疫论》，通治痧症疫核）逐条参订，加以眉笺。先生治疫之道，最为精详，其所诣直造叶吴之室。余所见治疫如先生者，不作第二人视。”[36]2可见，《时疫辨》一书，是林庆铨与区德森共同合作著述。

1.《时疫辨》版本与内容

《时疫辨》4 卷，1 册。现存光绪二十七年（1901 年）岁次辛丑刊行，板寄存广州府城西关十六甫宏经阁。署名：侯官林庆铨药叟述、新会区德森笺子静笺。书首光绪二十四年（1898 年）联元序，次光绪二十六（1900 年）侯官林庆铨识，次光绪二十七年（1901 年）岁次辛丑孟夏南海劳守慎重刻《时疫辨》序。

《时疫辨》目录。卷一之前，分别为原因、吴氏又可论疫病异乎伤寒、时论鼠疫来由、治疫四大纲、节录新论、节录罗君伯畦新论、答人问疫方不验何故、节录刘变之瘟疫辨论。其中，“时论鼠疫来由”一篇，有存史价值录之。

《时论鼠疫来由》曰：“今之鼠疫将作，鼠必先死，鼠死目突而赤，顷刻有蛆，臭秽莫近，触其气者立毙。此症始于同治年间。先由安南、而广西、雷廉吴川，次年梅菉、黄坡，及信宜、东镇、高州城，相继而行。至光绪十七年后，广州各属，及香港、澳门诸埠头，流毒相继，广州城厢内外，死以十万计。癸巳，福州亦以万计。……疫病城市多，而乡居少，或由城市得病归，染其家者，嗣后瘰疬，又变为焦热、衄血、疔疮、黑斑诸症。见有死鼠，则尽室以行，或巢寄山林，或舟浮水面，多服解毒泻热之品。获免甚众。越端午，细询中疫之家，此地气，非天气也。同一邑也，城市者死，山林免焉。同一宅也，泥地黑湿者死，铺砖筑瓦者免焉。暗室蔽风者死，居厅居楼者免焉。况一宅中，婢女孩儿多死，以其坐卧贴地，且赤足踏地。妇人次之，男子静居者又次之，以其寡出不散步也。且疫作时，其宅倍热，气从地升，有如喷烟，触之则头晕目赤，心躁急。移坐凉风乃苏。当时为气所蔽，懵然不觉，邻人来视者，辄见热气自足而胫而股，逼

至胸膛喉舌间，间则病作矣。”[36]4－5

《时疫辨》卷一，吴氏鞠通辨上焦瘟疫初起，上焦寒疫初起。卷二，变法分治八门，八法专治疙瘩瘟即鼠核症也，瓜瓤瘟即标蛇症也。卷二还包括，论瘟病不妨用寒湿药、附录周氏方案又名核六方、附录慎齐药谱、附录区氏德森疫论、又专治鼠核疫论九页等。卷三、卷四，论瘟有9种：①疙瘩瘟治法（疙瘩瘟即今之鼠核也）；②瓜瓤瘟治法（瓜瓤瘟即今之标蛇也，此症与疙瘩瘟相同治亦相同）；③大头瘟治法；④虾蟆瘟治法；⑤鸬鹚瘟治法（此症与虾蟆瘟同治）；⑥羊毛瘟治法；⑦转脚瘟治法；⑧葡萄瘟治法；⑨白喉瘟治法，附喉症医案。附录出癍治法。附录叶天士癍痧疹瘰治法。

2. 学术成就

《时疫辨》采用林庆铨笔述、区德森眉批方式著书，学术上继承江浙温病名家理论学说，结合岭南地域烈性传染病进行辨治：“今之鼠疫，即以叶（天士）吴（鞠通）之法治之不验，然而离叶吴之谱复又不可。”[36]1

对鼠疫之辨证，借用吴鞠通三焦辨证方法。林庆铨曰：“疫病由口鼻入，直达中道，分布三焦。急者立亡，缓者或可速治，其治法非同伤寒之可表可下也。而有时当表当下，此中权衡操纵，超乎法外，而不越乎法中，非天资绝高者，不足神其妙用。余历考方书，唯叶氏天士、吴氏鞠通二家，论辨最为精详。”[36]1林庆铨认为，吴鞠通温病条辨精博详备，其法分上、中、下三焦分治，谓温邪出由口鼻受之，病在上焦。只要轻清凉剂，由上焦解之，用消毒饮、银翘散、桑菊饮，三方最为得当。比如贼初到庭户，只可在庭户趋之，何必引到堂。但林庆铨同时又认为，唯是近来时疫，为吴辨所未详，吴氏诸方，如已分治不效，则系病重药轻，而药不胜也。今之时疫鼠核，邪毒分布三焦，杀人最速，有推墙倒壁之猛，所以凡事急则思变。治之者，若泥古法，而不知变法，故未尽拯溺救焚之道也。今特立变法八门，以期千虑之一得云。

变法八门，体现《时疫辨》治疫理论学说，由林庆铨述，区德森注。所谓八门（法），一是解毒通络法，疫病已入三焦，病见寒热或独热、或头痛身痛、或生核未核，均可服此。立一通解之方，名通解五毒饮。二是通解三焦兼以养阴法，治疫之道，宜疏达而不可发表，宜芳香而不可辛燥，宜辛凉而不可冰闭，宜疏利而不可伤液。三是排脓破坚法，此方专治疫病结核，鼓荡祛邪破结，症到危险时不能不排毒以救阴也。王清任有通经逐瘀汤一方，以之借治鼠核，丝丝入扣，非同升麻鳖甲汤之燥烈也。四是寓泻于补法，此法治体弱及老幼疫病，既不可泻又不可补。区德森眉批曰：人中黄一味，疫证痧证多以此为主药，取以秽逐秽之义。五是开窍通里法，其证憎寒壮热，头面头项赤肿，咽喉痛，昏愦，名曰大头瘟。用二圣救苦丸，用牙皂开关窍而发其表，用大黄大泻诸穴而通其里。禀壮者，百发百中。虚弱者，先服荆防败毒散，若未愈，用牛蒡芩连汤亦效。六是一味寒凉以清实热法，一味是指腊雪水，言腊雪能透达肌膜而散温邪，功在西瓜、石膏之上，必腊月收藏。区德森则认为：独味腊雪水恐其冰伏也，生核者不可用。七是预防陷邪法，治疫毒宜凉，然犀角、石膏又恐冰闭，宜先服护心散及牛黄丸等方，唯此数方均宜预制，至宝丹亦可，广州羊城西门内清风桥采芝林药店亦有卖。八是猛药宜泄法，考外洋，以纳霜为补药，中华以纳霜为辛烈，重病必用重药，快捷奏效，因借用之。金鸡纳霜二分，症重者或加至五分，此药出自外洋。屈臣氏药坊有之。此药性极猛烈，治疟疾如神，以之借治鼠疫，亦有奇验。用水开半杯冲服，外敷水仙根，捣烂。

《时疫辨》收录当时岭南地区防治鼠疫许多方子，成为非常珍贵的临床文献资料。例如高廉验方（主药紫背天葵、紫草茸等）、茂名验方（主药大黄、银花等）、石城验方（其中有西藏红花）、高州生药验方（雷公藤、地胆头、白茅根）、高州外验方、水东验方、雷州外治验方、琼州外治验方、廉州验方等。《时疫辨》引《内经》“上工不治已病，治未病。圣人不治已乱，治未乱”语，认为：修德行善，以挽正气。节欲省劳，以御戾气。内服清品，以固元气。外焚妙香，以消浊气。虽老生常谈，亦防避之至理。同时提出治疫四大纲：未病而防避之，如良吏之保民也。已病而通解之，如能吏之化民也。病重而消除之，如才吏之平贼也。病愈而调理之，如循吏之善后也。古人教诲，即使今天对于传染病的防治，仍然是有益的启迪。

三、清末岭南其他疫病专著

（一）黎佩兰《时症良方释疑》

黎佩兰，字咏陔，清末广东高要（肇庆）人，举孝廉，光绪二十七（1901年）编写《时症良方释疑》。1894年鼠疫肆虐岭南，琼台、茂名、广州、肇庆等地相继殃及，高州石城罗汝兰（字芝园）《鼠疫汇编》较早寻得抗击鼠疫的有效方法，新法在肇庆推行之时遭时贤揣疑。当时之情景，可见于书中黄兴鄂序：“肇城数年来患时症遭劫颇惨。轻者幸药而愈，稍重者十每难痊一二，人心皇皇，群医束手。当时虽有高州派来的《鼠疫汇编》一书，唯苦于书少地广不能周知，即知之未遂深信，信之而先后缓急又未如法，善用是以获效者寥寥”[37]2。黎佩兰至亲深受鼠疫、误治之苦，其次女、大妹因误药致病深而死，后得《鼠疫汇编》一书，悉心研究，终有所得，将罗汝兰治疫之法结合自己心得医案汇集成书为《时症良方释疑》。

全书核心部分包括鼠疫方释疑、辨证、治法、方药、加减法、论买药、服药法、居处衣服饮食、思患预防、医案10部分。时症即时行鼠疫，黎佩兰作《时症良方释疑》一书，顾名思义，即对罗汝兰治疗鼠疫之良方“活血解毒汤”之开蒙解疑，其在书中首页强调“此方传自高州，救活已经千万，平日留心细看，临事方保无患，见症急用大剂，切忌温补燥散”[37]1，短短36字即将良方之出处、效用及治疫之基本法则点出。“时症第一良方”组成：桃仁二两、红花一两、柴胡四钱、葛根六钱、生地一两、甘草三钱、连翘八钱、赤芍六钱、归身三钱、厚朴三钱、苏木一两五钱、石膏一两（先煎）。

黎佩兰对活血解毒汤的理解与运用是全书的亮点。此方原为罗汝兰化裁王清任之解毒活血汤，易枳壳为厚朴，加石膏、苏木两味而成。黎佩兰继承前两位医家“化瘀治疫”思想，认为“此症系由热毒炼血成瘀所致，虽有轻重迟速之分，必须用药追化血管之瘀，乃为对症”[37]1，重用桃仁、红花为君，且反复强调当以解毒活血汤为治，早用重用，不可迟疑，免致误于药、误于轻、误于迟。在随症加减中提到“热甚，或手足冷，或有核，或无核，均加犀角、羚羊角、西藏红花各二三钱；痛痹，抽搐，重加羚羊、石膏、西藏红花；……小便不通，加车前、木通各二钱，羚犀各钱半”等。《鼠疫方释疑》实为黎佩兰对全书提纲挈领的概述；辨证篇分辨寒热、口舌、结核、渴呕、泄泻、见血等关键症状；

治法篇强调："首宜解瘀、清热、凉血"[37]2治疗大法；方药篇则大手笔解释解毒活血汤，此篇与下篇兼症加减法相呼应，为全书的重点部分；论买药、服药法、居处衣服饮食、思患预防诸篇则示病家日常护理之法；医案处处遵循解瘀、清热、凉血，切忌温补燥散等原则。

《时症良方释疑》共有39则医案，按病情的轻重危急、施治的及时合理与否、用药有何失误来分类陈述，便于卒病查阅及模仿。如黄兴鄂序提及："我邑孝廉黎咏陔先生，悯此浩劫，曾将汇编悉心研究，笃信无疑，凡亲好患是症者，踵门求商，悉本原方如法调治，应手而效。阅历既多，便有把握，因见原书繁重，忽迫之际，苦难卒读，乃撮其症要，并施治诸法，分列层次，兼附医案，使人易晓易从，其用心良苦矣。"[37]2如"伍姓妇案"，黎佩兰重症用大剂，内治用解毒活血汤双剂加犀角、羚羊角、西藏红花追服，外治用黄蜞吸之，内外同用，患者即刻痛减核消。书中同时客观记录了误药不救的原始记录病案，如实地记录了鼠疫发病的凶险，病情的瞬息万变，用药的方圆守变和临床的辨证思维。其中轻症数剂而愈者3则，因用轻剂而变重者10则，有顽症初轻后重多剂而愈者4则，有误药在前能用大剂亦可救者5则，有误药变深不能救治者6则，有将愈而食粥而毙者2则，有误药立毙者5则，有危症缓治虽用大剂不能救者4则。确是珍贵的中医药鼠疫防治验案[38]。

（二）李守中《时疫核标蛇症治法》

《时疫核标蛇症治法》一书为岭南传染病外治法专书，此书付梓者则为顺德高超愚，而作者为李守中，生平籍贯无从考证，然据高超愚序言中可认为李守中当属粤人，并擅用外治法的医生："友人李君守中，伊得湖南唐君所传治核及标蛇各法，后复得闽中汪君，里人范君各法，于是治是症每多见效。”[39]1故此书使用的治疗时疫核症的方法均为针刺、刺络、拔罐、敷药等外治法，时疫核症据书中注解为“鼠痨，因症系感地毒而成，故将有是症出鼠多先死故也，外省人呼为疡子症”[39]2。是处李守中云“外省人呼为疡子症”，当推断李守中为粤籍医家。李守中将书托付给顺德高超愚，高超愚有感外治法于核症、标蛇治疗的重要性，及早解除病家苦痛及提高粤中医生治疗这些疾病的水平，不敢私密，特将书出版，正如序中所说：“近年时疫核症为多，初起时不甚辛苦，故人多玩视之，及其发作则势甚危急，欲觅医士，未得其人，而病者已逝；或虽延医，药未服而症已变，盖购药而煎，多延时刻。故药不合则不能再延他医也。善用外治，则法捷而效速，且鲜误治之弊，再服内治之药，则病易除，故挽回者甚多也。然病初起则内外并治，病虽险恶而治者亦不手慌足乱也。”[39]1

全书分 4 个部分：时疫核症治法及敷核散方、标蛇症治法、附录各种疮疡时疫经验方、医案。现举书中治疗时疫核症为例，李守中认为：“时疫之核，必生于头边腋间腿罅数处，间有在耳下者。染此症者多发烧热，头必刺痛或心翳脚倦，不速治之最易伤人。治疗上分刺络、拔罐、敷药三步：①刺络：以中食二指将核之皮面钳红（钳时须屈中食二指之节方可），然后取玻璃针尖刺之，约刺数下即可（不用深刺，见微有血出便合）。②拔罐：须先预备小竹筒一个（形如米筒，口阔一寸三四分即合），大铜钱一文，用纸包之捻成一马蹄形（马蹄即荸荠，此粤人之俗呼也），以油滋其蒂，待刺见血后，急用火燃着其蒂，置于核上，然后以竹筒之口，将火盖紧，用手扶住，毋令泄气，于是将核内之血吸出，约片刻即可启筒（启筒之法用一指在筒边按之，则筒内之气泄出，其筒自脱）。③敷药：将血拭去，用熊胆开好酒搽之，留刺口不搽，使核之毒气从此口泄出也。再用敷核散搽之（散方见于后），干则再搽，务令常滋乃妙。”[39]2

（三）黄炜元《辩疫真机》

黄晖史，名炜元，广东大埔人，自幼习儒学医，殚数十年之精，后为光绪嘉应州举人，业医二十余载，应聘行医于潮州。时各处疫症流行，黄氏虽举人出身，却无意官场，即立方救治，《辩疫真机》一书是其与门生友人就当时鼠疫一症问答而成，全书共26页，内有两种字体，大字为论述主体，小字是对论述的注解及补充，收载《医学寻源》一书中。民国三年（1914年）新刻板罗大同序点评此书体例时说：“乃系卢子杰翁，听各处疫症时行，问黄晖史先生所辩答者，详症立方，其后师徒再论其症，以求之真。”[40]书名《辩疫真机》，罗大同解释是黄炜元师徒“测天时之运气，分地里南北之各异，辨人体气血之殊形，深奥其机之旨，故名之曰‘辩疫真机’”。[40]同时罗大同也指出此书与同时期的治疗鼠疫方书的不同点：“数载瘟疫流行，触目寒心，方有百千，收效者鲜，唯此书，其义精，其意明，其理详，其方纯，经验多人，不但耳闻亦曾目见先生济世之本怀，良不可没也。”[40]

《辩疫真机》分3部分，卷之一主要探讨疫病理论及诊断要点，包括疫症原因论、河图物理之应、启善后七绝歌10首、时行疫症引、门下士进质、疫脉、脉色、辨舌、症候、药症须知、未染前知、前知方、主东宜明、铜人部位正面图、铜人部位侧身图。第二部分为效验方，共有16首，分别为姜黄地丁汤、甘桔二冬汤、蒲公三花散、葳蕤益芍茯苓汤、巴戟寄生汤、凌霄寄生汤、滋肾补水汤、巴戟芎苓汤、阴柔汤、继柔汤、滋润金水汤、阳和汤、镇慌汤、甘桔紫白汤、加皮反本汤、消癍豆壳散。最后一部分为黄炜元师徒问答部分，包括：有时症纷纷用泻者几多何如、运气之谈、俗戒谷气何如、传染一家有相继者若何、卫生歌、四言简章、风俗歌、师徒对答气运岁春亢阳疾疠方8个内容。

《辩疫真机》的成书背景是1894年的省港大疫，此次鼠疫大流行给广东人民的生命财产造成了极大的危害。正如书中记载“兹丙申（1896年）春，近闻省港等处，二三年间，天行瘟疫致损多人，沾染者百无存一”。[41]17 而黄炜元在潮州素有良医之名，当地人卢子杰亦因患疾而亲验之，故卢子杰以疫症诸问题请教于黄炜元，遂成此书。

该书体例为论述体穿插问答体。论述部分为黄炜元所撰，问答部分系医生卢子杰及黄炜元之门人陈晴波与黄炜元的问答对话，然后由陈晴波记录，再经南海人黄友兰（字树考）校正成书。其中问答部分主要集中在书中“疫证原因论”、“时行疫证引”、“问时症纷纷用泻者几多何如”、“问俗戒谷气何如”、“问传染一家有相继者若何”、“师徒对答气运岁春亢阳疾疠方”6篇。

因为其内容关涉疫症的许多关键问题，辩驳了不少粤潮医界关于疫症的谬论陈规，故名之《辩疫真机》。

黄炜元通晓五运六气、《周易》之学，并认为二者为医学之源，善于以运气、易理阐述医学问题。此种思想贯穿于整部《医学寻源》丛书之中，于《辩疫真机》一书亦俯拾即是。鼠疫流行是本书的缘起，自然也是本书论述的重点。作者文启即列“疫症原因论”一篇，专述鼠疫的病因病机，认为鼠患疫症的原因是“天开于子，子肖鼠”，“鼠巢在地，居于半阴半阳之中……鼠得天地之气最先”。[41]9 又因为鼠“上应天星虚宿，下应地支子时，中应人身肾经……外应岁令冬至”，所以“于阴极阳生之初，倘时、序不调，七八月之间，早或冬来，忽寒忽热，忽凝霜冻水。其燥积伏于土下，土气发泄阴燥，上升感受于鼠，其鼠病燥，燥而渴，得清水而生，得浊水而死”。[41]9 而关于疫症之所以能够由鼠传人，作者认为是“天之死鼠应兆于人”，而具体机制为“鼠喜湿（化盖属土，土主湿，故喜湿），而恶燥，人之恶燥者亦犹是耳。声相应，气相求”[41]10。对于疫症发病的个体差异，作者认为“天有偏胜，人亦如是”，所以“燥之深者感亦深，深则来急；燥之浅者感亦浅，浅则来缓；津液之坚固者，亦不感也”[41]10。对于鼠疫诸症候的形成机制，作者先分析其总纲为“阴虚、浮躁、脾损之人……病来津枯”；再逐证分析“水不生肝木，不能荣于筋，筋缩……故起疬”；“阴燥不升”则头晕；“目乃肝之窍”故眼花；“肾虚”则耳鸣耳聋；“肾主精，心主神，精神失守”所以“昏昏好睡”；“肝藏魂，肺藏魄，魂魄无依”所以“狂言谵语”；“水不克火”所以“烦躁不已”；“阳无所依，孤阳独出”所以大热，“津液将亡”故渴作。病机已明，作者给出治疗原则“得散泻而死，得润泽而生”，所以用药处方，忌发散之“柴、荆、黎峒丸、红灵丹之类”，忌凉泻之“石膏、山甲、川连、承气之类”，“宜养阴活血”。此外，对于鼠疫的流行，黄炜元还从易理及河图洛书的角度提出另一番理解。他先引用朱熹注解《易经》的话：“贞之德必曰正而固。”而疫疬恰是“阴阳错乱”的表现。又谈到子时是“阴阳分界”；“鼠足前四爪后五爪……按《河图》，四属阴，五属阳”；“鼠夜静则出，是阴以为阳也”。所以“瘟疫流行，无故而死”，其实是“天之借鼠以兆其端”[41]11－12。

不同于“疫症原因论”着重从运气、易理的角度，概括性地解释鼠疫，位列其后的“时行疫症引”则回归于医学的理论范畴，详细论述鼠疫的病因、病机，发病特点，并在此基础上，阐发黄炜元独特的治疗思想。对于时行疫症的病因，黄炜元倾向于从时气不和的角度认识，他总结为“天有运气不同，地有南北各异，人有营卫之殊。唯反其常，故有斯症”。并展开论述：“北方多严寒，生长得其本气者，得其利；南方多酷热，生长乘其本气者，亦得其平。反易则生疾。”具体到南方疫证，黄炜元倾向于从“伏气”的角度认识，他引用《内经》中“冬伤于寒，春必温病”的观点，认为“自壬辰冬，大霜、雪经过南方……故春变病为温”。对于疫症的病机，黄炜元论述亦简明扼要。从外邪入经的角度说，则为“热毒由少阳直入少阴厥阴”，所以症见“头晕，精神恍惚，不思饮食，猝然昏倒，微恶寒，振振发热”；从气血的角度论，则是营血为邪热所伤造成的营卫不和，营血燥凝，所以症见痘疹、瘰疬。因为疫症之病机，有邪中与内伤两个方面。攻邪与补正，当时众说纷纭。其中确有以温散、凉泻为务者，误治而死者颇多。正如书中所言：“俗眼朦胧昧不明，错把汤丸常乱服。”独黄炜元之说“迥异时流”，将治疗的根本引向内因。他认为“营卫俱强，下之犹可”，而该症的根本却是阴阳不调，营卫不和，故虽“兼有邪扰”，却不宜汗下。且“表证宜散，里证宜下”。而本症系由“少阳经而入三阴”。少阳半表半里，发、下不得；少阴经亦有汗、吐、下“三禁”。所以该症不能攻只能“和”。一番辩论，逻辑清楚，切中病机。书中描述门人陈晴波“予听此言，勃然兴起曰：‘诚哉！吾先生之言医也，神乎技矣！’”[41]21疫之

"真机"既已辨明，作者遂提出自己的治疗原则，即书中所言："用猛烈之剂不如用醇和之药……专用血药以荡涤其邪秽，和之，调之，消之，解之。"

本书的方论部分共列治疫方 17 首。其中外敷方冲和散 1 首，其余 16 首为内服方分别是：姜黄地丁汤（统治方），甘桔二冬加寄奴汤（翳风穴方）、蒲公三花汤（极泉穴方）、葳蕤益芍茯苓汤（鸠尾穴方）、巴戟寄生汤（急脉穴方）、凌霄寄生汤（阴廉穴方）、滋肾补水汤（五里穴方）、巴戟芍苓汤（环跳穴方）、阴柔汤（京门穴方）、继柔汤（日月穴方）、滋润金水汤（治颈肿疬方）、阳和汤、镇慌汤、甘桔紫白汤（治恶疔方）、加皮反本汤（治肿硬汤）、消瘕豆壳散。该部分贯穿着作者独创之以斑疹、瘰疬所发部位辨治鼠疫的治疗思想。在现代诊断学框架中，腋下、颈部、颌下、腹股沟的淋巴结肿大是鼠疫的常见症状。而黄炜元不但明晰该症状，更结合中医经络腧穴理论，以穴位标的淋巴结肿大部位，将鼠疫分为"翳风"、"极泉"、"鸠尾"、"急脉"、"阴廉泉"、"五里"、"环跳"、"京门"、"日月"9 个证型，分别施以 9 种不同的方剂，可以说是黄炜元黄炜元的一大创造。

本书的另一大特色是黄炜元自创大量歌诀以简明医理，明晰方药。黄炜元列"启善后七绝歌"十首讲述鼠疫的流行特征及预防措施。如一首讲鼠疫流行先兆："鼠死为疫兆应先，驱邪早服得延年。诸君何苦忧惊恐，放却家庭别寓迁。"[41]14 又如一首讲疫症症状及抢救方法："回头急急莫迟疑，愦愦昏昏渐有知。要把灵丹频剂服，轻三重五病随离。"[41]15 黄炜元又将治疫常用之剂编成方歌以便记忆。如疫症统治方——"姜黄地丁汤"，黄炜元歌括其为："姜黄地丁汤地黄，苓归栀子寄生将，凌霄花里紫白芍，时疫纷纷第一方。”[41]29而书之末尾，黄炜元再立五言“风俗歌”以抨击潮州温病戒谷气的陋习。节录14句：“有证本有方，请君仔细详。不知生死路，开口绝食粮。阳明胃火病，病者不吞浆。古人用白虎，粳米和之良。形容恐耗散，加参固元汤。吾潮不依法，人人求速亡。庸医令主杀，禁谷饿断肠。”[41]48

（四）梁达樵《辨证求真》

梁达樵，名龙章，广东南海人。梁达樵天性聪颖，勤勉好学，少则从戎，素喜医学，于闲暇之余，手不释卷，精研医学。退役后在广州崇正堂、述善堂、方便医院行医，以济助疾困。梁达樵医术高明，往诊者无算，引杨凤朝序言可见一斑：“公余之暇，精研医学，上溯炎昊，下至诸家，无书不读，于三代两汉书尤手不释卷，医尤其嗜好，其著作方论脍炙人口，……活人甚众，四方造庐而请往，车填咽门，以次按行。东之西怨，南之北怨，病者望之如望岁焉。”[42]1

《辨证求真》一书为疫疠专著，尤重于鼠疫。粤西知县雷启清作序盛赞梁达樵辨疫之精准：“今春疫疠流行，列方者不一而足，虽或一发偶中，诘以致病之故懵如也。盖本年岁气燥化，查初气、二气，其病为温，不知病之所由，何知病之所主，及读达翁司马方论则推之以五运，验之以六气，能于毫厘疑似之间，发人之所不能发，持论坚确，剖析详明，始叹仲景、叔和尚在人间，那得不推为独步。”[42]1《辨证求真》一书分两部分：上部是梁氏根据易理、运气推演疫疠及解释组方原则，包括省城十二甫梁仁心斋参考大易数理、内经运气时症方论及粤东省城时症方义两项内容。下部是梁达樵辨证求真，分为医议、辨证、求真3部分，认为鼠疫乃伏气为病，由五脏秽浊，毒气伏气而起。

梁达樵书中所创治疫之方最著名为“辟秽解毒饮”，该方在书中出现两次，药物组成不尽相同，第一处出现药物为：西牛黄、人中黄、九节菖蒲、靛叶、忍冬蕊、野屈金。第二次出现则上方易忍冬蕊为银花露水，加徐长卿、西藏红花。另梁达樵药物预防平安不染疾良法亦值得一提："平时那用九节菖蒲二分、银花蕊六钱，煎水一盅，先服三分之一，将三分之二入蜜糖再服可也。何以先服再服，内有法道存焉。先服菖蒲、银花，乃通内窍而辟秽，又嫌菖蒲过燥，不能多服，加入蜜糖再服润燥解毒。若三味同服，又嫌蜜糖腻住秽浊，不能辟疫，是以一立法贵乎精。良方名银蜜平安饮，可无疫症传染也。"[42]10《辨证求真》现存清光绪三十一年（1905 年）广州十八甫维新印务局刊本，1 册。

（五）天花与霍乱防治

天花、水痘、麻疹等急性传染发疹性疾病，儿科多见，故归入儿科类。南海邱熺敢为人先，《引痘略》敢笔之于书，牛痘术自广东传入，五年间牛痘术得以遍传国中，为防治天花作出巨大贡献，详见本书上册。近人李永宸等研究发现：流行性霍乱于 1820 年从国外传入珠江口和潮汕一带，至 1911 年止，岭南共出现 34 年次，68 县次的霍乱流行。[43]清末民初霍乱流行于广东省沿海各县及水乡地带，顺德钟贻庭（字炳深）撰写《瘟毒霍乱约辨》，是书论治瘟毒、霍乱（吐泻转筋肠绞痧）、瘢痧、火疔四大时疫，首有南海区震识序："钟贻庭先生究心岐黄之术，学有本源，而于时症一端尤所斤斤注意，用是本平日心得，参酌病源，分订良方，撮为《瘟毒霍乱约辨》一书，俾世之掺是术者有所遵循，得以随症选用。"刊行于光绪二十年（1894 年），佛山金玉楼藏版，线装书 1 册不分卷，存广州儿童医院方淳兰医生处。

据文献记载防治霍乱病专著还有：中山林梓祥《霍乱经

验良方》，刊于光绪十四年（1888 年），1 册。阳江林辅贤《霍乱良方》，成书于清光绪十四年（1888 年），其序文中说到“比年以来，每多霍乱急证”[44]，是关于岭南最早的霍乱记载。《阳江县志》：阳江清光绪以前，旧县志无霍乱病名的记载，而有明嘉靖十二年（1533 年）、嘉靖二十七年（1548 年）、万历三十七年（1609 年）和清康熙五十年（1711 年）、康熙五十三年（1714 年）、道光元年（1821 年）阳江有“大疫”的记述。民国时期，阳江时有霍乱流行，每几年 1 次，多以沿海地区的对岸、儒垌、沙扒、溪头、闸坡等地为甚。据历史资料不完全统计，民国二十八年（1939 年）发病 87 例，死亡 22 例；民国二十九年（1940 年）发病 31 例，死亡 1 例；民国三十年（1941 年）发病 43 例，实际上患病及死亡人数大大超过次数。民国三十至三十二年（1941 ~ 1942 年），阳江连续 3 年霍乱大流行，县城和在沿海地区最为严重，死亡人数无法统计，对岸大村 3 年中共死亡 260 人，甚至有全家死绝者。[44]

南海人劳守慎《附录经验杂方》收录治瘟疫方“雷击散”，专治瘟疫，并治忽然腹痛，手足厥冷，面色青黑，并上吐下泻，霍乱，以及一切痧症。道光元年（1821 年），江南各省软脚瘟盛行，亦照此方治之，神效无比。药物组成：牙皂、北细辛（各三钱半），朱砂、明雄（各二钱半），藿香（三钱），枯矾、白芷（各一钱），防风、木香、贯众、陈皮、苏薄荷、法夏、甘草（各二钱），共研极细末。拧瓶中，勿泄气，随带身边，凡遇急症，取二三分，吹入鼻中，再用一二钱，姜汤冲下，服后，安卧片时，汗出而愈。又收录“辟瘟诸方”，立春后，庚子日，煮蔓青汁（即诸葛菜），不拘多少，举家老少温服，可免时疫（诸葛菜即萝卜菜）。又方，六月六日，采马齿苋（往生草药店有得买）晒干，收藏于元旦日煮熟，醋盐腌食，一年可免时疫[45]。

林庆铨《时疫辨》转脚瘟，脚后跟转前面，周身筋缩，便死，用核桃壳半边，满新粪贴头顶，外用火艾灸七寸，忽有青筋胀起如箸粗，要将处处用针放出毒血，内药，用蓬术、三棱、姜黄、乌药、青皮、宽筋藤、丝瓜络、沙参、生地、郁金、莱菔子、木瓜、楂肉。新会区德森在眉批注解：痧症、霍乱、吐泻症、火疔发癍，唇肿舌肿，口烂喉病，用之皆有神功[33]25。

四、民国南海陈任枚、顺德刘赤选合著《温病学讲义》

陈任枚、刘赤选两人都是近代广东著名温病名家暨中医教育家，有关生平详见本书第五章。两人合著《温病学讲义》，陈任枚撰写上册总论，刘赤选负责下册各论治疗，被公认为二三十年代全国中医学校教材讲义编纂质量最佳者之一[46]。

（一）陈任枚温病学术经验

陈任枚20年代在广州西关设医寓曰“陈敬慎堂”，民国时期曾任广东中医药专门学校校长，一生无其他著述，唯有《温病学讲义》体现他学术经验。

1. 详论温病之意义及性质

《温病学讲义》开篇即阐述温病之意义，解释“温”与“热”的概念。风、寒、热、湿、燥、火，六气中无温字，故后世言温病者多以“温”混称为“瘟”，两者应有区别。陈任枚认为：“盖温者火之用，暖之象也，其究及必归于热，而后乃至于杀人，所以古人称温病者，多曰温热，尤言寒曰寒凉，燥曰干燥也。温之与热，二而一，亦一而二者也，吾不能不为明了之判别，曰温者热之渐，热者温之极。而瘟者多有毒，酿成疠疫，震泽吴氏著《瘟疫论》，补偏救弊，风靡一时，然究非治温病之正法也。能治温病者仍称叶氏（叶天士）、吴氏（吴鞠通）、王氏（王孟英）。大抵学术之变迁沿革，必随自然之趋势，以适合其环境所需要，乃足以创造学说，而卓然自成一家，医学何独不然？明清以迄于今，研究温病之者日多，其方法亦日以精密，则此五百余年中，为温病最盛之时代，断然而无疑也。”[47]2-3

陈任枚上述论点，指出温病学说之创立，是适合其临床环境需要而卓然自成一家的。温病之意义，既包括瘟疫等烈性流行传染病，同时也包括感染性发热性疾病，两者有区别而又密切相关，都可以运用温病学说的理论指导防治。明清以来为温病最盛之时代，说明这一学科在当时具有实践指导意义，应该把它摆在教学的重要位置上。查陈任枚 1929 年曾任全国中医院校统一教材编委会主席，无其他著述见存，唯有《温病学讲义》一书，并以毕生精力教研之，足以体现了他对温病学科意义的认识。

温病性质。陈任枚曰：“前言温为火之用，其火即其体也……盖伏邪内发，烈炎熏天，气逆不降，遂至于死耳。且病温剧甚者，必为阴精枯燥之人。《金匮真言论》曰：精者身之本也，故藏于精者，春不病温，谓无燥之可就也。非然者，土膏下竭，野草焦枯，遗火一星，燎原立发，可畏也已。夫寒之体为水，水弱而性缓；温之体为火，火烈而性急。伤寒多卒感，病自外来；温病多伏邪，病从内发。自外来者，由阳入阴，其行以渐；自内发者，直升横迸，其变无方。故温病伤人，视伤寒为尤速，则其性之暴烈使然也。”[47]4

陈任枚认为温病性质，其火即其体也，温之体为火，火烈而性急，温病多伏邪，病从内发，自内发者，直升横迸，其性之暴烈使然。广东地处亚热带为海洋性气候，其温病之特点，多是疲劳不慎，热气熏蒸，积而暴发，一起即见气分高热，甚至气营两燔、血分证候，其势焚乱而迅速，这也是由温病本身具有火热的性质而决定的。他说："温热之病，其总因不外阴虚，谓阴精衰竭，邪乃乘之也，然析而论之，其因有三，一曰伏气，二曰外感，三曰内伤。"[47]6 在基于对温病性质认识基础上，陈任枚尤其主张"伏气温病说。"

2. 主张"伏气温病说"

根据岭南地方气候及人群体质的特点，陈任枚提倡"伏气温病说"。他认为："伏气者，乃人身阳热之气，郁伏于人身之内，而不得外泄者也，但伏未外泄时，不觉有病，其郁伏尚浅，而无外邪触发者，仍可随春升之气，缓缓散渐于外，或不为病，即病也不甚剧。其伏匿深沉，郁极而发，或为外邪激刺而发，或为饮食嗜欲逗引而发，其发也多致内外合邪，势成燎原，不可响迩，此则所谓温病也。"[47]8

陈任枚伏气温病理论源于《素问·金匮真言论》。曰："夫精者，身之本也。故藏于精者，春不病温。"生理上精为生身之本，阳热之气，乃人身所固有之正气，阳热潜藏于阴精中，得所涵濡，虽值春令升发之时，亦不浮越于外为病温，此即阴平阳秘、精神乃治之义。若冬令收藏未固，寒邪郁伏于中，至春令融和，东风解冻，其时热虽未盛，而令主生长，性善发越，一有所感，皆足以触发内伏之阳热，而为温病。经云"冬伤于寒，春必病温"，其义如此也[47]8。

陈任枚对伏气温病的解释，今天看来虽仍未能令人完全信服，但岭南地区常见的急性温热病如春温、暑温、伏暑等，其发病过程、临床证候、治则方药的确需要用"伏气"理论指导。春温发病急骤，往往未见卫分证已，气营并见；暑温初起即见壮热烦渴，传变迅速，易伤津耗气，多闭窍动风之变；伏暑起病即见暑湿暑热内伏，病势较重且又缠绵。其治法用药，如抽丝剥茧，层出不穷，不比外感温邪由卫分及气而营而血也。它的传变过程不按叶天士温病“卫—气—营—血”4个阶段，而是起病卫分证未见已，气营并见，即突发高热，重者呼吸衰竭，具有“伏气温病”的特征。此乃冬令收藏未固，病邪郁伏于中，至春令融和，东风解冻，其时热虽未盛，而令主生长，性善发越，一有所感，皆足以感触内伏之阳热，突发为温病。回顾2002年底在广东发生“非典型肺炎”，患者首发症状发热，或突发高热，持续不退，咳嗽，X线胸片可见斑片状阴影，患者很快出现呼吸衰竭，需要呼吸机辅助呼吸，发病急骤具有“伏气温病”特点。所以，温病外感与伏气问题，是指感染这些来势凶猛的传染病，一方面与季节、气候有关，一方面的确与体质有关（所谓藏于精者春不病温），它启示我们在治病时要注意气候的变化与体质的关系，病有邪热入里与热自内发的关系及证候特点，而不是潜伏期的问题。

3. 卫气营血辨证结合五脏，注重舌脉

叶天士创立温病卫气营血辨证体系，陈任枚非常赞同，但对吴鞠通三焦辨证有不同看法。陈氏认为“吴鞠通著《温病条辨》，强分三焦，以板法限活病”[47]4，而三焦部位有各属之脏腑，应该以卫气营血结合三焦所属之五脏进行辨证。所以陈任枚在温病“病象”一章中说：“病象者，温病所独有之形状，发见于外，而厘然可辨者是也。今以卫、气、营、血、五脏，分别条列，其目凡九。”[47]8这九条是，一曰卫之病象，二曰气之病象，三曰营之病象，四曰血之病象，五曰肺之病象，六曰心之病象，七曰脾之病象，八曰肝之病象，九曰肾之病象。每一病象，陈任枚详列其证候，如营之病象：舌质绛色，心神不安，病夜甚，无寝，或斑点隐隐，为邪在营分必见之病象。又如脾之病象：胀满，泄泻，腹痛，胁下痛，目白睛黄浊，面色皮肤萎黄，困倦，不喜食，皆为邪在脾脏必见之病象。

温病辨证，要注重脉象尤其要注重舌象。陈任枚认为温病脉之真象，不可不辨，一曰常脉，二曰变脉，三曰险脉，四曰败脉。温病辨舌，乃中医经验最精之法也，陈任枚参考近代江浙名医何廉臣看舌十法，别为舌本、舌苔两项，分别形色而详述之。

舌本（舌质），陈任枚总结舌本之形凡六：一曰老嫩，二曰干润，三曰荣枯，四曰胀瘪，五曰软硬，六曰战痿。病之虚实，以舌之老嫩决之；病之进退，以舌之干润断之；病之凶吉，以舌本荣枯判之；胀瘪可觇痰血之盈月；软硬可验气液之存亡；战痿原于脑筋，即视为肝风鸱张之兆。辨舌本（舌质）更要辨其颜色，分红、紫、蓝、灰、黑 5 种。红舌无寒，当分在表在里；紫舌多热，兼辨带黑带青；蓝舌以有苔无苔辨吉凶，仍当兼参外候；灰舌纯色间色辨轻重，切勿误认寒邪；至黑舌无苔，必辨其形色之枯润瘦胖以判寒热。此以舌色诊断温病之大法也。

舌苔，陈任枚总结舌苔之形凡九：一曰有无，二曰厚薄，三曰松腻，四曰偏全，五曰糙黏，六曰纹点，七曰瓣晕，八曰真假，九曰常变。病之新旧，以苔之厚薄辨之；邪之盛衰，以苔之松腻决之；证之内外虚实，以苔之偏全判别之；糙黏有秽浊痰涎之分；纹点有土燥虫蚀之异；黑瓣未满，仍可望生；灰晕多重，恐难起死；至于苔之有无、真假、常变，为病之有非疑似所由分，尤应辨之于始。辨舌苔更要辨其颜色，分白、黄、灰、黑、酱色5种。白苔有表里寒热虚实之分，最宜判别；黄苔则表里实热，却无表里虚寒；灰苔主湿，有热无热，须辨胶黏；黑苔阳虚，是真是假，兼参脉证；酱色多错杂，既夹宿食，更郁热邪。此以苔色诊断温病之大法也。

4. 注重温病兼夹证诊治

陈任枚对吴鞠通《温病条辨·湿温篇》非常有研究，他参阅吴鞠通“实者单病躯壳易治，虚者兼病脏腑夹痰饮腹满等证，则难治矣”句，认为温病单纯者易治，错杂者难治，因此要很好研究温病的兼证、夹证。

陈任枚说：“诸传染病之发生也，有一病独发者，有与他病并发者，然温热之并发他病，实视别病为尤多。盖伏邪内起，来势甚凶，必夹身中固有之患，互结而成其疟，或与外围不正之气，相引而益其邪。”[47]40 他总结温病兼夹证共有九。其中兼证五，分为：兼寒、兼风、兼暑、兼湿、兼燥；夹证四，分为夹痰水、夹食滞、夹气郁、夹血瘀。

5个兼证，陈任枚对“兼湿”的论述最为详细：“东南濒海之区，土地低洼，雨露时降，一至春夏二令，赤帝司权，热力蒸动水湿，其潮气上腾，则空气中，常含多量之水蒸气，人在其中，吸入为病，即成湿热、湿温，又名暑湿。”[47]49 他认为“兼湿”之发生，广东一年四季皆可有，但多在春生夏长（长夏）之时，病气随时令之发，是已兼夹有蓬勃不可遏抑之势。气候复杂，晴雨无时，脾胃受病，湿郁成热，薛生白所云“湿温之病，属太阴阳明者居多”，洵非虚言。

4个夹证，陈任枚认为“夹痰水”、“夹血瘀”病情较重。痰热内陷血分，脉络阻塞不通，血液循环多窒，必致舌强喉痹，发生舌蹇语涩之证。若痰水盘踞胸胃之中，大气郁而不舒，府气实而不降，则痞胀满闷呕吐秽逆之症生矣。若热传营血，其人素有瘀伤，宿血在胸膈中或蓄郁下焦，则胸中满痛或少腹急结，如狂发狂，大便易而黑，为夹瘀之证候。

5. 临床治则及用药特点

陈任枚根据岭南温病之特点，一起即见气分高热，甚至气营两燔、血分证候，其势棼乱而迅速，治宜清气透营两解之法。临床时须执简驭繁，以气统卫，以血统营，治分两类，羚羊犀角，当用即用，是非有意求异于古人也，期有裨于实用而已。

温病临证擅用青蒿、白薇（广东草药毛大丁草）、杭菊花、地骨皮、枯黄芩、夏枯草等，取其直清阴分里热之义。对温病伏热不易退者，主张辛（苦）凉透泄，滑利二便，使温邪无所蕴伏，竹茹、白茅根、枳壳、滑石等常用。又谓岭南土卑地薄，春夏淫雨，潮湿特甚，春温暑温，须加生薏仁、绵茵陈、丝瓜络、白通草、大豆卷等[48]。

（二）刘赤选温病学术经验

1. 刘赤选《温病学讲义》简介

刘赤选于20世纪30年代，为广东中医药专门学校编撰的《温病学讲义》下册，共分3章。第一章，卫病治疗。证治提纲：卫受温邪，发热、恶寒，脉浮数，无汗者，当用辛凉轻剂。兼风证治，风温初起，身热，无汗，微恶风寒，脉浮数者，辛凉平剂，银翘散主之。兼湿证治，湿温病，皮肤蒸热，憹憹畏寒，头重而痛，烦渴，无汗者，黄连香薷饮主之[49]51。第二章，肺病治疗。证治提纲：肺受温邪，咳嗽，恶风，身热，头痛，舌白或黄，脉数，寸大者，当用辛凉之剂，轻清疏解。肺病兼风者，桑菊饮主之；兼风夹痰，当用薄荷、前胡、杏仁、桔梗、桑叶、贝母、甘草，凉解肺邪；

兼风兼燥，当用牛蒡、贝母、连翘、竹叶、黄芩、蒌根之属，凉泄里热；兼湿证治，湿热证，头痛，恶寒，身重，疼痛，舌白，不渴，面色淡黄，胸闷不饥，午后热甚，脉弦细而濡者，三仁汤主之；兼暑证治，暑温伤肺，诸气皆痹，烦热而喘，午后更甚，宜西瓜翠衣、芦根、杏仁、苡仁等类轻清宣解；兼燥证治，秋伤温燥，咳嗽，潮热，脉弦数者，当用桑叶、杏仁、沙参、贝母、蒌根、梨皮、甘草之属，养津退热[49]55-65。

刘赤选更重视的是卫病传变入气分，或肺病的传变其邪逆传心包。《温病学讲义》第三章，占全书三分之二篇幅阐述气（分）病的治疗，曰："气分受温，发热而渴，不恶寒。舌苔白，或黄，溺色亦黄，脉浮、洪、数者，当通阳、救阴，其邪若留恋于三焦，或内结于胸腹肠胃，仍属气分病者，随证变法，以治疗之。"[49]66

气（分）病共列述40条文。如第一条：伏热证治。温热病，身热，头痛，口苦，咽干，舌苔黄，脉数，或下利者，黄芩汤主之。伏热兼寒。温热病，加上条证，不下利，若呕者，黄芩加半夏生姜汤主之。第三条至第十三是阐述兼夹症治疗，如第四条：伏热夹痰，伏热内发，误用补涩，症见肢冷畏寒，口涌涎沫，二便涩少，神气不爽，脉象沉滞模糊者，用黄芩、黄连、枳实、橘皮、栀子、豆豉、桔梗、杏仁、贝母、郁金、竹茹、紫菀、通草、莱菔汁，等类，舒展气机，行痰降热。第六条，伏热兼风。风温病，身灼热，口大渴，咳嗽，烦闷，谵语，如梦语，脉弦数，干呕者，当用羚羊、贝母、连翘、石斛、知母、花粉、栀子、竹茹、枇杷叶之属，泄热和阴。

第七条至第二十三条论述湿温：湿温险证，湿热病，倦怠，肢酸，胸闷，腹胀，颐肿、咽痛，口渴、身黄，小便赤，大便闭，或发斑、疹、疮、疡，舌苔淡白，或厚腻，或干黄者，宜甘露消毒丹主之。湿热变病。湿聚热蒸，温于经络，寒战热炽，骨骱烦疼，舌水灰滞，面目萎黄，病变湿痹，宣痹汤主之。第二十四条开始论述：病传三焦，凡气分之邪，流连三焦，则胸胁满闷，小便不利，当察其或暑，或温，兼湿兼痰，随病议药，以施治疗，然得战汗，转虐，乃为佳境。又曰：温热险病，湿温兼厉疫，病势极险，初起寒战，继以壮热，日晡益甚，头痛身疼，舌上白苔，如积粉布满无隙，其脉不浮不沉而数者，吴氏达原饮主之。肠胃热结。热病，发痉、撮空、神昏、笑妄，舌苔干黄、起刺，或转黑色，闭便，腹胀者，实热结于肠胃，宜用承气汤下之。肠胃湿热，湿热证，腹中胀痛，舌苔灰黄，宜用小承气汤。加槟榔、青皮、元明粉、生首乌等，轻而下之[49]86-95。

条文第四十，刘赤选最后总结曰："病势传变，凡风温暑湿燥热诸病，数日后，邪不内结胸腹肠胃，而心烦恶热，舌苔黄白，舌质绛色，脉弦数者，气病传营也，当从营病中求其治法。"

2. 论治温病注重兼夹证处理

关于温病的兼夹，明吴有性《温疫论·主客交病篇》，针对虚损劳伤之人，外感疫疠邪气，机体故疾与新疫相互叠加后出现的错综复杂的兼夹证，强调应明辨主病与客病，区分缓急。刘赤选对此有较深刻的认识，十分重视感受温邪过程中出现各种并发症，或者说一些有基础性疾病的患者，复感温疫之邪出现的兼夹症。

刘赤选首先认同陈任枚的观点："夫温病，主也；其所兼夹者，客也。"[47]41并引述其语曰：诸传染病之发生也，有一病独发者，有与他病并发者，然温病之并发他病，实视别病为尤多。盖伏热内发，来势甚暴，必夹身中固有之宿疾（如食积、痰饮等），互结而成其病，或与外因之邪气，相引而益其势。且就外感温病而论，又因春夏之交，气候复杂，晴雨无时，于是夹杂他气，同时肆害，故戴麟郊有五兼十夹之说。戴麟郊五兼，只有风邪（包括兼寒，因风寒同气）可言兼感。其言十夹，痰、食、郁、瘀，为水谷气血之病，人所常有，诚可著为夹病定例。后六项则病不常有，强凑成十，反嫌罣漏，此不容沿讹袭谬，而不加去取者也。故十夹去其六，曰四夹：曰痰水，曰食滞，曰气郁，曰血瘀，试以分述。

（1）夹痰水。肺胃受热则津液被灼，变成黏痰，痰火胶结，闭塞络脉，气机不宣，则水液停滞，遂成夹痰夹水之证。治宜通络消痰、降气清热，如贝母、竹茹、旋覆花、瓜蒌皮、冬瓜仁、丝瓜络、雪羹、小陷胸汤类。若舌绛、望之若乾，扪之原有津液，叶氏谓津亏，湿热熏蒸，将成浊痰，蒙蔽心包。又舌绛而鲜，王孟英谓为有痰证据，非郁金、菖蒲所能开，须用牛黄丸、至宝丹等开其内闭。甚者舌蹇语涩，目睛直视，牙关紧闭，必须竹沥、姜汁、安宫牛黄丸、紫雪丹，豁痰开窍，通络透泄。

（2）夹食滞。外感六淫中，注意夹食。温病在伏热未发之前，饮食当无节戒，然肠胃消化已起障碍，及其发也必与食气互结，热势更盛，郁于胃中，则有胸脘满闷，烦躁懊侬，恶闻食臭，舌苔厚腻，或白或黄，或生芒刺之主症。宜枳实栀子汤加菖蒲、莱菔子、玉枢丹等。消食透热，腹满大便不通，栀子厚朴汤加大黄，随症治之。

（3）夹气郁。情志不遂之人，喜怒无常。悲思过度，其气机常觉不舒。一旦伏热内发，难以宣达于表，于是热郁于里，盘踞胸胁，必见胸胁苦满，上气喘急，症状颇似夹痰，然彼则舌苔厚滑，此则舌苔干薄，宜贝母、桔梗、花粉、竹茹、栀子、枳实等。开郁泄热，热甚则舌光如镜，胸闷欲绝，大渴干呕，此津液干枯，肝胆之气，郁而上逆也。与西瓜汁、金汁、鲜生地汁、甘蔗汁滋养胃液，磨服郁金、木香、香附、乌药等辛香行气。

（4）夹血瘀。叶天士谓热传营血，其人素有瘀伤宿血，在胸膈中必夹热而搏。又曰：瘀血与热为伍，阻压正气，遂变如狂发狂。前者是言血瘀在上，必有胸中满闷，陶节庵所云血结胸者，宜琥珀、丹参、丹皮、桃仁、赤芍。后者是血瘀在下，必有小腹硬满，小便自利等症，轻者则琥珀 6 克，赤芍 30 克；重者吴鞠通加减桃仁承气汤下之。又温病蓄血，与伤寒颇有异同。盖彼则专攻实热，抵当汤丸，不嫌其峻。此则照顾阴虚，犀角地黄汤往往有效；如不效，则用桃仁承气，亦当化裁加减。

3. 组创茵陈白薇汤及其用药经验

治暑湿及湿温久热不退、午后热甚，身重肢倦，脘痞纳呆，头胀如裹，便烂尿黄，脉濡缓而苔白腻微黄。遵“或透风于热外，或渗湿于热下”之意，立清热利湿为主，佐以芳香化湿之法，自创茵陈白薇汤（土茵陈 24 克、白薇 12 克、黄芩 12 克、南豆衣 10 克、生薏苡仁 30 克、茯苓 12 克、藿香 12 克、佩兰 10 克）临床退热效果显著。该方选芳香微苦之土茵陈，既能透湿中之热，又能渗热中之湿，较绵茵陈之清热利湿，其透解之力更胜。配白薇透热外出，利湿热，退伏热。黄芩清泄里热，南豆衣清热利湿。再配芳香化湿之藿香、佩兰，健脾渗湿之茯苓、薏苡仁，透热渗湿而不伤中，诸药合用，共奏清热利湿之效[50]。

治疗肺炎，刘赤选认为肺炎多属温病“风温”范围，由肺家伏热或温邪上受，首先犯肺，痰热壅肺，失于肃降，气逆喘咳，而出现4个病期：发热恶寒期、痰火郁热期、热伤津气期、衰脱期。如痰火郁热，可用苇茎汤加味：苇茎、薏苡仁、桃仁、贝母、冬瓜仁、竺黄精，竹沥、丝瓜络、北杏、枇杷叶、旋覆花、瓜蒌壳等。痰胶难出用珍珠末、牛黄末、川贝末各1克冲服。

刘赤选在治疗外感时病，多用时方，如常以新加香薷饮合清络饮治疗暑湿初起发热头身痛，用桑杏汤治疗秋燥咳嗽，用王氏连朴饮治疗暑湿吐泻，用三仁汤治疗湿温泄泻，等，每以时方法活灵巧取胜。又广东地处南方，病者多有素体阴虚，加之邪热可化燥伤阴，或在治疗上过用辛燥之品，耗伤胃阴，治用叶天士之酸甘养胃阴法。

五、郭梅峰、甘伊周论治温病学术经验及梁子居、钟少桃《温病学讲义》

（一）郭梅峰论治温病学术经验

郭梅峰（1879～1970年），别名芬，原籍江西新城人。其先祖亦业医，于同治七年（1868年）来粤。郭梅峰15岁从父学医，并拜名中医张惠农为师，随其在广行善堂助理诊症，当时广州章果，陈伯坛、黎庇留医学渊深，亦私淑为问业弟子。他19岁独立就任崇实善堂医席，业余兼学西医，就读于两粤西医学校3年，21岁受提学奖为附生。斯时新军兵士患脚气、肠热死亡甚众，督宪招考医生，郭梅峰被录取为军医长，任职8年。1913年辞职，后在广州越华路自办诊所，医名大噪，曾被中医公会推选为卫生局考医委员。

向以“医学救人”为怀，存心济世，昔日对受苦大众往往不收诊金，甚至出钱为其配药。他常说“但愿人皆健，何愁我独贫”，“没有德，会折堕，性命也难保”。视人病如己病，待病人如亲人，处方后叮嘱病患，吩咐煎煮服法，饮食调理，一丝不苟。从事中医临床共 72 年，岭南地区实属罕见。

1. 论温病与热病、外感与内伤关系

郭梅峰认为：“温病不同于热病，其义人多弗察。所以要认识‘温病之真面目’。考《灵》、《素》微意，及数十年之临证体验，而知发热有自外来之热，有自内作之热，病源不同，治法实不可以或混。外来之热，起于临时；内作之热，热蕴于悠久。临时者可攻下，久蕴者阴竭不可攻下。《内经》有冬春二字，喻病之非暂，亦即明示此病治法，以甘凉养阴为主。如伤寒中风，本无内热，但因风寒外感之故，病在经络，不在脏腑，肠盛而后传阳之府，亦可为热病，是热由外来，视与温病之热，自内发者不同，更视温病之表里皆热者不同也。”[51]140

郭梅峰进而分析外感与内伤关系：温病虽病因外感，而根源内伤；感在经络，而伤在脏腑。故病在三阳，即内连三阳之腑；病在三阴即内连三阴之脏。在脏在腑，但热无寒，以其原有内热，因表邪而里发也。六日经尽，则脏腑经络表里皆热，故三阴三阳五脏六腑皆受病，治法不能杂以丝毫之辛温。经谓“冬伤于寒，春必温病”，此人元气当不太虚，只缘冬日不善养阴，冒寒浴冷，表寒虽不得内侵，而卫阳亦不得外散，内蕴灼阴，至春日感冒而病发，如是轻者宜用凉散清络，稍重者宜用酌加清泄，治不差谬，热去而元自复矣。经又谓“藏于精者，春不温病”，亦即“冬不藏精，春宜病温”，此人欲竭其精，耗散其阴气，阳强不能密，而阴日虚，至春日阳盛而病发。如是则轻者宜用清热和阴，重者宜用甘寒养阴，治稍差谬，阴气孤绝而死。

郭梅峰总结：前者主因于外感，后者因于内伤，虽皆蕴热而发，病有轻重之异，学者不可不潜心体察也[51]142。

2. 论温病治疗大法及其用药

郭梅峰曰："夫温病大法，初起发热，治以辛凉；三日后热仍不解，转用甘凉为主，但始终均参以芳香透解为法。如麻疹，如肠热，必须频饮流质，如饮米汤粥水稀牛奶之类，并戒荤油，且不可以滋腻留邪，不轻以花旗参补气而助邪，又不可以麦冬清心火而增相火之烈。温邪在三阳肠胃如火如荼，下利腹痛，宜频频用药与米汤相间饮服，日夜不辍。邪已达厥阴，更宜重用生地以救阴。至于羚羊角权宜而之，犀角则不可，以君火忌灭也。绝不用麻黄、升麻、荆芥以伤阴，连翘、紫草、红花以伤元。"

又曰："治温大法，其要义有二。一是不可耗竭内液，宜服甘凉生津之品，当禁发表及清心。二是不可助长邪热，宜服粥水、牛奶、蛋黄等以服胃气，当禁淀粉、脂肪、蛋白质之厚味者，如是则津日长，而热日消，元日胜而神自强矣。又何至由二阳温热（肠热肺炎），而致厥阴之危险哉（肠穿脑脱）。"郭梅峰此等治法，可谓活人无算。

郭梅峰治疗温病，以甘凉养阴为大法，按初起或发热多日时间顺序用药为：苇茎、白薇草、小环钗、石斛、茅根、小生地，糯稻根等药，五日温成取小生地为君药，退热以白薇代连翘之苦；又以橙汁、杨桃汁等五果为助，又多饮水分流质，药与流质（白粥、米汤等）频频间服，成败在于此举。

郭梅峰提出"肝胆为发温之源"，故用钩藤、杭菊花、蝉花，乃至羚羊、竹叶清平肝木。又认为“肠胃为成温之薮（巢穴）”，故戒面，饮以米汤流质，药用谷芽、麦芽，但不用神曲等燥剂。强调不用防麻桂辛温燥剂表散，防耗液伤阴，改以南豆花等花类芳香透解，以花类代薄荷之散。近人杨干潜把郭梅峰此法，尊师定名为“梅峰温病方”。组成：小生地四钱，茅根七钱，南豆花二钱，生麦芽四钱（孕妇乳妇不用），甘草一钱半，糯稻根须四钱洗去泥，莲子肉（去芯）四钱，杭菊花二钱，金蝉花三钱，白薇草一钱，小环钗三钱，橙一个揸冲汁（或雪梨汁、杨桃汁）。此方加减治疗登革热、伤寒病（肠热症）、麻疹、肺炎、恙虫病、病毒性脑炎等，发热较久，有伤阴的病症，均取得满意效果[51]144-145。

（二）甘伊周论治温病学术经验

甘伊周（1890～1967年），新会人，1926年始行医于广州，长于温病，曾任广州城西方便医院中医师，医务所主任，运用中药治愈多例温邪热入营血，神昏高热患者。《甘伊周医案》存广州城西方便医院主编《方便月刊》中。医寓广州龙津东路，医治春温发热，暑热久咳，儿科、妇科重症疗效最好。又历任广东中医药专门学校教师、中央国医馆广东分馆医学整理委员、广州中医公会委员等职。儿子甘少周，广州市名老中医，任职于广州市儿童医院。

甘伊周擅长诊治湿温病，认为湿温一症，湿土为杂气，寄旺于四时，藏垢纳污，无所不受，期间错综变化，不可枚举，其病在上焦也，恶寒如伤寒；其在下焦也，午夜潮热如内伤，其在中焦也，如外感或如内伤，苟非条分缕析体贴入微，最难诊断也。至治湿温之法更难，纯用清热者，即助长湿邪，用燥湿之法而热愈炽，所以甘伊周在广东中医药专门学校讲授温病时，未尝不将湿温症治反复详论也。然儿科之湿温，其症治比大人尤难，今年湿温医案甚多，特选儿科一案耳。

邬七妹，年二岁，住本市十五甫宾庆宅十九号邬宅，因患湿温病，经已聘中西医调治，曾服西药水多次，不特不效，病转危重，遂于七月十七日（旧历）晨早，入方便医院，租祯祥房，住院留医，值伊周主治，诊得脉象弦细而软，神昏肢抽搐，午夜潮热，大便溏泻，舌苔垢腻等，此证之抽搐，不是抽风症也，即叶天士温热论云：湿热化风为痉也。此潮热不阴虚也，盖湿是浊阴之邪，阴邪自然旺于阴分，所以与阴邪内伤同有午夜潮热也。湿温下利，此秽浊黏滞之邪，不可妄行提涩，截其出路，当因势利导之，溏泻自已，浊邪内陷，蒙蔽清阳，致成神昏之候，亟宜宣化湿温之邪，所以云茯苓、茵陈、川贝母、橘红、川连、海螵蛸、白头翁、生苡仁、白芍、海石、银花等加减为分，每日视诊二次，日进药二剂，三日间，神气渐清，四肢柔和，泻利减少，仍有午夜潮热有定期如疟状，兼咳嗽喘逆，此非疟也，因湿温之邪，渐渐透出肺胃之表，入于膜原，以膜原为阳明之半表半里，如少阳之在阴阳交界处，而营卫之气，内出于脾胃，脾胃邪阻，则营卫不和，而发热有定期，状虽如疟，不能以疟治之。再用前法加减，加入桔梗、杏仁、枳壳、鸡内金、瓜蒌皮、雪梨干、荠苨等，开提肺胃之法，潮热逐日减轻，咳嗽亦止，合计旬日间，即已痊愈，于七月二十七日（旧历）出院[52]2。

甘伊周又治一妇科肺痨咳嗽案。夫痨者劳也，肺痨病可传染，或熏陶渐染，家族遗传，其症大抵常兼有咳嗽痰血等症状，俗人亦曰肺痨，又曰痰火，盖由于劳伤精气血液，遂致阳盛阴亏，阴不维阳。姚郭氏年五十六岁，浙江人，寓本市德兴西路兴隆西二巷门牌四号，素患肺痨，咳嗽痰血，缠绵日久，延至己巳秋季，病势益剧，于夏历八月十一日，入方便医院，租贵字房，住院留医，值伊周主治。其症午夜潮热，咳嗽多痰，气喘不寐，形容憔悴，肌体尫羸，五心烦热，喉干口苦，舌绛无津，饮食减少，脉象虚大弦数，盖由一水之亏，则五火相煽，火迫肺而咳，痰壅喉而为嗽，火为痰之本，痰为火之标，阴虚则火动，火动则痰生，阴虚则发热，阳微则恶寒，故寒热似疟，乃阴虚阳损之候，至于潮热，则又为阴虚极矣。津液尽化为痰，以致舌绛无胃也。此证之虚，真阴虚也，法当补之；此证之实，火邪实也，法当清之。宜先用补阴清火之法，二至丸，合元参、麦冬、淮山、川贝、茯苓、白芍、雪梨干、谷芽、沙参、莲藕、黄柏、芡实、青蒿、冬桑叶、茅根等味，加减为方，连日服食，心烦口苦渐减，潮热逐日减轻，尚有咳嗽多痰气喘不寐，再用化痰散咳嗽散，合前方加减，旬日间，咳嗽已止，潮热亦退，继以六味六君调养脾胃之法，胃气略开，饮食渐加，精深日旺，肌肉日充，遂告痊愈，于夏历九月初八日出院。[52]6

脚气病属岭南流行病，甘伊周认为究之脚气为病，不出乎内外两因而已耳。酗于酒者则伤脾，房劳太过则伤肾，此因乎内者也。气血内亏，腠理疏豁，风寒湿气外袭，壅塞经络，气血不行，不能随时祛散，久而为痹，湿热不攘，弛长为痿，此外因者也。然病势之变，则有筋痹、脉痹、肌痹、骨痹、风痹、血痹、湿痹、痛痹、著痹、热痹、周痹、皮毛痿、脉痿、筋痿、肉痿、骨痿、热痿、夏痿、湿热痿、气血虚痿等之别。治法则有种种之殊，难以枚举，今略将时病脚气坏症、脚气上冲症选录一案。

吴达，年三十一岁，顺德人，寓本市第十甫，河旁，余庆里第四号吴宅，因患脚症，屡医不效，兼打西药针，病益转剧，于六月初八日送入方便医院，住四百四十一号西房留医，值伊周主治。诊得脉象沉伏，濇濇不调，时而洪数，时而濡弱，恶寒发热，两脚自腿至趾，肿胀两倍，红热如火，肢节疼痛，胸腹胀滞，上气喘急，肩背沉重，不能卧起，小便赤涩，大便不通，盖此证，初由三阳经感受湿火杂气之邪，屡经误药，致邪毒内伏，深入筋骨，血脉壅蔽，经络不通，毒气上冲心胸，气喘则危矣，急用凉血散瘀，祛风利湿法，用二妙散加之苍术、黄柏、合橘红、生地、田七、桃仁、川加皮、茅根、桑枝、丹皮、木通、秦艽、乳香、没药、独活等加减为分，肿消痛止，气亦略顺，继以平肝降气，清热解毒，活络舒筋等法，赤芍、白芍、牛膝、皂刺、郁金、丹参、宽筋藤、山楂炭、红花、莪术、茵陈、苡仁、谷芽等味，合前方加减主治，二便通利，邪毒外泄，湿秽下降，气顺腹舒，脉转和缓，兼外用三黄散合苍术、姜黄、红花等药外敷，二十余日，遂能起床，扶杖而行，合计调治月余，各症乃消，脚未有力，再用六味丸汤加减调养。至夏历七月二十六日，痊愈出院[52]5。

（三）梁子居、钟少桃《温病学讲义》

民国时期，梁子居在广东保元国医学校任教，编撰《温病学讲义》。其绪论引《素问·热论篇》曰："凡病伤寒而成温者，先夏至日者为病温，后夏至日者为病暑。《伤寒论》曰：发热而渴，不恶寒者为病温。是知温病伤寒迥异，则治法不容紊乱也。乃后人多疑仲景著《伤寒论》为外感淫邪，无不包括于其中，则治温病者以伤寒治之。虽至晋唐而后，鲜能将淫邪之所犯耳分清其为寒微热者也。至于刘河间，立论主火，朱丹溪崇尚补阴，虽略同治温之道，但不能脱离伤寒之界线，其法未纯，究不是为治温病之准绳也。迨至清初，叶天士崛出，阐明温病之原，疗治温病之法一一具备。垂诸后世，而吴鞠通、王孟英诸贤，深得叶氏之蕴，研究日精，创造学说，自成一派，而后之宗其学者，遍于环宇。自是而后，治疗之法，始知温病与伤寒，判然两途。虽然循至于今，而泥古之辈，犹有守伤寒之成法，例温病之治疗，则动辄得咎，比比皆然也。故是书只论温病症，而不涉及伤寒之条，以清眉目。然内有温而兼寒湿，兼暑，兼燥者，并胪列之，以备其法，使后之贤者，观是书而同遵轨道，不致惑于歧途，则斯民之幸也。”[53]1

梁子居《温病学讲义》编写体例分5章。首揭温病起病之源，故第一章为致病之源。次后四章按温病卫气营血辨证分为4类，即卫分之病、气分之病、营分之病、血分之病，依次分述为二、三、四、五章。章下分节，第一章有5节，第二章有7节，第三章有64节，第四章有19节，第五章有35节。且节次安排，首起节为该章病证总纲，其后按病进行分述，例如第三章气分之病，有温病气分、风温症治、风温兼痰、风温兼燥、风温兼湿、暑温症治、感暑症治、感暑重症、感暑虚证、暑热兼湿、暑伤津液、暑伏于湿、感暑阳虚、虚而感暑、暑湿症治、暑伤元气、伏暑兼寒、上焦温病、温病夹食、伏热症治等64节。在具体的书写上，仿《伤寒论》模式，以条文形式出现，后加注解。以暑证为例：“感暑条文：夏月感暑，身热头重。微恶寒，少有汗，胸中闷，午后热甚，小便黄赤，脉濡者，香薷饮加天水散主之。香薷饮方：香薷、厚朴、南豆。天水散方：滑石、甘草。感暑重症条文：暑热病，发热头痛，脉浮洪，舌苔黄，渴饮大汗，面赤恶热，辛凉重剂，白虎汤主之。石膏、知母、甘草、粳米。感暑虚证：暑热病，如口条状，但脉浮大而芤，微喘，甚则鼻孔扇者，白虎加人参汤主之，脉若散大者，急用之。”[53]12其编写体例，与同时期陈任枚、刘赤选《温病学讲义》有相似之处，体现岭南温病注重兼夹证诊治特色。

钟少桃，广东花县人，著《温病歌诀》、《温病学讲义》。其对暑温、伏暑、湿温证治作了概括性的论述，认为它们是“同源而异流”，指出吴鞠通《温病条辨》原注谓湿温者，长夏初秋，湿中生热，即暑病之偏于湿者，似不尽然，盖土寄旺于四时，但凡湿中有热，热中有湿便是，不必拘泥何时。钟少桃指出：不得因非其时，遂谓非其证也。“伏暑证，其实即暑证之偏于湿者也”，提出“湿温病不拘于四时，暑湿伏暑毋须划分”[53]6的学术见解。在辨证上因其两邪相兼，必有偏胜，故只需实际上辨析某气兼某气，某气偏多，某气偏少，而不必拘于名目及条文以求之。强调辨析湿热之轻重，是湿重于热，还是热重于湿，或是湿热并重，这样执简驭繁而又切合岭南温病之临床实际。

六、其他传染病，如流行性感冒、白喉、肠伤寒防治

（一）流行性感冒

以黄省三《流行性感冒实验新疗法》为代表。黄省三（1882～1965年），名思省，广东番禺人，为人至孝，每天早晨必向母亲问安。他的著作《流行性感冒实验新疗法》封面背页，印有“谨以此书之成纪念先父紫轩公、先母卫太君之教育深恩”。有关黄省三生平，详见本书下册。

流行性感冒中医认识，黄省三认为：“流行性感冒，一名风温，为吾国古代已有之疾病，且属急性传染病之较为多见者。”[54]2黄省三吸取现代医学新知，又认为：“流行性感冒，系由滤过毒所致之急性传染病，一经爆发，蔓延极速，

或为小流行，或为大流行。起病骤然，有高热、衰弱、全身酸痛、结合膜充血、呼吸道黏膜疾行性炎症诸现象。单纯病症，恒可于短期间内自行痊愈，但常因诱致续发性肺部传染，以致情形严重而颇多死亡者，尤以大流行时为甚。”[54]1 他采用现代医家之解剖、组织、生理、病理、诊断等学说，按照流行病学、病原学、病理解剖学、症状、合并症、鉴别诊断、预后、预防、疗法 9 个部分论述流行性感冒。疗法篇中医处方药物，是其内容重点所在。

黄省三把流行性感冒大致分 3 型，即无并发症之单纯性流行性感冒、有并发症之单纯性流行性感冒、肺炎型流行性感冒。他在疗法篇提到：“本病尚无特效疗法，著者经长期之研究，利用我国药品之饶多，实验之丰富，选药配方，制成本病有效之方剂，因此种药剂全无毒性，并无副作用，决不致有不良反应，故当时虽未经化学分析，及细菌学之试验，即以此种方剂临床实施，现在经四十年临床之实验，得获满意效果。察其治疗之经过，显见此等方剂具有抗生素的作用，或植物性杀菌素的作用，故能将该病原体歼灭及中和菌毒，以收原因治疗之效。”[54]66

“黄氏流行性感冒有效汤方”是他拟定的处方，组成如下：连翘壳、牛蒡子、栀子皮、瓜蒌皮、冬桑叶、瓜蒌根、杭甘菊花、薄荷叶。对于该方的效用及使用注意，黄氏认为：本方对于病毒性流行性感冒及流行性感冒杆菌，可收原因治疗之效，于本病之第一病日用之，在三四日间治愈者，达 90%。其效用不只能早期解热及缩短本病之经过，且能预防各种合并症之发生，治愈后可无贻后遗症，并对患者之精神体力可获短期恢复。但已有续发性传染而发生肺炎、支气管炎、脑膜炎、脓性肋膜炎等合并症者，则此方不能适用，当以黄氏黄芩竹叶汤方或黄氏元参竹叶汤方及其他适当之方剂治之。如已并发心肌衰弱者，则当以黄氏强心有效汤方相伍用之，始能有效。后附兼证、变证四方，分别为黄氏黄芩竹叶汤方：条黄芩、鲜竹叶、连翘壳、牛蒡子、栀子皮、瓜蒌皮、冬桑叶、瓜蒌根、杭甘菊花、薄荷叶。黄氏元参竹叶汤方：元参、鲜竹叶、连翘壳、牛蒡子、栀子皮、瓜蒌皮、瓜蒌根、桑根白皮、牡丹皮、鲜菊叶、青蒿、薄荷叶。黄氏贝母紫菀汤方：川贝母、紫菀、小瓜蒌仁、瓜蒌皮、冬瓜仁、北杏仁、薄荷梗、生甘草。黄氏强心有效汤方：西洋参、麦门冬、炙甘草、大枣肉。

黄省三对传染病中医药防治很重视，他认为自近世病原细菌学发达以来，更于病因学开一新纪元，吾人自当接受新知，加以研究，以期发扬光大。先后出版医论医著有：《流行性感冒实验新疗法》、《白喉病药物新疗法》、《肺结核实验新疗法》、《伤寒实验新疗法》、《痢疾实验新疗法（原虫性及细菌性）》、《疟疾实验新疗法》、《双球菌性肺炎实验新疗法》、《流行性脑脊髓膜炎实验新疗法》、《霍乱实验新疗法》、《猩红热及麻疹实验新疗法》，以及《急性阑尾炎药物新疗法》、《分枝睾吸虫疗法之研究》、《慢性血管球性肾炎及慢性细尿管上皮变性之实验新疗法》等。

（二）白喉

周兆璋，字熊占，顺德人，光绪二年（1876 年）进士，光绪四年（1878 年）随军行伍到西北地区，见山高土燥，患喉最多，辑《喉症全书》方施治，随手奏效，光绪十四年（1888 年）解甲南归，以粤地人多火症，倘遇喉症按方不致毫厘千里，故刊刻以广其传。现存有光绪十八年（1892 年）顺德刊本，1 册。卷一辨证类，卷二用药类，卷三证治类，卷四采方类。周兆璋认为：咽喉发白，古方所无，诸书未载，为害尤烈。时疫白喉，乃缠喉急痹，至危至险，初起用葛根、蝉蜕、僵蚕散风退热，牛蒡、连翘、金银花、土茯苓以消肿败毒，玄参、地黄、天门冬、麦门冬清金生水，黄芩、黄连、生栀仁、山豆根、生石膏泻火救水，木通、车前子引热下行。蛾风白喉则先用牛膝根煎服。痨证白喉用郑梅涧养阴清肺汤。虚寒白喉多服温胃汤。上述时疫白喉、蛾风白喉、痨证白喉、虚寒白喉，是谓白喉四证。

光绪二十五年（1899 年），佛山梁锡类为《白喉忌表抉微》一书作序曰："白喉一证，古书未经入道，近三十年始有之，盖时行之瘟疫也。害人最速，传染尤烈，苟未悉其源，辄投以喉科常药，鲜有不败事者。余正思主治之法，适月潭叔父于梧州官廨邮来《白喉忌表抉微》一书授余曰：是书活人无算，北方奉为至宝，亟宜刊刷，用广其传。第原书治法附诸叙论，猝病之家，急难查检，汝从事岐黄，当明是意，盍节其繁而录其要，是亦救人之一道也。余细阅全书，喜其深得证治之源，遂竭两昼夜心目之力，删编为之记。"[55]

白缠喉症，即瘟病之一，至危至速，且易传染，盛于北省，近传南方，世医者向未考究，猝遇此症，束手无策，而近代广东刊行《白喉忌表抉微》一书，论着精详，源流洞彻，大旨要以"养阴忌表"四字为主，诚治喉之秘钥，医家之梁津也。近人郭强研究发现：《白喉治法忌表述要》，又名《喉症治法忌表抉微》、《喉症神效方》、《白喉瘟神方》，因托名洞主仙师所授，故又名《洞主仙师白喉治法忌表抉微》，全书 3 篇，分序言、前论、后记。《中国分省医稽考》广东分省记载：此版本由清冯心兰订，梁元辅审定，梁锡类编校。梁元辅、梁锡类两人系南海人，民国《佛山忠义乡志》载[56]。

至民国时期，黄省三著《白喉病药物新疗法》，其自序曰：“白喉病，我国尚无特效之方药，而西医之白喉抗毒素，除恶性白喉外，可称为本病之特效疗法，但我国因为环境所限，迄今未能普遍施用。遂致多数患者无法拯救，死亡相继，良是痛心。著者对于本病，根据西医新说，研究中药效能，更本个人之诊疗经验，制成黄氏白喉有效汤方，经三十五年之临床实施，得获满意效果。察其治疗经过，观见本方有抗毒作用，而无其他之副作用，故可收原因治疗之效，使患者得获清痊。用特将本方刊行，以就正有道，尚祈海内贤达，予以指正，无任祈祷。”[57]1

该书篇目分概论、病史、病因、病理解剖、症状、合并症及继发症、诊断、预后、预防、疗法 10 章。据凡例中介绍，本书为便利病家参考起见，故对于白喉病之症状、诊断及疗法，言之特详：在我国古医籍中，隋朝巢元方《诸病源候论》早有“马喉痹”之记载。唐、宋医籍如《千金方》、《外台秘要》、《圣济总录》等，皆沿用“马喉痹”的名称。明代医书如王肯掌《证治准绳》又称之为“马脾风”。所谓“马脾风”者，乃暴喘之俗称，病名又称“风喉”，其意乃谓本病之暴急，势如奔马也。清代张善吾《时疫白喉提要》，认定该病为时行疫病，有传染性，郑梅涧《重楼玉钥》以养阴清肺汤主治。黄省三对上述文献作了整理、研究之后指出：白喉病病属疫气为患，时行疫毒从口鼻吸入，侵犯肺胃二经，化火化燥，咽喉为肺胃之门户，故症见发热，喉间白腐疼痛，吞咽困难，声音嘶哑，若疫毒内损心阴，则有心悸、气喘。该病唯小儿尤甚，一经误治，遂致不救。黄省三根据自己的临床体会，认为《重楼玉钥》中的养阴清肺汤最有实用价值，但其清热解毒、通利咽隔之力尚逊，故加入连翘、黄芩、牛蒡子、桔梗；因南方土地潮湿，故减去滋腻的生地，又易麦冬为天花粉。经此加减化裁，成为黄氏白喉有效汤方，用其施之于临床35年，救治的白喉患者无数。

黄省三白喉有效汤方组成：元参、瓜蒌根、牛蒡子、连翘壳、条黄芩、川贝母、苦桔梗、荆芥穗、生甘草、薄荷叶。

是方，黄省三认为西药白喉抗毒素虽有发明，因其不能扑灭白喉菌体，故带菌者用之无效，若已发生心脏合并症及白喉治疗后之神经麻痹，则此种血清则全然无效也。至于患恶性白喉及坏疽性者，因病毒迅速侵犯重要之脏器，故虽早期注射，亦难救治。而“黄氏白喉有效汤方”主要针对扁桃体及咽门者两处白喉之损害最常见者。当发生并发症时，黄省三提到：“对于恶性白喉病，本方须施用最大之剂量，如患者有溶血性链球菌混合感染之症候，则必须与黄氏黄芩竹叶汤并用，始克有济；如已有心力衰竭之虑者，则更须兼服大量之黄氏强心有效汤方，以资挽救。”[57]65

（三）肠伤寒白疹

当时岭南医家卢觉愚翻译叫“肠窒扶斯”，又名肠热病。学者们多认为肠伤寒多属于中医温病“湿温”范畴，患者发热或高热持续不退，腹部不适或腹胀腹泻或便秘，精神恍惚，表情淡漠呆滞，反应迟钝，重者可有谵妄，肝脾肿大，舌尖与舌边红苔厚腻（即所谓伤寒舌），相对缓脉。该病部分患者（20%～40%）皮肤出现淡红色小斑丘疹（玫瑰疹），主要分布于胸腹部，也可见于背部及四肢。白疹即水晶形汗疹（或称白痱）也常见，多发生于出汗较多者。

民国时期岭南诊治湿温病白疹专著，当数陈渔洲《白疹秘钥》。陈渔洲（1893～1975年），名泽梁，号藻潜，渔洲乃其字，东莞寮步人。出身于儒医世家，少年从父陈钟莲习医，曾学课于广州医学卫生社，1931 年定居东莞茶山。是年，莞城举行首次中医考试，渔洲得第二名；县第四届中医考试，被聘为考试委员。擅长诊治时疫温病，各地慕名求医者众，自此医名日起。1937 年著《白疹秘钥》一书，上下两卷，记述中医药治疗肠伤寒湿温证并发皮肤白疹医案，现存东莞康寿堂药局铅印本，1 册；2008 年收入中国中医科学院曹洪欣主编《温病大成》第五部，福建科技出版社出版。

陈渔洲《白疹秘钥》上卷，白疹之治案，前期验案，计有白疹误用温燥用甘凉介类得效案、白疹出后潮热用甘温得效案、白疹未出用芳香透络甘凉生津得效案、白疹出后潮热痰嗽化湿滋阴除痰得效案、白疹方出狂妄痰嗽清热除痰育阴得效案、白疹未出大剂甘寒清解得效案、白疹自始至终宣化清解滋阴得效案、孕妇白疹痉瘛用甘凉透络苦寒熄风得效案、白疹热盛阴亏甘寒育阴得效案、白疹入营营卫两清育阴得效案、白疹出后神呆耳聋欲作痉厥育阴生津得效案、伤阴元虚夹毒红白疹案、伏暑元虚伤阴夹毒红白疹案、湿盛阴亏白疹案、伏暑阴亏白疹案等共 15 个医案。

下卷后期验案，计有湿温误用升散转为阴亏白疹案、湿温阴亏白疹案、湿温阴亏白疹案、痰湿阴亏白疹案、阴亏出疹误用温补案、暑湿气液两虚白疹案、暑湿阴亏白疹案、产后湿温白疹案、湿温阴亏白疹案、湿温阴亏白疹案、气液两虚夹毒红白疹案、湿温夹毒阴亏白疹案、虚疹结胸夹毒案、阴阳两虚湿痰发疹案、赤痢白疹案、湿毒阴亏白疹案、湿毒阴亏白疹案、伏暑湿毒白疹案、伏暑阴亏白疹案、湿毒阴亏白疹案、春温白疹案、冬温白疹案、湿毒虚疹案、湿温夹毒白疹案、湿温白疹案、湿痰虚疹案、内风白疹案等共 27 个医案。末附儿子陈芝高治验案3则。全书合计医案45个。陈芝高按："白瘖一症，家君每年治验，不下百余，只载40余条者，多是乡下应诊，为日久矣，其案多散失无存，然大致与前相同者多，不过小有出入及先后次序之别耳。"[58]1855

肠热湿温何为白瘖？陈渔洲《白瘖秘钥》认为："今湿热内伏，仓凛失职，则舌苔黄白而腻。且肺主气，而司呼吸，今湿阻治节，相传失权，呼吸不调，于是所饮之水不得肺以布达，皆凝而为饮，饮邪上泛，则气逆痰多。内郁湿邪，无从宣泄，由经络而外达于肌肤，故发为白瘖。"[58]1832何以治疗？陈渔洲《白瘖秘钥》主张初发用轻清宣化透络之法，迫白瘖出时，于法中减少宣化之品，加甘寒之味，滋其气液，以鼓白瘖之外出；发瘖期间主张育阴清化，夜中潮热，胸腹白瘖，湿虽未化，阴液久亏，法主滋潜，兼参清化；后以甘淡养胃、和肝育阴补脾法调理。

兹举"湿温阴亏白瘖案"为例说明。病者翁某，病因：湿邪久郁，阴液内亏。症候：耳聋，肢振，溺赤，口渴，舌绛起粒，大便溏泄，间日潮热。诊断：湿邪内郁，日久化热，阴液损亏，将出白瘖之症。疗法：拟甘寒以滋气液，宣化以透伏邪。若纯用宣化之品，不佐以甘药，恐有痉厥之变也。处方：薄荷叶八分，川贝二钱半，冬瓜仁六钱，竹黄三钱，人参叶三钱，麦冬三钱，南豆花三钱，甘草八分，鲜荷叶三钱，竹茹二钱，煨葛根一钱，茯苓皮四钱。

二诊：舌色之绛业已稍淡，泻亦减少，唯瘖仍未出，气液大亏。立方之法，甘药宜多，用以其能补真阴也；宣透宜少，用恐其更伤气液也。若气液一旺，则瘖自易出矣。二方：薄荷叶八分，沙参五钱，鲜竹茹二钱，竹黄三钱，鲜竹心十五条，麦冬四钱，人参叶二钱，谷芽八钱，冬瓜仁八钱，茅根一两，鲜莲叶三钱，橘皮四分。

三诊：白疹布点已有数粒，小溲渐淡，耳聋渐开，舌色亦生微白之苔，但肢仍振动，言语微弱，卧则谵语。是阳津阴液大亏，未能使疹外出所致也。拟介类育阴，甘药益气，少加宣透之品，则疹自易透矣。三方：薄荷叶六分，鳖甲六钱，紫雪丹五分，麦冬四钱，青蒿梗钱半，黄芪钱半，冬瓜仁八钱，沙参四钱，鲜桑枝一两，茅根一两，竹黄二钱，谷芽五钱。

该患者共六诊六方，至四诊时疹出渐多，肢振已熄；五诊昨夜战汗，疹出满身，邪已外出，可期渐愈，恪守前法，自能成功；六诊饮食渐加，精神日复，谷气生精之法业已大效，仍当遵守。方中有龟板八钱，先煎蛤壳五钱，生鳖甲八钱，麦冬三钱，竹茹二钱，生甘草八分等。陈渔洲说明："白疹郁久未出，非阴液亏，即元气伤，二者必居其一。此症气液大伤，生晒人参、红肉洋参、泡白洋参均极合用，然余竟未一用者，因病者极贫，故用沙参、人参叶、黄芪等代之，然卒能愈者，亦云幸矣。"[58]1832

第四节　内科杂病类

中医伤寒、金匮与温病，本属于中医内科。考中医"内科"名称，明代薛己《内科摘要》是我国医学史上第一部以内科命名的医籍。岭南中医"内科"之名称，源出自民国时期中医学校教材，南海陈汝来主编广东中医药专门学校《内科杂病学讲义》；而清末三水黄恩荣撰写《洄溪医案唐人法》，阐述内科病证医案，是一部在全国范围内有影响的著述；黄霄鹏《医林猎要》与黄炜元《医学寻源》属于中医临床基础理论著述，一并归于内科杂病类。

一、黄恩荣与《洄溪医案唐人法》

（一）生平简介

黄恩荣（1859～1938 年），字干南，广东三水人。关于其出生年月，番禺张锡麟民国二十二年（1933 年）为《洄溪医案唐人法》写序时曰："吾友黄干南居之先生，世业岐黄，少工举业，壮游燕汴吴越，晚而归老于家，以医济世。今年七十有四，当子寿撰。"[59]1 即 1933 年黄恩荣 74 岁。

黄恩荣出身于医学世家。祖父黄积昌，有善行，精医，原籍三水，后迁居佛山，每暑天设肆煎药茗饮路人。父亲黄殿中，字慎堂，业益精，所制丸药，收效虽速，而皆合乎卫生，存活甚众，乃设分肆于省港津沪，中外皆知有黄慎堂名。民国时期的《佛山忠义乡志》载："性任侠，常学技，击于潘某，潘死，为之丧葬，赡其妻子，岁以为常。崇儒重道，恒以重币聘名宿教子，长恩湛、季恩永、恩元，皆以案元进学；次恩荣，举人，刑部主事，民政部医官，多得力于庭训，著有医案及治验书数十卷，藏于家，卒年七十七，以恩荣贵封中宪大夫。恩铭精金石篆刻，有藤花盦印谱，早卒。"[60]

黄恩荣是佛山名医黄殿中次子，幼承家学，勤奋攻读，清光绪十七年（1891 年）辛卯科中举人，光绪二十一年（1895 年）赴京会试，与邑人梁知鉴等 10 人在有名的《公车上书》上签名，主张变法图强。后授职法部主事，宣统年间兼任民政部医官，治病用药卓有成效，声名远扬。清室某亲王慕名与之结交，把王府珍藏的宫廷阴阳膏秘方赐赠给他，该秘方后来经黄恩荣剂型改进，成为近世闻名的"摩腰膏"。

黄恩荣两度弃官，辛亥革命后，南归广州行医办学。民国八年（1919 年），与原广医学求益社社长南海黎元望（名棣初）创办广州医药实学馆，前后 6 年，考试毕业，学生成就颇众。黄恩荣曰："顾以中西过渡时代，迄无统一善本教科书，拟广集图书，招罗贤后，为中医药革新之模范。因循未就，以至于今。"[59]2 广州医学求益社创始人黎元望回忆："干南之言曰，大匠诲人，必以规矩。统一教科书者，中医革新之规矩也；学校毕业者，毕统一教科书之业也。教科为学校之母，余与干南办学有年，均锐志于统一教科书者，绠短汲深，心劳力绌，然终冀国医药有革新完成之一日。"[59]2

黄恩荣又于广州市下九西路、汉民北路（今北京北路）开设黄干南药行，并在香港设分销店。除摩腰膏外，还炼制各种丸散，行销中外，驰名数十载。其间，著书立说，将唐代孙思邈《千金方》重新整理，编著成《唐千金类方》27 卷，其序言曰："昔柯韵伯之著伤寒论也，分经以类证。徐洄溪之纂伤寒论也，随证以类方。类证则以证为主而方附之，类方则以方为主而证附之。一则举纲以张目，一则从流以溯源。义例虽殊，其便于通检一也。"[61]1 可见黄恩荣编《唐千金类方》目的，是类方则以方为主而证附之，以便于临证检索。所以黄恩荣继而解释："千金要方，备急方也，观其自序，谓诸方浩博，忽遇仓猝，求检至难，比得方讫，疾已不救。悲夫，欲求救急，莫如类方，不揣固陋，窃取史迁整齐故事之义，每方标举一义，每义分列各方，其始按义以检方，其继审方以知义，群言鳞集，附案尾加，眼光定而后手法明，界限清而后寻检易，理固宜焉。"[61]1

黄恩荣还认为：仲景之学，虽至唐而一变，思邈于开皇咸亨间，独开一派，渊源亦本长沙，麻黄桂枝干姜附子，摇笔即下，论者以为汉唐家法，皆尚温补。不知古今异方，南北异治，国运既变，病亦随之转，移近数百年，大江以南，叶薛缪三家，温病泾热，内伤虚劳，医方流传，备前人所未备，沾溉后人不少[61]1。黄恩荣是大江以南叶天士、薛生白、缪仲醇学说的赞同者，难怪近日中国中医科学院主编出版之《温病大成》第5部，收录黄恩荣著述于其中。

20世纪30年代，黄恩荣在岭南乃至国内享有盛名。时中央国医馆发起人赖际熙、黄焯南、潘茂林、邹尧常等，撰文曰："干南黄孝廉，博通群籍，以中医之长，辟西医之揄，学有渊源。前著《唐千金类方》27卷，由上海千顷堂书局影印，以编帙浩繁，尚未竣事。人人渴望兹先将《洄溪医案唐人法》二卷发刊以公诸世。洄溪徐氏生平学说举世宗仰，此本探奇讨秘，古方新法，深切著明，一经开读，益人神智不少，为医学实习第一门径。用特介绍同人各手一编，相与考求，以为诊断临床之一助。"[59]1又有医界同人张学华、朱汝珍、吴道镕、黄诰、汪兆镛、梁致广等，撰文曰："干南黄孝廉，博通医籍，著有干庐业书数十种，《唐千金类方》27卷，最为海内名家推许。上海千顷堂书局影印行将出版。近更纂《洄溪医案唐人法》2卷，以为千金方之羽翼，通彻深微神秘，独得其中，参以西医学说，辨异证同，关系国医科学前途甚钜。"[59]1

黄恩荣著作有《唐千金类方》、《洄溪医案唐人法》，现存民国二十二年（1933年）上海千顷堂书局影印本、民国二十二年（1933年）木刻本。儿子黄悌君（1901～1971年），1919年入广州医药实学馆学习2年，后又在中法韬美医校（现广州医学院第一附属医院）、上海东南医科大学学习西医，注重对中国药物学的研究。历任华南国医学院、广东光汉中医专门学校教师，广东省政府卫生处技士等职。新中国成立后曾任广东省血吸虫病防治所医师，广州中医学院教师等职，专长中药材炮制以及制剂研究，原广州中医学院附属医院制剂之“摩腰膏”为其祖传秘方。黄悌君编著教材有《药物学讲义》、《中医诊断学》、《中医中级简明诊断学》等。

（二）《洄溪医案唐人法》学术特点

洄溪乃清代吴江名医徐灵胎晚年号，灵胎名大椿，原名大业，出身望族。祖父徐釚，参加《明史》纂修，父亲徐养浩，浏览群书，益耽于学。黄恩荣亦出身于医学世家，自祖父黄积昌起《地方乡志》有载。徐灵胎著《洄溪医案》，自言喜用唐人方。黄恩荣曰：“余少览徐氏洄溪所著书，深服其议论，以为学问理解，贯穿古今，澄思众虑，每有疑义，一经疏析，洞若神明，及读医案一编，手法眼光，且惊且喜。”[59]1黄恩荣读《洄溪医案》后，认为洄溪善用之神术，源自唐人搜集之奇方，因此著述《洄溪医案唐人法》，疑义既伸，秘方尽泄，亦读洄溪书者所乐闻也。

1. 临证依据唐代孙思邈《千金方》理法方药

黄恩荣认为，仲景之学至唐为之一变，思邈于开皇咸亨间，独开一派，《千金方》渊源亦本于长沙，是为经方派之后。故《洄溪医案唐人法》内科病证，首先依据唐代孙思邈治验法则，试以中风为例。

中风，口眼㖞斜，噤不能言。黄恩荣引孙思邈《千金方》论述病因病机：脾脉络胃侠咽，连舌本，散舌下，心之别脉系舌本，心脾二脏，受风邪，故舌强不得语，多死。三阳之筋，并络入颔颊，夹于口，诸阳为风邪所客，则筋急，故口噤不能言，未必便死。舌强与口噤，均不能言，故不能言者有二候，而入脏与入脉，证候亦微别，人所不知。中风，贼风乘后方空虚而来（语本《内经》、《难经》），故谓之虚邪。其来虚，其人实，外不得泄，内不得通，邪无出路，与风乘虚入，指人身之虚不同。

《千金方》论中风，夫诸急卒病多是风，猝仆、口噤、目闭、四肢瘫痪，故中风属危候。风行必燥热盛生痰，凡治此证，必兼祛风、消痰，方有出路。千金诸风门，附风寒风热两候。风寒方用酒，风热方用汤，如心风虚热，生麦冬汁、枸杞根白皮、荆竹沥汁、生姜、人参、甘草、杏仁、石膏、黄芩，恍惚烦闷，合栀仁、香豉。惊邪恐惧，合牛黄、龙齿、铁精。肾风积热，麦冬、葳蕤、地骨皮、丹皮、泽泻、生地汁、纳蜜及姜汁，甘寒生津，痰火风兼治，深合经旨。

黄恩荣引《千金方》风痱第五，有四竹沥汤，皆以竹沥为主，方下凡风多热，常宜服荆竹沥、生姜汁三味。又谓竹沥饮子（竹沥生葛汁生姜汁）。患热风者，必先用此制其热毒，甚者加石膏、黄芩、羚羊角。千金中风，有小续命，皆用麻黄桂枝汤，佐附子、黄芩、防己，或归术黄芩防风。谓有一状相似，即急服，不必问。

千金诸风有酒方，无膏方，盖主风冷而言，本案所中主风热，不宜酒而宜膏。腿膝未健，手臂犹麻，中风已过，痰火未清，为立膏方。内服祛风，舒经活血。千金翼，生地黄汁、竹沥各一升，独活三两，成方，外摩。千金风毒脚气，野葛膏、卫候青膏、曲鱼膏，诸法可选用。黄恩荣认为南方中风，多生热，不宜酒而宜膏，故立膏方，其摩腰膏原为治疗风证白病之长的制剂。

2. 对徐灵胎《洄溪医案》的阐述发挥

黄恩荣大段引述徐灵胎《洄溪医案》原文，试以中风为例。首个医案，黄恩荣全文引述徐灵胎语：葑门金姓，早立门首，卒遇恶风，口眼㖞邪，噤不能言，医用人参、桂、附诸品，此近日时医治风证不祧之方也。趣余视之，其形如尸，面赤气粗，目瞪脉大，处以祛风消痰清火之剂。其家许以重资，留数日。余曰：我非行道之人，可货取也。固请。余曰：与其误药以死，莫若服此三剂，醒而能食，不服药可也。后月余，至余家拜谢。问之，果服三剂而起，竟不敢服他药。唯腿膝未健，手臂犹麻，为立膏方而痊愈。此正《内经》所谓虚邪贼风也。以辛热刚燥治之固非，以补阴滋腻治之亦谬，治以辛凉，佐以甘温，《内经》有明训也。

徐灵胎《洄溪医案》中风，还有运使王公叙揆案、张由巷刘松岑案、西门外汪姓氏案、东山席以万案、叔子静案等，黄恩荣基本全文引述徐灵胎《洄溪医案》中风章节的内容，但对中风病案的按语，却有其独到之处。

运使王公叙揆，向手足麻木而痰多，体态丰腴，又善饮啖，痰流经脉，一日忽昏厥遗尿，口噤手拳，痰声如锯，皆属危证。徐灵胎以小续命汤去桂附，加生军一钱为末，三剂而有声，五剂而能言，后以消痰养血之药调之一月后，步履如初。黄恩荣按：三汤之病，邪在于经，用石膏。邪在于腑，用大黄。千金小续命，用黄芩防已。大续命，西州续命，大续命散，用石膏。痰火充实，诸窍皆闭，无不加大黄者。

张由巷刘松岑，素好饮，结酒友终年聚饮，时年四十，除夕，向店沽酒称银，手震称坠，而身亦仆地，口噤不知人。黄恩荣按语：口噤不知人，总属风痰闭塞，机窍不灵，非急与芳香宣窍，解毒必壅塞，致危。局方至宝丹，犀角、玳瑁、牛黄神物通灵，琥珀、雄黄、朱砂、金箔、金石震坠，麝香、龙脑、安息芳香走窜，深入关窍。顽痰恶风邪有出路，足补千金所未备。

黄恩荣论述中风后遗症颇为详细。如半身不遂，中风已过之疾，邪客半身，入深真气去，则偏枯，病名偏风。又如风痱，黄恩荣认为痿亦风痱之一证。半身不遂，病偏于手脚；痿证，病偏腰脚。左右上下之别，近患此证颇多。富贵高年尤甚，日久失治，遂成痼疾。千金名猥退风，巢源风猥退者，四肢不收，身体疼痛，肌肉虚满，骨节懈怠，腰脚缓弱，不自知觉，呈废用性萎缩。用药则补肾为多，以肾为筋骨之总司，金刚丸虎骨四斤丸、虎潜丸，养其精血，逐其风痰，佐以大活络丹，通其经络，大略无误。约而言之，有太阴，有阳明，有少阴，皆与厥阴有连合，关系病情殊多混杂，兹更分别言之，以便临床之诊察焉。

3. 医学衷中参西，补充实用治法

黄恩荣曾任民政部医官，近代西方医学对他产生影响，《洄溪医案唐人法》对此有认识："西医重解剖，必明其病灶之所在体质之实验，故以病状定病名，如肺结核、脑膜炎、子宫膜炎等，其脏器之变动名之。"[61]1

仍然以中风为例。黄恩荣曰：近世以中风为脑出血病，人之灵机在脑，脑中血管开裂，则血压脑髓，即见头昏卒仆，周身抽搐，口眼㖞斜等症。如见鼻息大声，痰涎涌出。其病灶在脑髓之皮质部，乃肺脏之神经失其功用，肢体瘫痪。或麻木痹痛，其病灶在内囊之后部，乃神经失动作之功用。或不知痹痛冷热，其病灶在内囊之最后部，乃神经失知觉之功用。此但详于组织脏器之解剖变化，而略于所以发生症状之理由。其治疗诸法，亦无把握。科学虽重实质，而医理终凭经验。显微必资光镜，而诊断端在临床。千金之治法如此，洄溪之师承亦如此。后贤聚讼，可以少息矣[61]3。

黄恩荣的这段话分析非常客观，科学虽重实质，而医理终凭经验。西医学虽然详于组织脏器之解剖变化，但略于所以发生症状之理由，其治疗诸法，亦无把握。而中医可以古说参证，千金之治法如此，洄溪之师承亦如此，我黄恩荣之《洄溪医案唐人法》更是如此。

徐灵胎《洄溪医案》有刖足伤寒案。徐案云："嘉善黄姓，外感而郁热，乱投药石，继用补剂，邪留经络，无从而出，下注于足，两胫红肿大痛，气逆冲心，呼号不已。"[62]徐氏认为此所谓刖足伤寒也，足将落矣。急用外治之法熏之蒸之，以提毒散瘀，又用丸散内消其痰火，并化其毒涎，从大便出，而以辛凉之煎剂托其未透之邪，三日而安。黄恩荣肯定徐灵胎外科成就，按语补充：近更发明爱克斯光线、手术器具，于外科有莫大之应用。

黄恩荣还有著作《唐千金类方》，民国年间刊本，广州中医药大学黄吉棠教授藏书，有待发掘。

二、黄霄鹏与《医林猎要》

（一）生平著作

黄霄鹏（1838～1890年），名保康，字培声，霄鹏乃其号，南海学正乡人。据门人陈天骥撰《黄霄鹏先生传》："性颖悟勤静，好读书。幼时自塾归，母对月织，阶前书声与机声相合不绝。九岁随其父学于外，十八岁改从从叔秋繁先生，游时文字峥嵘，论史有特识，深为从叔所奖。十九岁始授徒，凡二十余年，席无定所。"[63]1黄霄鹏自幼习儒，十九岁为师授徒，他的学生嘉礼回忆：霄鹏先生著书满家，"为嘉礼童子之师，其诲人不倦，循循善诱，嘉礼既亲炙而深知矣"[5]3。黄霄鹏中年以文会友，进学尤深，根柢于六经，波澜于子史，人子事亲不可以不知医，事父母孝母老多疾，药必亲煎，训子侄严不啻声律身度。居乡里能行其德，重修乡前沿水之路，向苦泥泞后筑以石，行乃安，由是名重一时。晚年尽心而不取谢，遇窭人，且给以药，几自忘为贫也。光绪庚寅七月得疾，九月十五遂，终年五十二岁，著有《吴鞠通方歌》1 卷、《陈修园方歌》1 卷、《医林猎要》1 卷。天骥幼从先生，游密迩其乡，知先生详，且确其侄任恒，天骥妹婿也，编注先生医书垂于后，更属天骥传其为人[63]1。

门人陈天骥撰《黄霄鹏先生传》，有关医学内容不多，重点描述其诲人不倦，行善积德，晚年给药济贫，存世之作为三部医学著述。冀以永德业之垂，其医籍也。他的同乡黄家骏光绪庚子年（1900 年）为其写序则有很好评价：“黄霄鹏先生，以儒为医，其性静，其心通，遇症虽难，应手而愈。自述所长，则曰认症真，用药活，溯其所学，则偏读医籍而能摘要，以为揣摩。其生平注意之书，尤以吴陈二家为最，尝著二家方歌各一卷，以症分类，因类括方，间参己意，变其药品，又著《医林猎要》1 卷，不求深巧，但取简明，采非一家，尽期有用。盖准病情，而通师说，不欲蹈偏守之魔也。世有欲穷医秘而苦无涯涘者，以此为津筏，则择术或不致歧误欤。”[63]2

黄霄鹏著作有《医林猎要》1 卷，《吴鞠通方歌》1 卷，《陈修园方歌》1 卷，合称“贻令堂医学三书”，名《霄鹏先生遗著》，由侄儿黄任恒（秩南）编校刊行，现存清宣统三年（1911 年）木刻本，3 册。有关方歌部分《吴鞠通方歌》《陈修园方歌》见本书第三章第十一节，这里着重探讨黄霄鹏《医林猎要》学术经验。

（二）学术经验

何谓《医林猎要》？曰：其猎要则公辑前人之医说，积书盈案，摘其简明者编之也[63]11。即黄霄鹏辑录整理前人理论学说，摘录其简明者，积累日久，著成《医林猎要》。

《医林猎要》分为医原、医法、医药、医方四部分，分别猎取徐灵胎《慎疾刍言》与《医学源流论》、陈修园《时方妙用》、吴谦《医宗金鉴》、程国彭《医学心悟》、江笔花《笔花医镜》、汪昂《医方集解》、费伯雄《医方论》、吴鞠通《温病条辨》、李时珍《本草纲目》等名家医著，条分缕析予以论说，并注释发挥己见。

医原。黄霄鹏曰："一切道术，必有本言，未有目不睹汉唐以前之书，徒记时尚之药数种，而可为医者，今将学医必读之书并读法，开列于左，果能专心体察，则胸有定见，然后将后世之书，偏观博览，自能辨其是非，取其长而去其短矣。"[63]4学医要上溯《灵枢》、《素问》根源，下沿汉唐支派，循习渐久，方能学以年进。

医法。临证乃需要实用诊疗技能，故四诊之望色、望舌色、闻声、问症、脉学等为医学诊法。四诊后需辨证，要辨明表里虚实寒热，辨明内伤外感疑似。附伤寒六经主病歌、温病死症说。黄霄鹏注重伤寒伤风辨、诸寒症治辨、伤寒温病症治辨。认为《伤寒论》此一切外感之总诀，非独治伤寒也，明于此则六淫之病无不通贯矣；《金匮要略》此一切杂病之祖方，其诸大症已无不备，能通其理，天下无难治之病矣[63]4。上述是黄霄鹏对中医诊法与辨证方面的论述。

医药。临证必以处方，处方之组成原则，黄霄鹏引述李时珍《本草纲目》脏腑用药气味补泻、五脏五味苦欲补泻、引经报使，《笔花医镜》脏腑药队，徐灵胎《医学源流论》

古今方剂大小论、煎药法论、服药法论等中药方剂组方的基础理论，结合经方秘方及妇科、儿科、外科等进行论述。黄霄鹏曰：《神农本草经》药只三百六十种，自陶宏景以后药味日增，用法益广，至明李时珍《纲目》而大备，其书以本经为主，而以诸家之说附之，读者字字考验，则能知古人制方之妙义而用之不穷矣[63]4。

医方。处方必以治病，克敌而能制胜之。黄霄鹏辑录四君子汤一、五味异功散二、六君子汤三、四物汤四、八珍汤五、十全大补汤六、补中益气汤七、补阴益气汤八、二陈汤九、小半夏加茯苓汤十、滚痰丸十一、理中汤十二、附子理中丸十三、三生饮十四、四逆汤十五、白通加猪胆汁汤十六、搐鼻散十七、牛黄丸十八、越鞠丸十九、逍遥散二十、神佑丸二十一、六味地黄汤二十二、炙甘草汤二十三、右归丸二十四、理阴煎二十五、大温中饮二十六、平胃散二十七、五苓散二十八、茵陈五苓散二十九、茵陈蒿汤三十、五皮饮三十一、大秦艽汤三十二、秦艽天麻汤三十三、蠲痹汤三十四、茵陈姜附汤三十五、香苏散三十六等近百首名家医方供学者临证使用，而温病时方则专门撰写《吴鞠通方歌》、《陈修园方歌》评述。

纵观黄霄鹏《医林猎要》偏重于中医中药基础理论学说方面，同乡黄家骏在《贻令堂医学》序曰："医家者流，各出偏见以立言，其书已汗牛充栋。唯南人重温病，北人重睹不揆病情，久若水火之不相济，自吴氏鞠通著《温病条辨》，陈氏修园著十六种书，而吾粤医家多好而偏守之，夫好之诚也，若偏守则误矣。医理至微，讵一家之师说，一方之病情，所能包其治法，即以《内经》而言，凡曰某病必死，某脉不治者，今人遇之，未必尽然也，又《本草经》凡曰，多服不老，久服轻身，今人用之，未尝见效也，岂古人之病之药与今人不同乎？抑古人之术尚疏而后世渐归精密乎？总之泥其文而偏守，未有不杀人者，况后出之书也。”[63]2 而黄霄鹏“《医林猎要》一卷，不求深巧，但取简明，采非一家，尽期有用。盖准病情，而通师说，不欲蹈偏守之魔也”[63]2。这是对黄霄鹏学术经验确切评价。

三、黄炜元与《医学寻源》

明代医家张景岳《类经图翼·医易义》曰：“易者，易也，具阴阳动静之妙；医者，意也，合阴阳消长之机。虽阴阳已备于《内经》，而变化莫大乎《周易》。故曰天人一理者，一此阴阳也；医易同源者，同此变化也。”[64] 清代岭南医家对医学、易学之关系也作了较深刻探讨，黄炜元《医学寻源》一书，系岭南现存关于医学、易学关系著述之一。

（一）生平著作

黄炜元，字晖史，广东大埔人，自幼习儒学医，为光绪嘉应州举人。时各处疫症流行，黄炜元虽举人出身，却无意官场，即立方救治，殚数十年之精，搜索仲氏赵氏岐黄《素问》诸书，得之祖传者半，揣摩者半，著《医学寻源》5卷，成书于宣统元年（1909年）春天。现存有民国三年（1914年）天生馆木刻本，5册，线装书。

黄炜元儒医出身，学医者，何以为医？何以为学也？但寻其源，以穷究到底而已，夫源之远者，流自长，医之源发于何自，说者曰：自易来也。黄炜元认同医源于易，医学原理皆统于易学，其中之奥妙，非读书临证，不可以言明白，掌握医学之源流，则可以驾轻车而就熟路。《医学寻源》卷之一画太极河洛八卦阴阳图、五行生克干支纳音图、四时生旺藏府经络图、五运六气并脉歌诀，均以天人感应立论。然中医学有别于易学，它是根据自己临床的需要而逐步形成一个体系的，故卷之二论经络法窍，列十二经络脉症药表、气血表里六淫论、伤寒病症赋、太阴朔望纳甲五行挂药等。卷之三论药性，包括药性总义增补赋、分类药性治法。卷之四长沙杂症汤头歌括。卷之五《时方歌括》、《辩疫真机》，并附症论医案，均以临证实用为原则。潮州府学罗光蔚为之作序曰："黄君医学，医之实学也，曰寻源，能寻医之本源也。汤头药性，寒热温平，不惮再三布告；春秋冬夏，佐使君臣，不辞反复推详。费尽孤诣苦心，而欲与世同好，补天地之缺陷者，此也符天地之生成者，此也德懋懋官，功懋懋赏。有目者当如何共赏也。成此书不知几经数十寒暑，阅此书亦必千回百转，大费精神，卓哉！"[65]1

（二）理论学说

《医学寻源》秉承天人一体、医易同源理论思维，分析天地之盈虚消长系于易，人之悔吝吉凶亦系于易。易也者，所以明天地之道，宰生人之权者也。若易理不精，曷足以知盈虚消长；易理不晓，曷足以通悔吝吉凶。黄炜元曰："神农百草，卢扁千方，流及至今，真传渺渺，庸医杀人，托名渔利，所在皆然，何足道哉。君子曰：彼不知医也。彼不知医即不知易也，夫人亦始乾坤而后六子，自八卦定位，先天出其中，后天出其中，而河图洛书，姑无论，戴九履一，左三右七，二四为肩，六八为足，又天一地二，天三地四，天五地六，天七地八，天九地十，无非发明乾坤八卦之，以为寒暑虚实之确证也。"又曰："余观古今言医之书，连篇累牍，不下千万卷，有如汗牛充栋，今人披阅，目忙手乱，无路可寻。余特为按易之阴阳次序，以得其寒暑虚实之源，简括易明，寻源易得，其书所以有可以遵从者，余则累辑以存之，使人不失其本也。其书所无其症，所罕出者，余则裨补以发明之。勿使寒者但知其寒，误医以益其寒；暑者但知其暑，误医以益其暑；其如虚者，不知血虚生热，实者不知气实生寒，虚实混淆。韩子云：所谓以之昌阳引年而欲进其希苓也。噫！可甚慨哉！余是书之出，体易之精，究易之蕴。不敢背乎阴阳，不敢违乎寒暑。而五脏六腑，皆本乎五运六气，君臣佐使，一一括乎寒热温平，体用并备。俾人人易明易晓者也，原其名曰医学寻源，未知有当于世否耶？”[65]5-6

黄炜元《医学寻源》仿张景岳《类经图翼》，书中有混沌图、太极图、河图、洛书、先天八卦、后天八卦、伏羲八卦次序、伏羲八卦变六十四卦阴阳图、八八六十四卦中外阴阳两图、六十四卦合二十四节气方位图、二十四气昼夜日永日短之图、月令中星图、先后天八卦应人形图、节气应人经络图、五行生成数图、五行生克图、天干五行图、地支五行图、五行相生、五行相克等章节图说，引入易学理论解释人体经络、气血、五脏六腑、病症深浅、用药须知、辨治大法。黄炜元曰：“余自授黄岐《素问》，刻刻以济人利物为务，深究乎经络条贯之源，熟察乎血脉流通之理，天之有春，有夏，有秋，有冬，人即有寒，有暑，有虚，有实。其心肝肾脾肺命，六宫所主，皆由六气而成，所以得其生生不已者，富贵寿考福祉康宁，皆天命有德，莫之为而为，莫之致而致者也，下此则有刚者柔者强者弱者，故天之时有不同，人之气亦有不同，烈风猛雨，一时拔木偃禾者，天之暴疾也，头晕目眩，一时废食忘飧者，人之虐疾也。天无惠日祥云和风甘雨以补之，无以成其为天；人无奇方妙药瑞草灵芝以益之，亦无以成其为人。”[65]7

形而上者谓之道，形而下者谓之器，易学理论必验之于人。具体就医学实践而言，黄炜元在著述中逐一加以阐明。例如“人身督脉任脉手足经脉应洛书先天八卦图论”篇，黄炜元注释：“人为三才之一，位居天地之中，本与天地相肖，则所谓河图洛书八卦，其理自与人理相通，易所谓近取身，乾首坤腹震足巽股坎耳离目艮手兑口，粗举其大略耳，卦之所以应乎人身者，岂仅以形体粗迹比拟耶？人身有督脉，从下体二阴之间，过尾闾，循皆膂而上至颠顶，下鼻抵人中，止于唇之上，有任脉从前阴少腹而上，至于口唇之下，此二脉即人身之乾坤，亦即九一二数之相表里，督统一身之阳，任统一身之阴，不唯人有之，鸟兽虫鱼皆有之，即果实之类亦有此卦。其脉行于足，自然之理，千古未经人道也。”[65]18

又例如人体五脏六腑，黄炜元注释曰：“河图十数，正应天干，亦配藏府，甲胆乙肝丙小肠，丁心戊胃己脾，庚大肠辛肺壬膀胱癸肾，五藏五府，不能尽也。乃画为八卦，则乾坤之外，有六子焉？河图变为洛书，则九一之外，有四六三七二八之六位焉，则五藏有六府，以三焦为孤府也，六府亦有六藏，以心包络为之配也，此阴阳五行之变化甚奇，而不知其无奇也。八卦洛书早呈其象，人不自察耳。五行宜各专其一，而火则有二，一为君火，一为相火，以卦配之。君火离也，相火震也，震是阳木，而何以为相火，火无体以木为体也。心包络三焦，皆相火之藏府，故属之震八之位。”[65]20即易有阴阳，医亦有阴阳，医之阴阳，不讲心肝肾肺脾命，不可以言医。

再如论疾病之浅深轻重，黄炜元解释曰：“病分浅深轻重，浅者感，深者伤，轻者受，重者传直中，此犹有可言。然余考察诸书，并阅历症候有年，偏者弃，正者辑。如仲景立方之规模，阴阳虚实之确据，君臣佐使之得法，后人踰其墙者，未之有也。以下时方，虽有可取者，究不足以治病耳，且天之阴阳，地之南北，岁之寒暑，与人之气血经络流行，有何殊异？故予由河图洛书，后天卦例，推察其源，曰医学寻源，亦由寒暑二气而已。伤寒一书，伤暑统括其中，后人不知所辨，三阴三阳，六阴六阳，分为十二，太阳有二，内外之名。外主寒水，内主君火，且症虽略同，其源不同也。统而论之，外主浮，浮主表为寒，寒宜汗吐下三法治之。内主沉，沉主里为暑，暑宜清润温三法治之。”[65]9

而黄炜元《医学寻源》理论具体对疾病防治的经验，体现在第5卷《辩疫真机》并附症论医案中（详见本书第三章第三节）。黄炜元医学验方来源，正如潮州府学罗光蔚所言“其得之祖传者半，得之揣摩者半”。[65]3即祖传医学有一半，其实践揣摩总结也有一半。黄炜元《医学寻源》理论并不泥古，而是救人于水火，以致“当时列门额颂者，不可以指数计知。”[65]4就是说黄炜元以岐黄医术救治了很多危重病人，以致日后登门致谢者不可计数。

四、陈汝来与《内科杂病学讲义》

民国以来，随着中医学校教育创办，临床各学科讲义出现。陈汝来《内科杂病学讲义》是20世纪20年代末广东中医药专门学校教材，“内科”之名见于岭南中医学界。

陈汝来，字惠言，出生于1869年，卒年不详，广东南海人，庠生出身。1908年学课于广州医学求益社，撰写医学论文经常名列于前，负责改阅下一期同人课艺。1924年执教于广东中医药专门学校，编撰教材有《生理学讲义》（中说）、《形体生理学》、《儿科学讲义》、《内科杂病学讲义》。其堂兄陈汝器（1874～？年），字羽起，监生出身，广州医学求益社同人，广东中医药专门学校教师。两人中医基础理论涵养较深，经典原文娴熟，许多卷篇均可一字不漏背诵，讲述中医生理病理着重注解《内经》、《难经》原文。

陈汝来《内科杂病学讲义》，5册，线装书，1929年广东中医药专门学校印刷，其编写蓝本及内容仍然是张仲景《金匮要略》，陈汝来采用分章编述、原文注解的方式辑录。

（一）对张仲景《金匮要略》分章编述

陈汝来认为《金匮要略》从痉湿暍病脉证治第二，至呕吐哕下利病脉证治第十七，都属于中医“内科”范畴，故《内科杂病学讲义》，即按照《金匮要略》病脉证治次序模式编撰。

第一章痉湿暍病脉证治、第二章百合狐惑阴阳毒病脉证治、第三章疟病脉证治，收载于《内科杂病学讲义》第一册。

第四章中风历节病脉证治、第五章血痹虚劳病脉证治，收载于《内科杂病学讲义》第二册。

第六章肺痿肺痈咳嗽上气病脉证治、第七章奔豚惊悸火邪病脉证治、第八章胸痹心痛短气病脉证治、第九章腹满寒疝病脉证治（附狐疝转筋蚘虫）、第十章五脏风寒积聚病脉证治（附宿食），收载于《内科杂病学讲义》第三册。

第十一章痰饮咳嗽病脉证治、第十二章消渴淋疟病脉证治、第十三章水气病脉证治，收载于《内科杂病学讲义》第四册。

第十四章黄疸病脉证治、第十五章诸血病脉证治和第十六章呕吐哕下利病脉证治（附噎膈关格秘结），载于《内科杂病学讲义》第五册。

（二）辑录历代文献，注解《金匮要略》病脉证治

陈汝来把《金匮要略》内科病脉证治分解为16章28个病证，对每章之病证又再细化分解，辑录历代医家临床文献进行注释，体现民国早期中医内科教材有选择性地吸取前人文献、采用以经注经编撰的特点。

1. 痉病脉证治

内容包括：《金匮要略》论痉病10条，附吴鞠通论痉1条，一甲复脉汤、二甲复脉汤、三甲复脉汤、小定风珠、大定风珠、千金论痉1条，小续命汤应用，刘河间原病式论痉2条，喻嘉言论痉1条，以及海藏神术汤、白术汤、白术汤加药法、羚羊角散、麦门冬散、石膏散、牛黄散应用，陈远公论痉1条，竹叶石膏汤、清胃汤应用，费晋卿论痉1条以及赤芍连翘散、白术薏仁汤应用。

内科痉证，陈汝来综述古人之说：刚痉脉宜紧弦，柔痉脉宜浮弦，就此见此两脉，仍不得谓之痉。紧弦是太阳之桂枝麻黄附子汤症，浮弦发热恶寒总是太阳温症。以用汤论，亦麻杏甘石汤症。按仲景指为痉病，必有太阳之筋脉拘急病状而后始成为痉病也。考六经皆有痉病，须审部位以别之。身以后者属太阳，则凡头痛项强急，项背强几几，背强反张腰似折。髀不可以曲，腘如结，此太阳之痉也。

2. 湿病脉证治

内容包括《金匮要略》论湿5条，附录瓜蒂散、麻黄加术汤、麻杏薏甘汤、防己黄芪汤、桂枝附子汤、白术附子汤、甘草附子汤，附《千金方》论湿1条，泻热汤、治脾热方应用，《南阳活人书》论湿温1条，以及白虎加苍术汤、茵陈五苓散应用，《宣明论》论湿1条，桂苓甘露饮应用，东垣论湿1条以及除风湿羌活汤应用，丹溪二妙散应用。

陈汝来引述《内经》言谓：犯湿病原有上下之分，有曰伤于风者上先受之，伤于湿者下先受之。若只犯风病，是身半以下未病而未至一身尽疼也；若只犯湿病，是身半以下病而未一身尽疼也。此节首句曰风湿相搏，即风湿交合为病。风犯其身上，湿犯其身下。上下身和方得谓之一身，故曰一身尽疼。

3. 暍病脉证治

暍（音耶），中暑。内容包括：《金匮要略》论暑1条，白虎加人参汤、一物瓜蒂汤应用，附陈修园论暑1条，《南阳活人书》论暑2条，橘皮汤、五苓散应用，《宣明论》论暑1条，人参散、益元散、凉膈散应用，《脾胃论》论暑3条，生脉饮、大顺散、清暑益气汤应用，《伤寒心镜》论暑1条，双解散、防风通圣散应用，以及节庵三黄石膏汤、香薷饮、枇杷叶散、冷香饮子、大黄龙丸、水胡芦丸临证应用。

陈汝来引述《医宗金鉴》注曰：汗出、恶寒、身热、而渴，颇似太阳温病，但温病无恶寒，以热从里生。故虽汗出而不恶寒。中暍暑邪由表而入，故汗出而恶寒也（按暑病由口鼻而入，口气通于胃，热蕴胃中，迫其津液外出于皮毛，故汗出。其恶寒者，乃汗出表虚使然。非由邪气在表也）。究之于渴，温热之渴，初病不过欲饮，中暍之渴，初病即大引饮也。用白虎加人参汤主之者。盖以益气为主，清暑热次之也。李彬曰：热伤气，气泄则汗出，气虚则恶寒，热蒸肌腠则发热，热伤津液则作渴。

4. 百合病脉证治

内容包括：《金匮要略》论百合病2条，百合知母汤、百合滑石代赭汤、百合鸡子汤、百合地黄汤、百合洗方、瓜蒌牡蛎散、百合滑石散应用。

5. 狐惑病脉证治

内容包括：《金匮要略》论狐惑病 2 条，以及甘草泻心汤、苦参汤、雄黄熏法、赤豆当归散应用，附病源论狐惑 1 条，以及肘后治䘌方、深师桃皮汤、黄连犀角汤、麝香散、张文仲猪胆苦酒汤、活人书雄黄锐散临床文献记述。

6. 阴阳毒病脉证治

内容包括：《金匮要略》论阴阳毒 1 条，升麻鳖甲汤、升麻鳖甲去雄黄蜀椒汤应用，附董氏医笈论阴阳毒 1 条，利痰方应用，病源论阳毒 1 条，肘后黑膏、小品葛根橘皮汤、古今录验黄连橘皮汤、备急黑奴丸应用，《南阳活人书》论阳毒 1 条与论阴毒 3 条，葶苈苦酒汤、阳毒升麻汤、大黄散、栀子仁汤、白术散、附子散、正阳散、肉桂散、回阳丹、返阴丹、附灸法、天雄散、正元散、退阴散、葱熨法临床文献记述。

7. 疟病脉证治

内容包括：《金匮要略》论疟 2 条，鳖甲煎丸、白虎加桂枝汤、蜀漆散、附外台牡蛎散、柴胡去半夏加瓜蒌根汤、柴胡桂姜汤应用，《千金方》论五脏胃腑疟 6 条又论瘴疟 1 条，以及乌梅丸、恒山栀子汤、恒山甘草丸、恒山秫米汤、恒山香豉汤、藜芦丸应用、鲮鲤甲酒应用，《备急方》论瘴疟 1 条，大黄汤、常山丸、救急疗疟方、近效木香犀角丸、玉枢丹、大五补汤、羊肉臛、易简四兽饮，东垣论五脏疟 5 条，张子和论疟 1 条，王孟英论疟 1 条临床文献记述。

8. 中风病脉证治

内容包括：《金匮要略》论中风 3 条，侯氏黑散、风引汤、防己地黄汤、头风摩散应用，附《千金方》论风 6 条，河间六经加减及灸法论风痱 1 条，小续命汤、大续命汤、地黄煎应用，《古今录验》续命汤、三黄汤、《近效》术附汤应用，《保命集》论风1条，三化汤、大秦艽汤、愈风汤、四白丹、二丹丸应用，《宣明论》论诸风8条，以及解风散、当归汤、青龙散、神圣散、大川芎丸、秘方茶酒调散、石膏散、白术散、大豆蔻丸、胃风汤应用，《儒门事亲》论风1条，丹溪论风3条，以及独圣散、稀涎散、口眼㖞斜外治方、通天散、诃子散应用，熊叔陵论风2条，又论必有证7条，又论或有或无证17条，又论难愈易愈证5条，加味玉女煎、涤痰汤、清心散、白矾散、急救稀涎散、开关散、蒸偏枯法、风瘫贴法、治舌本强三法应用，戴氏论风1条，活络丹、大活络丹、补阳还五汤、宣明地黄饮子应用。

陈汝来对中风偏瘫认识结合近代西方医学新知：风中于左则病在右，风中于右则病在左，此偏枯之中风也。若口眼㖞斜则不然，中于左者必㖞右，中于右者必㖞左。所以然者，中左则左边卫气不用而经脉弛缓不收，右边卫气独用而经脉牵引拘急，故必㖞右其中左者。仿此凡用针治㖞斜病者自应行缪刺之法，缪刺者病在左则刺右，病在右则刺左。

9. 历节脚气病脉证治

内容包括：《金匮要略》论历节5条，桂枝芍药知母汤、乌头汤、矾石汤、崔氏八味丸应用。附《千金》论脚气4条，越脾胃汤、第一竹沥汤、第二竹沥汤、第三竹沥汤、风引汤、大鳖甲汤、八风散、紫雪丹、《近效》桑条煎应用，苏恭论脚气1条，崔氏侧子酒、半夏汤、鸡鸣散应用，《三因极一病证方》论脚气12条，麻黄佐经汤、大黄佐经汤、荷叶藁本汤、半夏佐经汤、大料神秘佐经汤、加味败毒散、六物附子汤、神应养真丹、抱龙丸、十全丹、大犀角散、逐毒汤、苏子汤、腾骏丸应用，《丹溪心法》论脚气证治1条，当归拈痛汤、舟车丸、东垣开结导引丸、五积散、东垣羌活导滞汤、健步丸、独活寄生汤应用，又论治法敷法灸法 2 条，千金吴茱萸汤、蜀椒熏脚法应用，何氏《医碥》论酒风脚 1 条，控涎丹、漏芦洗应用，又论脚气淋洗按揉 2 条、团鱼煎、善后法。

10. 痿病脉证治

《金匮要略》本无，陈汝来补充。内容包括：《三因极一病证方》论脚痿 2 条，加味四斤丸应用，王启玄论脚痿 2 条，上丹、卫生汤、中丹、下丹、虎潜丸、思仙续断丸应用，脾胃论论痿厥病 1 条及清燥汤应用，《宣明论》论筋痿 1 条及秘真丸应用。

11. 血痹病脉证治

内容包括：《金匮要略》论血痹 1 条及黄芪桂枝五物汤应用，附《宣明论》论痹 6 条，防风汤、茯苓汤、茯苓川芎汤、肾着汤、木香丸、升麻汤应用，《圣济总录》论痹 6 条，薏苡仁汤、防风汤、茯神汤、赤茯苓汤、犀角散、黄芪丸、大半夏汤、麻黄汤、杏仁丸、当归汤、远志丸、白附子丸应用。

陈汝来引《内经》语曰：病在阳者名曰风，病在阴者名曰痹，或遍身或四肢挛急而痛，或有不痛者入于骨则重而不举者为骨痹；入于血则凝而不流者为血痹；入于筋则曲而不伸者为筋痹；入于肉则肌肉不仁者为肉痹；入于皮则病在皮肤毛者为皮痹。盖筋骨皮肉脉间得邪则气缓，故虽痹而不痛。然痹之为病，每个以时遇之。如冬气在骨遇三气故成骨痹，夏气在脉遇三气故成脉痹，季夏气在肉遇三气故成肉痹，秋气在皮遇三气故成皮痹。皆各以主时受之。大抵掣因多寒，肿因多湿，汗因多风，风胜之脉必浮，寒胜之脉必涩，湿胜之脉必缓，三痹各有所胜，治法用药则以胜者为主。

12. 虚劳病脉证治

内容包括：《金匮要略》论虚劳病10条，桂枝加龙骨牡蛎汤、天雄散、小建中汤、黄芪建中汤、八味肾气丸、薯蓣丸、酸枣仁汤、大黄䗪虫丸、附子金翼炙甘草汤应用，《三因极一病证方》论五劳1条，猪膏方、虎骨酒、泄热汤、定心汤、半夏汤、茱萸膏、人参厚朴汤、栀子汤、五加皮汤应用，又论六极1条，犀角地黄汤、乌麻酒、地黄汤、防风丸、石南散、大黄芪汤、前胡汤、钟乳散、竹叶汤、磁石丸、三黄丸、麋角丸应用，又论七伤2条，七气汤、大七气汤应用。

13. 劳瘵传尸病脉证治

《金匮要略》本无，陈汝来补充。内容包括：《肘后备急方》獭肝散临床文献记述，《圣济总录》虚劳骨蒸1条，黄连丸、麦门冬汤、乌梅丸、枳壳丸、黄芪丸、青蒿丸应用，又论传尸劳病1条，麝香散、茯神汤、黑虎丸、四时加减青蒿丸应用，《三因极一病证方》论传尸劳蒸1条，神授散、润神散、苏合香丸应用。

14. 肺痿肺痈和咳嗽上气病脉证治

内容包括：《金匮要略》论肺痈肺痿咳嗽上气4条，甘草干姜汤、射干麻黄汤、皂荚丸、厚朴麻黄汤、泽漆汤、麦门冬汤、葶苈大枣泻肺汤、桔梗汤、附如圣丸、越婢加半夏汤、小青龙加石膏汤应用，附《外台秘要》炙甘草汤、千金甘草汤、外台甘草露，《千金方》生姜甘草汤、《千金方》桂枝去芍药加皂荚汤、《外台秘要》桔梗白散、千金苇茎汤、《外台秘要》芦根饮子，《圣济总录》论肺痿1条，黄连丸、麦门冬汤、葛可久保和汤、保真汤、太平丸、沉香消化丸、润肺膏、钱仲阳阿胶补肺散、琼玉膏、清燥救肺汤临床文献记述。

15. 奔豚气病脉证治和惊悸火邪病脉证治

奔豚气病脉证治包括《金匮要略》论惊发2条，奔豚汤、桂枝加桂汤、苓桂甘枣汤应用，附《肘后备急方》吴萸生姜汤、圣会李根吴萸汤、广济槟榔散。

惊悸火邪病脉证治包括：《金匮要略》论惊悸1条，半夏麻黄丸、桂枝去芍药加蜀漆龙牡救逆汤应用，附《普济本事方》论惊悸1条，真珠母丸、独活汤应用，《丹溪心法》论惊悸1条，戴氏论怔忡2条，养心汤、宁志丸、朱雀丸、加味四七汤、朱砂安神丸、定志丸、归脾汤临床文献记述。

16. 胸痹心痛短气病脉证治

内容包括：《金匮要略》论胸痹短气2条，瓜蒌薤白白酒汤、瓜蒌薤白半夏汤、枳实薤白桂枝汤、人参汤、茯苓杏仁甘草汤、橘枳生姜汤、薏苡附子散、桂枝生姜枳实汤、乌头赤石脂丸应用，附《千金方》论九痛1条，九痛丸、广济雷丸鹤虫散应用。

论胸痹心痛，陈汝来注重对脉象的解释：寸为阳，尺为阴。关位上半合于阳，本乎天者，亲上也；下半合于阴，本乎地者，亲下也。不及为阳，微指寸言关亦未尝不微也。太过为阴，弦指尺言关亦未尝不弦也。阴阳又指浮沉，言阳微以轻举得之，阴弦以重按得之。若寸脉轻举而微，重按而弦是阴邪上乘阳位。阴愈盛而阳愈衰也。若尺脉轻举而微，重按而弦是阳气不化。其阳愈衰而阴愈盛也。

17. 腹满寒疝病脉证治

内容包括：《金匮要略》论腹满痛8条，厚朴七物汤、附子粳米汤、厚朴三物汤、大柴胡汤、大建中汤、大黄附子汤、赤丸、大乌头煎、当归生姜羊肉汤、乌头桂枝汤应用，附《外台秘要》柴胡桂枝汤、《外台秘要》走马汤临床文献记述。陈汝来认为治疗寒疝病用当归生姜羊肉汤恰当，寒为阴邪遍腹中，阳气遂为阴邪所压，故其病名为寒疝也。但腹中部位脾主之病源责在脾，自应宜以理中或理中加附子吴萸川椒治之为是。今不用理中辈而转用当归生姜羊肉汤，吾知其治不在脾而在肝也。肝脉上通于胁肋，病即是肝，理何以急是筋脉。血失所养，急缩不伸。肝主筋所以此节腹病因不在脾而在肝也。且肝主藏血，血虚故用当归，此汤之用当归尤为治肝之依据。

18. 疝气病脉证治

内容包括：《金匮要略》论狐疝 1 条，蜘蛛散应用，附《儒门事亲》论疝 8 条，导水丸、禹功散、通经散、猪肾散应用，《三因极一病证方》论疝 2 条，仓卒散、葱白散、失笑散、苦楝丸、补肾汤临床文献记述。

19. 转筋病脉证治

内容包括：《金匮要略》论转筋 1 条，鸡屎白散、附松节散临床文献记述。

20. 蛔虫病脉证治

内容包括：《金匮要略》论蛔虫 1 条，甘草粉蜜汤、乌梅丸应用，附病源论九虫 1 条，集验贯众丸、删繁前胡汤、茱萸根汤、麦冬五膈下气丸、千金贯众散、鸡子蜡丸、雷丸橘皮丸应用，《诸病源候论》论蛔虫 1 条，《诸病源候论》论寸白虫 1 条，广济榴根粥与广济石榴汤临床文献记述。

21. 五脏风寒病脉证治

《金匮要略》原文为“五脏风寒积聚病脉证并治”，陈汝来将其分解，首先是《金匮要略》论五脏风寒 12 条，附《三因极一病证方》论五脏寒热 2 条，泻肝汤、泻胆汤、补肝汤、温胆汤、泻心汤、清脉汤、茯苓补心汤、分气补心汤、温胆汤、清脾汤、平胃散、补脾汤、养胃汤、清肺汤、泻白汤、补肺汤、固肠汤、清源汤、泻脬汤、温肾散、补脬汤、清膻汤、润焦汤、益志汤、安中散临床文献记述。

其次是将积聚分述于五脏：

肝积病脉证治。内容包括：《金匮要略》论肝着1条，旋覆花汤应用，附《三因极一病证方》论肝积1条、肥气丸临床文献记述。

心积及癫狂病脉证治。内容包括：《金匮要略》论心伤2条，《三因极一病证方》论心积1条及伏梁丸应用，《诸病源候论》论风狂1条，千金苦参丸、深师人参汤、铁精散、铁精茯神丸、控涎丹、王隐君滚痰丸、牛黄清心丸、辰砂散、济世丸、保命当归承气汤、辰砂丸、元珠经验三方、丸药方、抱龙丸、保命牛黄膏临床文献记述。

脾积病脉证治。内容包括：《金匮要略》论脾约1条及麻子仁丸应用，附《三因极一病证方》论脾积1条、痞气丸临床文献记述。

肺积病脉证治。内容包括：《三因极一病证方》论肺积1条及息贲汤临床文献记述。

肾积病脉证治。内容包括：《金匮要略》论肾着1条及甘姜苓术汤应用，附《三因极一病证方》论肾积1条。

六聚病脉证治。内容包括：《金匮要略》论积聚3条，附《三因极一病证方》论六聚2条，散聚汤、化气散、左金丸临床文献记述。

宿食病脉证治。内容包括：《金匮要略》论宿食3条，大承气汤、瓜蒂散应用，附《三因极一病证方》所论宿食2条，麴术丸、如神木香丸临床文献记述。

22. 痰饮咳嗽病脉证治

内容包括：《金匮要略》论痰饮16条，苓桂术甘汤、甘遂半夏汤、十枣汤、大青龙汤、小青龙汤、木防己汤、木防己去石膏加茯苓芒硝汤、泽泻汤、厚朴大黄汤、小半夏汤、己椒苈黄丸、小半夏加茯苓汤、桂苓五味甘草汤、苓甘五味姜辛汤、苓甘五味姜辛加半夏汤、苓甘五味加姜辛半夏杏仁汤、苓甘五味姜辛夏杏加大黄汤应用，附《脉经》论痰饮3条，王隐君滚痰丸、化痰丸、黑锡丹应用，《此事难知》论脏腑咳嗽1条。

23. 消渴癃淋病脉证治

内容包括：《金匮要略》论消渴2条及文蛤散应用，附《诸病源候论》论消渴1条，《千金方》论消渴1条，麦门冬丸、猪肚丸应用，《诸病源候论》论内消1条，《古今录验》论消渴1条，铅丹、花苁蓉丸、煮散、填骨煎临床文献记述，《三因极一病证方》论消渴1条，真珠丸、苁蓉丸、石子荠苨汤、古瓦丸、玄菟丸、猪脊汤、乌梅木瓜汤、澄源丹、梅花汤、忍冬丸应用，《保命集》论三消1条，人参石膏汤、顺气散、大黄甘草饮子、茴香散、加减八味丸、珍珠粉丸应用。

以上为消渴病。《金匮要略》论淋病3条，瓜蒌瞿麦丸、蒲灰散、滑石白鱼散、茯苓戎盐汤、猪苓汤应用，附《诸病源候论》论淋病2条，范汪延命散、必效疗五淋方、范汪鳖甲散、《古今录验》疗诸淋方、《千金方》疗气淋方、《古今录验》滑石散、广济方、《古今录验》石韦散、延年地黄丸、茅根饮子临床文献记述，《诸病源候论》论血淋1条，广济鸡苏饮子、《千金方》疗血淋方临床文献记述，陈修园论癃闭病1条，滋肾丸、补中益气汤、五淋散、萆薢分清饮应用，

《诸病源候论》论小便不禁1条，小便数1条，尿床1条，黄连丸、集验方应用、《千金方》疗尿床方临床文献记述。

24. 水气病并胀病脉证治

内容包括：《金匮要略》论水气21条，越婢加术汤、防己茯苓汤、甘草麻黄汤、麻黄附子汤、杏子汤应用，又论黄汗2条，芪桂芍酒汤、桂枝加黄芪汤、桂枝去芍药加麻辛附汤、枳术汤、附枳术丸应用，附《诸病源候论》论水气4条，十肿丸、补药方、《千金方》麻子汤、范汪大槟榔丸、崔氏香薷膏丸、《千金方》中军后黑丸、治小肠水方、治大肠水方、治膀胱石水方、猪肾汤、治面肿小便涩心腹肿满方、治大腹水肿气息不通方、徐王煮散临床文献记述，《素问·宣明五气篇》论水肿2条，犀角汤、葶苈丸、三化神佑丸、疏凿饮子、秘方、五皮散、消河饼、导水饼临床文献记述，丹溪论胀8条，孙东宿论胀满1条，壮原汤、大正气汤、木香顺气汤、平肝饮子、紫苏饮子、鸡矢醴、人参芎归汤、见晛丸、禹余粮丸、导气丸、大安丸、鸡金散、青附金丹临床文献记述。

蛊胀脉证治。内容包括：《普济本事方》论蛊病1条，积块丸、紫金丹临床文献记述。

25. 黄疸病脉证治

内容包括：《金匮要略》论黄疸14条，茵陈蒿汤、硝石矾石散、栀子大黄汤、猪膏发煎、茵陈五苓散、大黄硝石汤、附瓜蒂散、《千金方》麻黄醇酒汤应用，《伤寒微旨论》论黄病3条，茵陈茯苓汤、茵陈橘皮汤、小茵陈汤、茵陈四逆汤、茵陈附子汤、茵陈茱萸汤应用。

26. 诸血病脉证治

《金匮要略》原文为“惊悸吐衄下血胸满瘀血病脉证治

第十六”，陈汝来调整为血病脉证治。内容包括《金匮要略》论血病10条，柏叶汤、黄土汤、泻心汤应用，附《圣济总录》论吐血3条，羚羊角散、阿胶散、藕汁调散、竹茹汤、绵胶散、地黄饮、补肺白花煎应用，又论呕血1条，伏龙肝汤、泽兰汤应用，又论唾血1条，紫菀散、前胡汤、矾石丸应用，又论舌血1条，升麻汤、寸金散应用，又论血汗1条，人参汤、如圣散应用，又论衄血1条，伏龙肝汤、蒲黄散、贴背膏、茅花汤应用，又论大衄1条，远志汤、南天竹饮、苦参汤、葛可久十灰散、花蕊石散、独参汤、白凤膏、十珍丸、千金地黄汤、犀角地黄汤、四生丸、滋血润肠汤、《外台秘要》竹茹酒，临床文献记述。

27. 呕吐哕及噎膈关格病脉证治

内容包括：《金匮要略》论呕吐哕7条，吴茱萸汤、半夏泻心汤、黄芩加生姜半夏汤、猪苓散、四逆汤、小柴胡汤、大半夏汤、大黄甘草汤、茯苓泽泻汤、文蛤散、半夏干姜散、生姜半夏汤、橘皮汤、橘皮竹茹汤应用，附《古今录验》论噎1条，顾氏《医镜》论噎膈1条，参乳利膈汤、再造丹、加减大黄䗪虫丸、加减旋覆代赭汤、人参利膈丸、槟黄丸、万应膏、喻嘉言论关格2条、进退黄连汤、资液救焚汤临床文献记述。

28. 上下利及秘结病脉证治

内容包括：《金匮要略》论下利12条，桂枝汤、小承气汤、桃花汤、白头翁汤、栀子豉汤、通脉四逆汤、紫参汤、河黎勒散应用，附《千金方》小承气汤、《外台秘要》黄芩汤、四神丸、保和丸、洁古大黄煎、芍药汤、白术黄芩汤、茜根汤、葛根汤、陈米汤、泽漆汤、王太史治痢奇方、参连汤、斗门秘传方、驻车丸临床文献记述，顾氏《医镜》论秘结一条，六一顺气汤、养阴清热润燥汤、象胆丸、生地蜜油饮、橘杏汤、养血祛风润燥汤、八味加苁蓉丸临床文献记述。

陈汝来把《金匮要略》内科病分解为16章28个病证，反映早期中医内科临床教学特点，以经典著作为根本，引述前人文献进行解读的模式。岭南中医内科的另一特点是强调实用性，对前人著作进行凝练，使之成为指导临床简明读本，卢朋著《四圣心源提要》堪称代表作。

五、卢朋著与《四圣心源提要》

（一）《四圣心源》与《四圣心源提要》关系

卢朋著（1876～1939年），名雄飞，广东新会人，贡生出身，儒而通医，对清代山东名医黄元御《四圣心源》进行深入研究。四圣者，黄帝、岐伯、越人、仲景四圣之书，谓四圣之心传。然人亡代革，薪火无传。黄元御运以精思，达以卓论，抉天人之秘奥，阐顺逆之精微，正如清代欧阳兆熊为其写序曰："其源不尽出自医家，而自唐以后，谈医者莫之能及，两千年不传之绝学，至是始得其真。"[66]

黄元御《四圣心源》作于乾隆十四年（1749年）二月，成书于乾隆十八年（1753年），是一部以论述临床病证为主、且与基础理论紧密结合的综合性医籍。全书10卷，约10万字。卢朋著读《四圣心源》，受张南山启发。张南山，字维屏，祖籍浙江山阴，生于广东番禺清水濠，有《张南山全集》。卢朋著曰："张南山先生自言学医四十年，得黄元御书，始通《长沙》之学，又题《伤寒悬解》，曰：千秋一个黄坤载（黄元御，字坤载）。"卢朋著又说："余读黄氏书屡矣，屡读而屡置之以不解。故昨复取而读之，不解犹昔。因思天下无不可解之理，第用力未久，不能豁然贯通耳，乃读而不置。于是向所不解者，今始渐解。算术之推算也，数数而算之，无一公式以通之也。唯代数则有公式以通之，不必数数而算之也。黄氏之医术，一以贯之，殆犹代数式欤。”[67]1

卢朋著认为，黄元御之医术，犹如代数之有公式，可以一以贯之。然而黄元御医术以清代名医吴东旸最能领会，最能推广。吴东旸，江苏江阴人，著《医学求是》附医案1卷。昔人云：学我者死，不得黄元御之真解而学之，斯死矣；得黄元御之真解而学之，斯不死矣。《四圣心源》黄元御之精撰也，不于此而提其要，于何提之？既云提要，非备录也。又取东旸之医案，提其要而附录之。[67]1

民国二十一年（1932年）九月，卢朋著编撰《四圣心源提要》，为铅印本线装，1册，封面为任子贞题，约26 000字，选取了《四圣心源》卷四至卷七共43种病证进行提要。时任中医专教务主任廖景曾先生为《四圣心源提要》作序：“卢朋著兄家藏医籍最富，皓首穷经，寒暑靡辍，儒医之称，洵无间然，特编辑《四圣心源提要》，以便后学之研究。谨述管见，聊备商榷。嗟乎！我国医学，沈晦久矣！世风日降，异说沸腾，《素》、《灵》微言不绝如缕。此非学术之失传，由于发扬光大者之无其人也。朋著兄固长于文辞者，愿共勖之。”[67]1《四圣心源提要》之刊行与《四圣心源》的成书相距亦179年矣。

（二）《四圣心源提要》学术成就

《四圣心源提要》选取《四圣心源》中的43种病证为：中气、阴虚、阳虚、阴脱、阳脱、神惊、精遗、气滞、气积、血瘀、衄血、吐血、便血、溺血、气鼓、水胀、噎膈、反胃、消渴、癫狂、痰饮、咳嗽、肺痈、腹痛、腰痛、奔豚、瘕疝、积聚、蛔虫、便坚、泄利、痢疾、淋沥、中风、历节、痉病、湿病、黄疸、暍病、霍乱、痎疟、伤风、齁喘等。每种病证之后，均附有方药1~2首。全书共有65首方药，其中汤剂57首、散剂6首、丸剂2首。近人廖吉娜对卢朋著《四圣心源提要》学术特点进行研究，评述如下[68]。

对脏腑功能的论述尤其重视脾胃

卢朋著《四圣心源提要》开篇首论中气："脾为己土，以太阴而主升。胃为戊土，以阳明而主降。升降之权，则在阴阳之交，是谓中气。胃主受盛，脾主消化，中气旺则胃降而善纳。脾升而善磨，水谷腐熟，精气滋生，所以无病。脾升则肾肝亦升，故水木不郁。胃降则心肺亦降，故金火不滞。火降则水不下寒，水升则火不上热。平人下温而上清者，以中气之善运也。中气衰则升降窒。肾水下寒而精病，心火上炎而神病，肝木左郁而血病，肺金右滞而气病。"[67]1

由是可见，卢朋著非常重视脾胃的生理功能，以脾胃的气机升降来阐释脾胃的正常生理功能，认为脾胃的气机和气化的升降正常，是维持人身的生理功能正常的关键所在。在《四圣心源提要》中，对于杂病的论治和用药非常重视升降脾胃气机，恢复脾胃的正常升降功能。此外，黄元御认为人脾胃虚寒者十之八九，而实热者十之一二，用药喜温补温散而恶寒凉损伤脾胃。卢朋著遵循了黄元御对于脾胃寒热的学术观点，用药多避寒凉而多用温热之品。虽地处岭南之地，仍不渝此道，不同于时方派之喜用清轻寒凉之品，且临床疗效卓著，独具特色。

如在对衄血的治疗中，认为衄血是由于"胃土上壅，肺无降路，收令失证，君相升泄，肺金被刑，营血不敛"[67]5。用药时以麦冬、贝母清肺金，五味子敛肺气，杏仁降肺气而使肺气不逆，半夏以降胃气，甘草、芍药柔肝血由，敛肝气，使血有所藏，仅以一味柏叶用以止血。又如对咳嗽的治疗中，认为“咳嗽者，肺胃之病也。胃气上逆，肺无降路，雾气堙塞，故痰涎淫生，呼吸壅碍，则咳嗽发作。其多发于秋冬者，风寒外闭，里气愈郁故也。而胃之所以不降，全缘阳明之阳虚”[67]12。用药以半夏降胃气而开痰结，干姜温土气而化痰湿，以茯苓、甘草理脾泄湿，行脾土健升之职以助胃气降下之能，五味子敛肺气，细辛以温散肺卫。如此则胃降而肺敛，脾升而痰湿开化，咳嗽自止。可见，其注重脏腑阴阳升降之理，联系脏腑之间的相互关系，而用药深谙脏腑升降之理，阴阳敛降之道，出神入化。

从卢朋著医案的用药上可以看出卢朋著在治疗杂病的过程中，非常重视人体气机升降，尤其是中气脾胃升降在治疗杂病中的作用。据《中医杂志·本校赠诊所医草》所载：卢朋著曾治一姓邓妇人，此人咳嗽头晕，口干而淡，欲食，舌苔略白，脉象弦滑。卢朋著辨证为肺热而兼血少之证。处方中除用贝母、冬花、桑叶以除肺热，桔梗以开肺中郁火，首乌以养血之外，还根据中焦脾胃为人体气机升降枢纽，肺气郁火内壅，肺气不降缘于胃气上逆之理，用半夏以降胃气，枳壳宽中气。

卢朋著重视胆胃在精神惊悸疾病中的作用，认为“其原由于胆胃之不降。胃土不降，相火失根。虚浮惊怯，神宇不守”[67]3。在用药方面，以半夏降胃气以助心气下交于肾，以桂枝、芍药调理营卫交泰阴阳，且桂枝以疏木，芍药以敛胆，肝木疏则胆火自降，以甘草、茯苓渗泄脾湿以升脾气，从而助胃气之下降，以龙骨、牡蛎之重镇以收敛神气下交癸水，如此则心神不浮，肾水不凝，脾升胃降，神惊自平。

（二）对外感热病与内伤杂病的治疗特色

外感暑病。岭南之地多暑热，故卢朋著对于暑病的论述颇详："暍病者，暑热而感风寒也。盛暑汗流，元气蒸泄，披清风而浴寒水。元府骤闭，里热不宣，故发热恶寒，口渴齿燥，身重而疼痛，脉细而芤迟也。法当补耗散之元气，而不至于助火，清烦郁之暑热，而不至于伐阳，清金而泄热，益气而生津，无如仲景人参白虎之为善也。"[67]25

由于暑多夹湿，故在治疗暑病的时候，卢朋著主张多加渗湿之品，如茯苓、薏苡仁、滑石等品以清上渗下，消除湿邪。同时由于暑病多为内有火热，外有风寒郁闭，故在治疗暑病的同时应加入少量的散表之品，以开泄表气，使体内暑热有开泄之路。卢朋著多用浮萍解表，因浮萍性辛温而不大热，能解表而不助热，故常用之。

伤风。卢朋著认为伤风是由于"中虚而外感"[67]27，其发病机制是阳衰土湿，中脘不运，胃土常逆，肺金失降。强调脾气不足，水湿停滞导致肺气和胃气不降，外感风寒邪气则郁闭皮毛腠理，遂生此病。故治疗伤风"宜泄肺而开皮毛，理中而泄湿郁"。用药以苏叶、生姜开散表邪，甘草、茯苓渗泄脾湿，半夏降胃气并可消水湿，干姜、砂仁温中开郁以助散表，橘皮以消痰。如此则表气开，湿消而郁散，气通而水调。

论治内伤杂病。卢朋著继承了黄元御的学术思想，重视脾胃中气在内伤杂病中的重要作用。如论述痰饮："痰饮者，肺肾之病也，而根源于土湿，肺肾为痰饮之标，脾胃乃痰饮之本。阳衰土湿，则肺气壅滞，不能化水，肾水凝瘀，不能化气。气不化水，则郁蒸于上而为痰。水不化气，则停积于下而为饮。盖痰饮伏留，腐败壅阻，碍气血环周之路，格精神交际之关，诸病皆起，变化无极，随其本气所亏而发，而总由脾阳之败。缘足太阴脾以湿土主令，手太阴肺从湿土化气，湿旺脾亏，水谷消迟，脾肺之气，郁而不宣，淫生痰涎。岁月增加，久而一身精气，尽化败浊，微阳绝根，则人死矣。悉宜燥土泄湿，绝其淫泆，生化之源，去其瘀塞停滞之物也。”[67]11痰饮虽然是肺肾之病，而其根源在于“土湿”，肺肾为痰饮之标，脾胃乃痰饮之本。《四圣心源提要》将痰饮的形成归结为“总由脾阳之败”，治疗痰饮病用“姜苓半夏汤”，即《金匮要略》小半夏加茯苓汤为基础方加减而成。卢朋著认为，百病之生，悉由土湿，是以多有痰证，而臌胀、噎膈、虚劳、吐衄、嗽喘、惊悸之家更甚。原因土湿阳虚，气滞津凝。法宜燥土泄湿，利气行郁，小半夏加茯苓、橘皮，是定法也。

又如对“便坚”的辨证：“便坚者，手足阳明之病也。阳主开，阴主阖。阳盛则隧窍开通而便坚，阴盛则关门闭涩而便结。凡粪若羊矢者，皆阴盛而肠结，非关火旺也。盖肾司二便，而传送之职，则在庚金，疏泄之权，则在乙木，阴盛土湿，乙木郁陷，传送之窍既塞，疏泄之令不行，大肠以燥金之府，闭涩不开，是以糟粕零下而不粘连，道路梗阻而不滑利，积日延久，约而为丸。仲景谓之脾约。其色黑而不黄者，水气旺而土气衰也。”[67]18卢朋著认为“便坚”是手足阳明之病，即手阳明大肠经和足阳明胃经二脏功能失调，并且大多是由于阳胜或阴胜导致，另外，便坚与肾和肝的关系密切，因肾司二便，而行传送之职，则在庚金，疏泄之权，则在乙木，阴盛土湿，乙木郁陷，传送之窍既塞，疏泄之令不行，大肠以燥金之府，闭涩不开。将便坚分为阴阳二证，与胃、大肠、肝、肾诸脏器的功能失调有关，而其中又以脾胃功能失调为最重要原因。强调凡内伤杂病，粪如羊矢，结涩难下，甚或半月一行，虽系肝与大肠之燥，而根源土湿。以脾不消磨，谷精堙郁而化痰涎，肝肠失滋，郁陷而生风燥，故也。法宜肉苁蓉滋肝润肠以滑大便。一切芒硝、大黄、当归、生地、阿胶、龟板、天冬之类，寒胃滑肠，切不可用。

（三）论述阴阳气血关系，注重对人体的阳气养护

卢朋著《四圣心源提要》曰："阴虚。水为阴而阴生于肺胃，胃逆而肺金不敛，君相升泄，则心液消亡，而阴无生化之源，故病阴虚。是宜降肺胃以助收藏，未可徒滋心液也。""阳虚。火为阳而阳升于肝脾，脾陷而肝木不生，温气颓败，则阳无生化之源。脾陷之根，因于土湿。土湿之由，源于水寒。是宜升肝脾以助生长，不止徒温肾气也。"[67]2 可见人体阴阳气血病变是五脏的功能失调结果。

《四圣心源提要》重视人体的阳气，源自于黄元御学术基础上。黄元御深悟《内经》之旨，仲景之精髓，在治疗杂病的过程中，非常注重人体的阳气养护。阴阳互根互用，而是阳为君，阴为相，阳气对阴具有统领的作用，阴在阳的主导下发挥功能。所以以扶阳抑阴为论治杂病的宗旨，喜用干姜、附子、桂枝等温热之品以补充人体的阳气。若见阴不足，也在滋阴的基础上加入温热扶阳之品。阴气上升之权在于脾，若脾气不升而反降，则精血等人体的正常物质发生脱失而形成阴脱。在用药方面，《四圣心源提要》采用"乌肝汤"，方中以茯苓、甘草培土渗湿，桂枝、芍药以调整营卫，以人参、干姜、附子以温养人体阳气，只用一味制首乌来滋阴。此方中大多数药物为温热性质，而养阴的药物只占很小一部分。

《四圣心源提要》在运用温热药物治疗杂病时，多从调理脾胃入手，论治杂病时重视人体阳气的养护，在用药时善用温热之品。如治疗遗精中用砂仁、附子暖水行郁，治疗气积中用干姜、砂仁以温中散寒，治疗便血用附子、白术以培土散寒等。认为每一味药物虽然具备各自四气五味的特性，但是特定的药物往往对特定的脏腑有着特殊的作用。如茯苓与甘草相伍主要入脾经而健脾渗湿，半夏入胃经而降胃气，柏叶入肺经而凉降、敛肺、止血，桂枝入肝经而疏肝气等。

卢朋著《四圣心源提要》是在黄元御《四圣心源》的基础上进行删增而成的一部注重临床实用性的医学著作，其中大部分内容保留了《四圣心源》的原貌。它传承了黄元御人与自然的统一观及人体自身的统一观，论治内伤杂病重视脾胃中气在诊疗中的重要作用，处方用药继承了黄元御关于扶阳抑阴的学术思想，善用温热之品，在岭南医家中别具一格。

正如南海廖景曾引古语“言之无文，行而不远”评述卢朋著《四圣心源提要》所言：“凡百学术，必赖文辞，以发明方能信今而传后，矧（况且）医学之深奥而繁博者乎？黄氏学问精深，益为景仰。盖儒者，习医有渊源，有条理，由博返约，提要钩元。《四圣心源》一书，将黄帝、岐伯、秦越人、张仲景之遗著融会而贯通之，以明显清晰之词，达深奥繁博之旨。朋著兄固长于文辞者，愿共勖（勉励）之。”[67]1

六、民国时期岭南医家诊治内科杂病

（一）论中风证治法

民国时期汕头医家郭韶九善治中风，他认为中风，只要识证准确，可收全功，并非一般医生所认为的百无一愈。他说：“夫古圣定病名，必指其实，命曰中风，即其病属风可知矣。风为阳邪，既为风证，则主病之方，必以治风为本之药，方能有效，故侯氏黑散、风引汤、大小续命汤、防己地黄汤及地黄饮子等大方，皆多用风药而因证增损。诚以风入经络，内外相煽，以致痰火一时壅塞，治疗大法，唯须先去其风，继清痰火，而后调其气血，则经络可渐通，自然病重转轻、轻者遂愈。”[69]

为明了其取效基础，郭韶九后附诊疗经验：“予业医有年，适治兹证，无不着手成春，沉疴立起，若初患者，诊治曰星期许可愈。一二月者三旬愈。逐日换方，外煮祛风之药水盈盆，麻桂羌独细薄苏等药，将姜片浸啧良久，内服药剂奇重，斜左者灸右，斜右者灸左，切生姜薄片，贴放颊车骨上，放陈艾团如芝豆大，连灸三壮，其口目渐正，服剂初用大秦艽汤，加僵蚕白附南星天麻，次用风引汤，重用大石类，镇泻其大热；继用小续命，地黄饮子、祛风至宝丹、顺风匀气、侯氏黑散等方，另加竹沥汁调服。该斜处用火灸后，以牵正散捣生姜汁调敷之，外用晚蚕沙储布袋内，放锅里蒸温，暖身不遂处。急症兼证处理：初起口噤不省人事，用通顶散吹鼻、三生饮灌之；服药后真火虚浮、牙龈肿痛为善候，可用清胃散加玄参、石膏或甘露两地汤；天寒下雨作痛用史公药酒、虎鹿龟三英膏；偏身不遂用大活络丹，有痰加牛黄、白芥子、苏子、竹沥、二陈汤等。”

民国时期城西方便医院何振逵中医师，在《方便月刊》上发表偏枯的论治心得。何振逵首先复习《内经》及后世医家关于偏枯的认识，得出该病有风寒异气之邪客，湿痰瘀血之壅阻等内外两个原因，并用一则病案体现诊疗特色，具体如下：

偏枯之症，据《内经》云：“虚邪偏客于身半，其入深者，内居营卫，营卫衰，则真气去，邪气独留，发为偏枯。

此言偏枯症之由于真气虚，所谓邪之所凑，其气必虚者也。”又《内经》言皆膈偏枯，戴复庵云：“胸膈间之膻中，气海所留，宗气盈溢，分布四脏三焦，上下中外，无不周遍，若分布不周于经脉，则偏枯；不周于五脏，则喑。”按上两说，一言邪客，是外因，一言胸膈，是内因？何言内因？盖人身胸膈间，每易有非由外袭之湿痰瘀血等所聚；若湿痰瘀血等，盘踞胸中，宗气自不能分布于五脏三焦，周遍于上下中外，而偏枯之病起矣。

有宗刘氏者，三水人，四十岁，民国二十四年十二月二十一日入院，住女院一百三十一号房，因猝仆偏枯，身体强直，痰涎壅盛，语声不出，脉沉伏，不食，便不寐。断为阳偏枯，非外因，即以二陈汤加胆南星、礞石、川朴、枳实、旋覆花、石菖蒲等，服二剂，神已清醒，四肢略能转动，脉显沉滑，照前方去礞石、枳实、川朴，加黄芪，助其气之分布，即能起坐，舌亦转运能言，但不甚清楚，而健饭异常，辄骂管房人不予饱食。适是时，痢证盛行，该氏不能避免，即患腹痛下泄红白，日十余次，服消导药数剂始愈。一日，晨早到诊，见其家属数人在座，而该氏竞狂言怒骂，不避亲疏；细询其家人，始悉曾将蛇酒与饮，已尽一樽，该氏患痢甫愈，湿热余邪，尚未肃清，得酒则更助其披猖之势，况患偏枯者，气血偏盛一边，神经轻易兴奋，酒性刺激，最不合宜。即拟至宝丹五分，服后，帖然安睡，连服二日，神识清醒，再为调理数天，于二十五年元月二十六日出院，时已步履如常，语言亦无謇涩之态矣。

此症初起，全属痰凝为患，非表实，故不用桂枝、续命等汤，非里实，故不用牛黄，二化诸法；只用二陈化痰，加胆南星、川朴等导痰通窍，便能奏效，所谓治病必求其本也[70]。

（二）虚劳证（肺痨）论治

虚劳包括中晚期肺痨病。这一时期专著有林屋山人《防病新书》、罗桢符《痨病述要》等。小罗浮云泉仙馆林屋山人著《防病新书》有专篇论肺痨与虚劳，认为肺痨病之名词，为年来新医学界之流行语，原名为肺结核，因肺部含有杆形细菌，结核为患，故名。古医籍凡关于肺经亏损之记录，多名曰“虚劳”，或曰“阴虚”，若肺痨病名，则未之前闻也，今欲于载籍中，求能指出某某病，即为肺痨病，实少概见，唯在痨瘵门中，有所谓尸蛀传尸痨等病。前贤所谓虚劳阴虚之说，殆指肺痨之缘起而言，所谓尸蛀传尸之说，系指肺病之末期，视为极为重要之传染病。肺痨之病状，咳痰咯血消渴下痢胸痛等象，因其病之轻重而异，初时干呛短咳，或有血丝，肺愈坏，则身热愈高，且咳声不断，胸前切痛难忍，脉软无力，日久则声破，喉头亦痛，会厌生疡，吞吐亦难，有时痰作灰黄色且稠胶，并带血丝，此乃肺大叶发炎之故。及至肺变坏脓如一大巢，则吐脓甚多，脓多于痰，痰和血如铁锈色，咳至数钱或数斤者，来势甚急，似由胃中呕出，然细察其病，又无胃病之见证。林屋山人曰：“在古人虽未能发明何者为抵抗力，但证诸今日之学说，谓细菌必乘人体之人虚弱病始发，则古人定其病为虚劳为阴虚，实验与理想，未尝不符合也。”[71]林屋山人《防病新书》，辑录沈存中《灵苑方》治咳喘上气嗽血吐血脉无力者，葛可久《劳证十药神书》方治虚劳吐血者。重视食疗，如录《食医心境方》治劳瘦骨蒸、日晚寒热咳嗽唾血，以生地黄汁三合，煮白粥，临睡入地黄汁搅匀空心食之。

罗桢符《痨病述要》节录历代名医论症论治及一切卫生

禁忌各法，选华佗《中藏经》、隋代巢元方《诸病源候论》、唐代王焘《外台秘要》、宋代严用和《济生方》、元代朱震亨《心法》、明代葛可久《劳证十药神书》、明代戴恩恭《证治要诀》、明代王纶《明医杂著》、明代李梴《医学入门》、明代李中梓《医宗必读》、明代徐春甫《古今医统》、清代喻昌《医门法律》、清代张璐《医通》等，认为：痨病之起因，其内因之最重要者，曰劳伤心肾；至于外因，则有风寒入肺，久咳成痨者；其所谓不内外因者，谓不因七情六淫所感，而为传染意外所得者[72]。罗桢符自制方药防治痨病，计有保肺神胶、补血膏、清露丸、补遗润肺玄霜等。其保肺神胶方解曰："举世界人类最大恐惧、最易传染、最难治疗、杀人最易而且多者，厥为肺痨病。仆萃三十年之学力经验，撰著《痨病述要》。首先揭发杀虫补虚为中西医不二法门；保肺补脾为今不刊名论，并详述古人论证治与夫受病之起因，及其病状脉象死生吉凶之候。复搜集历代名医方案以采其精要之药物，或师其修合之秘制成保肺神胶以治肺痨病。历年试验，成效卓越，至于肺痿、肺弱、干咳、久咳等症状，收效尤佳。"[73]顺邑同乡梁弼予为《痨病述要》谨跋："邑人罗桢符，为余多年交好。稔知其医学湛深，利济为怀，凡所识，赠诊赠药，数十年如一日，以故国人交誉，朋辈钦佩。无间言所谓品学兼优者，罗君其庶几无愧焉。近本其十年之积学经验，著为《痨病述要》，并搜集古方，参以已意制成保肺神胶，治肺痨诸病，活人无算。书成诣，余问序读，竟而知：罗君著书制药之本意，纯为病家设想，益钦其仁爱淳洁，而不能已于言也。"[73]谨跋

广东翁源县医家陈应期，擅治内科，尤以治疗虚劳、咳血见长。首先提出痨瘵病内伤病因机制："虚系以痨，痨冠

以虚，言虚劳之为病，是内伤，不是外感，盖外感易疗，而内伤难治，非尽阅医书者之不善其术，需在病者之能养其心耳。”[74]继之以虚火立论，形象以“空架柴火”比喻虚火腾空蔓延，煎灼肺腑而成劳瘵：“痨别五种，总不外乎一虚，虚者空也，如空架柴火，架愈空而火愈烈，合下痨字连读，可知痨从火生，非火则无以成痨，故七情过用，火固动，六极所伤，所谓痨因火发，火因致痨，虽是浑言虚痨，未曾指实火痨，而会而通之，解人不识可索耶。参读修园治虚痨之证，有曰‘阴虚火动、阴盛火动’两语。而于虚之一字，解得明了，医者常可恍然矣。试思心之君火一炽，而胆肝之相火继之，遂至煎熬肺腑，移其热于脾胃大小肠，以及膀胱两肾，无一非虚火之熏蒸，此观其证成痨瘵。”[74]

治疗方面认为：因五志之火内燃，则温脾土以生肺金，而焰自熄；虚甚加黄芪，君以饴糖、甘草，不外稼穑作甘，以建立其中气，殆即内经之所谓“精不足者，补之以味”，若阴盛火动，为寒咳，则附子理中汤，加细辛五味参术草，补脾以滋肺，姜与附，扶阳以抑阴，细辛用通肺窍，五味却敛肺气，再则参附汤，取人参养阴以止咳，附子暖水以制火已耳；而阴亏火动为燥咳，则清燥救肺汤，加芩连，石膏麦甘清胃火，以胃土为肺金之母，桑枇纹理似肺叶，象形以救肺之燥，阿杏人参滋肺经，润品以除肺之热，合之黄芩寒以泻肺火，黄连苦以降心火，火熄而肺不受伤，后独参汤，以人参滋阴而润肺，久咳尤宜。

预防及日常调护强调重在养心：具有卫生常识，寡欲清心，医痨法算第一；此则衣宜清洁，弗涉垢污，寒暑换服，风邪莫侵，食宜新鲜，勿嗜陈旧，热物需禁，燥物何乘，住宜高轩，不取卑湿，光线透明，微菌弗聚，居恒则吸受空气，常时则戒忌怒形，此卫生之要素也。

(三) 肝胆病证

香港名医伍卓琪，治疗胆石病证有丰富临证经验。伍卓琪，广东顺德人，早年毕业于广东中医药专门学校，后悬壶于香港。伍卓琪认为中医古无胆石病之名，但其症状主要有黄疸，故可以与中医黄疸病相参："胆石病，古书无此病名，然此病往往出现黄疸，故古书每以黄疸病赅括之。《金匮要略·黄疸病脉证并治》篇中有云：'酒黄疸，心中懊憹或热痛，栀子大黄汤主之'，盖指此病而言。汤本氏释义云：'余之经验，本方证之黄疸，肝脏或胆产部肿胀硬结，有自觉的疼痛或懊侬，或热痛，凡有此证者，弗论酒客与否，皆用本方，且多与大小柴胡汤合用。'"同时他提到为深入认识本病，当参照西医学说法："又本病在发作时，右胁（肝脏部）及脘腹等部，发生甚剧之疼痛，易与胃肠痛症混淆，为明了本病之真相起见，宜参照新说印证，较为切实。"[75]

伍卓琪描述胆绞痛症候：胆石酸痛发作时，肝脏部发生穿刺性甚至撕裂性之剧痛，此乃由胆囊之收缩，其企图盖欲排出胆石，当胆石移动进入胆管内，刺激排泄管黏膜时，发生剧痛，胆石愈大而尖锐，其疼痛亦愈烈，至于胆管之炎症性刺激，当然亦有关系。酸痛多在晚闲或深夜发作，痛点多向右胸，右盾及右背等处放散；同时呕吐，大汗淋漓，面色苍白，间有发生休克。当酸痛发作之际，往往发生恶寒、发热，但经数小时后，即行消失，若胆石梗塞于胆管，引起化脓性胆管炎时，其发热情况，则较为持久，温度亦较高（有时可达40℃以上）。

在酸痛间歇时，于肝脏下缘，可触得肿大之胆囊，同时肝脏亦往往肿大。本病有压痛点，在第十二胸椎右侧三四厘米之处，所谓 BOAS 氏压痛点是也。至于黄疸一征，多在酸痛发作后一二日内出现（亦有不发生黄疸者），病者之眼巩膜，皮肤及尿液等，均呈黄色（检尿可发现胆色素），粪便变成缺乏胆汁性之灰白色，此乃由于结石使胆管内压增加，胆汁分泌障碍所引起。凡上所述，为典型之胆石疫痛发作之情况，但在临床上所见，大多数病者，仅呈肝脏部钝痛、牵引性疼痛，及轻度之胃肠症状。

关于治疗之法。据西说谓：胆石经已形成，除施手术割除外，并无其他方法可使之溶解，在姑息之治疗上，唯有企图减少其发作次数及减轻发作时之痛苦而已。基此目的，病者必须善为调摄，日常宜做柔软运动，戒绝烟酒及刺激性食饵，少食肉类及脂肪；宜多食蔬菜水果（但不宜冰冷），并使大便流通。依此方式调摄，或可减少发作机会。若酸痛发作时，宜静卧床上，胆囊部用热湿之布外敷，可以缓解胆管痉挛而减轻痛苦。

药物疗法，据经验，在酸痛发作时，如症见呕吐，巩膜微黄（黄疸症初起巩膜先黄），右胁剧痛，脘腹胀满、发热，舌赤苔黄，脉象弦数，可用下方：

土茵陈八钱，云茯苓一两，泽泻三钱，朱苓三钱，鸡骨草五钱，藿香二钱，竹茹（姜汁炒）五钱，郁金一钱半，黄柏三钱，山栀子三钱，赤芍三钱，柴胡（醋炒）三钱，金铃子三钱。清水煎，去渣，温服。按此方有利胆、消炎、止呕、镇痛作用，通常服此方一二剂（每日一剂）后，症状即可大为轻减。

继用下方：土茵陈八钱，鸡骨草五钱，黄鱼头石（研粉冲服）一钱半，桂枝尖三钱，白术三钱，猪苓四钱半，云茯苓四钱半，泽泻七钱半，清水煎，去渣，温服，（每日一剂），连服三数日，症状多可完全消退。

此后再用下方：鸡骨草二两，黄皮核五钱，黄鱼头石（研粉冲服）一钱半，瘦猪肉四两。清水煎，去渣，温服，隔日服一次，连服三四月，胆石多可完全滑失。伍卓琪治疗胆石证之经验，20 世纪 40 年代末至 50 年代初为省港地区医药界同仁认可。

（四）肾病证治

民国时期，省港名医黄省三治疗“肾脏炎肾变性”（又名“血管球性肾炎”）积累经验。黄省三根据中西医理，研求国药效能，更本个人诊疗经验，以制成治疗本病之方剂。本方制成之后，于 1910 年即以之施于临床实用，在此 45 年中，经诊本病患者共 352 例，皆以本方为之治疗，其中病例之绝大多数可获完全治愈（已达末期的肾脏炎肾变性之患者，及于肾变性进展中而有严重继发性感染之病者除外），绝少由急性肾炎而移行于慢性型者，愈后亦绝少复发。而本方对于急性肾炎及初期肾变性之患者，收效尤为迅速，愈后不复再发，且患者痊愈后，其所固有之病征，如血尿、蛋白尿、管型尿、氮素潴留、浮肿、肾或心之功能不全、高血压及初期尿毒症等症状，必获完全消失，此则著者经 40 余年之临床实验而知本方确有此良佳之疗效者。虽然本病于治疗之后，实际上不能施行肾脏活体组织检查，以观察其于患病时所显之病理解剖的变化，愈后是否完全消失。但施用本方治愈本病后，患者之健康皆获完全恢复，经过长期持续检尿皆无异常，其中一部分之治愈病例，更不只长期持续检尿，且曾经施行肾功能试验、心功能测验、血压测验、血液检查等，皆得证明其业已恢复正常，根据此等病例之检验结果，则本方确有完全治愈本病之疗效，使肾小球、肾小管之病变借其疗效得获完全治愈，始能恢复其肾脏所固有之功能，亦必无从恢复，故患者得获上述之各种现象，即可为本病业已治愈之证明[76]1-2。

黄省三肾脏炎肾变性有效汤方：云茯苓六钱，闽泽泻四钱，猪苓四钱，白芍药三钱，法半夏三钱，川厚朴二钱五分，川枳壳二钱五分，陈橘皮六分，生甘草三分[76]77。

本方效用：现代医家对于本病之药物疗法，多为利尿之剂，但利尿剂乃是使尿中水分及其中固形成分增加而排出之药物，并非为根本治疗肾脏病之药剂。且各种利尿剂是完全由肾脏排泄者，故能增加肾脏之负担，而有刺激肾脏的性质，其利尿力愈大者愈能伤害胃肠，所以容易损害全身营养，因此于本病不能持续使用，且利尿剂用于急性血管球性肾炎之病例，多无效力，并应禁忌。但本方并非以利尿为目的，其疗效乃是消除肾脏病变以恢复肾单位之功能者，对于病已久远之慢性肾炎或真性肾变性之患者，于长期施用本方亦绝无副作用而得获满意效果[76]78。

兼证用方：①合并心系并发症者可用“黄氏强心有效汤”。处方组成：西洋参八钱，麦门冬八钱，炙甘草一钱四分，大枣肉二钱四分。②合并肺系感染者可用“黄氏黄芩竹叶汤方”。处方组成：条黄芩三钱，鲜竹叶七钱，连翘壳三钱五分，牛蒡子三钱五分，栀子皮三钱五分，瓜蒌皮三钱五分，冬桑叶三钱五分，瓜蒌根三钱五分，杭甘菊花三钱五分，薄荷叶三分。适应于肾脏炎肾变性之病程经过中，而有并发流行性感冒或继发化脓球菌感染之患者。“黄氏玄参竹叶汤方”。处方组成：玄参七钱，鲜竹叶七钱，连翘壳三钱五分，牛蒡子三钱五分，栀子皮三钱，瓜蒌皮三钱五分，瓜蒌根三钱五分，桑白皮三钱五分，牡丹皮三钱五分，鲜菊叶四钱

（如无鲜菊叶，可用同量之杭甘菊花代之），青蒿八分，薄荷叶四分。“黄氏流行性感冒有效汤方”。处方组成：连翘壳三钱五分，牛蒡子三钱五分，栀子皮三钱，瓜蒌皮三钱五分，冬桑叶三钱五分，瓜蒌根三钱五分，杭甘菊花三钱五分，薄荷叶三分。“黄氏贝母紫菀汤方”。处方组成：川贝母四钱，紫菀四钱，小瓜蒌仁七钱，瓜蒌皮三钱五分，冬瓜仁四钱，北杏仁三钱五分，薄荷梗一钱五分，生甘草七分[76]114-128。

临床实验结果：急性血管球性肾炎轻症者，1～2个月内治愈，能使血尿、蛋白尿、管型尿之及早消失，恢复肾单位功能，防治由急性转向慢性；急性血管球性肾炎轻症者，本方与“黄氏强心有效汤”相伍服用，减轻病情外还可以防治心系并发症的发生；急性血管球性肾炎之恶性型无效。慢性血管球性肾炎，在早期治疗，始易为功，如其病变已达末期则治疗无效也。可见黄省三也是岭南提倡中西汇通医家的医家之一。

（五）喘咳证治

民国时期广州方便医院刘开臣，治疗咳嗽积累经验。刘开臣认为咳嗽虽为小疾，却时刻考验医生技术，有感于此，临证细心体会，认为咳嗽的治疗总体上应立足于辨证论治：“考咳嗽属肺病，有声无痰谓之咳，有痰无声谓之嗽，声痰俱备，称曰咳嗽，有邪在皮毛而为肺咳者，有五脏受邪，各传于肺而为咳者，此种属外因，有寒气凝敛，上壅于肺而发咳者，肺寒之咳也，有脏腑郁热，上蒸于肺而发咳也，肺热之咳也，此种属内因……是以咳嗽初起，多由于风邪犯肺，故治法当先去其邪，邪去则咳自止，唯致病之源，各有不同，治法因之而异，如寒者温之，热者清之，虚者补之，实者泻之，外感者宜辛散，内伤者宜甘润，断不能专用一药以统治各症也。”[77]

方便医院刘开臣医生按照元代葛可久《劳证十药神书》体例，把咳嗽病因从感风、感寒、感暑、感湿、感燥、感火、痰饮、肝胆火盛、肺胀、虚劳肾亏10个方面拟方，每方下又阐发原因、症状、治疗、处方各点，已经具有现代《实用中医内科学》特点，具体详述如下。

1. 感风而咳之方

原因：由于冒风途行，或露卧袭风，从皮毛或口鼻而入者，均是也。

症状：憎寒壮热，自汗恶风，烦躁口渴，头痛，脉弦，苔薄白腻而咳甚者。

治疗：宜辛凉疏解。

处方：芥穗一钱半，前胡三钱，薄荷八分，北杏三钱，象贝三钱，杷叶三钱，茯苓四钱，蝉蜕八分，甘草一钱，苇茎三钱。

2. 感寒而咳之方

原因：由于少穿衣服，少盖棉被，或夏月背受冷雨，或冬月冒雪而行者，均是也。

症状：憎寒发热，无汗恶寒，烦躁不渴，头痛如劈，鼻塞流涕，脉紧而弦，苔白而咳者，均是也。

治疗：宜辛温解表。

处方：麻黄五分，前胡三钱，桔梗三钱，法夏四钱，生姜三钱，北杏三钱，茯苓五钱，橘红一钱半，甘草八分。

3. 感暑而咳之方

原因：由于舟车困坐，烈日途行，或入闷热之场，或嗅地蒸之气，邪从口鼻而入者是也。

症状：心烦闷热，渴而引饮，喜凉恶热，或吐涎沫，脉状滑大，舌色绛赤。

治疗：宜甘凉疏解。

处方：青蒿钱半，南豆花二钱，天花粉三钱，冬桑叶四钱，芦根四钱，北杏五钱，滑石六钱，甘草八分，淡竹叶二钱，连翘二钱。

4. 感湿而咳之方

原因：由于坐卧湿地，多食瓜果，或涉水雨淋，湿从肌肤输入者是也。

症状：口腻而渴，但不欲饮，骨节烦疼，四肢重着，胸膈不舒，舌色黄而底白兼腻滑，脉滑而数，咳声重浊。

治疗：宜芳香化湿。

处方：藿梗二钱，茯苓四钱，生薏仁六钱，佩兰梗一钱半，法夏五钱，通草一钱，桔梗三钱，北杏三钱，川朴一钱半，广皮八分。

5. 感燥而咳之方

原因：由于天气亢旱，久不得雨，或多食辛燥，或被火燎，煤气熏蒸而致者是也。

症状：喉中梗梗，咽干而渴，胸痛作咳，以秋后感病者居多。

治疗：宜润燥清肺。

处方：桑叶三钱，沙参四钱，胡麻四钱，熟石膏六钱，麦冬三钱，北杏仁三钱，杷叶三钱，甘草八分，梨皮五钱。

6. 感火而咳之方

原因：如电家之久近炉火，及银器匠之专司打炼，锅铁工人常近煤火，因火热迫肺而发咳者。

症状：口鼻气均热，目赤心烦，胸痛烦渴，舌赤绛而引饮，脉洪而数。

治疗：宜清热导火。

处方：山栀三钱，细木通二钱，小生地五钱，川连一钱半，海石五钱，生石膏八钱，甘草二分，蛤壳五钱，生杷叶两，竹黄精三钱。

7. 痰饮而咳之方

原因：痰盛阻肺，气窍不通，肺失降令，气逆而咳。

症状：咳嗽痰多，痰色稀白，脉滑而紧，舌苔色白。

治疗：宜辛温开邪，祛寒涤痰。

处方：桂枝二钱，细辛八分，法夏六钱，生姜三钱，北杏仁四钱，橘红皮二分，苏子二钱，茯苓四钱，炙草八分。

8. 肝胆火盛而咳之方

原因：由肝火上越，或情志不适，侵犯肺金。

症状：肺气冲动，胸肋作痛，咳嗽气逆。

治疗：宜平肝泻肺。

处方：龙胆草二钱，柴胡二钱，枯芩三钱，炒栀子三钱，泽泻四钱，瓜蒌皮二钱，杷叶三钱，北杏三钱，木通三钱，甘草一钱。

9. 肺胀而咳之方

原因：由风寒郁于肺中，不能外越。

症状：气急息重，动则虚满，气胀不得卧。

治疗：宜散郁祛寒，顺气定喘。

处方：麻黄一钱半，苏子二钱，白芥子三钱，前胡二钱，桔梗三钱，法夏五钱，桑白三钱，款冬三钱，茯苓五钱，甘草钱半。

10. 虚劳肾亏而咳之方

原因：肾元虚损，咳伤肺络，金破不鸣。

症状：骨蒸潮热，咳嗽吐血，咽痛失音，肌肉消瘦，精神颓废。

治疗：宜金水相济，养阴益精。

处方：大熟地四钱，大生地四钱，天冬四钱，麦冬四钱，金石斛五钱，沙参五钱，炒阿胶二钱，沙参五钱，炒阿胶二钱，龟板一两，川贝母二钱，山药五钱，丹皮二钱，大知母二钱。

综上所列 10 方，粗具规模，分别原因、症状、治疗、处方各点，尤贵按症酌用，出入加减，盖因立方有定，而病情无定，不能执板方而治活病也。

（六）精神病癫狂证治疗

民国时期管季耀，不仅在骨伤科学上有造诣，在部分内科病证的处理上也颇有心得，于《杏林医学月报》上发表其对于癫狂证之诊疗体会，具体按病因及治疗两方面展开。

管季耀认为癫狂者，乃神经错乱之总名称，实则分而为二，癫者，喜笑不常，颠倒错乱也。喜为心志，故心热而多喜；狂者，訾骂不休，暴跳如雷也，怒为肝实，故肝火而多怒。

夫癫者，神魂受病也。自言笑，自悲泣，不知情理，不避亲疏，多静少睡，食不知饱，饥不知食，查其原因，良因七情郁结，六欲不遂，有因情场失意，有因利禄不遂，有因忧思过度，有因脑体变坏，而成痴呆之症者，名曰癫。

若夫狂者，营血火亢也。狂妄暴跳，呼呼不息，持刀追杀，推壁倒墙，多动而少睡，查其病因，自由气热血燥，火灼脑府，神魂颠倒，多因嗜酒过度，更为环境所迫，失意之事常八九，或因癫更受刺激而转发大狂，或由父母遗传所致，其原因病状实基于此也。

治疗。管季耀分为癫证与狂证。癫者，其因情欲不遂，必先怡其耳目，畅其心志，解其所欲，投其所好，用吐法以除其瘀，用疏解以醒其脑，用调法以定其神，用镇法以安其心，如脑体变坏，即难治也。狂者，多由因癫致狂，常按上治癫法治其本，更当先治其标，先用冷水泼其头，以降其火，次用凉血攻瘀法，以行其瘀，血行火降，其病自痊，若即发大狂，脉实者不治。处方如下：

吐痰饼：桐油子二两，白矾五钱，糯米粉四两。和匀，或盐或甜，加以好食之材料，打成饼，或煎或蒸，与其尽量食之，自然呕吐痰涎。

醒肠汤：桃仁、柴胡、香附、木通、赤芍、苏子、甘草各两钱。水煎，加用麝香一分冲服。再以药渣捣烂，放麝香少许，于顶心将药渣敷上。

调神汤：花旗参、丹参、桃仁、红花、苏木、蒲黄、灵脂、牛膝各二钱，玉桂心三分焗服。桃叶、柳叶各一握洗净，加纹银真金同煎。开正牛黄末三分，珍珠末三分，正朱砂一分，和匀服。

镇心丹：浮小麦三钱，粒麦冬五钱，熟枣仁三钱，柏子仁三钱，远志三钱，茯神三钱，正朱砂一钱，牛黄一钱，珠末一钱，真金箔 一张，血珀一钱，用麝香三分。共研极幼，每服三分，田竹黄精三钱，灯心三结，煎水开服。

凉血攻瘀汤：小生地一两，羚羊三分（先煎冲服），犀角三分（先煎冲服），胆草三钱，丹参三钱，川连二钱，桃仁三钱，红花三钱，苏木三钱，当归二钱[78]。

（七）民国时期广州方便医院良方丛辑（内科部分）

据鲍健公辑录，广州方便医院中医治疗杂病部分验方有：

1. 治小便不通方（孕妇忌用）

药料：正川麝香二分，田螺（或圆螺虫）一只，青蒿一片。

用法：先将麝香放置于肚脐孔，次将田螺连壳锤烂，盖于麝香之上，再用滚水将青蒿泡软，贴在田螺上，用布捆住，不久，小便即通。

2. 血症良方

药料：正田州三七。

用法：如患内伤呕血，咳血咯血，痰中带血等症，即用田州三七，成碎片，日夜含之口内，即效。

3. 止鼻血方

药料：降香二钱，三七二钱，槐花米二钱，小生地五钱。

用法：将上列各药，清水煎服。

4. 治砂淋方

药料：白砂糖少许，陈皮，马蹄粉。

用法：将白糖、陈皮煎水，冲马蹄粉服食，砂淋即由小便泻出。

5. 治热咳良方

老生橘叶五片（生草药店有售），大马蒉五个（去皮），猪横脷二条（去膏），清水三大碗，煲成一碗饮之。服数次即愈。

6. 治红白痢良方

金银花四钱、白芍四钱、清明柳三钱、川厚朴五分、绵茵陈二钱，煎水中结糖服三四次即愈（身体虚弱者，将各药成半煎服）。

7. 肺痨妙方

正海獭肝一具为末，每次服三钱，每月服三次，滚水冲服[79]。

第五节　骨外伤科类

岭南中医骨伤科素有优良传统，其以精确的理伤手法及独特的固定方法与有效伤科药剂著称于世。广东骨伤科名医大都武打出身，故武林医林历史上有着渊源联系。至清末民初，粤省骨伤科名医有蔡忠、管镇乾、李干才、梁财信、何竹林等。

一、蔡忠与跌打万花油

（一）蔡忠

蔡忠，又名高佬忠，原籍雷州半岛海康县人，少年师从戏班武师新锦，尽得其师武技医术奥秘，为新锦得意高足。据伍阳仁先生回忆，新锦原为少林派嫡系洪熙官之曾徒孙，遭清廷忌，隐姓埋名逃往佛山琼花会馆避难，以少林武技传于梨园子弟，久而为清廷逻者侦知，难再立足，乃逃往海外，蔡忠亦随之。蔡忠在新加坡创制跌打刀伤万花油，与南海九江人关剑泉合作，以卖武方式销售，日久稍有积蓄，夜宿客店为匪盗窃，蔡睡眠朦胧中觉醒，执盗匪胸用力一掷，盗匪立毙。命案已发，蔡忠只好复返广州，时已民国初，在西关丛秀南（今梯云路）设跌打正骨医馆，号名“普生园”，每日求诊者络绎不绝，为民国初年广州西关一带有名骨伤科医生。

（二）跌打万花油

蔡忠创制之“跌打万花油”，对治疗骨折、脱位、刀伤、火伤等有卓效。该药油医治跌打刀伤在省港澳南洋一带已有半个多世纪历史，疗效确切，久用不衰，至今仍十分畅销。跌打万花油药方成分：野菊花、乌药、水翁花、徐长卿、大蒜、马齿苋、葱、金银花叶、黑老虎、威灵仙、木棉皮、土细辛、葛花、声色草、伸筋藤、蛇床子、铁包金、倒扣草、苏木、大黄、朱砂银、过塘蛇、九节茶、地耳草、一点红、两面针、泽兰、红花、谷精草、土三七、木棉花、鸭脚艾、防风、侧柏叶、马钱子、大风艾、腊梅花、墨旱莲、九层塔、柳枝、栀子、蓖麻子、三棱（制）、辣蓼、莪术（制）、大风子（仁）、荷叶、卷柏、蔓荆子、皂角、白芷、骨碎补、桃仁、牡丹皮、川芎（制）、化橘红、青皮、陈皮、白及、黄连、赤芍、蒲黄、苍耳子、生天南星、白胡椒、香附（制）、肉豆蔻、砂仁、紫草、羌活、草豆蔻、独活、干姜、荜茇、白胶香、冰片、薄荷油、松节油、水杨酸甲酯、樟脑油、桉油、丁香罗勒油、茴香油、桂皮油。辅料为植物油。性状：本品为棕红色的澄清油状液体，气芳香。功能主治：消肿散瘀，舒筋活络止痛。用于治疗跌打损伤，轻度水火烫伤。其组成药物不少是岭南地方草药，如马齿苋、黑老虎、木棉皮、铁包金、一点红、两面针等。

蔡忠没有著述存世，但他对骨伤科外治手法与内治经验，通过后人发扬光大。孙子蔡荣，就总结出外治十三法（敷贴、掺药、涂搽、洗涤、熏淋、热熨、药线、针灸、火罐、针拨复位、牵引、手术和理伤手法——拔伸、旋转、屈伸、分骨、折顶、回旋、捺正、挤压、按摩推拿、理筋、分筋、弹筋、拨络）、伤科内治十法（攻下逐瘀、行气活血、接骨续损、调营清热、托里排脓、舒筋活血、镇惊安神、通窍宣闭、软坚散结、补虚益损）等。

（三）蔡忠骨伤世家

蔡忠又以其武技及医术传子女媳妇。蔡女艺高人胆大，不肯屈服于码头恶势力，一人力敌恶霸及其喽啰，打得对方落花流水，报纸披露轰动省港，人遂知女英雄原来是蔡忠医生之女，咸谓蔡忠虎父无犬女云。蔡女嫁20年代粤剧名男花旦肖丽湘为妻。蔡忠儿子早逝，儿媳妇梁敦娴，广东海康人，民国年间广州注册骨伤科医师，任职广东航空军校校医，广东妇女生活互助社医师。孙子蔡荣，广东省名老中医，从小受祖父及母亲的教诲与栽培，熟读经史百家之书，勤习伤科诊疗技术，为其日后的成长打下了良好的基础。1947年蔡荣于江西中正大学中文系毕业后，回家与母、弟一同操持丛秀南的跌打骨科医馆业务工作，后又在岭南诊所、南华中医联合诊所任骨伤科医师，1958年受聘于广州中医学院任教骨伤科学，有关蔡荣学术经验，详见《岭南医学史（下）》岭南医林人物章节。

二、管镇乾及管氏骨伤医学世家

近代岭南管氏骨伤医学世家，是指佛山管镇乾、管季耀、管霈民三代骨伤名医，及其后人管铭生等人的学术传承。

（一）管镇乾

管镇乾，字金墀，祖籍江苏武进。“大父德裕公，系出少林，夙娴技击，通医学，精内功，点脉救伤，咸称神手。”[80]1管镇乾行伍出身，道光至咸丰年间在军队任军医二品衔，精于跌打刀伤，后流寓粤省大埔，同治年间寄居佛山开设医馆故以占籍。光绪元年（1875年）四月，飙风打塌房屋，人多伤毙；光绪四年（1878年）三月，佛镇城西大风施后继以火灾，死伤尤惨；光绪十一年（1885年）四月，佛山火药局被焚，附近房屋倾跌，压伤无数。管镇乾三度抢险赴救，治愈外伤、烧伤患者无数，遂以名声大噪。管镇乾卒年七十二，当地民众为纪念他拯溺救焚不受酬金崇高医德医术，建造忠义祠牌坊，《南海县续志》为其立传。

（二）管季耀与《伤科讲义》

管季耀，名炎威，季耀乃其号，继承父亲管镇乾医术，且精通文理，能把骨伤经验上升为理论，著有《伤科讲义》、《救护学讲义》等著作存世，历任广东中医药专门学校、广东中医院骨科主任，民国时期全国有影响的骨伤科名医。

民国十八年（1929年）七月，全国医药团体联合会在上海召开中医学校教材编撰会议，是时正值余云岫“取缔旧医以扫除医事卫生之障碍案”，“3．17”中医风潮之后，中医界处此存亡绝续之秋，自以整理学说广植人才为当务之急，而中医学校实为整理学说广植人材之府。而中医学校程度参差，教材庞杂，苦无统一之学程标准，因此必须组织编制学程委员会，以资探讨研究。出席会议的广东中医药专门学校校长陈任枚，把管季耀编撰《伤科讲义》陈述于席间，诸委员于管季耀所编《伤科讲义》交口啧啧称不绝，谓：“各地此项人才，若凤毛麟角，纵有之，不能秉笔作讲义。而管氏讲义，节目如此其详，资料如此其富，议论如此其精，辞意如此其达，真可传法。亟望管氏书流播，全国奉圭臬，庶惠疮痍而教普及也。”[80]3

《伤科讲义》一套6册，铅印线装本，1929年广东中医药专科学校刊行。全书分3篇共12章。开篇第一章伤科总论曰：跌打炮火刀伤，总名之曰伤科，实则应分为5类。如跌仆折骨、扭伤筋骨曰跌伤，如拳打棍殴、杖责鞭笞曰打伤，如炮子轰伤、枪弹打伤曰炮伤，如火烧伤、开水泡伤曰火伤，如刀斩剑刺、刃器锯切曰刀伤。各伤之中，有急性伤，有慢性伤。管季耀按病因对伤科病症进行分类，颇符合临床实际。第二章列举全身经脉穴位图，包括头前、头后、胸腹、脊背部的经脉穴位，十四正经以及伤科险要穴位的分布图。第三至四章详细列举了全身各部位的骨格图，包括正面胸部、合面背部、两手，两足、全身、头部的正合面骨格图以及仰面、合面骨格致命与不致命部位图，另附一仰面合面骨格致命处歌。第五章为全身骨格图解，包括总图解及各部分图解，其中各部分图解又包括头面部、胸部、肩背部、腰臀部等部位的图解。第二篇主要论述了跌打损伤的诊治。第三篇主要论述头面部、乳部、心、腹、腋、胁等部位受伤的治法。第二、三篇各章节次序与第一篇不连贯，读后有独立而成书感觉。主要内容：伤科看症与诊症的方法，伤科宜兼外科说，伤科血瘀、伤损内症、损伤出血、瘀血泛注、瘀血作痛、血虚作痛、呕吐黑血以及损伤发热的治法，伤科的具体诊疗技术包括救伤、醒脑、止血、止痛治法以及霍乱绞肠痧、缢死、中砒霜、中洋烟毒、中电火毒、中百药毒、针刺入肉等急救治法，并列举了毒蛇、狗咬伤的治法，全章拟自制 21 方，如通关散、透甲逐瘀汤、软骨宽筋汤、止痛还魂丹等，引用千金解毒丸和官桂汤两验方、普济消毒饮方（李东垣方）。《伤科讲义》重视骨科生理解剖及伤科秘方研制，书中共绘画人体骨骼图 7 幅，标明 166 件骨骼古代及近代名称互为对照，并结合中医经脉穴位作解释。书中还记述管季耀许多伤科验方，如通关散、止痛还魂丹、止血散，万应消毒丸等，体现其丰富的骨外伤科临床经验。

管季耀学术传儿子管霈民。

（三）管霈民与《外科讲义》、《花柳科讲义》

管霈民（1893～1980年），号泽球，自幼跟随祖父及父亲学习医术，熟读中医经典，精于中医理论辨证论治，对疮科、骨科尤为精通，历任广东中医药专门学校、广州汉兴中医学校外伤科教席，编写有《外科讲义》、《花柳学讲义》等教材。新中国成立后在广州医学院第一附属医院从事中医医疗工作，尤重外治法研究，创出名方，制成药膏，留芳后代，造福桑梓。

中医外科的定义，管霈民认为："外科曰'疡医'。疡者，乃痈、疽、疮、毒皮肤病统称之代名词也。《礼记》曰：'身有疡则浴。'考《周官·冢宰》：有疾医、疡医、内外之分，由来已久。然疾医以中士八人，疡医以下士八人，重内轻外，自古而然。况后世业疡医者，谨识之元，为士大夫所轻，而内外之分歧，益以远矣。按疡科虽发于外，实蕴于中。汉代华佗医外证仍多用诊脉；近世陶节庵、薛立斋、王肯堂、顾练江辈又力举疡医，沟而合之内外。以阴阳、五行、《内经》、巫祝之学，阐其病理；以三部九候，《难经》寸口之说中其病征。然后知外科之道，实与内科同源，奚可歧视？内科诊无形之病须参以色诊以明了；外科医有形之疡尤当切诊而分断。可见内外科均同一理。自古迄今，外科医书不下数十种，足见外科医学日精。今日之真正能疡医者，绝非不学无术之流所能滥竽，绝不可仅以外科之范围者所宥之。其种种之局部变化，内外科亦此病理，同此病征，即所谓'有诸内必形诸外，有诸外必蕴之内'，即是之谓也。读外科书者，幸无存内外畛域之见，而生轻视之心。"[81]1

《外科讲义》全书有7册，分7篇，按照人体各部位从上至下分列。开篇为疮疡总论，第一篇头部疮疡，第二篇胸腹部疮疡，第三篇臑肘臂部疮疡，第四篇背部疮疡，第五篇下部疮疡，第六篇疮疡发无定处。疡科总论，管霈民先述“外科简称总名之曰疡科”，后以现代医学的语言定义疮疡为“疮即皮肤组织之一部分肿起，重则溃烂化脓是也；疡者乃痈疽皮肤病之通称”。然后从①“疮疡由发生而至成脓论”、②“疮疡之虚实辨”、③“疮疡阴阳之辨”、④“疮疡之脉法”、⑤“疮疡发热”、⑥“疮疡四肢厥冷”、⑦“疮疡胸痞”、⑧“疮疡呕吐”、⑨“疮疡诸方列”9个方面对疮疡的病因、病机、诊断以及常用方剂进行概述[81]2。

在各篇分论中，管霈民则从四个方面介绍不同部位各种外科疾病的症治，在“原因”部分介绍某病的病因病机；在“症状”介绍某病主要的局部症状和全身伴随症状；在“诊断”部分主要以阴阳为纲，结合局部症状，对该病进行辨证；在“治疗”部分则介绍该病不同证型，不同阶段的治疗，并辅以相关方剂的方名、组成和出处。以“头部疮疡”的第一节“百会痈”为例。在“原因”一节，管霈民着重从经络的角度阐发“百会痈”的病因病机，原文记载为：“百会痈之发，由于膀胱经积热病也。盖泥丸属足太阳膀胱经，近于玉枕，乃督脉之络。肾经之气，由督脉而透玉枕，入于泥丸而化精，乃从额而降于玉茎。若肾经不足而泥丸内涸，无精以养，乃化火毒，疮痈由此而发生也。”[81]14

在“症状”一节中，作者则介绍百会痈的别名尚有“玉顶发”；发病部位为“颠顶正中，属督脉百会穴”；创伤形态为“初起形如粟米，渐肿根大如钱，甚则形如葡萄，坚硬如铁”；全身症状为“大渴，随饮随干，口苦唇焦，便秘烦躁，其痛如火燎”[81]15。

在“诊断”一节中，该书以阴阳为纲对百会痈的症状进行辨证分型，提出："颠顶红赤不黑，乃阳痈也，尚可治疗；若色紫而黑暗无光，神情闷乱，不知人事者，为阴痈也，证属不治。"并分析阴痈难治的机制是"盖此证乃阴水竭而无以制阴火，脑既无阴，又加生痈，髓海煎熬甚矣"[81]15。

在"治疗"一节中，该书按照百会痈的病程，提出具体的治疗原则和方药："百会痈之初发，形如粟米，渐肿疼痛，疮根收束……属阳虚气实也，先服黄连解毒饮加生军，如仍不泻，再服，得泻二三次为宜。次服五圣散，再次服蔓花汤以滋肾水而清热毒。倘仍不消者，则加重仙方活命饮共六味地黄汤，服后饮酒一杯，以助药上行。外敷冲和膏或敷消痈散，两足涌泉穴用草麻仁捣烂敷之，以泻火下行；若漫肿平塌，紫黯坚硬，隐痛根散，脉见细微，此属阳虚，宜服十全大补汤以温之。"[81]16最后，则附以该病常用方剂的组成、用法和出处。

中医外科疮疡包括皮肤性病。管霈民编撰《花柳科讲义》谓："烟花队里，流毒最深；美人局中，伊谁勘破？三精成毒，万众咸知。入其局者多贻后患，浅则达于膀胱精道之间；深则达于内肾精府之里。一经失足，万毒缠身。或生鹅刺疳，或发鱼口毒，或生三角之虱，或起千层之疔，或白浊频流，或红云骤现。为贪花柳，致发梅毒，因一夕之欢娱，染百年之剧疾，抱数代遗传之憾，寻花问柳，乐极生悲，祸福无门，唯人自召。如果对症发药，不啻为盗济粮，治花柳之愈神，则染花柳之毒愈烈，累其有恃无恐，愈弄愈凶，拼令纳垢藏污，不忧不惧。基斯论断，休施妙药妙方，听其自然，使之自作自受。然而医者，本具慈善心肠，应救颠连痛苦。且传染有直接间接之分，受病者有先天后天之别。若果不为施治，未免辜负间接传染之人。应体上天好生之德，用特博考群书，并将历代真传。今积数十年之经验，编成花柳专科，俾学者为之一助焉。”[82]1

《花柳科讲义》全书分为3部分。第一部分内含10章：第一章花柳症治总论，第二章白浊治法，第三章赤浊治法，第四章便浊治法，第五章精浊治法，第六章花柳白浊中西说之研究并治法，第七章白淫治法，第八章淋证治法，第九章血淋治法，第十章膏淋治法（另附花柳白浊之原因）。第二部分讲述各种疳证、便毒的症治。第三部分述梅毒、麻风、白癜风、白屑风、白驳风、紫癜风、干风、油风、各种癣证的证治。

花柳症，管霈民认为乃风流传染毒之代名词也，因宿娼而得之，是为“风流病”。其患之者，小则形毁肤烂，大则遗祸子孙，断绝宗嗣。为害之列，甚于洪水猛兽。花柳之证有三：一曰“白浊”，二曰“软疳”，三曰“梅毒”是也。按花柳毒为慢性传染，且有遗传之根性，治不得法，其病固然不减，其毒与日俱长，当以一人患病，祸及妻孥，一方流毒，害遍全国。

杨梅疮，管霈民认为该病“因感天时不正之气而生，有因感受不洁妇人之毒气而发”，病机为“多因脾肺肝肾之虚，毒则乘虚而进”[82]1。其症状：“症见肿突红烂，状若杨梅，西北人名之曰天泡疮，东南人名之曰广疮。其毒之轻而小者，状若茱萸，又名茱萸疮；其毒重而大者，泛烂形如棉花，故名棉花疮”[82]50。管霈民分析，此淫污之毒，由精泻之后，毒气从精道乘虚直入命门，以灌冲脉。杨梅疮如初起无头痛，筋骨不作痛，小便不淋濇，疮干细者轻；已生，头面稀少，口角无疮，项下胸背虽多，谷道尚无者可治；若出生疮发下疳，次生鱼口，筋骨疼痛，疮生红紫坚硬，手足遍生，形如汤泼起泡状者，证实深也。所谓外而皮毛，内而骨髓，凡冲脉所到之处，则无处不到。或未泄精而茎物摩擦，稍擦破其皮，梅毒即由血管侵入，其害最深；设初起时去毒不尽，或治失其宜，而随至腐烂殒命者不少；或至二三十年之后，发其风毒，头烂鼻塌，四肢及隐幽之处，臭烂至不可收拾；或遗毒儿女，致患终身。

杨梅疮治疗："杨梅疮之患者，每多讳疾忌医，或畏毒太深，急于收效，大用攻击峻利之药，多致邪毒未除而元气先败，……凡治此病，不可专肆攻击，宜按法渐解其毒。"然后按病程、证型分析症状并施治："其疮初起而元气未伤，毒亦未甚，宜速用通利，使小便利出其毒；……或间火邪，宜槐花饮；或禀气多弱者，宜托里消毒龟苓膏，如溃烂不收最为险恶，宜五宝散，并洗生柏二磐汤。"[82]51

管霈民也同样精于骨科，创制骨伤科膏贴，以达消肿止痛，促进骨折愈合。现在广州医学院第一附属医院，仍保留他的骨科名方，并在原方基础上加以现代工艺，使之使用方便，药效独到。目前临床使用的骨科一号膏和骨科二号膏，便是在他的原方基础上变更而来，用于治疗临床上的跌打损伤、红肿热痛功能障碍的名方，深受海内外患者的一致好评。其中骨科一号膏消肿止痛效果优良，骨科二号膏对于慢性劳损有奇效。在疮科，他调配烧伤膏治疗患者，为广大患者解除疾苦。除此之外，还有许多其他外治药物用于临床，独显中医治疗手段丰富之精华。他治学严谨，其外用药制作均需除去杂质，精选药材，研末过筛、炙等严格操作，为制作精良药物，把祖传制药工具奉献给单位，为中药的研制奠定基础。

管霈民骨伤医学世家，在长期骨伤外科临证中创立独创正骨手法以及皮肤外科用药。骨伤正骨，善于望诊及用手触诊骨折患处而了解病人骨折情况，根据手下感觉而判断病情十分准确，而X线照片只作为辅助诊断，手法复位轻巧、准确，动静结合。又善于手法复位，并用小夹板固定，通过内服外敷治疗患者。对于跌打损伤、伤筋瘀肿，常采用手法治疗，灵活运用点、按、揉、磙、推、擦、拍、滚及扳等手法，解除患者疼痛、屈伸不利、脱臼等痛苦。他认为正骨手法在软组织、肌肉、筋膜及关节功能障碍等病变过程中具有十分重要的作用，通过手法，可以促进经络、气血的运行，疏通血脉，改善局部功能。手法切勿粗暴，要有力、柔和、持久、深透，要用心去感悟，用手法去体现。内服药物提倡分时段辨证治疗，早期活血化瘀为主，中期养血生肌为主，后期应补益肝肾为主，并及早进行功能锻炼而恢复关节功能。他根据中医理论，补肾可以补骨生髓，髓旺骨长。临床中常选用骨碎补、续断、生地、赤芍、土鳖虫等药，用药精练，通常8～10味，大多以六味地黄汤加减辨证施治。

管氏骨伤医学世家，包括后人管铭生（1914～1990年），广东省名老中医；以及邱健行（1941～？年），广东省名中医等人的学术传承与贡献，详见《岭南医学史（下）》。

三、李干才及李氏骨伤医学世家

（一）李干才

李干才，字子桢，佛山栅下茶基人。少有膂力，善好技击，为人豪爽，尚义轻利，金山寺僧智明和尚嘉其诚朴侠义，故收之为徒弟，以跌打医术授之。李干才为尚书李忠定公支裔，具有远识，勤学苦练，学有真传，设跌打馆于平政桥沙涌坊，名遂大著。然始终尚义轻利，不屑以小术居奇，遇两姓互殴致伤，势将械斗，往往乘其求医，出任调和，不至酿成斗祸，厥功最伟，凡乡绅素有资望者，延请立至，除药费外概不受谢，贫者或反有以助之，以故执业数十年曾无积蓄。尝有富家孩子因小婢不慎跌伤，急求医治，女主人恚婢甚毒，挞不休乎，号之声达于户外，干才闻而怜之，敷药即毕，临行谓其主人曰，汝子之伤，依我治法，可保无虞，唯汝婢过出无心，只可薄惩，不宜过虐，入告夫人，慎勿再尔，否则吾不再来，恐汝子殆矣。主人谢焉。其通德类情如此，洵所谓仁术者，晚年叠遇灾赈，授例报捐，同知加捐，道衔赏戴花翎。民国十五年（1926年）冼宝干撰《佛山忠义乡志》卷十四人物八载有《李干才传》。

李干才关心贫苦民众，在佛镇交运工人中甚有基础，四乡凡到佛山求治跌打刀伤者，用人力车拉送至李干才医馆门下，李亦求必应，贫苦者赠医施药，富室人家亦不索酬金，任凭封给。李干才积业数十年无积累，寿八十乃终，子广海孙家达均能继业。李干才医术传授儿子李广海、孙子李家达，他们均是省佛两地著名跌打伤科医师。

（二）李广海

李广海（1894～1972年），字澄波，佛山人，广东省名老中医。李广海自幼勤奋好学，聪颖过人。7岁童蒙开笔，14岁时就随父临床学医，攻读《内经》、《伤寒论》、《金匮要略》、《神农本草经》等中医经典著作，又博览《正体类要》、《伤科补要》、《医宗金览》、《血证论》等伤科专著，继承父亲李干才骨伤专业志向，成为民国时期省佛山著名骨伤科圣手，创制的“李广海跌打酒”、“李广海滋补酒”远近驰名。

李广海酷爱粤剧，常以演戏来比喻学医的道理，认为演员如果无心学艺，马马虎虎去演戏，肯定成不了名演员。学医也是如此，对医学随随便便，不求上进，也决不会成为有名的大夫。李广海同情革命向往进步，抗日战争后期到解放战争初期，珠江纵队领导人郑少康曾多次介绍伤员到李广海处治疗枪伤，他都尽力给予治疗，还为行动不便的伤重病员上门诊治。他自创外敷加丹白药膏，疗效显著，对枪炮弹伤的治疗，或用手术取弹，或用药捻导引，或用丝线缝合伤口，或用拔毒生肌膏外敷，辨证施治。抗战时期，李广海采用这方法治愈了很多被烫火枪伤的病人。新中国成立以后，1956年李广海历任佛山市中医院副院长，1960年，任民革佛山市委副主任委员、中医院院长，是佛山市人大代表，第三届佛山市政协副主席、广东省政协委员。1959年，一位波兰专家肩关节脱臼两天未能复位痛苦异常，特邀李广海前往诊治，他成功施展复位手法成功，波兰专家连声称赞："神医！神医！"。

李广海擅长医治骨折筋伤、枪炮弹伤及烫火伤。例如对儿童肱髁上骨折的疗法：①即服珠珀散一钱止痛。②揉捏手法复位。③外敷驳骨膏。④两块夹板在内外两侧固定，用纱布托前臂肘关节成90°。起初隔天换药1次，6天后，每隔4天换药1次，注意检查患肢有无畸形，触诊注意摸得折部有无稍大平滑之骨痂长成，折部无骨突及凹陷，注意患肢能否高举、肘关节屈伸生理功能活动。李广海认为儿童肱髁上骨折，每每血运特别易受障碍，肿胀均比任何骨折较速和严重，并很易发生水泡，故最初用药应选用对皮肤不受刺激的药物，否则极易发生水泡甚至溃疡。受伤之后，若能处理得当，血运亦能恢复较快。从一些病例中的观察，当10余天后在摸诊上无发现骨隆突及弯曲凹陷，而X线照片还有发现移位，他都没有给予再行手术，而结果运动功能可恢复正常，追踪 X 线照片已无移位发现，因而感到只要摸诊上认为满意，虽 X 线检查有移位发现，亦无须再进行手法复位，免使多伤患部，延长治疗时期，及增加伤者痛苦。在治疗期中，最好能充分了解儿童性情，因每每在学习运动期，发现有些儿童，须别人督促方愿进行运动，但有些儿童若被督促则反不愿动作者，因此必须察其性情，对其家属指导如何进行使伤者学习运动的方法，使其更早地恢复原有功能。其治疗骨折有驳骨膏：田七一两、栀子一两、黄柏一两、乳香一两、龙骨一两、锦军一两、血竭五钱、红花一两、自然铜一两，共为末，用油开成膏外敷[83]。

李广海注意小夹板固定治疗四肢骨干骨折及近关节骨折，提出小夹板加垫超一个关节固定，解决了固定与活动的矛盾；提出早期的练功活动能加速肢体功能的恢复；在骨折愈合方面较早提出通过“纵轴挤压”能促进骨痂生长的理论。这些对目前骨折的治疗仍有重要的指导意义。例如过去成人肱骨干骨折的治疗时间须约 38 天，李广海采用新的正骨理伤手法平均为 28 天。而且不但治疗时间缩短，还当去除固定之始，患肢功能较佳，如肩关节和肘关节的活动都比前者良好，甚至近达正常。具体方法：经手法复位后，用杉皮夹板四块在上臂的前方后方和内外两侧作药外固定，夹板后方的一块在有尺骨鹰嘴稍上至肩峰，前方的一块由曲肘 90°之尽处稍上至肱骨头部，内侧的一块由腋窝稍上至肱内上髁，外侧的一块由肩峰至肱骨外上髁，用绷带裹紧固定，再用布托前臂挂于颈，肘关节屈曲成 90°，再用绷带绕紧上臂于肋部，使上臂不能活动以得更好的固定，以后隔 2 天或 3 天换药 1 次，每次换药必须检查患肢，当检查得患肢上臂正直，肿胀基本已消，触摸无明显痛感，上臂稍为刚硬（即在换药的时候，只托好前臂，不用手法作上臂的固定，或牵引，折部无望得及摸得摇动），于是便敷药上夹板固定骨折后就不需用绷带绕紧上臂于肋部，初则由其不自觉的活动，再换药检查骨折无变化，就嘱伤者自主把肩关节的外展活动，及肘关节的屈曲活动是由轻而渐渐加重，以不用强力为原则，还须经常托好前臂，肘关节决不能做伸的活动，曾经 5 例观察中，平均伤后 16 天便开始做上述全肢活动。

李广海认为，治病者，先要识其体相，知其部位，手法才能得心应手，运用自如。肱骨骨折早期活动能使血运加速恢复，骨赖血所生长，因而骨长亦会较快，同时由于在治疗中，肩关节及肘关节能经常地活动，使骨折去除夹板固定以后，关节的功能不会有较大的限制，而且臂的肌肉、筋络由于不断的活动，肢体的力量也不会有较大的减弱。骨折在固定期间对不影响固定关节的活动是一向所主张，但对肱骨骨折的固定，过去早期是没有给其全肢的活动，这是由于恐怕影响固定之目的，本年来采用本文的固定和活动方法，结果没有对骨折固定的影响，最后 X 线照片虽有移位，但亦能保持复位后的外线位置，在望诊和摸诊上，上臂均尚正直，没有骨的隆突及弯曲的角度，故实有进行继续推广、观察的价值[84]。

李广海以丰富的临床经验编著了《中医正骨学》、《闭合复位治疗陈旧性关节脱位 50 例》等学术论著，阐述了骨折、脱位的诊断与治疗，介绍了内服经验处方 31 条，外用处方 11 条，学术影响深远。他三个儿子均继承父业：佛山李家达、广州李家裕、香港李家刚，都是岭南有名的骨伤科医师。在三兄弟中，跟随李广海时间最长的是李家达。李家达在新中国成立后任佛山市中医院院长，弟子陈渭良，任佛山中医院副院长，两人均专长骨伤科。

（三）李家达

李家达（1926～1990年），14岁开始学跌打，在父亲李广海的悉心教导下，逐渐掌握高超的医术，例如对于“伤瘀”概念，主张早期先“大破”伤瘀血肿，认为“大破”才能“大立”，后期则善用温补以和血。对体质虚弱的伤者，则主张“攻补兼施”，并区分寒热虚实。对烫火伤的治疗，分期诊治，早期以清热解毒法祛邪解毒；中期用清热育阴法以祛余毒，并育耗散之津；后期用育阴增液，固本培元。李家达更继承了祖辈的高尚医德，他善于集各家流派精华于一炉，走中西医结合的路，著有《正骨学》、《骨折与脱位的治疗》，先后在全国、省地级刊物发表学术论著，研制成功具有清热解毒凉血、散瘀止痛消肿功效的“佛山伤科红药膏”。后与中医骨科共同研究总结的《肋骨外踝翻转移位骨折闭合手法整复治疗》一文，刊登在《中华外科》外文版，获1978年全国科学大会奖励。详见《岭南医学史（下）》。

四、梁财信、梁以庄与《伤科学讲义》

梁财信，字玉山，南海澜石人，少负绝力，喜好武技，曾徒手与持利器匪徒搏斗胜之，匪怀恨，翌日挟利刃，俟之，出不意，斫刺交下，身被十余创，将死。绅士责凶手医治，时有潘姓者，善治跌打伤，尽技救之，幸不死，遂与潘氏结为父子，受其学而益精之，为一时独步。光绪《广州府志·列传二十八》有《梁财信传》。曾医治一关姓骨折患者，少年负重，偶蹉跌，折其胫骨，痛极欲死，舁澜石就医，财信以手揣之曰骨碎矣，折可缚，碎不可缚也，乃饮以麻药，使不知痛痒，以银刀剖其肉，钳去骨之碎者，遂用锯截其口而齐之，命买一牂羊最大者，生截其脚骨，等其分寸大小而代续之，乃敷以药，逾月遂能行，财信戒之曰：汝自后安行缓步，审迂道，远三里勿跳，沟求近一步。如其言至七十余乃卒。又治一少年，偶迷乱自宫其势者，求医治，财信见其不知痛楚，曰此失魂者也，使人于耳边唤之，逾时大哭，财信曰：可矣。如法治之，立愈。又一孝廉，登梯下坠，以左手撑地，腕骨突起，痛不堪呼，医视之，医曰易耳，敷以药，痛即止，而腕突处不能平，手执持无力，阴雨时恒作酸楚，诣问故，曰迟矣，当以手撑拄时骨接续处已偏侧，医家未将骨夹正，遽为止痛，今经时久，骨偏处已牢实，不能复原位矣，其精妙多类此说者，谓财信于此事有神悟，非守秘方者能及也，子某能世其家学。

以上《梁财信传》文字，引自清光绪五年（1879 年）《广州府志·列传二十八》。文中梁财信治胫骨粉碎性骨折病例，患者姓关，青少年，负重跌折其胫骨，痛极欲死，抬至澜石求医，梁财信检查后说："骨碎矣，折可缚，碎不可缚也。"乃令患者饮以麻药，使其不知痛痒，用银刀剖其肉钳去骨之碎者，随后用锯截其口而齐之，又取羊脚骨等其分寸大小而代续之。此处存疑待考：异体组织具有抗原性，移入人体后能使病人产生免疫反应，《广州府志》的记载虽未能尽信，但梁财信能以手术治疗粉碎性开放性骨折确是事实。

梁财信医术传儿子梁然光。梁然光，字桂长，号大川，亦擅长断伤续骨。孙子梁秉枢、梁秉端均世其业，后充广州府水陆提督军医。曾孙梁以庄、梁匡华民国年间任广东光汉中医专门学校教师，编著有《伤科学讲义》。

《伤科学讲义》为民国时期广东广汉中医专门学校伤科

讲义，　著者为南海澜石人梁财信、梁匡华、梁以庄。其绪言曰："跌打科，乃医学局部名称之一种，要其所得之病状，不外一个伤字。然就以伤字之解释，大约言之，应分五种，跌伤、打伤、炮伤、金伤、火伤。五种之中，则分筋、骨、血、肉四种。四种又分部位与脉络、单病与兼病、衰弱与健康，其如手术亦颇重要。因其附丽性深，而通变性亦甚重，故采其上工，则当经验富，阅历深。有富医一世，而病状未得目观者，以伤势之奇异，及化病之无常也。故本科之渊源系深，而复精于全科者，其所得之成绩必高人一等。然而本科虽为内外科之附庸品，其理深义奥，直与内外科并驾而驱。故研究中，非为一知半解，便可称能。就以敝本家言之，先高祖财信公，苦心孤诣，研究本科，积三十年，仍以学悉未足。会家禽一鸡，夜被鼠子噬去足一，先高祖易以鸭足，疗以方剂，后鸡果行动如常，与天然者无异，方敢问世（事曾详载《南海邑志》），其内容知识经验可想而知。然当研究之法若何，夫天下间，不论辨理万事万物，务需明了路径，方可升堂入室。譬如航海家，如未明了航线，则泛棹中流，如何诞登彼岸。故本篇　辑大意，以学理为门径，以疗理为堂室，内容组织共分二章，但两章之组织，乃只适用于本科而已，其详细中，能与别科赘疣者，从略。"[85]1

《伤科学讲义》第一章学理，阐述头部、面部、颈部、肩部、上肢、下肢、躯干、盆骨人体部位伤科学的解剖、生理、病理知识。第二章疗理，阐述面部、颜面、颈部、躯干、上肢、下肢、盆骨、阴囊、起居、饮食、伤格诊疗原理。最后为殿言。

伤科学理，梁财信按照病因，伤科疾病可分为跌、打、炮、金、火五种类型。并进一步解释，"跌"为坠伤，仆倒；

“打”为棒伤，拳伤；“炮”为炸伤，码伤；金为刺伤，斩伤；“火”为烫伤、灼伤[85]1-2。然后概述骨骼的形状、结构、功能及原理。其中有以中医学理阐发者，如介绍气血与骨骼色泽、形质，运动的关系时讲到“血，所以奉生，而周于性命者也，故人能目视，足步，掌握，指摄”；也有以西医知识为基础者，如提到血液中有“红白二球，红球营养人体，白球抵御外毒”；同时该书非常强调经络与伤科疾病的关系，书中提到“脉运，即经脉循行，本科所注意者，乃经脉循行及其与运动功能之关系”。故在“学理”的总论中详载了十二正经和奇经八脉的循行及其与人体运动功能的联系[85]4。

伤科学理分论部分，按照身体部位分为8节。每一节首先讲述解剖结构，包含构成该部位的骨骼数量、位置、名称及具体功能；然后讲述该部位常见的伤科病变及产生病变的基本机制；再具体分析该部主要骨骼的各种损伤及预后效果。除此之外，有些章节还附以该部位的经络循行，所属脏腑等中医内科知识。以“肩部”一节为例。该书先述“肩部计左右有肩轴二，锁子骨二，肩胛骨二。肩轴系一流滑节，外与肱骨相连，形如杵臼，其轴臼内有系络使之联系，但其系络较松，而肱骨之杵头较重，故肱骨之杵常常脱下，脱下时无一定位置”。又分述“锁子骨”、“肩胛骨”的结构、功能：“锁子骨，又名挂骨、钥匙骨、人字骨，此骨乃长弯形，横卧于两肩前，缺盆外，平肋之上也，其中端与胸骨相连”。又介绍该骨常见的损伤及预后：“锁子骨内无髓管，其外形颇坚，但质脆，无韧性。故受伤时，性往折断，……锁子骨受伤，有折断，或起疝，虽可用手扶正，但不能夹扶，其日后充分痊愈与否，可以用医学眼光诊断之。锁子骨不能痊愈时，不特非能致命，且不能令人残废，只失其任物及高举动作而已。”[85]9

第二章疗理，分为 11 节，1 ~ 8 节按照身体部位划分，讲述各部常见之伤科疾病。而第九节起居，讲述伤科病人日常生活起居的注意事项，如注意御风寒、保持休息房间空气流通等等；第十节饮食则从肉、鱼、禽、果、粥、饮等多方面详列伤科病人所宜，所忌之食物。第十一节伤格则讲述了“伤格”——伤科病历的书写意义、规范和注意事项。

在该部分的总论中，作者首先概括伤科手术的类型为“正骨手术”、“包裹手术”、“夹扶手术”、“救护手术”；然后分述各类型手术的基本介绍、动作要领、适用情况；最后附以手法释老一节，着重介绍“摸法”、“接法”、“端法”、“提法”、“按摩法”、“推拿法”等中医传统外科手法。其后在诊断概论中，作者着重介绍了四诊中的切诊，认为“诊断，以脉诊为先”；并根据伤科学的特点，提出“二十七脉，不能完全适用于本科。单病之脉，最普通而居多者，则浮、涩、芤、沉、滑、散、数七脉而已”[85]24的观点。而对于其他三诊，作者主张其应用应根据伤科学之特点有所变通，认为“其切，与内科同，其望闻问则不同，如望，则应移于病人受伤处；如闻，则当移于病人呻吟声；如问，则应移于病人受伤时之触发”[85]25。对于伤科常用的方剂，作者则概括为：“本科之方剂，分八种，曰还魂，曰止痛，曰扶元，曰祛瘀，曰排腐，曰生肌，曰滋养，曰清导。”[85]26

在“疗理”部分的分论中，针对某一部位的伤科疾患，作者则按照病机、病情深浅之不同分列，并在每证后详述其治疗手法，治疗原理，预后情况以及内用、外用方药。以“头部”一节为例，作者先强调头部伤患的特殊性，认为

"夫头部乃人身中最重要之部位，故其受伤中，无论何部，当承认其或有危险发生，故在医生时期，受伤之病人，虽一击之微，未可一击而忽之也"[85]26。然后按照病机、病情以及伴随症状的不同将头部伤科疾病分为6个证型，分列其治疗原则和适用方剂，其原文记载："①头部受伤，外骨皮未破，现有青肿者，外以跌打散瘀散敷之，内服跌打散瘀剂；②头部受伤，内骨已破，……内外药如上外，益以散瘀止痛散；③头部受伤，窒息眩晕，复息，内服用还魂散，外施用嗅觉法；④头部受伤，复息后，精神恍惚，用安魂剂，但宜分内外因；⑤头部受伤，骨皮已破，流血外，以止血散敷之，内服熄风止血剂，但处方宜量轻；⑥头部火伤，肌肉起泡者，用消毒药外敷之，又宜用止痛消毒剂法。"[85]27最后再附以上述方剂的组成和用法，反映了20年代中医伤科学理论及诊疗水平。

五、何竹林正骨医粹

何竹林（1882～1972年）是近现代岭南著名骨伤科医家。何竹林，原名何锦燊，广东南海九江人，8岁起即随广州光孝寺一少林派老和尚习武学医，18岁外出沿途卖药行医，由广州经南雄珠玑古道入江西，走湖北，访河南，抵北平，出关外直至哈尔滨，返粤时途经山东、江苏等地，时历3年，行程2万里。21岁在广州长寿路开设医馆，救治伤科病人无数，有"破腹穿肠能活命"美誉。新中国成立后历任广东省中医院骨伤科主任，广州中医学院筹备委员会委员，广州市第一、二、三届政协委员等职，主编《中医骨伤科学讲义》。家族中六儿二女三媳妇，均以中医骨伤为业。助手岑泽波教授，原广东省中医院院长，整理何竹林学术经验论文；儿子何应华主任医师及其门人李主江编撰《何竹林正骨医粹》，是对这位岭南骨伤名医学术经验系统之研究成果。

（一）何竹林之正骨理论学说

何竹林正骨手法有坚实理论基础，其医学讲稿第一篇正骨手法述要曰："正之谓何？使之合度也。骨之不正其状有五：一曰侧歪，二曰驾迭，三曰屈角，四曰旋转，五曰离延。五状见一，均须经手法正之，使其断者复续，陷者复起，碎者复完，突者复平，或正其斜，或完其阙。盖人体筋骨，气血煦濡，向具生机，故接骨者应如扶植树木，以顺其性意，是谓至治，比之单以器具从事于拘制者，相去甚远矣。"此乃言中西正骨之别：西医接骨如木匠之接木，中医之驳骨如扶苗植树，这简单的比喻十分深刻，指出一动一静，一板一活，既形象又生动地道出中医正骨特色——中医多用手法，西医多用手术，中医手法为群众喜爱。

何竹林继而谈手法辨证者，实合于眼法、口法、耳法、心法也。眼法为望，口法为问，耳法为闻，心法为导。望以目察，闻以耳占，问以言审，摸以指参，皆合乎手法之一用也。手法用于复位，为正骨之首务。观现今大多伤科医籍，均以正骨八法为主。八法者，摸、接、端、提、推、拿、按、摩也。摸者，用于诊断，即用手细细摸其所伤之处，以其细心之触摸诊断筋骨损伤部位病症。接者，谓使已断之骨合拢续接一处。端者，盖骨离其位必以手法端正之。提者，谓下陷之骨提出如旧也。接、端、提三法主要用于治骨。按者、摩者，盖为皮肤筋肉损伤而骨未断而设也。推者、拿者，或有骨节间微有错落不合缝、或有筋急纵伤转摇不便利运动不自如者，唯宜此法以通经络气血也。可见推、拿、按、摩四法主要用于治筋。他说："不懂理伤手法和夹缚固定就不是骨伤科医生。”在长期骨科临床实践中又总结理伤手法为触摸、牵引、端提、揉捏、旋转、屈伸、按摩、推拿八法。这是何竹林对中医正骨手法理论学说的发挥，是则手法者，诚正骨之首务哉[86]27。

古今骨骼定名，更是体现何竹林精研中医伤科古籍文献并与现代解剖学结合的深厚功底。何竹林曰：“中国文化垂数千年，历代医家对病名、症状、方药以及骨骼名词多有其称号，单就骨骼称谓载诸典籍者不胜其数。自西洋医学传入我国，将我国自古有之解剖文字译之为现代解剖名词，今日中西共通，愚意以此定名，诚利于交流又不失原意也。”[86]33

何竹林分头颅部、躯干部、上肢部、下肢部对古今骨骼名称进行考定。如头颅部：考证注释了颠顶骨及天灵盖骨（顶骨）、凌云骨（额骨）、山角骨（额骨左上角，即颞骨）、天贵骨（额骨右上角，即颞骨）、睛明骨（眶骨）、中血堂（鼻腔中隔内犁骨等软骨）、后山骨（枕骨）、玉梁骨（耳门前方）、寿台骨（颞骨乳突）、颊车骨（牙床、下颌骨）、地阁骨（下颌骨）等16个部位。又如躯干部：考证注释了柱骨（颈椎）、旋台骨（第7颈椎）、脊骨及膂骨或背骨（胸椎）、腰骨（腰椎）、尻骨及尾骶骨（骶椎）、龟子骨（胸骨柄及体）、心坎骨及蔽心骨（胸骨剑突）、歧骨（7～10肋骨）、凫骨（11、12肋）等20个部位。再如四肢部，上肢部考证注释了缺盆骨及锁子骨（锁骨）、饭匙骨及琵琶骨（肩胛骨）、臑骨（肱骨）、肘骨（尺骨鹰嘴）、臂骨（桡骨、尺骨）、上力骨（腕骨）、驻骨及掚骨（掌骨）、助势骨及竹节骨（指骨），下肢部考证注释了髀枢（髋臼）、髀杵及大楗骨（股骨）、外辅骨（股骨头）、膝盖骨（髌骨）、小腿骨及臁胫骨（胫骨、腓骨）等30个部位。曰骨骼定名，古今如一，大众共通，有利于学术提高中西医结合之时。

（二）何竹林骨科之临证经验

《何竹林正骨医粹》医案选读，是何竹林伤科临证经验的重要组成部分，采用以病统案、以案统论的方式，即通过整理何竹林擅长诊治之骨伤科病种，以具体的个案，进行评述分析，其中“治验述要”为病案之精彩部分，起到画龙点睛总结性的作用。

医案选读，选择何竹林曾治验的桡骨下端骨折、前臂骨折、肘部骨折、肱骨干骨折、手部骨折、股骨粗隆间粉碎性骨折、股骨干闭合性骨折、胫骨踝部粉碎性骨折、踝部骨折并半脱位、颞颌关节脱位、肘关节脱位、拇掌指关节脱位、肩关节脱位、胸腰椎体屈曲型压缩性骨折、颈椎病、腰椎间盘突出症、肩关节周围炎、类风湿性关节炎、膝关节创伤性滑膜炎等20个病种，每个病种以1～3个典型个案，体例为：①诊断（附图）；②治疗，包括手法复位（附图）、固定方法（附图）、药物治疗，患者转归；③治验述要。

试以桡骨下端骨折病案为例。患者谢某，女，60岁，行走时滑跌，右手掌着地，顿觉腕部剧痛、畸形，手指活动障碍，X线片：右桡骨远端粉碎性骨折。何竹林接诊检查后诊断：①桡骨下端粉碎性骨折（右侧）；②下尺桡关节脱位（右侧）；③尺骨茎突骨折（右侧）。

何竹林手法复位附有两幅图，配以文字说明。图1：病人正坐，将伤肢前臂置于中立位，助手握其上段。……图2：触摸骨折端复位情况。……用拇指触摸检查桡骨远端的背侧及桡侧骨折端表面是否平正、下尺桡关节是否达到复位要求。

小夹板外固定方法又附有两幅图，配以文字说。图1：掌、背侧压垫及夹板放置部位，掌侧板超腕关节；桡、尺侧压垫及夹板放置部位，桡侧板超腕关节。图 2：患臂胸前悬吊，注意保持掌腕部中立、尺倾位。

药物治疗。按照三期辨证原则。患者转归，治疗 7 周，骨折愈合，功能恢复，随访半年，患肢情况良好。该案后为：右桡骨远端伸直型粉碎性骨折多发生于老年人，骨折常波及桡腕关节、桡尺关节。正骨手法要点是牵引力要足，用力协调柔韧，粉碎性骨折不能过于强求解剖复位，而是根据骨折移位情况辨证施术。夹板固定要点，多采用腕中立、尺偏位的超腕关节夹板固定，固定后 3 天内注意桡动脉搏动和手指活动血运情况，避免上肢下垂。

上述个案整理其优点在于它的真实性、可操作性与提高性。真实性，有名有姓，必先有案例检验；可操作性，正骨手法以及固定的方法，除文字表达外，图像十分重要，要求骨伤科医师具有美术绘画素质，以期取得良好教研效果；提高性，不单纯是病案资料堆积，总结治验述要使后学者有先例可循。

（三）何竹林伤科专门用药及验方

《何竹林正骨医粹》还包括他的骨伤科验方，即何竹林研制伤科专药。如骨伤科临床三期辨证立法处方分别为：骨一方，组成：红花、桃仁、当归各 6 克，赤芍、钩藤各 10 克，泽兰 10 克，骨碎补、生地黄、天花粉各 15 克，乳香 3 克。功效活血祛瘀，消肿定痛。主治骨折初期瘀血阻滞，经脉不通。骨二方，组成：当归 10 克，续断 10 克，熟地黄 15 克，土鳖虫 6 克，赤芍 10 克，骨碎补 15 克，自然铜（先煎）10 克，五加皮 15 克，千斤拔 30 克。功效养血和营，接骨续筋。主治筋骨折断的中期或后期以及骨科杂症。骨三方，组成：党参、黄芪、熟地黄、茯苓、狗脊、怀牛膝各 15 克，当归、补骨脂、续断各10克，桑寄生、千斤拔各30克。功效益气养血，调补肝肾，强壮筋骨。主治骨折修复缓慢，老年骨折及损伤后期各种虚证，以形体虚弱、筋肉萎缩、肢体乏力、关节不利为施治要点。

又如何竹林伤科通脉散，研制于20世纪20年代，曾作为广东精武体育会常备急救药品，主要用于伤后瘀血阻滞，血行不畅所致诸痛。该药散在伤科七厘散的基础上加三七、延胡索、五灵脂、当归等药，使其药效能走能守，止痛之力更为确切持久；加入琥珀、天麻、熊胆、郁金等宁心安神、熄风解痉之药，使神安痛宁以利稳定伤情，一直沿用至今，改为胶囊制剂。

外用药。何竹林分别研制有驳骨散（膏，外用药）、生肌膏（软膏，外用药）、跌打油（外用药）、百灵膏（硬膏，外用药）、金枪散（膏，外用药）、舒筋汤（外洗方）、皮炎外洗方等，其中跌打风湿药酒（外用药）值得介绍。

何竹林跌打风湿药酒处方组成：三七、当归、威灵仙、羌活、五加皮、透骨消、大黄、栀子、防风、豨莶草、徐长卿、九里香、独活、薄荷、忍冬藤、黄柏、伸筋草、海桐皮、泽兰、川续断、甘草各120克，骨碎补、白芷、木瓜各240克，樟脑480克，桃仁30克。该药酒的制作，将上药切细，蒸半小时，待温度降低，放进酒坛，加入酒精体积分数为50%的米酒20克，密封，浸泡3周，滤出药液即成。具有活血祛瘀、消肿定痛、祛风除湿、舒筋活络功效，治疗骨折、脱位、软组织扭挫伤、肌腱劳损、筋骨酸痛、风湿痹痛。外涂患处，或在施行理伤手法时配合使用，亦可棉纱浸湿外敷。

（四）何竹林高尚之人生境界

何竹林行年90岁，从医70载，古人云欲为大医，先为大儒，医界先人每多重传统文化以修身，《何竹林正骨医粹》收载何竹林诊余医话18篇，尽显何竹林不独为名医，亦为大儒之风范，足见其所思甚远，且有“存史”之价值。如诊余医话第一篇“记澄斋老人二三事”，澄斋老人即近代名医谢利恒（1880～1950年），澄斋乃晚年号，早岁来粤担任广州中学、两广师范（今华师大）地理科教席。何竹林回忆听谢利恒讲学：每闻其演辞，语调抑扬，层次井然，地理学识，充塞胸次，对我国边际绝域、山川形势、河道源流如数家珍，是时广州地理教席大有非师不能餍众望。谢利恒先生手下弟子众多，能诗能文有程门雪、秦伯未、严苍山、盛心如、陈存仁等。其中陈存仁先生短小精悍，才气横溢，1945年撰写医家座右铭，文仿朱子家训，撷取历代医家之名言撰成，袖示谢师。谢利恒阅后极为赞许，即以稳重端庄之书法手写“医家座右铭”百余通，分赠同道以勖勉之。

此事为近代医史书未载，特补充录入。陈存仁撰写、谢利恒手书之“医家座右铭”开篇首曰：“医乃仁术，良相同功，立志当坚，宅心宜厚。纵有内外妇幼之别，各尽神圣工巧之能，学无常师，择善而事，卷开有益，博览为佳，必读昔贤之书，俾免离经而叛道，参考近人之说，亦使温故而知新。……”纵观全文，格高境大，气清意醇，大有裨益于后来学者阅读之。

六、岭南其他骨伤科名医及医著

民国时期王振华《救急法》，是广东光汉中医学校讲义，广州市龙藏街隆昌印，1册，线装本。《救急法》绪言就强调了救急法在20世纪上半叶动荡时局里的重要性：“人生长于世上，偶一不慎则疾病随之，但病患之来，每有起于仓卒，值此国家多事之秋，遭遇尤多，如急症、中毒、受伤、流血等是也，而于此仓卒之间，危险异常，每因救治失时而丧命。倘遇危急病症，欲施以适当之救护妥焉，处置使病者转危为安，则不得不讲求救急方法，而救急方法乃一重要之学术也，有此技能，不特一人一家至感其便，即对于一般民众发生意外亦得资以应付，身为医者更应熟识。”[87]1

全书内容分8章展开。第一章内症救急法，列有脑积血、脑出血、脑贫血、癫痫、脑受震荡、疼痛、鼻出血、咯血、吐血、虚脱10种。第二章中毒急救法，有强酸中毒、强碱中毒、吗啡及阿片中毒、砒霜中毒、磷质中毒、木鳖子中毒、水银中毒、铜质中毒、铅质中毒、煤气中毒、氯气中毒、炭气中毒、烟草中毒、酒精中毒、腐肉中毒、河豚中毒、毒菌中毒、茴香中毒等18种中毒类型，及中毒的一般处置方法。第三章窒息救急法，有气质中毒窒息、梗塞咽喉窒息、溺水、缢死、压死5种窒息抢救。第四章创伤救急法，载有创伤的止血、清创、搬运等注意事项。第五章骨折及脱位，详载肩胛关节脱臼、肘关节脱臼、胯关节脱臼、下颚关节脱臼4种。第六章火伤、电伤、冻伤。第七章异物摘除法：记载了眼内异物、耳内异物、鼻内异物、气管异物、食管异物、胃内异物、皮内异物的摘除方法。

本书虽为中医学校讲义，但书中急救措施均为西医学抢救方法，如脑积血的急救：“立刻移患者于阴凉之处，高其头部，弛解衣服，以冷水灌注全身，或以冰水雪块湿敷头部，或以冷水洗肠且宜饮以冷水、冷茶及清凉品如柠檬汁或醋酸数滴于开水饮之。若不省人事为时过久，体温低下，呼吸迟徐，司时宜服以兴奋剂如亚广尼香酒、白兰地酒等，或行人工呼吸法及注射强心剂樟脑毛地黄等。”[87]1

再如中毒的一般处置中所遵循的10种常规方法如硫酸铜涌吐、蛋白稀释毒物、洗胃、酸碱平衡调和等更能体现该书所提之方法以西医急救为主，具体如下：①催吐法：欲简便易取者，可用食盐1大匙，开水1大碗，或用芥末1匙和暖水1大碗饮之，使其呕吐，如过10分钟，仍不呕出，可再如法灌之，或硫酸铜1份，开水70份混合，每10分钟饮1茶匙或1食匙，务令其呕吐为止，或用羽毛手刺激咽头以促其呕吐亦可。②饮用多量之温水或食牛乳、鸡蛋、面粉，以稀释毒药或凝固毒药，防止胃肠吸收毒质。③误服酸性毒药，则以碱性药物而解，如石灰水、肥皂等，内服以中和之；误服碱性毒药，则用酸性药物而解，如柠檬酸、白醋等以中和之。④凡遇昏迷欲睡者，多属麻醉剂中毒，宜服以兴奋剂如佛兰地、亚香酒等，或用亚摩尼亚嗅之并摩擦全身，务令清醒，切不可任其睡眠。⑤受毒者若见口唇焦黑，口腔干燥，不可用呕吐剂，宜用生油、橄榄油等以润肠胃。⑥如服剧烈腐蚀药而中毒者，定然食管之黏膜坏烂，不宜行洗胃法，亦不宜用呕吐药，因恐坏烂之黏膜更受损伤而致胃肠穿孔，故宜直接用解毒剂。⑦若服毒药经过4小时后则毒药已移行肠管中，可服泻盐或洗肠以驱毒物。⑧服毒药未久者，最好行洗胃法，将毒物洗出不致吸收，多可挽救。⑨患者呼吸困难，当即移行与新鲜空气之处，行人工呼吸法。⑩磷质中毒，切勿用牛乳及油类，盖因牛乳及油类最易溶解磷质，则更易吸收毒质[87]16-17。

岭南骨伤外科名医还有林荫堂（1879～1964年）、陈汉麟（1891～1970年）、林俊英（1888～1966年）、林石先（1900～1979年）等。他们在群众中享有较高威望，治疗骨伤也有着许多独特手法。这些手法，多无医学文献记载，而主要的是流传在他们徒弟手里，所谓“只有法传，而无书传”形象地描述了这种情况。故此，历代岭南骨伤科文献不多，略计有清代南海邵勤俊《跌打新书》，刊本清光绪十六年（1890 年），2 册；顺德麦会仪《经验疡医杂症》，刊于清宣统三年（1911 年），2 册；罗定傅世弼《外科辨证》等。广东的骨外伤科名医，大部分没有著作存世，而其盛名于世，全凭他们的临床实干功夫，从而赢得广大群众信赖赞誉，口碑载道于今。

第六节　妇科学类

明代岭南妇科学专著，现存者为海阳（今广东潮安）盛端明《程斋医抄撮要》，是书仿宋·陈自明《妇人大全良方》体例，卷之一，调经；卷之二，胎前；卷之三，产后；卷之四，小儿门；卷之五，内伤门。全书五卷，以妇儿科内容为主。书首明嘉靖十二年（1533 年）盛端明序、目录。盛端明自谓“医抄”，抄录《褚澄遗书》、《产宝方》、《妇人大全良方》、《活法机要》、《卫生宝鉴》、《内外伤辨》有关内容。而本书之特色在于前三卷，即有关妇科调经、胎前及产后的内容，概述非常精辟，基本囊括了妇科病证诊治的各个方面。详见《岭南医学史（上）》。

清代岭南妇科名著，现存者为何梦瑶《妇科辑要》，又名《妇科良方》，分为经期、胎前、临产、产后、乳证、前阴诸证、种子论、诸方八门。第一门经期，先简述月经生理以及根据月经周期、经量、经色、经质进行辨证的要点，然后分述经行各证、闭经、崩漏、带下、癥瘕、痃癖、疝瘕、血瘀、血蛊等共19证。第二门胎前，先简述诊断妊娠的方法及孕期用药之注意事项，然后分述恶阻、胞阻、子肿、子烦、子悬、子痫、子嗽、子淋、子瘖、转胞、激经、脏躁、胎不安欲堕、堕胎、子死腹中、子啼、胎兼癥瘕、胎不长、鬼胎并附梦与鬼交共20证。第三门临产，先简述临产的诊断、造成难产的原因及待产方法，然后分述难产9证。第四门产后，先分述血晕、腹痛、小腹痛、胁痛、心胃痛、腰痛、偏身痛、头痛、恶露不绝、筋挛、气喘、浮肿、发热、寒热、汗、痉、抽搐不语、衄血、便血、崩漏、谵狂见鬼、渴、咳嗽、痢、疟、大便秘结、小便淋闭、小便不禁、血败成痈等28证，然后总述产后治法。第五门乳证，分述乳不行、乳涌、无儿食乳欲其消、乳痈、乳岩、妒乳、乳悬共7证。第六门前阴诸证，分述阴肿、阴中痛、阴痒、阴挺、阴疮、阴冷、阴吹、交接出血共8证。第七门种子论，先阐述何氏自己的见解，再引用前人之论述。第八门诸方，将前面所用之方剂按先后顺序汇总，说明方剂的药物组成、分量、制法、服法、宜忌等，便于查找运用。详见《岭南医学史（上）》。

延及至晚清近代百年，随着岭南妇科临床水平不断提高，中医妇科文献也在增加，略计有：《理产至宝》1册，清代南海朱泽扬撰，刊印于同治八年（1858年），专以论述妇科经、带、胎、产诸症，以及种子、急救等。《妇科秘方》1册，清代番禺陈起荣撰，刊印于同治二十三年（1873年），是书即《竹林寺女科》重修订本。《保坤金丹》1册，岭南云隐山人撰，刊印于光绪十八年（1890年）。《妇科辑要略论》，清代高要郑海鲲撰。《妇科微旨》，清代南海肖绍端撰，肖绍端即岭南草药学医家肖步丹祖父。《保产备要》，清代南海冯秉枢撰，一说南海劳潼撰，待考。《广嗣篇》，清代顺德潘景旸撰。《妇科便览》1卷，清代中山汤宸槐撰。《保产金丹》4卷，清代神泉（惠来县）刘文华撰。而现存的近代岭南妇科学著作中，以晚清南海何守愚《广嗣金丹》、近代鹤山吕楚白《重订妇科纂要讲义》、南海谢泽霖《妇科学讲义》影响最大。

一、何守愚与《广嗣金丹》

（一）《广嗣金丹》内容与版本简介

何守愚，字芥园，广东南海人，生卒年不详，当在清道光至光绪年间。性好善，著辑书甚富，于光绪十二年（1886年）辑成《广嗣金丹》4卷。其自序曰："是书专言广嗣，（嗣，后嗣，嗣续繁衍）之法，类分四门，曰种子、曰安胎、曰保产、曰福幼，各门中皆采昔贤格论与及前人妙法，经验良方分类纂入，俾阅者一览了然，易于知所适从。"[88]何氏继而又曰："广摭遗词，旁搜秘录，采奇方于金匮，征福报于瑶篇，辑已经年，编成四种，条分缕析，由种子而穷究安胎，纲举目张，缘保产而尽祥福幼，题曰广嗣金丹。"[88]

《广嗣金丹》全书共4卷，第一、二卷为广嗣金丹要言录，第三卷为广嗣金丹群方录，第四卷为广嗣金丹征信录。第一、二卷汇集种子、安胎、保产、福幼之文献117篇，教人广嗣育婴之法。第三卷收集种子、安胎、保产、福幼之方剂，其中大部分为"要言"中提到的，还有一部分"要言"中未论及，但组方、制法、用法、适应证均详，可以临证取用。第四卷汇集积德修福而得子之验案，为"要言"之证验，并以劝人行善。全书取材广博而又不失精要，显示了何守愚之妇科学理论水平和临床经验，同时也体现了何氏普济世人，救助妇孺之仁者仁者之心。

《广嗣金丹》现存两种版本。一种是清光绪十二年（1886 年）新镌，由青湘阁书坊刻印；另一种是光绪二十二年（1896 年）佛山天禄阁重刻本。书中有容城庞桂庭写的“广嗣金丹序”，说明了刻印的缘起。何守愚辑成此书后，由庞桂庭的叔祖逸林氏募资付梓，以广济世人。其序曰：“叔祖出《广嗣金丹》书稿嘱予为序……予细阅其书所言皆广嗣妙法，保婴良方……何芥园先生所手辑出也……普惠斯民，厥功甚巨，梨枣之费拜祖为之募捐，以成其美，先生之乐善与叔祖之好善可谓有同心矣。”[88]何守愚医术传儿子何翰臣。据余祖囊的重刻小序说，是书“板存佛镇金谷楼书坊，印以数千计，盛传两粤。”[88]可见其流传影响之广，现仅就其学术成就评述如下。

（二）《广嗣金丹》学术成就

1. 对历代中医妇产科文献辑录与引述

《广嗣金丹》是一部以妇产科内容为主，兼收儿科学内容的普及读物，对中医妇儿科知识在岭南地区的普及推广应用起到积极作用。

《广嗣金丹》卷一种子编，汇集文献 25 篇，包括感应篇说、朱乐圃说、张景岳先生说、褚尚书广嗣说、张顾堂先生节欲说、崇善堂种子说、孙念劬先生种子说、汤自铭种子论、兴善堂保元护命说、调经至言、钱二愚求嗣说、石天基种子心法六则、孙太初说、不可录说、黄正元说、李仲麟说、汪认庵说、徐元直说、吕嗣林说、静涵子说、种子刍言、求嗣得孕法、经闭不通治法、求福集说、延生种子戒期。文中援引各家之说阐明了不孕不育的原因、种子及优生的方法、妇女调经的方法等。例如论流产的原因，何守愚引用了张景岳先生的观点：“张景岳曰，凡小产有随孕随产者，自来艰嗣之家犯此患也十居五六，其故总由纵欲而然……此外如受胎三五月而每有堕者，虽衰弱之妇常有之，然必由纵欲不节致伤母气而堕者为尤多也。”[88]强调纵欲是导致流产和不孕的主因。论优生法又引用褚尚书之说，其文曰：“古男子三十而娶，女子二十而嫁，欲其阴阳充足，故交而孕，孕而育，育而寿。”[88]前人的这些论述对于我们今天宣传、推行优生优育工作有一定的参考价值。

《广嗣金丹》卷二安胎编，汇集历代文献12篇，包括烈女传说、受胎成形论、陈修圆妊孕脉法十则，石天基保胎心法八则，调理脾胃、常服条芩汤四则，达生篇保胎要法十则，易简录语、产宝编语、保胎说、大全方说、转女为男。其内容涉及胎教、妊娠诊断、受孕后生活起居注意事项、受孕后饮食调护及药物治疗等。例如，所谓胎教，何守愚引述烈女传曰：“古者妇人妊子，寝不侧，坐不偏，立不跸。不食邪味，割不正不食，席不正不坐，目不视邪色，耳不听淫声，夜则令瞽诵诗，道政事。如此则生子形容端正，才智过人矣。”[88]论妊娠诊断，他引陈修圆说：“妇人三部浮沉正等，无他病而经停者，孕也。尺大而旺亦然。左尺洪大实为男，右尺洪大实为女……体弱之妇尺内按之不绝便是有子，月断病多，六脉不病，亦为有子……妇人不月，脉来滑疾，重手按之散者，胎已三月也，和滑而代者，二月余之胎孕也，重手按之滑疾不散者，五月也。”[88]孕后生活起居，他认为：“孕后睡时宜要两边换睡，不可尽在一边，要令小儿左右便利，手足惯熟，则产时中道而出不难矣。”[88]

《广嗣金丹》卷三保产编汇集妇科文献28篇，包括石天基保产心法六则，临产六戒、辨认转胎正产证验六则，抱胸抵腰二则，服人参汤三则，服催生药二则，调理暑月生产二则，调理冬寒生产、力乏停住神效方、交骨不开神效方、临产要言十九则，临产救法十则，胞衣不下二则，胎死腹中三则，难产七因、产后八戒、产后症治七则，产后宜忌十一则，产后宜挤两乳、产后乳汁不通、产后恶露不止、产后血晕、产后中风、产后血晕血脱二症须辨、月空方位、辨闭脱二症、生产妙诀十六歌、稀痘法。在此编中何守愚详细论述了正确的待产方法、临产的诊断、接生方法、各种难产的原因及处理、产后调护、产后常见病的治疗等。例如，论述待产方法，何氏云："初觉腹痛，先要自家拿稳主意，要晓得此是人生必然之理，极容易之事，不必惊慌，但看痛一阵不了，又痛，一连五七阵，渐痛渐紧，此是要生，方可与人说知，以便侍候，若痛一阵慢一阵，或乍紧乍慢，则是试痛，只管安眠稳食，不可乱动。"[88]

《广嗣金丹》卷四福幼编汇集文献52篇，包括拭口秽法、洗儿法、断脐带法三则，裹脐法二则，哺儿说、吐泻症治、疳疾症治、腹痛症治、小儿惊风辨等，详细说明了新生儿的护理方法及小儿常见病的治疗。

从何氏辑录引述《广嗣金丹》之文献，可以发现其妇产科学术渊源于石天基之观点和亟斋居士《达生篇》的内容。《广嗣金丹》例言曰："石天基保产心法及达生篇各书备言保产之要，其法无有愈于于此者矣，是编兼收并蓄，汇而录之。"[88]

据考，石天基，名成金，号惺庵愚人，清代江苏扬州人著有《养生镜》、《长生秘诀》、《石成金医书六种》(即《举业蓓蕾》、《长寿谱》、《救命针》、《食鉴本草》、《食愈方》、《秘传延寿单方》)[89]。《广嗣金丹》引石天基之说有三处。种子编引石天基种子心法六则：一要回天、二要寡欲、三要选雌、四要疗治、五要知时、六要和窍；安胎编引石天基保胎心法八则：戒交媾、戒恼怒、戒安逸、戒暖热、戒猛药、戒厚味、戒惊怪、戒放纵；保产编引石天基保产心法六则：要释忧惧、要慎医药、要选稳婆、要知难产、要防胎晕、要备器用。

至于亟斋居士，也是清朝人，其姓名及生平里居未详，他“著有《达生篇》一卷，刊于康熙五十四年（1715 年），盛传于世。”《中国医籍考》所收录之《亟斋居士达生篇》小引载：“康熙乙未天中节，亟斋居士记于南昌郡署之西堂。”[90]由此推论他应该生活在康熙年间，可能是江西人。《广嗣金丹》安胎编及保产编引用《达生篇》处较多，安胎编之“调理脾胃”、“常服条芩汤”、“保胎要法十则”、“保胎说”均来自《达生篇》，说明了孕后调理方法、饮食的宜忌和一些孕妇常见病的治疗。保产编之“临产要言”、“胞衣不下”、“胎死腹中”及“产后症治”之一部分亦来自《达生篇》，说明了待产方法，临产表现，难产原因、表现及一些简单的处理法。来自《达生篇》的还有产后血晕、中风等的治疗，如“临产要言”云：“或曰……不知先误用力，以致横生倒产，有法治之否？曰，有。急令安睡，用大剂加味芎归汤服之，将手足缓缓托入，再睡一夜，自然生矣。”[88]这段话出自亟斋居士《达生篇・卷上・临产》。

2. 何守愚妇科学术思想初探

近人严峻峻对何守愚妇科学术思想进行研究，认为何守愚妇科学术思想包括以下四个方面[91]。

（1）种子要调经、寡欲、择时。何守愚认为妇人种子第一要注意养血调经、寡欲、择时。养血调经，女以血为主，今妇人无子者，皆由血少不足以摄精也，欲得子者必须补其阴血，方能有孕，补脾和胃血自生矣。何守愚认为妇女若能注意经期调摄，则不仅少病而且种子亦容易，他在调经至言中说：“女子年十四则天癸至月事时下，此时生意勃然，凡以生以育皆由于此。……妇女能于行经时慎避风寒，戒食生冷，及一切难以消化之物，与夫劳碌气恼、悲郁忧惊，加意禁制，如产后调摄一般，每月不过五六日，使百病自除，此时服药亦易收效，故去积行瘀，须于经行之时，趁势下之，补养调理，须于经净一日，趁机助之，其凑功必速于往日。……若能深信而力行之，有疾妇女半年之内，有不脱体安吉者，誓断吾舌，且可使永无疾苦，广嗣多男，其所益岂浅显哉。”[88]对于闭经的调治何守愚亦有一番见解，他认为闭经有三种情况，一由气耗血枯，一由气郁血滞，一由痰涎塑滞。气耗血枯者，法当补其脾胃，养其血气，以待气充血生，经自行矣，不可妄用通经之剂。气郁血滞者，法当开郁气，行滞血，而经自行。痰涎塑滞者，法当行气导痰。

妇人种子第二要寡欲。何守愚认为纵欲不节者多不育，以盗损胎元之气也。子在腹中，赖母精血保养，交媾一次，胎元便损一次，寡欲保精是种子要法。为此，何守愚在种子编末警醒世人曰：“夫妇好合，不可无节，世人不知戒忌，纵欲误犯，以致灾病日生，年寿暗折，夫妻难保，子嗣维坚，念及此，何如节一时之欲，伴留百年偕老之欢，而绵嗣续于无穷乎。”[88]

妇人种子第三要择时。这是说要选择行房的时机，何守愚认为妇人行经之后，必有一日氤氲正候，于一时辰间，或气蒸而热，或神昏而闷，有欲交接不可忍之状，此的候也，此时交合一举即成胎矣。这正符合现代医学选择排卵期行房的观点。何守愚又提出郁怒、远行、醉饱、空腹、胎前、产后、天癸来时宜戒交合，合则生病伤胎，重者堕胎损命。

（2）保胎要慎举动、节饮食。慎举动就是要防止跌扑伤及母子、纵欲伤胎或者过于安逸致气血不畅。何守愚认为，妇人受孕避忌多端，总要慎举动，节饮食。受孕后最忌登棚上梯，步险阻，以防跌损致伤母子。妇一有孕之后，切勿交媾，恐动欲念也，大抵三个月以前，犯之则欲起，而子宫复开多有漏下动胎诸患，如三个月以后，犯之则胞衣厚而难产。妇人怀孕，宜当常行小劳，令血气周流，胎前活动则气强而胎壮，如久坐久卧，久勤女工织纺之类，不得行走散荡，以致气不运行，血不流润，胎必凝滞不活，致多难产。

至于饮食的调护，何氏认为怀孕妇人，脾胃尤为紧要，盖胎元全赖气血以养、气血又藉脾胃饮食而生。怀孕至二三月六七月饮食多不甘美，不妨少进香美，扶助胃气，凡新米新面，黏硬难消之物，极伤胎元，切宜谨戒。又认为妇女孕后只宜清淡，不宜肥浓，宜甘平，不宜辛热，青蔬白饭，亦能养人。母之所嗜，胎之所养，食如辛辣酸咸、椒姜蒜韭、烧酒大料等厚味，不知减节，多致难产毒儿。现在看来，这种饮食习惯比较适合岭南地区炎热潮湿的气候特点。另外，何守愚推荐在孕期常服黄芩汤，他引《达生篇·保产心法》曰："受胎三月后，宜服黄芩汤，每日以黄芩煎淡汤，当茶用，如气旺者，每日三钱，气弱者每日二钱，服至生产时止。此汤最能除胎毒，免痘殇。"[88]黄芩能清热燥湿解毒，所以这也是结合岭南气候特点而提出来的。

（3）临产用力要适时及难产的治疗方法。何守愚非常注重临盆时机的把握，他认为如果错将转胞、弄胎、试月当作正产，令母用力过早，则贻害匪浅，多致难产，母子伤亡。他指出：产有五证，脐腹急痛，腰又重痛，极痛不已，此一证也；胎气下坠，腹尖一处，产门肿满，此二证也：粪门挺迸如欲大便之状，此三证也；眼中溜火，此四证也；将（即‘浆’）破血来，儿顶正对产门，此五证也。五证俱现，才是正产，此时产母方可用力，儿即生下。凡腹虽痛，而腰不痛，甚或腰腹痛，而儿顶未曾正对产门，俱是转胎，不是正产，不可用力。凡足月忽然腹痛，或起或止，或一日二日，三五日，胎水已来，腹痛不止，名曰弄胎，非正产也。又有一月前忽然腹痛，如欲即产，却又不产者名曰试月，非正产也。不问胎水来与不来，都不妨事，但当宽心候时，若果能正产，必俟前五证齐现，方为真确。若不是子生正时，或转胞至手，母错用力一逼，手即先出，或转胞至脚，母错用力一逼，脚即先出。其实无手足先出之理，皆因错用力之误。所以何氏很强调产前忍痛，切忌早临盆。他说："此时第一要忍痛为主，不问是试痛是正产，忍住痛照常食饭、安睡，觉痛得极熟，自然易生。且试痛与正产亦要痛久，看其紧慢，方辨得清楚，千万不可轻易临盆坐草（古人生产用草褥垫床）。"[88]这些都是非常宝贵的经验，仍然值得当今的孕产妇们和接生人员借鉴。

在难产的治疗上，何守愚阐明了交骨不开、力乏停住、横生（即肩先露）、倒产（即足先露）、碍产（即脐带绊肩）、偏产（即额先露）、坐产（即臀先露）、胞水早下（即胎膜早破）、胞衣不下、胎死腹中的处理方法。例如，论碍产曰："此必因儿转身，肚带（即脐带）攀其肩也……治法令母仰卧，轻推儿向上，以手中指按儿肩，去其肚带，待儿顺正，然后用力送下。"[88]在产后调护方面，何守愚列出产后八戒：莫就上床、莫就说话、莫就睡卧、莫就服药、莫就食荤、莫就劳心、莫就饮酒、莫就食咸。这些都是针对人们日常容易疏忽的问题提出来的。产后证治，何守愚论述了血晕、鼻中流血、中风、发热等。例如血晕的证治，文中云：“血晕有二症，或停瘀血上攻晕者面唇必赤色，而腹胀痛，服生化汤、佛手散，或失笑散。若云去血过多，又感风邪，血脱而晕者，面唇必白，用清魂散。若口开自汗，手足厥冷，用十全大补汤，加川附，二者均宜用火烧红铁器淬醋，不时熏之。”[88]最后，何守愚还将种子、安胎、保产的要点都编成歌诀。例如，其受胎歌曰：受胎第一要调经，行经尽时乐意饶，胞热胞寒皆不受，贪欢纵欲子难招。临产歌曰：时当生产要安详，腹内初痛且莫忙，仰睡缓行胎自转，房中静待戒喧攘。产后调理歌曰：产后登床枕要高，存神合眼莫坚劳，饮杯童便还兼酒，铁器烧红用醋浇。这些歌诀易于习颂，使人即能掌握保养调护的方法，而临时又不至于慌乱，可谓苦口婆心，慈悲到极处矣。

（4）产后戒躺、戒厚味、戒交合。何守愚也很重视产后的护理调养，他指出产后不要马上躺下，而应倚被静坐，以利瘀血排出。他说：“才产闭须用绵软被褥，堆叠床头，上加软枕，扶产母上床坐一日一夜，方可卧下，切不可早卧，防瘀血停滞也，上床后，须令人以手从胸腹顺抹至脐下，令污血尽出，自无诸病，日须七八次，三日乃止，腿膝又须放开，不可伸足夹腿以致败血不出也。”[88]在饮食方面，何守愚认为产后脾胃虚弱，不宜就进食荤腥油腻之物，他指出：“才产闭，脾胃虚弱，只宜熟米粥和红糖频频少与，三日内，切不可食鱼肉鸡鸭，其糍硬蛋物尤不可食，迟吃荤腥油腻，不独产母安稳，且小儿食乳，腹亦充实。”[88]又认为产后不可食咸味，因咸能止血少乳，且发嗽，若恶露未尽，早食咸酸之物，不独少乳，而且腹痛发寒热，六七日后方可少进咸味。

对于产后交合，何守愚认为应在生产百日之后，因为这时气血才充足，谓“常见未满月交合者，不唯妇成大病，即夫亦多损”[88]。

综观何守愚编撰之《广嗣金丹》，深入浅出，通俗易懂，既裨益于临证医家，也使不懂医药之人受惠，其所论之胎前饮食及药物调护颇具有岭南地方特色。

二、吕楚白与《妇科纂要讲义》

吕楚白（1869～1942年），名绍珩，广东省鹤山县人，著名妇儿科医家。吕氏民国二年（1913年）学课于在广州医学卫生社，1922年为广州卫生局注册中医师，历任广东光汉中医专科学校、广东中医专门学校教师，编撰教材有《妇科纂要讲义》、《幼科要旨讲义》、《内科纂要讲义》等。临证治病处方，善于把中药与地方草药合用，诊治病人以妇儿科为多，于月经病、带下病、崩中漏下、妊娠恶阻等病证有深厚造诣。认为学医之道，其本在乎望、闻、问、切以识病，其要在乎寒热虚实以处方，其中有至简至易之捷径，唯在得其要旨矣。故编之妇儿科教材，分别带有“纂要”、“要旨”两字。

（一）《妇科纂要讲义》内容结构

《妇科纂要讲义》现存民国时期广东光汉中医专科学校铅印线装本，目录有上、下二册，笔者仅见存上册。上册首列妇科总论，简述了经、带、胎、产等病的病机与治则。然后分五门即调经门、经闭门、崩漏门、带下门和不孕门，重点论述月经病、带下病、不孕证。

调经门首先论述了月经之生理、病理及经病的治疗原则，然后分述月经先期、月经后期、经水过多、经来腹痛的病机、治法、方药，方后有按语解释组方用意。例如“经候说要”云：“妇人经候以冲任二脉为主，盖冲为血海，任主胞胎者也。倘二脉流通，经血畅盛，依期而下，是谓月事调匀。……经脉之所主，在于心肝脾三经，何则，心生血，肝藏血，脾统血也，凡伤心伤脾伤肝均为经脉之病。”[93]

经闭门首先简述闭经的病因、病理和治疗原则，然后分述肝气郁结经闭、心血虚损经闭、脾胃虚弱经闭、阴虚潮热咳嗽吐血经闭、胃热消渴经闭、脂痰凝滞血海经闭、年未老而天癸绝、寒气客于血室血凝经闭、肝脾损伤经闭及室女经闭的病机、治法、方药，方后有按语解释组方之意。例如“月事不利论”云：“闻尝月事不利，更有甚于不调者，为妇科中最难治也。……假令月事将行之际，被外邪六淫所袭，内遇七情有伤，或伤生冷等物，为痰为瘀，凝积血海之中，血脉因之而滞也，故曰血滞；或月事即行之后，劳役过度，醉饱入房，与及食物燥热，以致火动，邪盛必至精虚，血脉从此而枯也，故曰血枯。血滞与血枯不同，血滞者可以通之，血枯者不能通之。”[93]21

崩漏门首先论崩漏之病机、治则，然后分述血崩心痛、怒气伤肝崩漏、肝脾虚损崩漏、脾胃虚弱血崩、老妇血崩、孕妇性交血崩、经行性交血崩、冲任气伤血崩、血海热盛血崩和跌扑受伤血崩的病机、治疗方药，方后有按语解释组方用意。例如“崩漏总论”云：“尝思妇人一科，调理者诚非易也，今试执崩漏一症言之……崩漏之病，本乎一证，总因血病，其实由冲任二脉虚损，不能互相滋养所致也。内经云：阳络伤则血外溢，阴络伤则血内溢。故凡阳搏必属阴虚，络伤必至血溢。知斯二者，则崩漏之意及治疗之法，思过半矣。”[93]35

带下门首先论带下之病机治法，然后分述脾虚受湿白带下、肝经湿热青带下、肝脾两郁赤带下、任脉湿热黄带下、胃热黑带下、肾精虚寒黑带下、痰湿流注胞中带下、劳伤冲任带下赤白、脾虚肾冷带下日久不止、产妇虚寒带下赤白、室女带下、白浊白淫等十二种带下病的治法方药，每一方后有按语解释组方之意。例如“带下总论”云：“冲任督三脉同起而异行，一源而三歧，皆络带脉，所以冲任督三脉，以带脉束之。因余经上下往来，遗热于带脉之间，血积日久不流，火则从金之化，金曰从革而为白，乘少腹间冤热，白物滑溢，随溲而下，延绵不已，始则赤而甚则白也。《内经》曰：少腹间冤热，溲出白液。冤者郁滞也，病非本经，为他经郁滞而成此疾也。”[93]50

不孕门首先简介妇女不孕的病因病机，然后分述胞胎寒冷不孕、骨蒸夜热不孕、少腹拘急不孕、带脉下坠不孕、便涩腹胀脚肿不孕等五种不孕证的治法方药，每方后均有按语解释组方之意。例如“妇女不孕论”曰：“闻尝不孕之证，人共知经脉不调所致也。然有时不尽因经脉不调者，果何所因乎，今试择其要者言之。有因胞胎寒冷，心肾之火衰微；或因骨髓如焚，胞胎因之过热；有因身体肥胖，脂痰遮隔子宫；有因脾胃气虚，带脉心至拘急；有因带脉下坠，胞胎难于受精；有因便涩肿胀，膀胱不能化气。若此者，每难于受孕也，能勿分别研究哉。”[93]70

（二）吕楚白妇科学术经验

1. 注重经典，学继前贤

吕楚白对《内经》、《难经》均有较深入的研究，他常引用《内经》、《难经》经典文字来阐述妇女之生理病理之现象。比如论月经生理，他说：“《内经》云：女子二七而天癸至，任脉通，太冲脉盛，月事以时下。盖妇人女子以血为主，年至二七，天一之癸水畅盛，血脉定必流通，常以三旬一至，一像月之盈亏，所谓月事以时下者此也。”[93]21 他又引《灵枢》、《难经》之论说明带下病的起因是十二经脉遗热于带脉以及带下病的症状。其文曰：“尝读《灵枢》经云：大经有十二，奇经有八脉。言十二经脉之外，复有八道经脉也。十二经八道经脉，通身往来，经络共二十道，上下流行，如环无端，昼夜不息。……此二十道经络上下周流只十九道耳，唯带脉起于少腹侧章门穴，围身一周，前垂至胞中，络脬而过，是带脉总束诸脉，使不妄行……《难经》云：‘带之为病，溶溶如坐水中。’又云：‘冲脉为经脉之海，循腹胁，夹脐旁，传流于气冲，属带脉，络督脉，督脉起关元穴，督领妇人经脉之海，任脉主养胎孕之所……冲任督三脉以带脉束之，因余经上下往来，遗血热于带脉之间，血积日久不流……乘少腹间冤热，白物滑溢。’”[93]50

吕楚白对《傅青主女科》也有深入的研究，他著《妇科纂要讲义》时，既参考了傅山的观点，又加入了自己的见解，对傅氏女科方剂还根据临床经验进行了加减。比如论治月经先期，他认为应辨其虚实，先期而量多者为肾中水火太旺，当清火而不泄水；先期而里少者为肾中水亏火旺，当滋水以制火。这种观点正是来自《傅青主女科》，傅氏女科“经水先期”曰：“妇人有先期经来者，其经甚多，人以为血热之极也，谁知是肾中水火太旺乎！夫火太旺则血热，水太旺则血多，此有余之病，非不足之症也……然而火不可任其有余，而水断不可使之不足。治之法但少清其热，不必泄其水也。方用清经散……又有先期经来，只一二点者，人以为血热之极也，谁知肾中火旺而阴水亏乎……治之法不必泄火，只专补水，水即足，而火自消矣……方用两地汤。”[94]

吕楚白在治疗月经先期时对傅山的方剂在分量、药味和制法上作了一些改动，并加以按语。他将傅氏清经散［丹皮三钱，地骨皮五钱，赤芍三钱（酒炒），熟地三钱（九蒸），青蒿二钱，白茯苓一钱，黄柏五分（盐水浸炒）］改为加味清经汤，原方的赤芍改为白芍，增加到五钱不用酒炒，茯苓增加为三钱，青蒿只用一钱，熟地不用九蒸，并加入桑寄生五钱，大麦芽一两。吕楚白在方下按语云：“此方加味用之，乃疏肝活血，清火养肾之方也。丹皮泻君相之伏火，兼凉血以退蒸，白芍敛阴，能养血而补肝虚，茯苓通心，且渗脾经之湿热，熟地、黄柏壮肾水以滋阴血，地骨皮、青蒿除骨蒸而清内热，合而成方。若经水先期而多者，宜用也。加桑寄生养血化湿，大麦芽舒肝运脾化滞，则尽善矣。”[93]4 他又将傅氏两地汤改为加味两地汤，原方生地一两酒炒改为五钱盐水炒，白芍不用酒炒，阿胶三钱改为二钱并用蛤粉炒珠，麦冬五钱改为二钱，玄参一两改为五钱，在原方中加入当归五钱，生麦芽八钱。在方下加按语曰：“此方活血滋阴之方也，当归活血养阴且调血脉，麦芽运脾养胃亦可生津，干地黄滋肾水而益阴血，地骨皮清肾热而退骨蒸，白芍敛肝且能和血，阿胶滋肾足能补阴，麦冬清肺而润燥，元参助麦冬以生津，合而成方，清而不寒，无伤胃气，且有滋阴养血之功，使肾水充足，而肾火自平也。若经水先期而少者，用之无不奏效矣。”[93]4

2. 调经之法，以理气为主

吕楚白认为治妇人经病当以理气为主。他说：“治妇人病，故以调经为第一要务也，而调经之要，贵以理气为主。经云：百病皆生于气。所谓气者，喜怒忧思悲恐惊是也。盖人身之气血随之而行，气稍停滞，血亦因之停滞，血停滞而经候必不调，经不调则百病丛生也。治妇人经病，当以理气为先矣。”[93]3

兹举吕楚白调经验案一例以供参考。“某妇人，月经过期未来，腹痛。方用素馨花一钱，泽兰叶三钱，制香附三钱，海螵蛸八钱，当归五钱，益母草五钱，酒元胡二钱，木通二钱，瞿麦二钱。二诊：服药后，经水即来，色鲜。方用当归八钱，制香附三钱，酒元胡三钱，丝瓜络三钱，泽兰叶三钱，制祈艾三钱，海螵蛸八钱，小菖蒲一钱，瞿麦二钱。”[94]72一诊方中素馨花舒肝解郁；泽兰叶辛散温通，能舒肝气而通经脉；香附行气滞，理血凝；海螵蛸微温而涩，收敛止血；当归补血活血而止痛；益母草辛开苦泄，能活血祛瘀通经；元胡活血行气止痛：木通能通血脉利湿热；瞿麦有活血通经作用。观其一派舒肝行气，活血通经之药，只是佐以温涩之海螵蛸，防其通行太过，又用当归活血兼补血，不致损伤阴血，由此推知，此病人是气滞血凝之月经后期。从这例病案可以一窥吕楚白的调经的方法。

3. 判断妊娠，以关脉为准

《内经》曰：“妇人足少阴脉动甚者妊子也。”又云：“阴搏阳别谓之有子。”吕楚白认为这是因为受胎在脐腹之下，血气护胎而盛于下，所以尺脉鼓搏有力，与寸脉迥然不同。这是古人辨妊娠脉的方法。而吕楚白自己于辨妊娠脉却另有心得，他是以关脉为标准的。他说：“余辨妊娠，则以关脉为标准。何则？左关肝，右关脾。肝藏血，脾统血。若受孕则关脉流利如珠，血气调匀，足以养胎矣；若闭经则右关重按必不见，血气虚弱，与及凝滞矣。如此辨脉，真有历验不爽者，今特表而出之，实为学者研究耳。”[93]2

4. 治疗妇病，擅用花药

吕楚白作为岭南医家不但善于运用地方草药，在妇科方面他还惯用花类药。一般花类药物气味芳香，能舒解陈郁之气。而岭南妇女多气阴两虚体质，用柴胡等疏肝之品容易辛燥劫阴，如果取其法而换其药，用花类药物解郁，则郁气得舒而阴液不伤。兹举吕楚白治妊娠呕吐一例，以明其用花之法："某孕妇，不欲饮食，呕吐黄水，乃由肝风壅滞脾胃，胎气因而受困扰。治宜宣导肝胃，健脾暖胃。方用桑寄生五钱，海桐皮三钱、素馨花二钱，槟榔花五钱，白芍五钱，肉蔻花二钱，乌豆衣三钱，制香附三钱，川厚朴一钱，炒白术三钱。"[94]90

三、吕安卿及其妇科学术经验

吕安卿，民国时期广东妇儿科名医，具体生卒年月不详。他与吕楚白同一祖辈，也是广东省鹤山县人，世代行医，曾是广州医学卫生社第二期社员。吕安卿擅长治疗妇科崩漏、闭经、倒经、赤白带下、妊娠恶阻、胎漏、胎动不安、产后眩晕、产后心腹痛等病证。未见有医著传世，他的治疗经验已被收入《广州近代老中医医案医话选编》。

吕安卿妇科学术经验，其对于闭经的治疗很有心得。认为闭经之人多有血虚，不可妄用攻破之药。他说："妇科经闭原因虽不一端，但未有不涉及血虚者。血虚则冲任不满，血海空虚，经血何来？是以欲通其经，必先养其血，血足自然经行。苟非腹有瘀块，攻冲作痛，不可妄用攻破之药。"[94]129兹举吕安卿治闭经一验案为例：某女，二十二岁，未婚。闭经五个月，食欲不振，腰酸乏力，心胸郁闷，自己难以形容，面色略见淡白。诊查脉细弱，腹无瘀积。此为心怀不舒，统血之机失常，致血虚经闭。宜先调心脾，勿用攻破，血足怀舒，经血自行。方用当归六钱，白芍三钱，丹参三钱，乌豆衣三钱，桑寄生五钱，白术三钱，远志二钱，柏子仁五钱，麦冬二钱，金橘干三钱，合欢花三钱，玫瑰花二钱。二诊：有形之血不易骤生，当从缓图，尚强通其经，则仅有之血尽流而出，何以续其生命。仍以开郁养血为急务，方用当归六钱，白芍三钱，丹参三钱，乌豆衣五钱，白术四钱，柏子仁五钱，麦冬二钱，金橘干三钱，春砂仁一钱，素馨花钱半，女贞子五钱，连服二剂。三诊：转用逍遥散加减两调肝脾。方用柴胡钱半，茯神四钱，白术三钱，当归六钱，白芍三钱，丹参三钱，桑寄生五钱，党参五钱，柏子仁五钱，金橘干三钱，合欢花三钱，香附二钱，连服二剂。四诊：连进开郁养血之剂，心胸舒适，食欲较好，精神日振。再以八珍法双补气血，佐以调经舒郁之品，使气调血活，经血自行。方用党参五钱，白术三钱，茯苓三钱，炙草八分，川芎二钱，当归六钱，白芍三钱，熟地五钱，春砂仁一钱，香附三钱，元胡二钱，郁金一钱。嘱守此方多服，并给自制培坤丸六颗，隔日服一丸，调理将一月，月经复行。[94]80

吕安卿治疗此气郁血虚之经闭，先以开郁养血为主，调理心肝脾三脏，待患者气郁得舒，脾气渐旺时，再气血双补，少佐开郁之品，使患者气畅血旺，月经复行。另外，从此病例也可以看出吕安卿善于运用合欢花、玫瑰花、素馨花等花类药物解妇人之郁，可见他对花类药在妇科方面的运用是比较有经验的。

对于经行腹痛的治疗吕安卿也较有体会。他认为经前腹痛，多为气滞而有郁热，应调气血清郁热；经后腹痛多为血虚有寒，应养血散寒；痛在腰部多为冲任虚损，应以调养肝肾为主。他说：“经前腹痛，宜调气血，清郁热，常用郁金一钱，当归四钱，元胡半钱，独活二钱，赤芍五钱，菖蒲七分，制香附钱半，枳壳钱半，广木香一钱后下，海螵蛸三钱。经后腹痛，宜养血散寒，常用党参三钱，泡吴萸二钱后下，当归头六钱，茯苓三钱，白术三钱，桑寄生五钱，炙甘草八分，制川芎二钱，春砂花一钱，白芍五钱。如属冲任虚损，痛多在腰部，宜调养肝肾为主，常用桑寄生三钱，乌豆衣三钱，菟丝子五钱，金樱子三钱，狗脊五钱，党参三钱，泡吴萸三钱，茯苓三钱，厚朴花钱半，广木香钱半后下。”[94]128

另外，吕安卿认为在临床上有很多妇科病人不适合使用川芎、当归。因为川芎性升而燥血动血，当归走而不守，对于倒经、崩漏、胎漏等以出血为主诉的病人不太适用。他说：“历代治妇科病多以四物汤为主。但在临床上实有许多妇科病人不适合使用四物汤。如月经过多，胎期预兆流产之出血，经逆上行而致吐衄，皆不宜使用川芎、当归，犯之每使病情加剧，甚至气血双脱而死。因当归之性能走而不守，动血通络。在月经崩漏及妊娠期中有流产先兆、阴户出血等病者，应慎用当归。川芎性升，燥血动血，血因热而上行吐衄者，用之则引血上涌，势必盈盆，不可收拾。故四物汤虽善治血病，用之不得其当，则为祸旋踵而至。”[94]129这可能与岭南炎热潮湿，其妇女多气阴两虚体质，不耐川芎、当归之辛温燥动有关。

四、谢泽霖与《妇科学讲义》

谢泽霖（？～1958年），民国时期广东医家，尤擅长妇科，南海县狮山乡人。民国八年（1919年）他就读于广东医学实习馆，肄业后在广州西关悬壶执业。民国十三年（1924

年）广东中医药专门学校创办，他受聘于该校教职，编撰教材《妇科学讲义》二册。新中国成立以后，谢泽霖继续从事中医临床和教学工作，曾任广州市第一人民医院中医科主任。1956年广州中医学院成立，谢泽霖为筹备委员会委员之一。

（一）谢泽霖《妇科学讲义》版本及主要内容

谢泽霖《妇科学讲义》是广东中医药专门学校最早使用的教材，1924年开始编撰应用于教学，刊印于民国十八年（1929年）三月，现存广东中医药专门学校印刷部铅印线装本。是书以汇集前人妇产科精辟论述为主，很少夹杂自己的见解，上穷《内经》、仲景之言，下至张景岳、傅山等明清诸家之论，凡是妇科精要契理之说，临床确有实效之方，均摘而录之。其绪言说明了编写此书的目的及资料来源：妇人与男子“病症既异，斯治法悬殊，非有专书，何由研究，此金匮所以特言妇人病脉证治也。自兹而降，代有发明，各具专长，瑕瑜互见，或偏攻偏补，墨守一家，或主寒主热，坚执己说，如此者，只可以备参考，不可以作规模，兹集诸家学说，弃瑕录瑜，务求证候备而治法详，意理深而词旨显，俾学者按图索骥，固可半事而倍功，忘筌得鱼，亦可超神而入化矣。”[95]1

全书分为经事门、胎孕门、产子门、杂治门四大篇。

第一篇经事门论述了月经生理以及21种常见月经病的病因、病机、治法方药。例如第一章第一节“经源”就引用王冰的论述来阐明月经生理：“王太仆曰：冲为血海，诸经朝会，男子则运而行之，女子则停而止之，谓之血室……停止者有积而能满……能满者，阴也，血也，故满者以时而溢，谓之信……女子以血满，故阴血应月而下。”[95]1 又如，第二章第二十节引用了傅山、薛己的论述来说明“老年经断复行”的症状、病因病机和分证论治：“傅青主曰：妇人有年五十外或六七十岁忽然行经者，或下紫血块，或如红血淋……乃肝不藏、脾不统之故也，非经过泄而动命门之火，即气郁甚而发雷龙之炎，二火交发，而血乃奔矣，有似行经，实非经也，此等之症，非大补肝脾之气与血，而血安能骤止，方用安老汤。薛氏云：若肝肾虚热，用当归散；肝血虚热，四物加柴枝丹皮；肝火内动，小柴胡加栀子丹皮；肝火血燥，加味逍遥散；脾经郁火，加味归脾汤；肝脾郁火，归脾逍遥兼服；肝肾亏损，归脾六味兼服。”[95]19

第二篇胎孕门阐明了成胎的原理、种子方法、10 种不孕证的治疗、妊娠诊断、妊娠禁用药物、孕期调护及 28 种妊娠病的治疗。例如妊娠诊断引用了《素问》、王叔和的论述来说明妊娠之脉象：“《素问》曰：妇人足少阴脉动甚者，妊子也。又曰：阴搏阳别谓之有子。王叔和曰：妇人三部脉浮沉正等，以手按之不绝者，孕子也，妊娠初时寸微，呼吸五至，三月而尺数也。脉滑疾重，以手按之散者，胎已三月也，脉重手按之不散，但疾不滑者，五月也。”又如论胎动不安，引用傅山的论述说明了 6 种胎动的症状、病机及治法方药，这 6 种胎动是：脾肾亏损胎动、水亏火炎胎动、脾胃气虚胎动、胃火炽盛胎动、跌损胎动和怒气胎动。例如“脾肾亏损胎动”云：“傅青主曰：妊娠少腹作疼，胎动不安，如有下坠之状，是脾肾之亏损也，胞胎系于带脉，而带脉实关于脾肾，脾肾亏损则带脉无力，胞胎所以有下坠之状也，方用安奠二天汤。”[95]46

第三篇产子门主要阐述了临产调护的方法、临产的诊断、难产六证的处理、催产的方法、产后 60 证的治疗。例如“临产将护法”引程钟龄之言说明临产时的起居饮食调养、稳婆的选择、用力时间的掌握以及药物的作用和服法等："程钟龄云：一曰善养。当安神静虑，勿恼怒，时行动，不可呆坐，不可多睡，不可饱食及过饮酒醴与杂物，唯频食糜粥，以解饥渴，最善天气热则预择凉处，免生火晕，天气寒则密室温暖，免致血寒……二曰择稳。须预请老练稳婆，备办须用之物，临产时，不许多人喧闹，免致惊惶，但用老壮妇二人撑扶，及凭物站立，倦即仰卧，直待浆水到，腰腹齐痛甚紧时，是胎已离胞，令产妇再仰卧，俾儿转身，头对产门，稍一用力，即生下矣……三曰服药。凡新产女子，其脏气坚固，胞胎紧实，八月宜服保生无忧汤一二剂，临产再服一二剂，撑开道路，则儿易生；复有用力太早，以致浆水先行，或连日不产，劳倦神疲，中气不续，宜服加味八珍汤以助其力，若多胎产妇，更宜预服此药；复有华佗顺生丹须俟临产腰腹齐痛时，再与一二丸，用佛手散煎汤送下。"[95]51 又如第一章第十节引用陈自明、朱丹溪等人的论述，说明了催生的方法："《大全》云：大凡生产，自有时候，未见时候，切不可强服催生滑胎等药，或势不得已则服之。大法滑以流通涩滞，苦以驱逐闭塞，香以开窍逐血，气滞者行之，胞浆先破被困者固血。丹溪云：催生只用佛手散，最稳当又效捷。"[95]53

第四篇杂治门论述了23种妇科杂病的病机、证治。包括了前阴病、带下病、癥瘕等妇科常见病。例如论"阴肿"（大概相当于西医学之外阴炎、前庭大腺炎或前庭大腺囊肿）引用《妇人大全良方》、《医宗金鉴·妇科心法要诀》之言，说明了阴肿有因胞络虚损感受风邪所致、有因中气下陷所致、又有因湿热下注所致，其文曰："《大全》云：妇人阴肿者，是虚损受风邪所为，胞络虚而有风邪客之，风气乘于阴，与血气相搏，令气痞涩腠理壅闭不泄越，故令肿也。《金鉴》云：妇人子户肿胀坠痛，及两拗疼痛者，谓之疣痃，乃心肝二经火盛，湿热下流所致，宜服龙胆泻肝汤，若因中气素虚，下陷重坠者，用补中益气汤以升举之。”[95]86

又如“肠覃石瘕”（肠覃大概相当于西医学之卵巢肿瘤，石瘕大概相当于子宫肿瘤）引用《医宗金鉴》之说阐明了这两种病的病因病机和治疗。其文曰：“《金鉴》云：风寒之邪，不客于脉中分肉，而干卫气，深入客于肠外，僻而内着，日以益大，状如怀子，月事仍以时下，名曰肠覃；或干荣气，深入客于胞中，恶血留止，日以益大，状如怀子，月事不以时下，名曰石瘕。又云：肠覃亦气病也，故同气实胀者一治之，皆用厚朴散；石瘕亦血病也，故同血实胀者一治之，宜用下瘀血汤。”[95]96

综观全书，与现代妇科教材有所不同。现代中医妇科教材分总论和各论，总论总述妇人解剖、生理病理特点、妇科疾病诊断要点、治疗原则；各论分述妇科经、带、胎、产、杂、前阴诸病，不孕症属于妇科杂病。而谢泽霖《妇科学讲义》不分总论与各论，将妇人生理、病理特点、治疗原则等分别放在经、胎、产、杂等各章节或具体病症中论述；将不孕证列入胎孕门，将带下病、前阴病都归入杂治门，而不另行列出。谢泽霖《妇科学讲义》系统辑录了民国以前著名医家有关妇产科的精辟论述，不杂己见，学者据此可以对中医妇科的理论有一个较全面的了解，通过认真钻研，还有益于思路的开阔以及医疗水平的提高，不失为一本较好的教学参考书。

另外，在谢泽霖《妇科学讲义》之后，谢泽霖又与台山李近圣合编了一本广东中医药专门学校《妇科学讲义》，这一本讲义是以前书为蓝本，第一、二篇由李近圣在所选录的名家论述之后加上按语，第二、三篇仍然与原本讲义一致，只是由谢泽霖在第三篇临产门加上“临产举隅”一节，阐述谢泽霖自己在临产方面的观点。

（二）谢泽霖妇科学术思想

谢泽霖《妇科学讲义》以引用前人的观点为主，很少参以己见，因此也只能从其重点引述的前人的文献中略窥其妇科学术思想之一二。

1. 重视冲任与脾胃肝经调治

在论述妇人生理时，谢泽霖比较重视冲任、脾胃。他认为妇人之月经来源于饮食，由脾胃所化生，而冲为血海，任主胞胎，女子二七任通冲盛，脾胃健旺，血有余则注于冲脉而为经水，怀孕时亦赖脾胃化生之血荫胎，产后脾胃健旺则乳汁丰富。他在《妇科学讲义》“经源”中引用了《素问》、褚澄、程若水、徐灵胎等人的论述来说明此观点：女子二七而天癸至，任脉通，太冲脉盛，月事以时下。饮食五味，养髓骨肌肤毛发，男子为阳，阳中必有阴，阴中之数八，故一八而阳精升，二八而阳精溢。女子为阴，阴中必有阳，阳中之数七，故一七而阴血升，二七而阴血溢，皆饮食五味之实秀也。妇人经水与乳，俱由脾胃所生，经脉别论云，食气入胃，其清纯之气归于心，入于脉，变赤而为血，血有余，则注于冲而为经水。冲为血海，任主胞胎，阴阳和合而成孕，则其血皆移荫于胎矣，胎即产，则胃中清纯津液之气归于肺，朝于脉，流入乳房，变白为乳，是禀肺金之色也。或儿不自哺，则阳明之窍不通，其胃中津液乃归于脉，变赤而复为月水矣。徐灵胎曰：冲任脉皆起胞中，上循脊里，为经脉之海，此皆血之所从生，而胎之所由系。[95]1-2

在妊娠调护方面谢泽霖强调了肝与脾胃的作用。他认为肝藏血以护胎，肝主升，肝气横逆则胎不安；脾胃为气血生化之源，胎赖其运化以滋养，而且脾主升，胎系于脾，脾气虚则胎易堕，因此，妊娠期间调理肝脾胃是非常重要的安胎方法。他在“安胎大法”中引秦天一之言说明了这一点：“胎前大约以凉血顺气为主，而肝脾胃三经，尤为所重，因肝藏血，血以护胎，肝血失荣，胎无以荫，且肝主升，肝气横逆，胎易上冲；胎气系于脾，如寄生之托于桑苞，与女萝之施于松柏，脾气过虚，胎无所附，堕滑难免矣；至于胃为水谷之海，妊娠全赖水谷之精华以养身护胎，故胃气如兵家之饷道，不容一刻稍缓也。”[95]36

治疗湿盛带下，谢泽霖善于从调理脾胃肝入手。他认为脾虚则湿盛，脾气下陷而为白带，只要补脾胃加舒肝，则脾胃恢复其受纳健运之职，湿自消，带自愈。他引用《傅青主女科》完带汤语：“夫白带乃湿盛而火衰，肝郁而气弱，则脾气受伤，湿土之气下陷，湿以脾精不守，不能化荣血以为经水，反变为白滑之物，由阴门直下，欲自禁而不可得也。治法宜大补脾胃之气，稍佐以舒肝之品，使风木不闭塞于地中，则地气自升腾天上，脾气健而湿气消，自无白带之患矣。”[95]91

2. 阴虚火旺、痰湿壅滞是常见证型

广东地处岭南的中心，炎热潮湿，人多阴虚体质、脾湿体质，谢泽霖在编《妇科学讲义》的时候也注意到了这点，论治妇科疾病总是注意到阴虚火旺、痰湿壅滞的证型。

比如论闭经的证治，谢泽霖就引用了萧慎斋、朱丹溪的论述来阐明闭经有阴虚火旺，亦有积痰壅闭。萧慎斋曰：“大约妇人闭经由于阴虚火旺，日渐煎熬，津液干枯，以致血枯经闭，当从赵养葵滋水补肝之法……心火不下降，而三焦热结，此是血衰火旺，阴不足以配阳，故心气不通，热结三焦，而经不下，当益阴滋水，以培化源。”[95]8 朱丹溪曰：“有积痰下流于胞门，闭塞不行，用厚朴二陈汤；有痰多占住血海，因而不下者，痰多血虚，南星苍术黄连川芎末丸；有肥人脂满者，导痰汤加川芎黄连，不用地黄，泥膈故也。”[95]9

又如论崩漏，谢泽霖认为阴虚火旺之崩漏，应于补阴之中行止崩之法。他引傅山之语曰：“妇人有一时血崩，两目黑暗，昏晕在地，不省人事，人莫不谓火盛动血也。然此火非实火，乃虚火耳，世人一见血崩，往往用止涩之品，虽能取效于一时，但不用补阴之药，则虚火易于冲击，恐随止随发，以致经年累月不能痊愈者有之。是止崩之药不可独用，必须于补阴之中行止崩之法。”[8]22 他认为崩漏亦有因胸中涎郁者，引朱丹溪语曰：“有涎郁胸中，清气不升，故经脉壅遏而降下，非开涎不足以行气，非气升则血不能归隧道，其证或腹满如孕，或脐腹绞痛，或血结成片，或血出则快，止则闷，或脐上动，治宜开结痰，行滞气，消瘀血。”[95]21

再如论不孕证的治疗，谢泽霖认为有阴虚火旺不孕，治宜滋肾水平肝木；又有湿盛不孕，治宜健脾化痰，他引傅青主语曰：“妇人有瘦怯身躯，久不孕育，一交男子，即卧病终朝……此阴虚火旺不能受孕，即偶尔受孕，必致逼干男子之精，随种而随消者有之，治法必须大补肾水而平肝木。水旺则血旺，血旺则火消。……妇人有身躯肥胖，痰涎甚多，不能受孕，是湿盛之故也……非外邪，乃脾土之内病也……治法必须以泄水化痰为主。然徒泄水化痰而不急补脾胃之气，则阳气不旺，痰湿虽去，人先病矣，乌望其茹而不吐乎。”[95]31可见，谢泽霖治疗妇科疾病是比较擅用滋阴化痰疗法的。

3. 临产戒早用力

在与李近圣合编的《妇科学讲义》中，谢泽霖于第三篇经事门，增加了“临产举偶”一节，阐明了自己对临产的一些观点。他认为妇人生产是自然之事，不能因为希望胎儿快点离身，而过早用力，否则会导致难产。他说：“妇人怀胎，十月满足，自然生产，如瓜熟蒂落，本无足怪者。苟人能依其自然之理，则断无难产之可言……不过妇人临产，每怀恐惧之心，又不耐痛苦，急欲离身，用力过早，及妄服催生药等，又有富贵之家，过于安逸，以致气滞而胎不转者，种种之原因足以成种种之变症矣，殊不若临产有六字真言：一睡二忍（痛）三慢（临盆），苟能守此六字以待时机，及至胎气顿陷，脐腹痛极，且腰间重痛，谷道挺进，继之浆破血出，此为正产之候，略用力一送，儿子遂生，何难产之有，乃妇人未明此理，倒行逆施，自寻苦恼，良可慨也。”[96]

五、民国时期岭南医家诊治妇科疾病经验

（一）翁源陈应期妇科诊治经验

陈应期，广东翁源人，民国时期在《杏林医学月报》第十六期至第二十七期《医学实录》（择刊验案）发表妇科临证效案数则，整理辑录如下。

1. 妇人杂症

陈应期曰：妇人一科，调经种子，以及胎前产后，各种杂症，备载分明。莫如女科要旨一书陈修园辨之明矣，言之详矣。鄙人浅陋，敢饶舌乎？不过窃其师旨以问世，其于妇科一门，闻□一二经验，附录数条，以证前法之不谬也。业

斯道，果能研究要旨，细心体认，久而久之，会而通之，始知要旨之女科，真要旨焉。所谓范围不过，曲成不遗者，旨哉要言，诚要领矣。

民国五年（1916 年）十月，龙仙，蔡亚谦妻，少腹高硬，如墩形然，周礼，磐以乘血，墩以乘食，少腹胞之室，胞为血海，其满大为蓄血，小便□为蓄水，水血兼蓄，结在血海，而为少腹满硬，宜大黄甘遂阿胶汤，以大黄攻血蓄，甘遂攻水蓄，阿胶行水以滋肾，水能济火，火息而血自生。二三剂如故，用抵挡汤以攻血，䗪虫水蛭，吮血也，大黄桃仁，破血也。初服则便脓血，似乎较合。再服如故，桃仁承气汤，外□内攻，如故。后来别请医生，有谓蓄水者，用镇武汤，更剧。有谓癥瘕病者，用四物汤加阿胶，只是平平，究竟瘕自为瘕，癥自为癥，务要分辨，不得糊涂。盖瘕者假也，言其假借血成也。血瘀少留，或聚或散，如云霞之轻薄，而聚散无常，是为瘕也。癥者徵也，以其有形可徵也。血瘀聚蓄，积而不散，推之不移，是为癥也。浊亦不外逐瘀攻血，推陈致新，究竟总不得中其窍。病轻月余，再三邀诊，脉息平平，观其情形，虽是少腹硬痛，看渠两乳，硬大尖利，似有身孕。伊夫不信，以桂枝茯苓丸。服仅一料，少腹较软而不痛，连服三料，少腹敦形，一概除去，遂得无恙。两越月后，生下一女，母子平安。所以然者，妇人宿有癥病，得孕之后，蓄血未去，新血不能入胞以养胎，去其癥，即所以安其胎也。方用桂枝白芍，一阳一阴，茯苓丹皮，一气一血，合之桃仁。逐血而不伤新，丸者缓也，缓以去其病也，急何能焉？

光绪年间，拙荆钟氏，少腹生癥，经停两月，瘀血些少，蓄积少腹，似有身孕，时浮时沉，颇知运动姑听两月，胎不见大。始知病瘕，故尔如是。按之却动，推之又散，如云霞轻浮，猋徵无常，是为瘕也。瘕，□假借血余以成形也，方用四物，加阿胶、丹皮、红花，数剂□消，瘕归乌有。厥后姪媳何氏，亦然，症同治同，均得无恙[97]13-14。

2. 产后治验

民国十六年（1927 年）十二月二十七日，丘石古之妻，产后汗出不止，更兼痢症，日数十行。先请来某妇科世医坐诊，数日无效。查所用药，不脱芎芍归芪北味熟地一派补阴之药，虽间有桂附，亦杯水车薪，方屡易而术已穷，始告辞曰：此不治之症也。然犹不自认为术浅，辄对病家夸其能，自谓业妇科已三世。狮子岭背，乃数一数二之人，吾医不愈，更有何人能医乎？病家乃半信半疑，私忖病者神识尚清，犹能服药，何忍坐视而不救。至年二十七，始来请诊。予闻其所述前医之言，亦意其必见死证，乃敢下此断语。后往诊视，六脉细数，左脉似有似无，头汗執執，确属危候，唯细按其脾胃脉尚有神，予喜曰：此病犹有一线生机。经云：有胃气则生，无则死。况土为五行之母，又旺于四季之末，急扶其母，或可以荫其子。乃先拟近效术附汤（白术八钱，附片一两，炙草二钱，生姜三钱，红枣四枚）。连进三剂，头汗稍除，能进稀粥矣，唯潮热未退，略渴，次进二加龙骨汤加当归乌梅（白薇三钱，白芍一钱，炙草三钱，生姜三钱，红枣四枚，龙骨三钱，牡蛎三钱，附片□钱，当归二钱，乌梅三个）。亦服三剂，潮热汗痢仍有些少，再进真武汤加龙牡五味，则三症俱除矣，此年二十九日也。大病之后，气血两衰，再拟十全大补加附片，进□剂，病家循过年不服药之俗例，遂停药数日。至年初四复来订方，据云现又增出咳嗽有痰之症，转用真武汤加川姜北味，并拟二陈汤加附片川姜细辛北味杏仁，病遂霍然。越十余日，予又往该姓诊别家之症，石古以因利乘便，再请诊脉，以定善后之治。见其人精神奕奕，但亢气未复，左脉仍甚细，以四逆加术汤竟全功。予治此症，煞费苦心，乃可以告无负。然亦唯其信任之专，故能尽其所长，不然，以垂死之症，世医断为不治者，安能九死于一生也耶[97]20-21！

3. 产后感冒

余二弟妇黎氏，平素气质薄弱，喜补养，稍有寒凉，不敢轻视。民国元年（1911 年）七月上浣，产后第三日，身热不退，延医诊治，则先戒勿用寒凉。医者见其气质孱弱，况又产后，即不戒亦不敢用，及诊，医者曰：血去过多，水不制火耳，无碍也。用当归六黄汤、凉血地黄汤等类治之。病不增不减，身热如常，易数医，亦复如是。辗转月余，形疲胃弱，余是时任医外县，二弟函告即归。诊视之，其面青白，目垂脉弱，大渴不思食，又当七月初旬，天气炎热，属于暑症无疑。况产妇气血薄弱，常有感暑之症，因其病日久，未表达其病之原耳。遂拟清暑益气汤，倍麦冬，加天冬、竹叶、石膏、梨干。但二弟性素谨慎，以弱质之妇，产后未久，对于所加之寒凉药，恐不堪服。余遂释之曰："昔李东垣有云：'清暑必要益气，益气必要清暑。'此病经有月余，暑气深入，故清暑要多，益气要少，乃能奏效。"始服之，数剂而痊[97]20。

4. 血崩奇症治验

余族侄某，娶妻陈氏，新婚后□日，忽告血崩，乃翁来请发方。余疑其必有外因，唯其夫在当铺领工，本早已回铺矣，因语乃父，究竟是何病因？答谓据妇人说系因月事初来，余疑信参半，月事初来，何据血崩，故以理中汤加黑荆芥葵扇灰温摄之。及夜后复来，谓前药无效，其人略有昏昧之象，又并有作呕，其同来之人，阴告之，谓系阴道被伤。吾急踶曰：固疑之。唯对乃翁不便启齿，致未一剂中肯。查其夫妇阳强阴弱，前数夕其觉鑿柄，望门休止。昨夕始开门揖之，遂批郗导窾，直抵黄龙，相与痛饮，而潮水忽至，妇初讳之，及至血大下时，始着人请伊母来，告之故。余得悉其情，遂改拟金匮温经汤，加黄芪升麻，方中人参由北高丽代。服一剂即止，翌日遂能起于床，可知经方之取用不穷也[97]21。

（二）张恭文与《胎产病治疗学》

张恭文，广东梅县人，为早期中西医整合医士，曾任《怀济医刊》主编，梅县新中医养成所所长，梅县中医学校教务主任兼研究主任和校长，梅县医师公会干事，梅县情济医院院长等职。张氏编写了多种中医教材，如曾在梅县萧梓材《新中医学报》中连载专著《胎产病治疗学》，现孙中山文献馆《新中医学报》存民国二十三年（1934 年）第二期，故张氏此书也只见到《胎产病治疗学（二）》。

本篇主要论述不孕病的诊治，共分 14 个证型论述，分别有虚羸不孕、虚劳不孕、骨蒸夜热不孕、肾气不足不孕、下部冰冷不孕、胸满少食不孕、少腹急迫不孕、嫉妒不孕、气郁不孕、肥胖不孕、子宫有湿不孕、腰酸腹胀不孕、便涩腹肿足浮肿不孕、带多不孕，其中虚羸不孕证又从冲任羸弱以及身体过于羸弱而致子宫无血不能受孕两个方面论治，下部冰冷不孕又从胞胎冰冷之极以及饮食生冷致脏腑冰冷而导致不孕两个方面论治，肥胖不孕又从湿盛以及脂满致子宫闭塞而导致不孕两个方面论治，带多不孕又从下元虚败、带下淋漓日久以及带脉不固所致不孕三个方面论治，共列处方 34 个，如育麟珠、地黄三补丸、大五补丸、三才丸、六味丸加香附艾心、八珍汤加减、清骨滋肾汤、并提汤、温胞饮、补宫丸、温土毓麟汤、宽带汤、开郁种玉汤、补中益气汤加减、一索汤、启宫丸、苍沙丸合女圣丹、二陈汤送服女圣丹、兰穗汤、升带汤、化水种玉汤、乌鸡丸、朴硝荡胞汤、八珍益母丸、紫河和玉丸、增损地黄丸、加味交感丸，另对症用方7个，其中清骨滋肾汤、并提汤、温胞饮、温土毓麟汤、宽带汤、开郁种玉汤、补中益气汤加减、兰穗汤、升带汤、化水种玉汤还列出方义来详细论述。文中主要从原因、病状、病理、处方及煎服法和用药后的效果5个方面来论述各个证型，举例不孕症如下：

1. 虚羸不孕

张恭文认为原因是由冲任虚羸，故不能有孕。其临证病状见形神虚羸，头晕心悸，腰酸乏力，经行甚少，带下颇多，脉息虚细。其病理机制，凡任脉虚者则带多，冲脉虚者则经少，冲为血海，冲虚则营血亦虚，不能濡养百骸，故见头晕心悸等症。任主胞宫，任虚则胞宫亦虚，不能摄精成胎，故有多年不孕之疴。张恭文处方：巴戟、菟丝子、龟板、鱼鳔膏（均补任），紫石英、杞子、阿胶、艾绒（均补冲），覆盆子、乌贼、牡蛎（均止带），香附、当归、益母草（和荣）。临床效果，连服三剂，带下即减，经水亦多，即能受孕。

又有身体过于羸瘦，子宫无血，而精不聚，不能受孕者，用育麟珠治之。张恭文处方：党参二两、白术二两、茯苓二两、炙甘草一两、熟地四两、白芍二两、当归四两、川芎二两、菟丝子四两、鹿茸二两、川椒一两、杜仲一两。为末，炼蜜为丸，如梧桐子大，米汤或酒下。处方：地黄三补丸。黄连五钱、黄芩一两、黄柏半两，此三味用酒炒合入。

2. 下部冰冷不孕

张恭文认为原因是胞胎寒冷之极，故不能有孕。其临证病状见下身冰冷，非火不煖，交感之际，阴中绝无湿热之气，以致不能受孕。其病理机制，夫寒冷之地，不生草木，重阴之渊，不长鱼龙，今胞胎已寒，何能受孕。虽男子鼓勇力战，其精甚热，直射于子宫之内，而寒冰之气相逼，亦不过茹之于暂，而不能吐之于久也，夫人亦犹是也。妇人之胞胎，何以寒凉至此，岂非天分之薄乎？非也。盖胞胎居于心肾之间，上系于心，而下系于肾，胞胎之寒凉，乃心肾二火之衰微也。故治胞胎者，必补心肾二火而后可。方用温胞饮。张恭文处方：温胞饮。药物组成：人参三钱、白术一两、淮山三钱、芡实三钱、杜仲三钱、巴戟一两、故纸一钱、肉桂二钱。水蒸服。效果：连服一月，而胞胎热。方义：此方之妙，补心而即补肾，温肾而即温心，心肾之气旺，即心肾之火自生，心肾之火生，则胞胎之寒自散。原因胞胎之寒，以致茹而即吐，而今胞胎已热矣，尚有施而不受者乎若改汤为丸，朝夕吞服，尤能媾精，断不致有伯道无儿之叹也[98]7-14。

（三）其他医家经验

1. 新会何奎垣之奇治验案

老妇行经：同乡莫姓老妇，年六十三岁，忽然经水复来，邀余诊视。其自言五十岁时，已收经，先月不知何故，经水复行，意虽怪之，但精神觉无异动，以为年老血衰所致，故不甚注意调治。数日而毕。不料是月又来，比前月更多，淋漓潇洒，如同少妇一样，曾经延医诊治，谓其年老血崩，用桂、附、姜炭、荆芥炭等类治之，如水益深，延经半月，厌苦非常。余察其面目如恒，必虚所致矣，实非血崩也。推原论之，岂有血崩半月，而貌不变，性命尚存乎？乃医者之不细察耳。余遂用归脾汤，倍枣仁，加乌梅、山药、侧柏，数剂乃愈。笔者按语：老妇行经，此老年性阴道出血，不能排除妇科其他恶性病变，何氏用药治疗阶段性疗效肯定，唯当时无妇科检查，今收录医案仅供参考[99]。

2. 郭韶九妇产科经验

郭韶九，客籍人士也，民国时期著有《有产后食鸡酒之大有裨益》专篇，郭氏曰：相传理妇人产后炒姜酒鸡肉之方，尽人家喻户晓良法。古往今来，世界上罕有知者，唯我客人独知焉。于孩儿既出后，即杀雄鸡一只，捣碎生姜连皮两许，放麻油炒至黑色为度。把鸡斩粗块，并血、肠、脏同炒将焦。下家酿糯米酒，再炒酒干。然后再放加酒，用文火煮熟，入白盐些许，取起与产妇尽量食之。餐飧送饭，亦是此鸡肉酒。雄鸡吃完了，越日改换雌鸡，或即阉出肾数月久者亦可。炒姜酒法如上，天气寒凉，可得十只八只一二十只。若天气炎热之候，纵家资本富，亦不宜过多，仅可三四只而已，食多则由母乳间接传于儿，令其子发疮疡痈疥等疾，终年不已。此法尽善尽美，想当年不知得自何师传授，无从稽考，料是异人口传之秘也。

郭韶九解释产后食鸡酒调养的道理：所以然者，妇人产后亡血过多，亡血亦亡阴，阴去则阳与之偕亡矣。一定之理，鸡乃木畜，能补肝之阴阳。酒能行血，又以交神。姜炒至黑色，味不辛而变苦，其性能藏下焦，温暖肾经。且三味皆香甘无比，可能舒脾胃，通三焦。肝能藏血，脾能统血，多食则脏腑容易复元。正气既足，外邪乌能间而入之哉？故我客籍之妇，凡产后逾月出来，个个颜色华容，无有枯槁者也，天下之类，都可仿而行之，毋有所顾虑。予悬壶数十载，中外以之诲人不倦，不敢隐潜，公诸天下[100]。

郭韶九又谓：凡妇人之有妊娠，时期至则产婴孩。此乃造化自然之理。犹树木之结果，瓜熟蒂落，奚足异哉？若质旺相，无甚疾苦，不可妄投药石。须知草木无情，万一有误，母子立亡，可不慎欤？然而亦有不得已者，倘胎动血漏，如不治愈平安，必然胎堕，小产之祸不免矣，用胶艾四物汤加益母膏最善。偶适无故而胎动不安，手足瘛瘲，不省人事，是为子痫，是因风作急症，用羚羊角散、钩藤汤，二方均好。诊其脉浮而缓是风盛，本二方中加羌活、全蝎；脉浮而数是风热，本二方中加栀、芩、柴、芍，若脉浮而滑，此是风痰，本二方中加半夏、南星、竹沥。如胎气不和，上冲胸腹，头心与背、腰胁痛，是为子悬。用紫苏饮子加佛手、枳壳。若冲任之脉，素受血风，因妊娠而足肿，喘闷，妨食，甚则脚趾出黄水，此名子气，非真水也。用天仙藤散加茯苓、木瓜。或因烦渴而引饮过多，或嗜瓜果寒凉之品越度，损伤脾胃，土虚不能制水，怀孕五六月间，面目肢浮肿如水状，是为子肿。用白术散、五苓散，丹溪加减方亦无不可。受胎四五月间，相火用事，盛夏则君火大行，俱能乘肺，以致烦躁胎动不安。或有停痰积饮，以致胆怯心惊，终日烦闷，是为子烦。宜竹叶汤。妊娠咳嗽，是为子嗽，宜紫菀汤加杏仁、阿胶、贝母。又有膀胱与小肠俱虚，不能气化，间有湿热，不能通利，遂致难于小便，结成淋浊，是为子淋。须安荣散加车前、茯苓。又有妊娠转胞者，胎气逼压在一边，胞系了戾，脐下急痛，溲数或闭也。系因气血虚弱，痰涎壅滞，名转胞症。用参术饮、肾气丸，或补中益气、千金妙方，皆中肯綮。着六淫则于六淫求之；伤七情则于七情求之。活泼泼地之机。神而明之，有乎其人。苟因跌扑伤损，即大破散血之品，亦须放胆施用。瘀不去则新不生，救母即所以保子。经曰：

"有故无殒，亦无殒也。"权宜之法，应当如斯。以上所列，不过大略敷陈，学者宜举一反三。如欲稳适防堕，养血安胎，宜师《金匮要略》常服当归散，或养胎方、保胎丸，保生无忧散均得[101]。

3. 中医师考试妇科试题

1927 年，广州卫生局执业中医师考试，妇科题目："妇人妊娠胎寒胎热辨"。广州地区刘伯携、余绍武、利杰卿、叶回生等人答案，刊录如下。

刘伯携：妇人妊娠，当以安胎为主。欲胎之安者，骤攻骤补固不宜，然胎寒胎热亦不可以不辨。胎而何以寒？多服太过寒凉之品，胎之热者因变而为寒。胎何以为热？多服太过温补之品。胎之寒者亦因变而为热。是则胎之寒热无常，但视妊娠者脏腑之寒热为转移可知矣。《金匮·妊娠篇》所载，腹痛恶寒，少腹如扇，主以附子汤呕吐不止，主以干姜半夏人参丸。仲师之为胎寒者出其治方，亦可知矣。饮食如故，而小便难，主以当归贝母苦参丸。血热气郁，主以当归散。仲师之为胎热者出其方，又可知矣。胎之寒热治法不同如此，此医者所贯剖解分明。何谓热胎？何谓寒胎？而不容毫发混治也。世俗不察，动以十二太保为安胎良方，不亦甚可窃笑耶。

余绍武：妇人由男子媾精成胎。而妊娠后，则宜以养胎法养之。倘稍一不慎，必致胎不安而动。治之者，先宜辨其属寒属热也。然何以能知其胎寒热乎？以其胎形而辨，胎寒者则消，胎热则胀。以其病征而辨，则妊娠汗下后不得眠者热也，小便赤如血状者热也，妊娠伤寒，身热大渴，蒸蒸而烦，脉长而大者热也；若妊娠汗下后，血漏不止，胎气损者寒也，妊娠伤寒，四肢拘急，身凉微汗，腹中痛脉，沉微而迟者寒也。此即胎寒胎热辨之大略也。

利杰卿：妇人妊娠，其胎有寒热之分，不可不辨也。既有娠时，一饮一食，稍有一伤，皆足以损其胎。尝见无知妇人，胎动不安，执孕妇多虚之说，日服温补之剂，而胎动更甚。抑知胎动有寒症热症可考。倘胎当热结，定必唇焦舌燥，少腹热痛而拒按，按之脉数而有力，可知为胎热无疑也。若胎是寒凝，定必头晕面白，少腹常觉冷痛而喜按，按之脉迟而无力，可知其为寒胎也。医者诚能细心考察，不特胎之寒热可辨，即百病之寒热亦无难分辨焉。

叶回生：凡妇人受妊，饮食不可不节，居处尤宜洁净。若不洁居室，二者最能令孕妇生病。其胎有寒有热，不可不辨也。胎之寒者其血少，或服寒凉之物过多，宜用滋补剂以祛其寒。胎之热者其血燥，或服煎炙之物过多，宜用和解之剂以退其热也。又不止此也，妇受妊后，房事尤当节戒，饮食应当择尝，居处仍当通气，明乎此理，安有寒热胎之病耶！比夫文王之母，太姒受妊，饮食居处，何其谨慎，言动视听，皆中乎理，并无胎寒热之病，及其诞生文王，圣而明哲，为我中国圣人[102]。

第七节　儿科学类

岭南儿科，素有优良传统。早在宋代，潮州刘昉著《幼幼新书》，为我国儿科学之巨著，早已为医界所熟悉。及至清代，又有罗浮陈复正著《幼幼集成》，目录及内容提要为《清史稿》载。上述两位岭南名医史料详见《岭南医学史》上册。及至近代，高明程康圃《儿科秘要》、大埔杨鹤龄

《儿科经验述要》，亦是名重一时的儿科医家医著，后人把程、杨二氏称誉为“岭南儿科双璧”[103]封面。

一、程康圃与《儿科秘要》

（一）生平及著作版本

程康圃，名德恒，高明（今广东省高明县）人。生卒年月不详，查广东各地方志均无其传。唯从程氏著述《儿科秘要》印书人序言、后跋中略知，程康圃生当19世纪，为清代道光至光绪间人。程氏自言：“余幼读书，年才弱冠，即专业医门，唯凭祖训。今五十年来，所幸取信于人者，首以小儿之症。”[103]36又曰：“我家六代业医，幼科最良，予亦二十年来，阅历幼科，因而留心记验，所有祖传及自己所得秘奥，一一实录于此，并不杜撰成说，虚伪成文，正一字不苟，以传后人。”[103]86可见程康圃祖辈，在当地是很有名望的小儿科医生，而程氏本人，行医达半个世纪，直至晚年，才敢著书立说，把祖传六代的儿科经验及自己临证所得，传以后人，故其书《儿科秘要》又名《小儿科家传秘录》。

程康圃《儿科秘要》，成书于清光绪癸巳（1893年）以前。最早版本是清光绪癸巳（1893年）广州麟书阁永成堂刊本（简称“麟书阁本”）。麟书阁本首有南海人罗崧骏（芹生）为付梓刻印是书所写序言、凡例各1篇。罗崧骏序曰：“昨友人携来儿科一帙，盖程氏家藏秘本也，嘱余校定，将付梓以广其传。披阅一过，症候该以八门，治法约以六字，其理明而确，其词简而赅，其论证立方，有条而不紊，宜伊家奉为鸿宝矣。”[103]34至民国八年（1919年），又有广州九耀坊守经堂刊本（简称“守经堂本”），该书与麟书阁本正文内容基本相同。守经堂本末补入了民国八年（1919年）苍梧

（今广西梧州）谢允中后跋一篇曰：“今何幸友人授我以《儿科秘要》，是书为程君康圃所著，数虽一帙，而‘八门六字’即以括乎其全。翻阅再三，见其每论一症、立一方，皆批郤导窾，洞达本源，词简意赅，悉臻美备。人能家藏一本，偶有疾病，悉心体察，对症检方，虽无医士，亦可以拯疾苦而起沉疴。诚赤子之宝丹，亦幼儿之命脉。《传》曰：人之欲善，谁不如我。伏望乐善诸君，捐资付梓以广流传，俾当世幼孩同登寿域，是则余之厚幸也。”[103]106迨至民国二十五年（1936年），有广西黄奕勋、肖九成等人重刊本（简称民国广西刊本）。此外，广东省中山图书馆特藏参考室还藏有民国十六年（1927年）手抄本（简称手抄本）。手抄本不撰抄写者姓名，亦无序言后跋，但对原书之错别字却作了一些修改。广州中医药大学邓铁涛、邱仕君等人，于1987年以清光绪麟书阁永成堂刊本为底本（蓝本），民国守经堂本、民国广西刊本以及民国手抄本为主校本，点校成为《岭南儿科双璧》，附邱仕君撰写学术论文，广东高等教育出版社出版。是书出版后好评如潮，2002年再版，附黄吉棠、杨权生等人之评述文章。

（二）学术成就

程氏的学术思想受钱乙、万全、王肯堂诸家的影响，遥承前人儿科“三有余四不足”（阳常有余、肝常有余、心火常炎，阴常不足、肺常不足、脾常不足、肾常虚）说，并根据自己行医50余年临证心得，总结出“儿科八证”和“治法六字”学说，代表着自清代中叶以来岭南儿科的较高学术成就，并影响着整个岭南地区。

1. 儿科八证说

程康圃《儿科秘要》曰：“八证者何？一风热，二急惊风，三慢惊风，四慢脾风，五脾虚，六疳积，七燥火，八咳嗽是也。”[103]37程氏在长期的临床实践中留心记认，总结小儿之症以上述八证唯多，明确提出儿科八证学说用以指导实践。

例如论风热症治第一则。程康圃曰：小儿风热之证。外候：常身热，唇色深红而亮，或鼻塞，或泻青黄色如浮萍状，或不泻。手纹浮紫，左手纹常浮于右手。脉按之亦必浮数。此是肝风心火相合而成。治当平肝风，泻心火，症必平复。程氏认为，风热之症，是肝属木主风，心属火主热，小儿初染外感之风，或内生之风，则肝木先着之。肝木心火相搏则成风热，治法平肝泻心，病自良愈。当用此方治小儿风热者：羌活（疏表平肝风）一钱，防风（祛风平肝）一钱，薄荷（祛气分风）七分，苏叶（祛气分风）一钱，蝉蜕（疏表定惊去心热）十只，木通（泻心火）二钱，生栀（去心肝火）二钱，甘草（退热和表）七分，川地骨（退身热）二钱，淡竹（去上焦风热，凉心去惊、去痰）二钱，加灯心一丸，生葱（去心火、疏表）一条煎，常用配开万应丸[103]47。文中括号为程氏夹注小字，体现有论、有方、有药，有简明扼要注解。

又如论急惊症治第二则。程康圃曰：小儿急惊之症，即风热夹惊。上则风热症之外候已备见，加以睡中心常跳动。手足常惕悸，心惊也。或两手握拳，或两手搐搦，或眼直视，或往上视，或咬牙、呵欠。肝主筋，有风故两手筋络抽搐；眼开窍于肝，直视上视，皆肝风发塞；咬牙，亦肝风；抽筋、呵欠，是肝风搅动。或喉中痰鸣，如闻曳锯之声。手纹浮紫，兼开短丫，或三五条不等。左手纹浮于右手。脉按之浮滑而数。此为肝风、心火相搏而成。肝主风，心主惊，风涌痰逆，痰由惊来，故有上项之症候。失治不及，则肝风克脾，泄泻而成慢惊矣。治当平肝风，泻心火，镇惊、坠痰，而症早愈。此方治小儿惊风初起者：钩藤（去肝风治抽搐）二钱，薄荷（祛肝风退惊热）七分，甘草（同薄荷相济）七分，柴胡（平肝退热）二钱，淡竹（去上焦风热，凉风去痰）二钱，川地骨（退热惊风）二钱，木通（去心火）二钱，连翘（去心惊，退热）二钱，蝉蜕（去惊）十只[103]49。

再如慢脾风论症治第四则。程康圃曰：小儿慢脾风之症，由脾胃气虚，惊风之病气已传入脾。前急惊、慢惊之候已见，日延至坏，其儿不即死，今一味呕吐，泄泻白屎汤不止，手足常冷无温，闭目亡魂，唇色淡白，不饮食，不语。当用此方治慢脾风重症：米党三钱，白术（土炒）二钱，茯苓二钱，陈皮一钱，焦芍三钱，僵蚕（姜汁炒）钱半，钩藤三钱，白附子钱半，炙草钱半。以上为异功散补脾首方，加伏龙肝煎，开至宝丹或万应丸，或慢惊散。程康圃按语曰：此症因急惊传慢惊，复又传脾而致者。亦有小儿平素脾虚气弱，因风霜失调，身本习坏已久，一朝暴发，忽然而致者。但必由父母素日不慎，失于抚乳；大人饮食失节，小儿脾胃欠调；大人抛弃失抚，小儿心积虚惊；兼以父母房事恒多，乳母积有欲火虚风，虚风酿乳，小儿食之，一旦病发，轻则急、慢惊风，重则慢脾莫救，良可悲也。为人父母者，岂可不留意于是耶。须知小儿惊风之症，书云“内生风，外生风”之说，外生风为外感风邪之风，为病轻，为易治；内生风为酿乳相传之风，为饮食之风，为病重，为难治。此余数十年来触目惊心，屡察其由，留心保赤，谆谆告诫于后人也[103]55。

由此可见，程氏八证说内容丰富，既有论，又有方，书中以八证为经，以外候、手纹、脉息、病因病机、治法、方药为纬，分别详述各证。具体来说，其立论以脏腑学说为基础，各证均以脏腑的生理功能、病理变化来分析疾病的病因病机，分别虚实寒热各种证候类型，从而作为立法处方的依据，体现了中医的“辨证求因”、“审因论治”的特点。

2. 治法六字学说

程康圃《儿科秘要》曰：“治法六字者何？平肝、补脾、泻心是也。盖小儿肝常有余，脾常不足，心火常炎，染病皆由此故。”[1]37 儿科六字治法，与儿科八症紧密结合，程氏曰：“总八症而言之，皆不外乎平肝、泻心、补脾之大法。或平肝，或泻心，或补脾，或执一端而治，或兼二端而治，或总三端而治之。六字之治法，自有准绳，但能于八证中辨其手纹、脉息、外候，识其证据，断其确实，依其六字法治之，应手而效。”[103]38

如慢惊症治第三则。程康圃曰：小儿慢惊之症，由急惊风失治，延至日久，传里而成。亦有初起即成此症者，但急惊传慢惊者居多。外候急惊之症已具，加以手足冷，或发厥，或不发厥，吐泻不止，常作呵欠，唇色淡红而亮，或泻黄，或泻白屎汤，眼眶微陷，眼白青蓝色。此症务止吐泻方为病退。有身热难治，无身热易治，如身发热，呕吐，手足冷，泻黄水，口干鼻燥，为难治。慢惊症，总是肝风入里，相克而成。治要平肝补脾为主，兼镇心定惊，亦心、肝、脾三经之症，六字之法，不出乎外。当用此方治急惊传慢惊者：白术（补脾）二钱，川朴（和中止吐泻）七分，钩藤（平肝风）二钱，防风（逐肝风）一钱，白芍（平肝，泻上中之水）二钱，甘草（和中）七分，茯神（定惊）二钱，茯苓（补脾）二钱，薄荷（退肝风惊热）七分，陈皮（行脾气）七分[103]53。程康圃强调，慢惊症总是肝风入里，相克而成，治要平肝补脾为主，兼镇心定惊，亦心、肝、脾三经之症，六字之法，不出乎外。

又如小儿疳证，程康圃曰：小儿疳积，虽有五疳之名，总不外乎脾虚食滞，肝火气郁两大端。治须平肝、补脾、去积。治小儿疳积方：白术（补脾）二钱，莪术（开胃化食积）二钱，茯苓（助胃去湿）二钱，防党（补气）二钱，炙草（和中）一钱，神曲（消米食）二钱，山楂（消肉食）二钱，麦芽（消面食）钱半，酒芍（平肝）钱半，郁金（开郁）钱半，柴胡（疏肝）钱半[103]61。

再如论小儿燥火第七则燥火证治中，既有治小儿燥火总剂：川连（心）钱半、知母（肺）三钱、黄芩（脾）钱半、元参（肾）三钱、龙胆（肝）三钱、甘草（和中）一钱、木通（引火下出）二钱、犀角（统治五经）钱半[103]64。又有随五脏火证之分经加减：若谵语舌干，心火多加生栀、连翘、淡竹叶；鼻干干咳，肺火多加桑白皮、地骨皮、桔梗；眼赤胁痛，肝火多加羚羊、川莲、川枳；唇焦肚结，脾火多加大黄、枳实、朴硝；耳鸣腰痛，肾火多加黄柏、丹皮、泽泻。可见程氏处方用药总不离平肝泻心补脾的法则，体现了程氏结合儿科八证使六字治法进一步运用发挥运用的特点。

3. 儿科诊法与用药经验

手纹法，为儿科所特有，程氏与历代儿科医家对手纹部位主病、浮沉分表里、寒热虚实看颜色、三关测轻重的观点大同小异。他对指纹诊断的价值评价比较客观，强调小儿指纹望诊法应相兼参看，指纹之反应原因很多，故有应、有不应，但确有一定的临床指导意义，纠正了刻板不变或全部推翻的两种偏见。

对于小儿脉法，程氏认为小儿为纯阳之体，故脉息常数，与大人不同，脉数一息八九至，脉迟一息五六至。并提出小儿脉象最要分明紧数，差之则相反，盖紧为寒，数为热，昭昭有力应手为数，紊乱无力，应手左有弹指如牵绳状为紧。

看外症秘要，是程氏根据五官配五脏的关系，结合具体症状的观察，加以归纳和描述，看外症的内容包括口唇、鼻、眼、舌、耳背、头发、肚皮、肾囊等。

问诊方面，重视问身热、二便及口渴情况。他认为："若风热，则日夜俱热，若虚热、内热，则日轻夜重；若无外风症，日夜俱热，为实热，有时而作，是虚热……"同时通过辨小便、大便、口渴分寒热虚实、有无渴饮、泄泻等情况。

病势转归，程氏在具体辨证上列出"死症四十候"，逐一进行描述，告诫医者如有此见，见则不可言吉，告明在先，并一再强调即使死症亦要用药挽救，或可冀十死之一生也。过去谓之死症，既是客观对危重病症的预后评估，也是对行业医家爱护体现。

程氏儿科临证，善用古人成方，但其用成方并不固守一家，从书中可知，有学宋人钱乙，亦有学金元诸家如朱丹溪，而明清诸家亦时有借鉴。程氏最喜用的成方有钱乙的"五脏方"即导赤散、泻青丸、泻黄丸、泻白丸和六味丸，及以四君子为底方的四君子汤、异功散、六君子汤、六神散，其他如四苓汤、小柴胡汤、生脉散、保和丸等。程氏还善于化裁古方，如宣风搜热散（生牵牛 15 克、熟牵牛 15 克、防风 12 克、陈皮 12 克、尖槟 12 克、元明粉 9 克），用治小儿各经之热积大便不通，不敢大泻恐伤元气，用此稳当，胜用大黄承气诸剂，屡验。宣风搜热散是朱丹溪用治痘症，程氏加元明粉借用治热闭甚效，可见程氏对古方的运用既宗原旨又有新意。

二、杨鹤龄与《儿科经验述要》

程康圃之后，岭南又出现一著名儿科学医家杨鹤龄，其儿科学说与程氏既有共通之处，二者关系相当密切又各有特色，后人把程康圃、杨鹤龄合称为“程杨二氏”，著述美名“岭南儿科双璧”。

（一）生平及著作版本

杨鹤龄，广东大埔人。生于清光绪元年（1875 年），卒于 1954 年，享年 79 岁。杨氏医学世家，祖父杨湘南，庠生出身，儒而通医，于医学素有心得。父亲杨继香（？～1907 年），承先祖之学，往省城在各善堂及广东育婴堂当医生职。鹤龄自幼即随父研读医书，长即在堂帮同诊视，年仅 17 岁，考取前清官医。光绪三十三年（1907 年），其父继香公殁，鹤龄年 32 岁，继任广州东山育婴堂内儿科医生职。据清两广盐运使司谕文称：“查有杨继香之子杨鹤龄，年三十二岁……考其医学，颇有心得，于儿科尤精素谙，当经饬令到堂试诊，取阅所订药方，尚属稳慎，以之接充婴堂内科医生，寔于婴孩有裨。”[103]127

又有清光绪两广盐运使经厅谕文摄影：“为谕遵事：光绪三十三年六月二十五日奉两广盐运使司恩批，据本厅具禀，育婴堂内科医生杨继香病故，拟派杨鹤龄接充缘由一案。奉批禀悉，该堂医生杨继香病故，应准其子杨鹤龄接充，辛伙照章支给，务须常川在堂，不得旷误，仰即转饬知照此徼，等因奉此。合就谕遵。谕到该医生杨鹤龄即便遵照，常川在堂，遇有病婴送到，必须认真诊视，谨慎经理。至所需药料，即由该药店自行赴堂凭簿领取，无庸医生支发。该医生务体天宪保赤为怀，毋稍轻率，旷误致干重咎，是为重要，毋违。

切切特谕。上谕育婴堂内科医生杨鹤龄准此，光绪三十三年六月十八日。”[103]128

广东育婴堂位于广州东山，为清政府两广盐运使司设立的慈善机构，收养婴儿600余人，分为7栅，其中有1栅全住病婴，都是危笃重症，大多数为父母多方求医诊治无效、病势日深、已无生还希望而送来育婴堂者。育婴堂设内科医生和外科医生各1名，杨鹤龄为内科医生，每天细心诊治，前后任职6年，积累了丰富儿科临床经验。1912年育婴堂停办，杨鹤龄退居广州旧仓巷（现中山四路一内街）17号家中，设“杨吉祥堂”，每日叩门求诊者甚多，着手成春者无算。而所处药方看似平淡，仅寥寥七八味，却能一二剂而起沉疴。当时西医不能治者，杨鹤龄每能治之，令毕业于中山大学医学院的张公让医生叹服。据西医张公让先生回忆，他经常到杨鹤龄诊所“窥探其诊断法，又收集其处方以资研究”，认为“杨先生诊断甚高明，日诊二三百人，匆忙甚，一验指纹，即能报称其症候，几乎十不爽一。”[103]131晚年应学生邹复初之请，将50年儿科经验加以整理，于1949年写成《儿科经验述要》，

现存《儿科经验述要》，共分四篇，第一篇为儿科看症用药大要；第二篇为儿科诊断纲要；第三篇为儿科证治；第四篇为医案摘录。成书于1949年春天，同年6月即刊行，由广州旧仓巷杨吉祥堂出版，广州九耀坊文华印务局印刷，这是《儿科经验述要》最早的版本（简称“杨吉祥堂本”），杨吉祥堂本附有清光绪三十三年（1907年）两广盐运使司、两广盐运使司经历厅聘任杨鹤龄为广州东山育婴堂内儿科医生谕文两份，均为摄影件，由于是制版文字，虽模糊不清但字体尚可辨认。杨吉祥堂本书中有周绍光序、杨鹤龄自序、

邹复初后跋各一篇。至1955年，张公让在香港对是书作评注，名《杨氏儿科经验述要评注》（简称“张氏评注本”）。张氏原系中山大学医学院西医毕业生，其评注本运用西医学知识对是书作了不少客观分析，有一定学术参考价值。

至1987年，广州中医药大学邓铁涛、邱仕君等人，以1949年杨吉祥堂本为底本（蓝本），张氏评注本为校本，点校成书为《岭南儿科双璧》，前半部为程康圃《儿科秘要》，后半部即为杨鹤龄《儿科经验述要》，广东高等教育出版社出版后，于2002年再版。

（二）学术成就

1. 儿科察病，辨证精确为第一紧要

《儿科经验述要》第一篇儿科看症用药大要，杨氏认为儿科察病为第一紧要，而要做到辨证精确，望诊很重要。他说：“儿科古称哑科，因小儿有病不能自言，父母家人所见，亦不详确，全凭医者消息审度，故治理较大人为倍难。然疾病之成，总不离气血脏腑，表里寒热虚实，察其神色苗窍，了然可辨。是以诊断儿科病症，四诊之中，望诊最为重要。医者先看外症，得到概念，再参以验指纹切脉，按诊，问症诸法，逐般互相印证，再下判断，自知所患何症，某经受病，依法治之，亦无难收效。世人谓儿科难治，即难在识症也。”[103]144 杨氏这番议论，实为经验有得之谈。

《儿科经验述要》第二篇儿科诊断纲要，具体提出儿科察病辨证留意望神、唇、舌、鼻、眼、耳、头发七种具体方法，并验察指纹。杨氏曰：初看儿病，应先察神，神为一身之主，寒热虚实，约略可辨。神旺声洪者为热为实可攻，神衰声微者为虚为寒可补。次看口唇，唇深红而亮为风热，红而焦暗为燥火，为实热。淡黄色浅为虚湿，淡黄色深为湿热，淡白为脾胃虚寒，枯白者脾土已败。此看舌，无病乳儿舌上往往有乳汁附着，呈白色，此为乳苔。次看鼻，有涕水为风热在肺，鼻干无涕为风热在肝。次看眼，有泪水为风，有浆为湿热，眼白黄为湿盛，眼白红为肝肺火，若眼直视或上视为肝风盛发肾之候，若眼瞪睛定为肝风甚，难治。眼睛暗而无神为肾虚，睡时眼露睛为脾虚或惊风未定，甚则成慢脾风症。次看耳，耳背有纹现为麻痘疹之先兆，小儿出麻，耳背每先一二日隐约可见细碎微点。次看头发，发色乌润者为体壮，稀疏带黄者为虚弱，或有脾虚盗汗之症，疏落生穗为疳积也[103]145。可见杨氏儿科辨证，首重望诊，具有丰富学术内涵。

外症看完，验察小儿指纹。杨氏提出了“脉纹相应”以及纹色、形态、部位、浮沉淡滞合参的综合分析方法。如杨氏指出：“纹浮而紫为风热，纹沉而紫为里热”，“左手纹浮紫为肝经风热，左手脉亦必浮数，右手纹浮为脾经风热，右手脉亦必浮数。”[103]146同时也注意到三关虽然有“风轻、气重、命危”之说，但又必须结合外症脉候，全面分析，强调四诊合参，才能辨证准确。例如杨氏说：“若起病未久，纹在气关或命关现出，其色淡红带白，看外证脉候，尚非严重，此非不治之症，乃因是儿体质积弱日久之故也。”[103]146持论颇为精当。至于纹形主病，杨氏认为古来诸说太杂，择较为常见而主病尚属有准者十二种，制图以说明。

2. 儿科证治，共列证有十八

《儿科经验述要》第三篇为儿科证治，杨氏继承程康圃儿科八证说，并有所补充和发挥，共列证十八。它们是脐风锁喉症、白屑、风热、燥火、咳嗽、急惊风、慢惊风、慢脾风、脾虚、疹证、麻证、斑（癍）证、痘证、疳积、暑证、湿温证、痢证、疟疾。上述病症，大都先言病因病机，证候特点，后拟治法方药，旁及前人所论，参与自己所见，辨证以注重实效为务。

如脐风锁喉症，即新生儿破伤风。杨氏曰：小儿初生疾患，原有多种，最危急者莫如脐风锁喉症。此症由断脐之后，水洗失宜，脱脐后数小时中，为最容易感染此症之时期。一起即不吸乳，其病一发，来势甚速，脐突肿烂，身体重着，四肢僵直，口撮多啼，同时口吐痰沫，牙关紧闭，甚则手足抽搦。杨氏以“灯芯火”焦法治疗，用灯芯蘸生油，以纸轻轻揩抹，使油勿太多，点火，对准部位燋之，燋时迫迫作声。他说：“余经手治愈此症颇多，深知此症必须施用灯芯火，始有转机，不可轻视之也。”又说：“若要小儿平安，当脐带脱落之时，虽无病亦照图部位，下灯芯火八燋，可无此症发作。”[103]152以灯火火燋作断脐或脐带脱落时的消毒方法，是当时岭南中医防治危害甚大的感染性疾病新生儿破伤风症贡献之一。

又如白屑，杨氏将其排列在第二。白屑又名“鹅口”，属于真菌类（白色念珠菌）感染性的儿科疾病。杨氏曰：亦为小儿初生疾患之常见者，但此症并无危险性，初起时由喉头边及牙床肉现出白点，继则蔓延满口，密布舌上，连成一片，或重重叠叠，微有痛苦，故患儿每多啼哭不乳，或夹见咳嗽，身发微热，无论体健或体弱之婴儿，均有患之。旧说谓此因胎热蕴蓄心脾而成，其实非也，乃由胎中受湿热，聚于肺金，肺火上炎之故。治法以清湿热、降肺火为主，不可用升提之法。除服药外，并宜用新京青布裹指蘸硼砂水拭洗，再以白屑散涂之，二三日即愈，乳食如常矣。此症有在出生后二三日即患者，三岁以上之小儿，则甚少患之。白屑证用方：云茯苓三钱，淡秋石钱半，硼砂钱半，人中白二钱，赤芍钱半，生甘草四分，竺黄精一钱，麦冬一钱（去心），滑石钱半，咸竹蜂四只（研冲去渣），象牙丝三钱[103]153。

再如湿温一症，小儿感染颇多。杨氏曰：初起微恶寒，后但热不寒，身热时增时减，汗出胸痞舌白，口渴不引饮，精神怠倦，不思纳食，亦有夹见咳嗽或呕吐者。乃因湿邪内伏，渐次化热，湿与热结，酝酿而成。吾粤地土卑湿，症常多见。经云：冬伤于寒，春必病温。温为热之渐，温热之病，每年春夏即发，倘与湿邪相结，则缠绵难愈。盖湿为粘腻之邪，最难骤化，设若失治，则身热剧增，舌苔转黄，口渴引饮，或出癍疹，甚则神昏谵语，四肢拘挛，此因热邪炽盛，木火同气，引动肝风所致。小儿久病见此，多属危急之候，指纹初起模糊难辨，脉息浮缓。此时湿重于热，故湿邪见于指纹及脉象，特别显著。如热深胜湿，则纹转沉紫，脉息亦转为沉数矣。

治法初起以渗湿清热为主，使湿热两不相搏，则病易解。夹见何证，随候施治，热结已深者，慎防窜入心包，蒙蔽清窍。若出癍疹或肝风已动，可参看癍疹及急惊风各症治法，或谓此症之痊愈期间，必须经过若干星期，此系就重症或失治者而言。若治之得法，虽稍觉缠绵，亦非必须服药四五星期之久，始可告痊也。凡染湿温症，以进流质食品为佳，实质硬物切宜禁戒，因湿浊聚于肠曲，以清洁肠胃为首务也。杨氏治疗湿温症初起用方：土茯苓三钱，土茵陈三钱，冬瓜仁三钱，蝉蜕花四钱，连翘壳二钱，生薏仁三钱，布渣叶二钱，象牙丝四钱，佩兰叶二钱[103]185。

杨氏又论述了癍症。发热皮肤癍疹是传染性疾病特征之一。杨氏曰：清代末年，余在广州执业，遇有大癍症者，病险而奇。遍考医书，鲜有说及。其症初起即发高热，面赤唇焦，大小便短少，脉息浮数而大，唯肉色不变。此时大癍未出，如患者身上原有疮疥热痱，亦一概收隐，约四五日后，出大癍之外，肌肉渐见隆起，状如痰疬。圆形者名鱼眼癍，尖形者名凤眼癍。此时身热更增，神识昏迷，热极而手足厥冷者亦有之，此症乃因热毒重极而致。治法宜内外兼施，不论患者体质强弱，内服药剂必须清凉解毒之品，温补辛热之药，一概不能沾唇。

杨氏认为：癍者，红赤成片，与麻之细碎成点不同，凡见此者，身发壮热，口大渴，指纹沉紫，脉息洪数有力，且每每大便秘结，乃因胃经热盛之故。盖胃主肌肉，胃中热毒壅盛，发于肌肉而成癍，纯属里证，不能与麻同治而妄投发散之剂，宜用白虎汤加入清解血毒之品则愈。又有痧癍症与疤癍症者，皆由感染暑湿热毒而成。痧癍症来势甚骤，一起即发高热，面赤，眼现红筋，恶热不肯穿衣，脉洪数应指，指纹青紫，初起时舌苔白色，一二日热不退，即转而为干黄，若再迁延复，变焦黑而告不治。亦有一二日间患者即告死亡，此乃火毒之甚者。治法宜先刮痧，以泄其毒。刮法以瓷器片蘸生油，刮其脊背胸前，皮肉即发出红黑色之痧，然后予以下方。未见大癍面之前，先用柴葛解肌汤加减。

大癍症用方：柴胡二钱，黄芩二钱，葛根二钱，连翘二钱去心，赤芍三钱，甘草五分。见大癍面后，方可用下方：羚羊角二分，犀角尖二分，冬瓜仁三钱，西藏红花二钱（焗），鲜芦根三钱，茅根三钱，紫草茸三钱，茜草根三钱，丝瓜络三钱，生甘草五分。此方五岁起用，一二岁药量减半，十六岁以上药量酌加，宜连服三日[103]173。

可见杨氏所论的十八证，除了继承程氏八证说，更重要的是深入对当时小儿感染性传染性流行性疾病以及新生儿疾病等方面的总结与研究，其认识又明显地超过了程康圃。

3. 儿科诊疗用药经验

一是重视脏腑经络理论临证分经用药。即根据脏腑经络病变所表现的证候而采用有针对性的药物治疗，如心经热选用清心火一类的药物，同时对引经药的运用，认为入经不同，其作用大异。如其书中病案，病孩久热时逾半载，历医十余，始终不退。鹤龄根据四诊所得，认为热在肝经，故用羚羊、郁金、白芍、素馨花等肝经之药，投药两剂，其病即去。临证时经常运用隔一隔二治法，源自脏腑相关理论。如小儿咳嗽，同时又泄泻频频，杨氏认为："识者一见此症，心知肺之所以热，乃由心火上逼之故，所谓火刑肺金也，不治肺而治心，心与小肠相表里，使热由小肠出，不犯大肠，心火既戢，肺金不受火逼，泄泻止而咳嗽以愈。若见肺治肺，未尝见其效也。"[103]142 杨氏擅用外治法，也是根据脏腑经络相通关联的原理，擅用封脐法、灯火疗法等外治法。如杨氏慢脾风症止泻封脐用方：吴茱萸一两，研粗末，置于热饭越大半碗之上，覆盖肚脐，用疏布封好。又方：胡椒三钱，丁香三钱，肉蔻三钱，共研细末，用灰面及三蒸酒搓成团，做饼子如碗口大，紧贴肚脐，热敷更妙[103]166。

二是专门针对时症时疫用药。如暑症，感暑之症，夏季最多。盖夏季天气炎蒸，人感其气而致病也。常有小儿因暑湿热内困而泄泻者，其证与慢惊相类而实不同，不可不辨。患者多有身热，口中作渴，或呕或不呕，屎色黄，泻时有力，脉数，指纹色紫，治以清热利水扶脾即愈，不可误认为慢惊风症也。暑症用方：白莲花三钱，蝉蜕花四钱，旱莲草三钱，冬瓜仁四钱，土茯苓三钱，布渣叶三钱，鲜荷叶一角。又如痢症，里急后重，腹痛，欲便不便，脓血秽浊，或红或白，日夜不止，或十余次，或数十次，乃湿热积滞大肠所致，处以痢症用方：木棉花三钱，鸡蛋花三钱，川厚朴五分，槟榔三钱，白芍三钱（酒炒），川连一钱，山楂肉二钱，旧建曲三钱，苍术二钱，忍冬花三钱，木香五分（后下），香附二钱[103]169。

三是善用诸花和广东生草药。杨氏善用木棉花、鸡蛋花、素馨花、南豆花、白莲花、腊梅花、玫瑰花、川红花、金银花、杭菊花等诸花药，取其芳香轻透，协同诸药使邪从内达外，又无苦寒攻伐之弊。如常用素馨花以疏肝，白莲花清暑，扁豆花健脾祛湿，腊梅花、川红花用于解毒透疹等。诸花类有一定的生长季节，故在运用时，春天加牡丹花、玫瑰花；夏天加白莲花、莲蓬；秋天加白杭菊、素馨花；冬天加腊梅花，强调因时制宜。此外，还常在处方中加入土茵陈、生竹笔（即竹卷心）、禾秧芽、苦瓜干、野芋头、蔗鸡（甘蔗节生出的嫩芽）、咸竹蜂、象牙丝等，既符合地方特点，又有简便廉验的效果。其在临床上于辨证论治的前提下，每加一两味广东民间草药，不但不觉其杂，且常收倍效。

三、古绍尧与《儿科学讲义》

古绍尧，名昭典，一名赞韶，广东三水人，生于1883年，卒年不详。学课于广州医学求益社，为1913年第六期同人，后执业于广州龙津西路，擅长儿科喉症，1927年起兼任广东中医药专门学校教师，编撰教材有《儿科学讲义》、《痘疹学讲义》、《喉科学讲义》等。

《儿科学讲义》1927年由广东中医药专门学校印刷部印刷刊行，又名《广东中医药学校儿科学讲义》，线装铅印本，全书分两册，上册为一至三章，下册为第四章。

第一章为“诊治纲要”，第一节“总论”首引张景岳语：“小儿方术，古人谓之‘哑科’。以其言语不能通，病情不易测。故云：‘宁治十男子，不治一妇人，宁治十妇人，莫治一小儿。’然较于三者之中，实小儿为最易。何以言之，盖小儿有病，非外感风寒，即内伤饮食，以及惊风吐泻，寒热疳痫之类而已。且其脏腑清灵，随泼随应，得其要而治之，则一药可愈，非若男妇损伤积痼凝顽者比，故曰易也。第古以为难，谓其难辨也。今以为易，谓其易治也。设或辨之不真，则诚难矣。然辨之之法，不过辨其寒热虚实，表里阴阳，八者洞然，何难治之有哉?”[104]1 第一章的第二至九节分别为“辨寒热”、“辨虚实”、“辨表里”、“辨阴阳”；“辨夭寿”、“辨病之轻重”、“辨死症”、“辨五脏绝症”，讲述儿科疾病的八纲辨证和对疾病预后情况的诊断；第十至二十四节分别是“辨五脏表里虚实见证”、“辨五脏所司”、“辨面上五色主病”、“辨指纹”、“辨五脏所属证候”、“夏卓溪望苗窍法”、“辨舌色”、“辨舌苔”、“喻嘉言闻声说”、“张景岳问证说”、“金梦堂色脉合参说”、“陈飞霞切脉要法”、“夏卓溪按手按额诀”、“何廉臣按虚里冲任要诀”、“孙东宿看颅囟诀病法”，讲述儿科疾病的脏腑辨证、面色望诊、指纹望诊以及其他一些前贤医家创立的儿科特有的诊断方法。古绍尧在讲述各种儿科疾病诊断时，每节开篇必引前代医家的论述。如第三节“辨虚实”，书中写道：“程钟龄曰：‘病之虚实，全在有汗与无汗，胸腹胀痛与否。’”又如第十三节“辨指纹”，书中写道：“陈飞霞曰：‘指纹与太渊脉相通。凡有外邪，太渊脉浮，次脉亦浮。’”[104]3 反映出作者治学不穿凿附会，理出必言之有据的严谨态度。

第二章为“鞠养类”。主要讲述小儿护理、调养的各种方法和注意事项。其中包含12节，分别是“拭口法”、“浴儿法”、“断脐法”、“裹脐法”、“挑口法”、“乳儿法”、“哺儿法”、“眠儿法”、“襁褓法”、“提抱法”、“维护法”、“慎疾法”。该章依然保持了作者博采众长，引经据典的学术特色，书中引用了《大生要旨》、《育婴家秘》、《保生碎事》、《琐碎录》、《慎疾刍言》等中医儿科及综合著作中的相关内容，同时辅以作者自己的经验和认识。例如在“慎疾法”一节中，作者为阐发小儿护理不可过于饱暖，否则易生热生痰时，先引用徐大椿的论述：“《慎疾刍言》云：小儿之疾，热与痰二端而已。盖纯阳之体，日抱怀中，衣被加暖，又褪褓之类，皆用火烘，内外俱热；热则生风，风火相煽，乳食不歇则必生痰；痰得火炼则坚如胶漆，而乳仍不断，则新旧之痰日积……”[2]34然后作者提出自己的理解：“按小儿阳常有余，阴常不足，又脏腑柔脆，不易消化。若衣服过暖，乳食过饱，每每易于生热生痰。治稍不慎，则变证百出。灵胎先生教人停乳食，适寒温……洵至言也！”[104]35

第三章是“胎疾类”。主要讲述各种新生儿疾病的症治。其中包含38节，分别是“初生不啼”、“眼不开”、“不乳”、“不小便”、“肛门内合”、“不大便”、“初生无皮”、“大小便不通”、“无谷道”、“肾缩入腹”、“胎热”、“胎寒”、“胎黄”、“胎毒发丹”、“胎肥”、“胎怯”、“胎惊搐”、“吐不止”、“噤口”、“撮口”、“脐湿”、“脐疮”、“脐突”、“脐风”、“脐血”、“天吊”，“内钓”、“目烂”、“悬痈”、“重龈”、“鹅口”、“弄舌”、“重舌”、“木舍”、“哯乳”、“夜啼”、“变蒸”。每一节均分为“病因”、“症状”、“治法”、“药方”四部，结构一目了然，其“治法”部分突出辨证治疗的原则。根据疾病特点，有以病因病机分型者，如“天弔”（慢惊风）分为“痰盛兼搐”与“惊盛兼风”两型论治；有以病情缓急分型者，如“胎黄”分为“微黄”与“深黄”两型论治等。另外每治一证，必明一法，据法立方。如“噤口”一节，作者明言该病“总以清热疏利为主”，而后再言“舌上生疮，用龙胆汤；腹胀便闭，用紫霜丸”等。对于“治疗”中所采用的方剂，则在“药方”部分详列其组成、用法和出处。

第四章是“杂病类”。主要讲述儿科常见疾病的症治，包括68节，分别是“辨惊风之误”，“大惊猝恐”，“心肝二脏俱病”，“虚寒败症”，“伤风发搐”，“伤食发搐”，“潮热发搐”，“将见痘疹发搐”，“太阳变痉”，“痫症”，“疳证原委”，“脾疳”，“肝疳”，“心疳”，“肺疳”，“肾疳”，“脑疳”，“眼疳”，“鼻疳”，“牙疳”，“脊疳”，“蛔疳”，“疳热”，“疳渴”，“疳痢”，“疳泻”，“疳肿胀”，“无辜疳”，“丁奚疳”，“哺露疳”，“伤乳伤食呕吐”，“夹惊吐”，“痰饮吐”，“虫吐”，“寒吐热吐”，“伤乳食泻”，“惊泻”，“脐寒泻、脾虚泻”，“火泻飧泻”，“水泻”，“感冒夹食、夹热、夹惊”，“瘟疫”，“中暑、伤暑、暑风、暑厥”，“湿霍乱、干霍乱”，“寒痢、热痢、时痢、噤口痢”，“疟疾”，“肺寒咳嗽、肺热咳嗽、食积咳嗽、风寒咳嗽”，“马脾风”，“湿痰、燥痰”，“寒疝、湿热疝、胎疝”，“阴肿”，“小阳气”，“寒痛、热痛、食痛、虫痛”，“寒淋、热淋、石淋、血淋”，“阳黄、阴黄”，“风水肿、湿水肿、风湿肿”，“阳水、阴水”，“虚胀、实胀”，“表热、里热、虚热、实热”，“癖疾”，“自汗、盗汗”，“衄血、吐血、便血、溺血”，“脱肛”，“龟胸、龟背”，“五硬、五迟”，“鹤膝风”，“解颅、囟填、囟陷”，“中恶”。

纵观第四章的编写结构，基本上按照惊风抽搐、疳证、吐泻、暑证、疝、淋证、水肿、热证、血证、热证、汗证、发育异常的顺序和类别编写。由于儿科疾病种类相对较少，古绍尧重点论述惊风抽搐和疳证等儿科常见疾病，如惊风分为10节论述，疳证分19节论述。其他儿科杂病，将某一疾病的病因、病机、常见症状、辨证论治分述之后，再列出常用方药及组成。值得一提的是，对于在内涵外延上历来存在争议的惊风和疳证，古绍尧都专列一节为澄源辨误之用。如在诸惊风类疾病之前，专列一节引自《儿科醒》的“辨惊风之误”；在论述诸疳证之前，专列一节作者自撰的“疳证原委”。以引述中医古籍文献为主、加以自己学术主张的编撰方法，反映了这一时期中医教材编写的特点。

四、吕楚白与《幼科要旨讲义》

鹤山吕楚白为民国时期著名妇科医家已于本章第六节所述，吕氏同时又编纂《幼科要旨讲义》，作为教材施教于广东光汉中医药专门学校，现存两个版本，线装书，两册，均为20世纪30年代民国时期作品。

吕氏《幼科要旨讲义》幼科总论曰：“幼科一道，自古为难，古人所以另立专科也。世人谓之哑科，以其不能自言，有病不自知耳。唯精于医道者，得其要旨，方能度其气候消息而决之。安有毫厘之失，千里之谬乎？然考幼科诸书，审其病者，宜望面部指纹，察其形色，属寒属热也。次闻声音，听声清浊，属实属虚也。次问病因，审其安烦苦欲、饮食、大小二便也。次切脉息，诊其浮沉、迟数、滑涩、大小、有无力也。故学医之道，其本在乎望闻问切以识病，其要在乎寒热虚实以处方。近有读书不就之人，偶执医书，以求衣食。只记方书之一二，以应无穷之疾病。鲁莽灭裂，有同儿戏。世间为其所误者，不知几许。甚至外方走脓之徒，但见卖口擢金，不顾戕人之性命。罪不容诛，不足道也。其间笃好医学之士，专心研究。术非全备，迁延岁月，得此失彼，不知要旨，茫无入手之路。不大为可惜哉？盖望闻问切，寒热虚实，其中有至简至易之捷径，唯在得要旨矣。如越人之《难经》，叔和之《脉诀》，教人固无不尽其详，然论治法于幼科，则寥寥无几。仲景而下，方书言论纷纭，诸家互有卓见。苟非虚心笃学，每易为其所惑焉，自是恻然。不揣凡陋，遮遍群书，参诸奥义，择其究病处方之捷径，以为要旨。一以便观览，一以觉后生。有志幼科者，请先从事于斯，以为入门之正道，庶免偏门邪说之所惑。而临证用药，无误己误人之失，不亦善乎。”[106]1-2

《幼科要旨讲义》全书共有 11 部分内容，分别是“总论”、“初生门”、“外感门”、“惊痫门”、“温热门”、“疳积门”、“咳嗽门”、“黄疸肿胀门”、“霍乱痢疟门”、“小儿杂病门”、“疮疡丹毒瘕痧门”。其中总论部分，开篇即列“幼科总论”一篇，概括了作者对于幼科医学之特点、传承、学习方法的见解。认为学习幼科，“其中有至简至易之捷径，唯在得要旨矣”。而作者“不揣凡陋，遮遍群书，参诸奥义”而成的本书，即以阐发“要旨”为目的，冀望后学能够“以为入门之正道，庶免偏门邪说之所惑”。其后，作者又按照望、闻、问、切的顺序分列“望形查色说”、“闻声辨证说”、“问病根源论”、“切脉精要论”，分述幼科学四诊的基本方法和特点。最后还根据幼科诊断学的特殊性，附以“脉纹形色论”，讲授小儿指纹的诊断意义与方法。其中望诊部分，重点介绍小儿面色及各官窍（唇、舌、眼、鼻、发、耳）的望诊内容。闻诊部分，则重点介绍小儿哭声及语音的闻诊，其中以小儿声音之宫、商、角、徵、羽五音归属，辨其所病脏腑，为该书一大特色。其中小儿面色及各官窍（唇、舌、眼、鼻、发、耳）的望诊内容，与杨鹤龄《儿科经验述要》诊断纲要的编写有相似之处。

在分论部分，作者将幼科疾病分为十类进行论述。其中有仅幼儿多见者，如惊痫、疳积；有成人、幼儿皆可患者，如外感、咳嗽、霍乱、痢疾、疮疡、丹毒等。但细观其条目，则无论其病特属幼科与否，作者皆能兼顾幼科医学的特点。如论外感，则于普通六淫外感之外，更列“感冒夹热”、“感冒夹食”、“感冒夹惊”；论温热，则于“风温”、“春温”、“暑温”、“湿温”等病之外，更列“变蒸热”等幼科特有之证型。

具体到每一门类的疾病，亦先列总论，概述该类疾病的分类、诊断、鉴别要点、治法治则，常用通治方药及组成；再列分论，具体讲述每一证的证治。以“惊痫门”为例，该部分惊、痫分论，包括“急惊风证”、“慢惊风证”、“慢脾风证”、“阴痫”、“阳痫”、“风痫”、“惊痫”、“食痫”八种疾病的证治。在分论之前，先列“惊痫证治说要”，首述“急惊风”、“慢惊风”、“痫”、“天钓”、“痉”五种疾病的鉴别要点；次述惊风证的“四证”（惊、风、痰、热）、“八候”（搐、搦、掣、颤、反、引、窜、视），并概括其病机演变为“热盛生痰，痰盛生惊，风盛发搐”，认为其治则为“治搐莫先于截风，治风莫先于利惊，治惊莫先于豁痰，治痰莫先于解热”[105]24；再述痫症的辨证论治，以发作时叫声之似羊、似犬、似牛、似鸡、似猪，辨其证属心、属肝、属脾、属肺、属肾，并提出“五痫通用钱氏五色丸为主”，以及痫症的通用方“甘遂猪心汤”、“苏合香丸”等。在分述各病的论治时，作者着重介绍该病的病因病机、脉诊、指纹诊、治法、治则以及治疗中的注意事项，并附以常用治疗方药及组成。值得一提的是，对于易出凶险的急惊风、慢惊风、慢脾风三证，作者还专列“不治须知”一节，详述该病预后不佳的凶险证候。

五、吕安卿儿科诊疗经验

吕安卿，广东鹤山人，与吕楚白同一祖辈，他家世代行医，是民国时期岭南著名儿科医家。麻、痘、惊、疳乃古代儿科四大证，吕安卿治疗小儿麻疹、惊风及其小儿疳积等儿科病证积累了丰富经验，整理如下。

（一）诊治小儿麻疹

吕安卿接诊一林姓患儿，两岁，证见身热咳嗽，眼赤，不思食，流鼻涕，夜睡不安，时值麻疹流行季节，此为麻疹将出前驱先兆。治以宣透。方用银花二钱，连翘三钱，赤芍三钱，紫草三钱，山楂核八分，黄连七分，桔梗钱半，花粉钱半，牛蒡子三钱，甘草八分。二诊：麻疹透出，满面身躯匀布，发热，咳嗽，鼻涕加重。麻毒得热而出，得咳而疏通。热盛咳呛，毒易透彻，审为顺症，不必为虑。仍清热宣透，活血解毒自安。方用银花二钱，连翘三钱，赤芍五钱，北紫草三钱，黄连八分，甘草八分，花粉钱半，牛蒡子三钱，地丁二钱。三诊：发热炽盛，痰多咳频，口渴引饮，麻疹红紫。脉数，小便赤，胃口不佳。此为血热壅盛，再拟清热解毒凉血。方用银花三钱，连翘三钱，赤芍五钱，紫草三钱，花粉二钱，牛蒡子三钱，地丁三钱，芦根八钱，桑叶三钱，栝楼皮钱半，浙贝五钱，西藏红花二分另焗。四诊：热减，渴减，睡安。麻疹渐收，脉亦转缓，再予清凉解毒。方用蟛鱼鳃二钱，银花钱半，连翘三钱，赤芍三钱，牛蒡子三钱，浙贝六钱，北杏三钱，茯苓三钱，木通二钱。五诊：热退而未净，咳减而痰尚多，渐思饮食，精神安好。脉象缓和，再以解毒理咳。方用蟛鱼鳃二钱，柚树寄生三钱，腊梅花八分，连翘二钱，牛蒡子三钱，赤芍三钱，莲子心一钱，浙贝五钱，北杏二钱，栝楼皮钱半，麦芽五钱。六诊：热退身凉，咳减思食，再以和胃理咳。方用麦芽五钱，绵茵陈三钱，桑白皮二钱，浙贝五钱，栝楼皮钱半，款冬花二钱，北杏三钱，腊梅花一钱，木通钱半[106]54。以上医案，为小儿麻疹常规诊治原则与方药，其中海产品蟛鱼鳃在小儿麻疹应用，体现岭南用药特色，另一岭南名医陈伯坛亦常用蟛鱼鳃治疗小儿出麻。

麻疹热毒壅盛，证见高热不解，唇焦口干，气粗急促，指尖不暖，大便泄泻，眼赤，咳嗽，耳背项间疹子隐约，脉洪数，此为热毒壅盛，麻疹透出困难，症候非轻者。吕安卿认为急宜宣化透疹，疹透可无危险。曾接诊一五岁王姓患儿，一诊方用垂丝柳三钱，白麻头三钱，山楂核八分，紫草三钱，赤芍五钱，银花三钱，连翘四钱，花粉钱半，地丁三钱，牛蒡子三钱，冬桑叶三钱。二诊：麻疹已透，红紫黯燥，血热太甚。急进凉血解毒。方用西藏红花五分焗服，红条紫草五钱，蒲公英三钱，芦根五钱，花粉钱半，银花三钱，连翘四钱，山栀一钱，地丁三钱，赤芍五钱，甘草八分。三诊：疹色已转鲜红，壮热未减，口渴时烦，咳多而痰结实，热毒尚壅。再照前法凉血解毒。方用红条紫草五钱，地丁三钱，禄柚寄生、芦根、赤芍各五钱，黄连一钱，麦冬二钱，苦丁茶三钱，花粉二钱，蒲公英三钱，银花三钱，连翘四钱。四诊：

热已略降，咳频痰实，渴烦已少，症已转顺。再以清解化痰。方用北紫草三钱，柚树寄生三钱，银花钱半，连翘三钱，牛蒡子三钱，赤芍五钱，浙贝五钱，北杏三钱，竹黄钱半，甘草一钱，木通二钱，蟛鱼鳃二钱。五诊：热退，咳嗽乃多，纳食未佳。继续理咳行滞以善后。方用柚树寄生三钱，蟛鱼鳃钱半，银花二钱，连翘三钱，浙贝五钱，北杏三钱，栝楼皮钱半，腊梅花一钱，麦芽五钱，布渣叶二钱，大腹皮二钱，木通二钱。六诊：各症全愈，纳食较佳，痰咳尚有。再以理咳而愈。方用腊梅花一钱，牛蒡子三钱，栝楼皮钱半，北杏三钱，浙贝一钱，竹黄二钱，茯苓三钱，木通二钱，布渣叶三钱，绵茵陈三钱。其中，红条紫草是岭南医家治疗麻疹血热太甚、邪毒壅盛的常用药物。

麻疹合并肺炎，证见出麻三日后，持续高热，气粗喘急，鼻煽，烦躁，痰涎上壅，喉中有声，脉象滑急。吕安卿认为此系热毒内郁，壅塞气机。应清热解毒，开肺降痰为治。方用银花二钱，黄芩钱半，牛蒡子钱半，浙贝五钱，桑白皮三钱，栝楼皮三钱，麻黄五分，北杏三钱，石膏三钱，甘草七分，葶苈子钱半，枳壳钱半。

麻疹合并下痢，证见麻疹已发，余热不退，腹痛下痢。询知出麻疹期间未有诊治。吕安卿认为此系麻毒移于大肠，成麻后痢。治宜清热解毒。方用银花三钱，连翘三钱，紫草五钱，黄连一钱，秦皮钱半，赤芍三钱，甘草一钱，地榆钱半，南木香一钱（后下），木棉花二钱，枳壳钱半，大腹皮三钱。如余热消除，痢下减少，可再如前法。方用紫草五钱，黄连一钱，白芍三钱，甘草一钱，枳壳钱半，大腹皮三钱，槐角子三钱，锦地罗钱半，土茵陈三钱。

而对于麻出不透，发热、咳呛，吕安卿认为宜透发，忌通利。方用垂丝柳三钱，牛蒡子三钱，丝瓜络三钱，野菊花三钱，北杏仁五钱，竹蜂七只，栀子钱半，浙贝三钱，元参钱半，莲梗三钱。若麻已透出，方用垂丝柳二钱，北杏仁三钱，山栀子钱半，腊梅花二钱，连翘壳二钱，玫瑰花二钱，丝瓜络五钱，淡竹叶三钱，淡竹蜂八只，正柿蒂三钱[106]65。

（二）诊治小儿外感、惊风

吕安卿论治小儿外感，症见伤风流鼻水、打喷嚏、咳嗽、恶寒发热，是风邪由口鼻而入，侵犯上焦，首先入肺，当以桑菊饮等清宣之法而获效。但出现恶寒、头痛、周身骨痛、筋络掣抽不舒者，乃肝经为风邪所犯，当重平肝。因肝属风属木而主筋，风火之病多生于肝经。五行中只有木能生火，故诸经之火以肝经变动最大。尤以小儿稚阳之体，肝常有余，故每于感冒后，容易出现高热、惊风抽搐、目上窜视等症状，其脉象亦见左脉比右脉浮急。因此，凡诊治小儿外感风热症，必着眼左手脉搏，如浮急搏指者，治宜责重清心、平肝，以预防因风热炽盛而生惊风抽搐。外感发热后，各经均可牵及，因脏腑经络之气互相通达，故诊治必要全面顾及。小儿肝常有余，脾常不足，饮食不节易伤脾，为消化不良，胃常停滞，腻滞生痰，所以小儿之病，风、热、痰、滞四字最宜注意观察其变化发展。

吕安卿有祖传定惊散，治小儿急惊风发热抽搐，两目上视。方为珍珠八分，琥珀八分，牛黄八分，竹黄一钱，川贝母二钱，法夏一钱，正秋石八分，煨磁石一钱，朱砂二分，滑石七分，炒白芍一钱，菖蒲七分，钩藤六分，蝉蜕肚六分，姜蚕八分，淡全蝎八分，地龙干八分，真金箔四十张。为极细末，每次服三分。

吕氏曾治疗一黄性患儿，三岁，发热两天，感受时邪，至热极生风，面赤唇红，牙关紧闭，两目时向上窜视，喉中有痰声，手脚抽搐颤动，左脉浮急特甚。热入心则惊，入肝则搐。治以泻心平肝着手。方用黄连一钱，正牛黄一分（冲服），竹叶二钱，灯芯花三个，赤芍三钱，朱砂拌茯苓三钱，钩藤钱半，蝉蜕一钱，姜蚕一钱，淡全蝎一钱，珍珠末一分（冲服），龙齿三钱。二诊：惊风抽搐已解，牙关已开。发热未退，喉中尚有痰声，再以清心平肝化痰定惊之剂。方用黄连七分，正牛黄一分（冲服），竹叶三钱，连翘三钱，赤芍三钱，朱砂拌茯苓三钱，灯芯花三个，地龙一钱，石决明四钱，钩藤钱半，竹黄二钱，谷芽三钱。

诊治一刘姓患儿，一岁，伤风，吐乳，翌日发高热，经治后热不退反高涨，两手抽搐，项强腰反，人事昏迷，脉象洪数。热极惊生，宜清心定惊，平肝解抽。方用紫雪丹一分半（冲服），正牛黄一分（冲服），羚羊角另炖汁冲服，姜蚕钱半，全蝎一钱，地龙一钱，钩藤二钱，连翘二钱，赤芍三钱，竹叶二钱，茯神三钱，其后热退搐止神清渐愈。又治一李儿，未满一岁，发热二日，发惊，畏见生人，常紧抱母体而惊叫，喉中痰声辘辘，吮乳气紧，泄泻水样粪。左脉浮急，右脉浮滑，吕氏用清心肝火兼调脾胃之剂。方用土炒黄连五分，猴枣一分（冲服），珍珠末一分（冲服），木通二钱，炒车前子二钱，茯苓三钱，钩藤一钱，地龙一钱，白芍三钱，生龙齿钱半，法夏钱半，煨诃子二钱。二诊：身热减退，惊叫不作，泄泻减少，风热未净，痰滞未消，痰多口干，舌有黄苔，小便黄短。方用土炒黄连四分，正牛黄一分半冲服，竹黄二钱，川贝母二钱，银花钱半，赤芍三钱，炒车前子三钱，茯苓三钱，苦丁茶钱半，诃子炭二钱，山楂炭钱半，鸡内金钱半。

对于急惊风后而导致慢脾风者，吕氏注重温化扶脾治则。曾治一何性患儿，二岁，断乳后曾患急惊风，愈后胃肠消化不佳。前医认为肝盛，未敢用四君子汤。泄泻频繁，身热形寒，已易数医，而泄泻未减。最近有手足战动抽搐象，旋即静止。诊得手足冷，目陷神疲，泄泻无度，身热不扬，四肢微战动，目上视，脉沉细而弱。吕氏接诊后认为此乃急惊失治，转为慢脾风之症，当温化扶脾。方用熟附子一钱，党参五钱，土炒白术五钱，炮姜八分，炙草八分，茯苓四钱，灶心土五钱，钩藤三钱，肉豆蔻一钱，五味子八分。二诊：连服二剂后，泻减神清，手足转温，已无抽搐状态，脉亦好转。此后以扶脾益心为治。方用熟附子一钱，党参三钱，土炒白术五钱，茯苓五钱，炙草一钱，丁香五分，米炒黄芪三钱，煨诃子三钱，石榴干八分。三诊：泻止，神志清爽，面有喜容，病态日减。仍以四君子汤加熟附子一钱，黄芪三钱，地龙干三钱，石榴干五钱，照方连服两日。半月后其家人到诊，见何儿体重增加，活泼可喜[106]54-68。

（三）诊治小儿疳积

疳积是疳症和积滞的总称。疳症以精神萎靡、面黄肌瘦、毛发焦枯、肚大筋露、纳呆便溏为主要表现，相当于儿童营养不良的慢性疾病，体重低于正常平均值的15%～40%，中医临床分疳气、疳积、干疳以表示病变的三个不同程度；而积滞轻于疳症，是由乳食内积、脾胃受损而引起的肠胃疾病。小儿“脾常不足”，疳积成为古代近代儿科防治的大证之一。

吕安卿诊治疳积，重视肝脾关系。曾接诊某某儿，证见胃口不开，面色暗黄，肝脉沉数，右缓滑。此为肝有郁火，脾滞有积。方用浙贝三钱，郁金五分，牛蒡子一钱，赤芍三钱，莲梗二钱，灯芯花四个，木通二钱，海螵蛸三钱，瓦楞子三钱，水仙子一钱，使君子肉八分，鸡内金二钱。治疗形瘦纳少，腹胀大而潮热，肝郁而有积小儿，方用胡黄连八分，郁金八分，赤芍三钱，山楂核一钱，谷芽三钱，鸡内金钱半，瓦楞子二钱，生石决三钱，海螵蛸三钱，水仙子一钱，大腹皮钱半。对于腹内甚热，面黄，唇淡，日减瘦削者，认为此肝经有积，脾有热滞。方用郁金八分，赤芍三钱，川楝子二钱，木贼二钱，海螵蛸三钱，瓦楞子三钱，木香钱半，鸡内金二钱，使君子肉钱半，水仙子一钱，大腹皮钱半，木通二钱。对于脾气甚坏，心肝火盛，痰滞有积者，方用黄连八分，珍珠草二钱，赤芍三钱，浙贝三钱，竹黄二钱，海螵蛸三钱，瓦楞子二钱，山楂核钱半，大腹皮钱半，谷芽三钱[106]63。此亦程康圃清心平肝扶脾“六字治法”在儿科疳积病证具体应用。

六、近代岭南儿科文献与病症诊治经验

（一）岭南儿科文献著述记载

除上述介绍岭南儿科名著外，自清代以降近代百年，岭南有关儿科学（包括痘疹学，发疹性的传染病多见婴幼儿）的专门著述文献记载很多，现整理如下：《幼幼集成评注》1卷，清代南海邹锡思撰。《小儿五疳》1卷，清代南海邹锡思撰。《儿科我见》，清代南海任韵孺撰。《小儿疳眼黄膜论》1册，清代南海张思济撰。《小儿全科》，清代顺德叶桐撰，光绪癸卯年（1903年）广东刊本，2册。《小儿痘症备方》，清代番禺任寿昌撰，光绪戊寅年（1878年）刊本，1册。《幼科便览》1卷，清代中山汤宸槐撰。《慢惊条辨》1卷，清代羊城黄仲贤撰，光绪丁未年（1907年）广州刊本，1册。《保赤新编》2卷，清代新会任赞撰，光绪甲申年（1884年）

羊城刊本。《小儿全科》，清代新会周贤宰撰，光绪癸卯年（1903 年）广东刊本，6 册。《婴儿初生十则》1 卷，清代东莞钱颖根撰。《保赤良篇》，清代东莞张应奎撰。《小儿哑科》，不著撰人，清光绪二十九年（1903 年）广东刊本，1 册。《儿科撮要》，清代陈方济撰，清同治元年（1862 年）刊本，1 册。《保赤存真》9 卷，清代余梦塘（占粤籍）撰，光绪二十一年（1894 年）杭州刊本，6 册。《儿科学讲义》2 册，民国南海陈汝来编撰，广东中医药专门学校教材。

有关麻痘疹科方面儿科学专著文献计有：《种痘奇书》1 卷，清代南海郑崇谦撰。《麻痘撮要》1 册，清代南海马中岳撰，刊于光绪三十一年（1905 年）。《痘科指迷》1 卷，清代顺德袁永纶撰。《治痘歌诀》1 册，清代顺德关履端撰，刊于光绪三十四年（1908 年）。《痘疹心法歌诀》1 册，清代顺德必良斋主人撰，刊于光绪五年（1879 年）。《痘科秘要》，清代番禺刘敬时撰。《增补痘疹玉髓金镜录》2 册，清代番禺周滋生撰，刊于光绪辛卯年（1891 年）。《痘疹心法》3 册，清代新会周贤宰撰，刊于光绪三十一年（1905 年）。《痘论》，清代新会陈国修撰。《牛痘新编》1 册，清代新会伍学乾撰，刊于光绪庚寅年（1890 年）。《广济新编》1 册，清代大埔萧城斋撰，刊于光绪丙午年（1906 年）。《麻痘辑要》1 册，清代惠阳黄平辉撰，刊于光绪 29 年（1903 年）。《麻疹全书》3 卷，清代揭阳林介烈撰。《痘疹便览总论》1 册，清代高要郑海鲲撰。《牛痘新论》1 册，清代广东胡仕梁撰，刊于光绪十六年（1890 年）。《痘疹经验录》1 册，清代同怡喧（占粤籍）撰，刊于同治丁卯年（1867 年）。《痘疹学讲义》2 册，民国三水古昭典撰，广东中医药专门学校教材。《麻痘蠢言》1 册，民国陈伯坛撰。据不完全统计，自清代至民国初年，岭南儿科学麻痘疹科学著作共44种，可见其内容丰富，亟应继续发掘，深入研究。

（二）岭南儿科病证诊治经验的文献记载

1. 郭韶九与《秘授胎产养儿心法》

郭韶九，粤省客籍人士，曾侨居印度尼西亚，民国时期著有《秘授胎产养儿心法》专篇。郭氏曰：予按胎产一门，阅世数十载，从未闻见吾中原有稳婆于生产上却称能手者，其故何也？因元、明、清三朝，以未谙药性迷信鬼神之孔丘作教宗。后世尊圣贤之语，书绅不忘，迷信人脑，以致通天彻地之医学，政府不甚郑重，仁道作践业观。所以生产一途，人皆视为秽恶之门。无较无考，使后学无从问津，缘是愈趋低下。予闷甚，汪洋半生，一意研究斯道。直至爪亚地，因妾妇产儿，延土老妪帮理，始得而目睹焉。其法维何？小儿生下，将脐带约五寸许，先缠三扎极紧，把衣带六寸剪断。剪口用柚皮粉或黄姜粉糁之。将脐带盘旋绕腹，以布条裹铜币一枚，压于脐带之上，紧紧缠之，即行抱起，三朝后，方许沐浴。使其皮肤稍坚，然后用温水洗之，方免发生关锁证之危险。若生后登即洗身，孩儿初出胞中，必然怕水。周身之毛窍扩开，脐里受风水之气，至五日则牙关紧闭，不能吮乳。至六日则四肢抽搐夭殇矣。夫小儿初生，内裹胎毒，乃父母先天所遗，故放粪全黑。须先用飞净朱砂、蜂蜜冲沸水，炖熟片时，以新白布撚如笔形。看见欲食时，蘸蜜砂水吮之。待下出之粪不黑而红，则内里之胎毒热气导尽，砂蜜可弃而不用。其儿稍长，则头上之疮疡，手足之疤痱之灾可免。他日放痘，其疤亦小。纵延门相传染之时疫，亦不虑其沾染焉。生后六七日，即用鲜饭捣烂，入白盐一小粒，灌于儿食，飧餐亦然。纵月数未足，孱弱之体，养不多时，即能肥壮[107]。

2. 吕楚白诊治咳嗽虚汗与疳积

治小孩咳嗽，夜间虚汗淋漓者，方用煅牡蛎五钱，北杏仁二钱，麻黄根钱半，正柿蒂六钱，浮小麦一两，法半夏三钱，云茯神八钱，炙杷叶二钱。服后汗止咳大减。

对于纳食不香，消瘦，潮热，腹胀者，方用独脚金、胡黄连各钱半，使君子肉三钱，榧子肉二钱，槟榔四分，鸡内金二钱，谷芽五钱，布渣叶四钱，厚朴七分，参须钱半，白芍四钱，甘草一钱。对于肝盛，咬人，欲作疳积者，方用素馨花二钱，珍珠草三钱，生麦芽五钱，淡竹蜂七只，山栀子钱半，灯芯花二钱，木贼草钱半，生石决五钱，海螵蛸五钱。

又曾接诊某小童，症见患儿面色淡黄，口糜腹胀，屎烂而秽，此脾滞生积。先以清肝为主，兼平肝扶脾。方用素馨花钱半，雷丸一钱，生麦芽八钱，木贼草钱半，海螵蛸五钱，大腹皮三钱，金蝉花三钱，人中白三钱，珍珠草三钱，槟榔花三钱。二诊：方用生麦芽八钱，金蝉花三钱，槟榔花三钱，原蚕沙五钱，生石决一两，浮海石二钱，灯芯二钱，胡连一钱，人中黄一钱，青蒿钱半[106]68。

第八节　喉科、眼科学类

自古岭南地区多湿热瘴气，疾病易于流行，易致喉疾、眼病。岭南医家在诊疗中医五官科病症用药的过程中多与岭南的气候、岭南中草药相结合，在学术上体现出鲜明的地域特色。现存岭南喉科眼科著作及文献内容丰富，名家医术各有千秋，分述如下。

一、官方出版的《喉舌备要》

乾隆至光绪年间，江浙一带多次流行白喉，并向其他各省蔓延，促使医家对喉科传染病进行研究，此间各地喉科得到长足的发展，这一时期内岭南地区喉科也出现了不少传世之作。

（一）《喉舌备要》概要及版本

《喉舌备要》，又名《喉舌备要秘旨》、《喉科秘旨》、《喉牙口舌各科秘旨》，不著撰人。是书为岭南现存五官科文献中唯一一本由广东藩署刊刻出版的专著，全书1卷，成书于清光绪五年（公元1879年）。全书分为喉部、口部、牙部3部分。喉部为全书主体，论述较详，包含“论喉痹症”、“喉症总论”、“辨喉症经络治法”3篇，实为全书的总论和前言。其后有“喉科辨症”，以咽喉病症为主，还包括口、舌、牙齿诸病症，凡43种，具体论述各病证的病因、病机、证候、治法和方药。又有“论症治法”，“辨阳喉症诀”、“辨阴喉症诀”等为辨证概要，“论喉症治法”、“论分经论治喉症药性”、“治喉用药变化歌诀”等篇则为治法方药之概述。口部、牙部主要记载诸症验方、成方，仅有少量简单的病症阐述。

《喉舌备要》现存版本有6个，分别是清光绪五年（1879年）广东藩署刻本、清光绪五年（1879年）藏珍阁刻本、清光绪十二年（1886年）经文堂刻本粤东罗广同济藏版、清刻本、《中国医学大成》本以及《近代中医珍本集》。

（二）《喉舌备要》的学术内容特点

1. 重视喉痹辨证统治喉科疑难危重病

该书非常重视喉痹，《喉舌备要》在喉症总论之前单独列一“论喉痹症”。痹，闭塞不通之意，喉痹一是咽喉口齿疾病的总称，二是指咽喉肿塞、水浆不得入等为主要症状的咽喉急重症，发病诱因外邪侵袭，壅遏肺系，邪滞于咽，或脏腑虚损，咽喉失养，或虚火上灼所致。《喉舌备要》曰：“喉痹一症，在古方书虽有十八证之辨，古人悉指为相火。然此症虽多由火，而复有非火症，不可不详察也。……也有阴盛格阳者，即真阴证也。”[108]1 又曰：“喉痹症，总治之火则名目虽多，似有不必尽辨者，然亦有不可不辨者，即如单双乳蛾及单双缠喉症之有不同也……此其所以有异，而治之亦当有法也。”[108]2《喉舌备要》论述喉痹之症，近于上者，谓之乳蛾、飞蛾；近于下者，谓之喉痹、喉闭；近于咽嗌者，谓之喉风、缠喉风。岭南地处南方，五行属火，气候复杂多变，且易侵犯咽喉，咽喉病多系火急之患，咽喉乃气之升降出入的要道，生命之所系，肺胃之门户，十二经脉循行和聚会之所，一旦有病，常可引邪入犯，酿成危候，单纯依靠内治法不能达到迅速之效。在论喉症治法中，论喉痹症的治法也居多，共列火症喉痹、阴虚喉痹、格阳喉痹、阳虚喉痹、喉痹痛、瘟毒喉痹、虚损喉痹等不同的病症名称，足见其对喉痹症的重视程度，《喉舌备要》所论述喉痹症，对现代喉科临床疑难病危重病的辨证治疗也颇有指导意义。

2. 强调整体观，注重经络辨证

《喉舌备要》另一特点就是强调整体观，《丹溪心法》云：“有诸内者形诸外”[109]。从书中内容来看，作者非常重视咽喉与内部五脏的关系，如“五脏六腑发于喉，皆由内而发于外者也。然发形于外者有虚有实之分”。[108]3 又说“夫喉症者，人之一身总关之际也，内通五脏六腑，外传五音五色”，“夫咽喉之症，皆由五脏六腑发来。脏腑生病，其形色见于咽喉”，“开其口一观喉中形色，即知其由何脏中发来”[108]23。见微而知著，体现中医学整体观的理论。

《喉舌备要》强调经络辨证。通观全书，关于经络辨证的内容多处可见，在“论喉痹症”篇中即有“喉痹所属诸经，凡少阳、少阴、阳明、厥阴皆有此症，具列于后，但其中虚实各有不同”[108]1。其后又列有“辨喉症经络治法”篇，认为通过观察咽喉经络巡行部位所显现的症状便知是何脏何经所病，如“盖口者脾之窍，口唇焦干为脾热，焦而红者吉，焦而黑者凶”，“假如喉内左边先起，或红或白，或黄或黑，或有膜或无膜，有核无核，此皆属肝经发来之毒风热，当用甘桔汤加柴胡、白芍为君”。[108]6

3. 记载喉科专方，善用甘桔汤、玉龙散

《喉舌备要》诊治喉科病症善用甘桔汤内服、玉龙散吹喉。《伤寒论》云：“少阴病二三日咽痛者，可与甘草汤，不差者与桔梗汤。”[110]96这一治法对作者的影响非常大。在“治喉用药变化歌诀”中就讲到“治喉甘桔是神方，细心体察辨阴阳”[108]31。纵览全书，全书咽喉43症中，有12症就用到甘桔汤，方用桔梗、甘草。另外作者在喉科疾病的治疗中也注意内服与外吹结合，形体及九窍有形之病实有邪气凝结之处，必用外治之法，可以应手而愈。

《喉舌备要》有关喉科吹药专方的记载至少有10首，它们是：治三十六种喉散奇方、治喉症奇验方、阳喉散方、金不换散、治痰痹方、治阴白喉症散、锁喉症方、经验蛾喉奇方、玉龙散、金钥匙。如“治三十六种喉散奇方”，主治三十六种喉症，药物组成：山豆根钱半，粉甘草钱半，川连钱半，薄荷钱半，寒水石（飞）二钱，儿茶钱半，人中白二钱，白僵蚕二钱半，白莲花三钱，白硼砂（飞）二钱，青黛

（飞）二钱，大梅片钱半，川麝香二分，珍珠（飞）一钱，共研极细末如尘，罐贮勿泄气听用。又如“治痰痹方”，针对岭南喉病多兼夹痰湿，主治喉科痰痹证，药物组成：滑石一钱，石膏一钱，薄荷五分，胆矾五分，粉甘草三分，炒僵蚕五分，大梅片五分，皂角（炙尽）五分，牛黄五分，共研极细末，罐贮听用。再如“金不换散”，主治火症痘疳、牙疳、喉间溃烂，药物组成：人中白（煅存性）五钱，细柏末三钱，青黛六钱，玄明粉三钱，白硼砂三钱，冰片三分，西瓜霜八钱。制为极细末，罐贮勿泄气听用。若烂处有深洞者，加龙骨、象皮、赤石脂各三钱，同研吹之。痘疳加川连、胡连、甘草、人中黄、银粉霜（即西瓜硝之飞去者）。喉癣、喉疳，金不换散一钱加粉霜三分。

《喉舌备要》书中“玉龙散”一方，使用频率较高，共出现11次。玉龙散方用人中白一钱，煅硼砂一钱，竹蜂（在竹内黑色者是也）四只，青黛五分，玄明粉一钱，川连一钱，豆根一钱。此外也用到冰硼散。治疗喉症主要以甘桔汤和玉龙散为主药方。另外，作者还提倡“分经治喉症药性”，将常用药按分经来归类。

二、陈绍枚与《喉症图说》

（一）《喉症图说》版本及内容结构

陈绍枚，字铁生，广东新会人，同盟会会员，“精武四杰”之一，早年参加过南社，曾担任过上海精武体育会编辑。《喉症图说》成书于清光绪二十五年（1899年），该书另一书名为《喉方备要》，不分卷，共32页，由知新报馆出版，内容包括治例、治法、埋线、丸法、药方、专治各症方、忌食物、治喉歌诀、喉证形图40则。是书名《喉症图说》，多由方药、图谱、治法组成，体现岭南医家重视临床实践应用的特点。又附跌打止痛第一良方、神效癫狗咬方、应验良方。现仅存光绪二十五年（1899 年）知新报馆活字本。

（二）《喉症图说》学术精华

《喉症图说》图文并茂，重点论述了喉症的治法用药和解剖图谱，寥寥数十页，其中不乏一些令人叹为观止的治法与理念。

1. 治宜降品以杀其势，内服与外吹结合

陈氏认为喉症多由风痰火三者上升而发，治宜降品，先用总丸以杀其势。《喉症图说》将喉科用药分为甲药、乙药、丙药、丁药、戊药、己药、庚药、辛药等，临证用药时各药组合使用。甲药即总散也，包括龙骨、青黛、白芷、轻粉、夷茶、青皮、血竭、黄柏、桔梗、海螵蛸、元胡、大梅片。乙药与甲药和匀为之总丸，即正牛黄、元胡、西红花、青黛、青皮、珠末。丙药丁药为点喉药，分别为珠末、神砂、大梅片和珠末，必要用勿以丙药中已有而不用也。戊药为总治各药水药方也，包括连翘、荆芥、川芎、桔梗、赤芍、归尾、桑白、生军、白芷、防风、甘草、牛子、玄参、银花、花粉。如喉内损烂加生石膏、生竹茹。喉内红肿未损烂加生石膏同煎。己药为外敷药也，如外面无疾者不必用之。包括元胡、青皮、龙骨、三黄散、青黛、大梅片。如肉色红肿者，其症轻，加射干少许，肉色肿而不红者，其症重，宜加多些珠末。庚药为含水方也，如风重者宜煎此含之，包括大南星、祈艾、田贯草、薄荷。

《喉症图说》论述喉症曰："忧思劳碌寝食失常，囤积既多遂乘其本体所偏而发，不越风痰火三者而已，治宜降品，先用总丸以杀其势，该总丸妙处全在成颗吞下，使在内渐化，则风痰火不能再生而药气又潜升喉上，夫内势既杀则外吹之药其奏效也易矣。不然虽吹药于上而药力有限，不能与生生不息之风痰火相敌，若咽喉之症未甚恶者，用降品亦可内消，若火势燎原，多以温药使之速熟速穿，故此总丸一入腹内，如非死症，其势不再加，一旦外药气到，未有不立可挽回者。治法上主张内外结合，先用甲药吹入喉内，次用丙药丁药（此药切不可吹）点入喉内，次用总水药，次服总丸，服总丸之后仍要吹总散点丙丁药入喉内。”[111]1体现喉科治宜降品以杀其势，内服与外吹结合学术经验。

2. 忌疏散苦寒，勿生冷针灸

陈氏强调喉症“无论寒热虚实最忌疏散苦寒之品，盖此疾既发，则风痰火三者已上升，咽喉之间如积薪之炽火，其势已炎上不可遏，再用疏散苦寒之品犹以扇扇积薪，不更炽乎？”[111]1如山豆根，喉症一用山豆根及疏散苦寒之品，将未成者速其成，既成者为寒气所逼，久而不熟不穿矣。咽喉为水谷之通道，患喉疾最忌生冷鱼腥，陈氏在书中列出多种需要忌用的食物，如生鸡、牛肉、鱼生、豉油及一切毒物、生冷果面等，宜戒百日，另外房事戒足一百日方能少再发作。值得注意的是，作者不提倡用针灸，仅在治例略例中提到“针灸非轻易用，不如不用为妙”，说明作者在治疗喉科疾病中重药慎针灸。

3. 注重图释，另附歌诀

采用图说的形式介绍喉科知识是该书的重要特点。共列喉症形图 40 则，图旁注有病名、病因症治，如：“单鹅形，此症五日生在咽舌边，或左或右，宜针破，用总散、总水药、总丸治之”。“蚁喉，此症是火毒生于眶上或两耳下，肿以针刺三五七口，出血而愈”[111]1。本书对喉科各症的论述甚少，多由方药、图谱、治法组成，使实践者易于掌握，体现岭南医家重视临床实践的特点。其采用的图说形式，除了在岭南流行的《增订验方新编十八卷》中有类似记载之外，在其他岭南喉科文献中鲜有喉症图谱出现。《喉症图说》对后世喉科疾病的诊治提供了很好的素材及宝贵经验，也是研究和学习岭南喉科理论及喉科疾病的重要文献之一。

三、周兆章与《喉症指南》

（一）《喉症指南》作者与内容结构

周兆章，字熊占，号云琢，生于清道光八年（1828 年），广东顺德人。周氏孝有谦和，学问渊博，咸丰庚申（1860 年）以县考第一补邑庠生，光绪丙子（1876 年）荣登进士榜，光绪戊寅年（1878 年）随军行伍到达西北地区，见山高土燥，喉疾最多，辑《喉症全书》方施治，随手奏效。光绪戊子（1888 年）解甲归，以粤地人多火脏，倘遇喉症按方不致毫厘千里，故刊刻以广其传。现存光绪壬辰年（1892 年）顺德龙山乡桃盛京果店刻本 1 册。

《喉症指南》以程钟龄、程瘦樵、郑梅涧等医家之说为底本，并博采专科善本而成。全书共分四卷。第一卷为辨证类论，从气血、面色、舌脉、寒热几个方面论述了喉科疾病的辨证方法。第二卷为用药类，从药物的寒热温凉性质来论证喉科疾病的用药选材的特点以及药物的禁忌。第三卷为证治类，主要论述了喉科各证的辨证施治方法，且最后还附有舌证、齿证、唇证、鼻证、耳证、腮证以及医案。第四卷为方剂类，作者吸取各家精华，沿用了他们的许多理论和验方，又加上了自己的临床诊病心得，最后列服、噙、敷、吹剂 115 首，充分显示了作者临证经验丰富，活学活用，治法全面的特点。另各章后还专论了白喉的诊断、用药、治疗和针穴图。

（二）《喉症指南》学术精华

1. 用药如用兵，反对株守一偏

周兆章因行伍出身，字里行间多现兵戎之类的言语。如他认为："用药如用兵，兵不精则贼不灭，药不当则疾不疗，喉病用药自内攻出为上策，取痰攻上为中策，沉为下策。"[112]1 又如"医士临证"篇曰："战士临阵，固贵心细胆大，尤宜通权达变，若心浮气粗，或以猛剂而治轻病……不顾本原，杀人易如反掌。"[5]3 反映出他胆大而又心细的诊治风格。同时他主张要博取众家之长，灵活变通，反对株守一偏，墨守陈规。如"世之业是科者多学无师授，往往株守一偏，称为秘授，非自许扁鹊即人颂华佗，及其临证则茫无主张。"[112]1 周氏认为，业是科者，非株守喉风无热症，白喉无非时疫二语，即拘执白属寒三字之说，胶于偏见，有识者所不许也。经云：赤属热，白属寒，果如所云，则白喉只有寒而无热。若盖指为疫，则白喉只有热而无寒，于理安在？若不辨证脉，因其色白，即投桂、附、炮姜，一遇火症，是谓抱薪救火，愈炽愈烈，而寒症可类推也[112]2-3。

《喉症指南》重点是对白喉的防治。咽喉发白一证，古方所无，诸书未载，为害尤烈，乾隆四十年（1775 年）以前无此证，即有亦罕。周氏爰集古今专科世业善本与治白喉经验良方良法，对白喉进行了专篇论述，认为白喉是由时疫、痨证、虚寒、蛾风转变并易传染，用药时须辨明四证。时疫白喉乃缠喉急痹，至危至险，小孩血气未充，尤易传染。初起用葛根、蝉蜕、僵蚕以散风退热，用牛蒡、连翘、金银花、土茯苓以消肿败毒，用玄参、地黄、天门冬、麦门冬以清金生水，用黄芩、黄连、生栀仁、山豆根、生石膏以泻火救水，用木通、泽泻、车前子以引热下行。蛾风白喉则先用牛膝根煎服，引热下行，再以治时疫白喉方法治之，或兼用郑氏养阴清肺汤。痨证白喉宜用郑氏养阴清肺汤。虚寒白喉宜多服温胃汤、桂附理中汤，白退自安。

2. 喉科辨证特点，重视经络强调寒热

在喉科辨证治疗上，周氏“首推辨经络，次辨病形，次辨色脉，次辨寒热，次辨虚实，虚实既定，虽杂证百出，可一以贯之。人一身十二经中，唯太阳主表别下项，余皆内循咽喉，尽得以病之，而要不离乎肺胃。盖胃为水谷之海，肺为诸脏之华盖，其气皆直透咽喉，故咽喉病，亦为肺胃之火为独盛”[112]5。认为咽喉疾病人一身十二经中，除膀胱经外尽得以病之。凡咽喉病，两关及左尺脉多沉数有力，而其中又多属于足三阴经有病，从脏腑来讲，又总离不开肺胃。这些都是现今喉科值得借鉴的地方。

周氏重视八纲辨证，以寒热为主，书中共列有辨寒热、辨喉色寒热、辨舌苔寒热、辨唇鼻目寒热、辨小便寒热、辨肿痛寒热、辨风涎寒热、辨饮食寒热，辨气血寒热、辨头痛寒热、辨白喉寒热等11种寒热辨证方法。他对咽喉各证，条分缕晰，一寒一热，举以为对，而寒热之中，又分轻重、气血、虚实、表里，辨证非常详悉。周氏认为：医士辨证如文家相题，相题之法，须先寻脉理，辨证之法，须先分寒热，是编每论一证，先将寒热二字反复推敲，再于寒热中分表里、分虚实、分轻重，然后斟酌方药，自无毫厘千里之谬[112]1。

3. 喉科慎用表药，总宜宣肺，注重防护

在用药方面，作者又有其独特的观点。首先他说咽喉症无论寒热，总宜宣肺，不宣肺则热不退，寒必敛，加味甘桔汤、郑梅涧的紫地汤是要药。热症必先升散，再察其热之轻重。寒症如风寒必有表热，宜解表，虚寒无热，不必解表，必先查其轻重。热盛阳虚，宜用附子泻心汤，寒热并用，斯为有制之兵。平时慎用表药，盖表药多辛窜，过用不但耗损真气，且虚者必至气壅，至咽喉干燥者，尤不可用表药发汗，此由足三阴经血虚少，不能上滋，若误汗之，命将难全。喉症初宜疏风解毒，继则滋水养阴，若元气渐虚，急顾脾胃，否则真气亏败，势难挽矣。

另外作者也提到了喉科疾病的看证防护，这在岭南其他喉科著作里是不常见的，如："看证日间令病人向光明处正坐，医者左手按发际，右手持箸，按住舌心，细看喉咙两边是何证，看后再拟方用药，晚间则用两油纸燃，一照脑后，一照口前，方看得明，医者需自防护，不可空腹入病家看证，须先饱食，或饮雄黄酒一杯，或食蒜一二瓣，即不传染"[112]11。说明岭南喉科医家较早掌握了喉症的检查技术和防护方法，诊治方法全面，日趋专业化。

《喉症指南》有喉科吹药方21首，临证经验殊属珍贵。如回生丹，主治一切喉症。组方：硼砂一钱，提牙硝三分，用水煎滚投入白萝卜一二片收尽浮末，倾入瓦盆内喷冷水一口，另以瓦盆盖之露一宿沉结成马牙者良。倾去水取出晒干。大梅片六厘，麝香四厘，共研极细末收储瓷缸封固，临用挑少许于净细长管内吹患处，孕妇去麝香。开关后，次日体虚头弦者去麝香，名品雪丹。毒肿渐平并用针刺破，后者再去牙硝。名吕雪丹，加青黛名青雪丹。又如金锁匙方，主治弄舌、喉痹、缠喉风、痰涎壅塞、口禁不开及一切心脾实火，及外寒凝滞等症。药物组成：冰片三分，白僵蚕一钱，明雄黄二钱，硼砂五钱，焰硝一两五钱，各研极细末，封固，临用挑少许吹喉内肿处。上述验方，近代岭南喉科广泛使用，体现周氏经验丰富。

四、古绍尧与《喉科讲义》

古绍尧，名昭典，一名赞韶，广东三水人，著名小儿科医生，学课于广州医学求益社，后在广州龙津路执业，擅长喉症，兼任中医专门学校教师，著有《喉科学讲义》、《儿科学讲义》、《痘疹学讲义》等。古绍尧以医治喉症、麻痘闻名，比如他配制的“喉症散”，医治白喉甚为灵验。该讲义刊于1929年，先述咽喉、乳蛾、喉痹、喉风4门，共29病，后列舌症、齿症、唇症、鼻症、耳症6门，共24病。每病分述其病因、症状、脉象、治法、方药，全面系统讲述咽喉口齿疾病证治，使读者易于理解掌握，编写体例已与现今教材非常相似，说明此时的中医喉科教材已日趋专业化。现存1929年广东中医药专门学校铅印本，线状书，两册。

《喉科学讲义》为早期中医药学校教材，古氏编撰讲义重视解剖，强调辨证。通过对咽喉的解剖位置及其功能的介绍，强调咽喉对人体生命活动的重要性。古氏曰：“夫咽者，生于肺胃之上，咽者，咽也，主通利水谷，乃胃气之信道也。喉者空虚，主气息出入呼吸，乃肺气之信道也。咽与喉虽并行，其实异用，然人之一身唯此最为关要。”[113]1 在病因上作者认为咽喉诸疾是由于风寒热毒蕴积于内，传在经络，结于三焦，气滞血凝，不得舒畅而引起的。同时认为咽喉病病名多不一，症状也很复杂，如漫肿而痰多者，风也；淡白而牙紧者，风寒也；紫色不肿而烂者，伏寒也；红肿而脉浮者，风火也；脉沉实烂而不肿者，毒也；脉细数而浮者，虚火也；脉细迟者，虚寒也。因此，诊治喉疾要辨其证候，诊其脉象，更详其受病之源，诘其所起之由，用药对证，疾病才能速愈。

如何诊治喉科病症？古氏强调内服与外吹相结合。内服者，以清咽散为喉症总方，药用芥穗三钱、薄荷三钱、炒僵蚕、桔梗、生甘草、防风、前胡、枳壳各二钱。频用甘草、桔梗，大梅片等，取其升发宣肺、酸敛的作用。外用吹药，是治疗喉疾的常用有效方法，如喉癣多吹清凉散（硼砂、煅中白、黄连、薄荷、梅片、青黛）和矾精散（制白矾、白梅霜、明雄黄、炙山甲），喉疳吹紫血散（犀角、羚羊、石膏、升麻、玄参、生甘草、沉香、木香），单双喉痹吹珍珠捷妙散（珍珠末、牛黄、硼砂、玄明粉、白矾、灯芯、手甲煅存性、朱砂、大梅片、地猪、正川麝、僵蚕），喉风吹白降雪散（煅石膏、硼砂、焰硝、胆矾、玄明粉、冰片），另外也常用冰硼散。

古氏对乳蛾的辨证有独到见解。他将乳蛾分为单双乳蛾、烂乳蛾和白色乳蛾三种，其中白色乳蛾病因由“肺受风寒所致，自发寒热，肿塞满口，六脉浮弦”[113]1。在其他岭南喉科专书中鲜有此种证型的记载。新中国成立后的全国耳鼻喉科学第一版教材《中医喉科学讲义》也只是将乳蛾门分为乳蛾、烂乳蛾、石蛾 3 种[114]。而《喉症指南》中记载乳蛾，脉浮数有力，实热实证也。《喉舌备要》中指出乳蛾结有核甚痛，饮食皆不能下，是属阳症。文献很少有寒症乳蛾的记载，这对现今喉科疾病的治疗是有重要的指导意义的。

五、周耀銮与《喉症全书》

周耀銮，广东顺德人，幼而习医，师从沙头崔留轩先生，历任民国广东公安局医生、广东监狱医生。周氏友人新会蔡秩生欲刊印《白喉忌表抉微》以广其传，前来询问，周氏认为《白喉忌表抉微》一书“只论白喉一部之事，对于医治喉症其不完不备也”[115]。况且白喉一症有寒热虚实之不同，书中只有养阴清肺汤与神仙活命汤二方，对于阴寒之症毫不提及，诚缺憾也。因此，积四十余年之研究，辑张绍堂《咽喉秘集》、陈修园《经验百病内外方》、《符麗堂经验良方》、耐修子《白喉忌表抉微》以及西医《生理学》、博医会之欧斯勒《内科学》等书内容于1933年编成《喉症全书》，使读者知寒症热证医法之不同，中医西医施治之各异。书末还附有急救各种经验良方。现存民国二十二年（1933年）铅印本。

六、岭南喉科文献与名医验案

1. 喉科文献

《南北喉症辨异》和《喉科大全订正》，宣统二年《南海县志》卷二十一“艺文略续编”著录，撰人署潘大纪。然而在《南海县志》卷二十一“列传”中的潘大纪传却是这样记载的：“潘大纪，字饬之，河清堡人。……著有《松筠堂琴谱》四卷、《葬经衍释》二卷、《白云名墓述略》二卷。子良弼，号达卿，工诗赋，亦能琴，喜堪舆，尤精医，多隐德，施茶、施药数十年不辍。著有《静观室诗存》一卷、《喉科大全订正》二卷、《南北喉症辨异》一卷。”因此，《喉科大全订正》、《南北喉症辨异》两书的作者，“列传”与“艺文略”不同，我们根据“列传”定为潘大纪之子潘良弼撰。另外，还有《喉科施治图》一卷，清代阮玕著，光绪十六年《高州府志》卷二十五“纪述五·艺文·子部”著录。以上文献未见著作。

2. 名医验案

白喉。白喉是近代喉科常见多发的传染性感染性流行性疾病，为岭南名医验案所载。羊城名医林庆铨《时疫辨·卷四·白喉瘟》专门章节记述白喉、类白喉、喉痈等治验医案。一白喉患者，初起恶寒发热，寝食为艰。林庆铨视之，是时疫白喉，即以除瘟化毒散治之。日服三剂，病加沉重，改用神功辟邪散。仍日服三剂，连日投之，病无增减，渠家惊恐非常。余曰：此症危险，虽四五日，服药十余剂，实因药不胜病，虽不见减，并未有加。特恐信任不坚，另更别方，必生败症。又以神仙活命汤投之，白点稀疏，渠家犹未之信，而余已知其大有起色。十日内，食不下咽，投药三十余剂，而白退完，方能饮食，以清心涤肺汤收功[9]。顺德周兆章《喉舌备要》“金钥匙”方，治喉闭、缠喉风，痰涎壅塞，盛者水浆难入，方用芒硝一两五钱，硼砂五钱，僵蚕一钱，雄黄二钱，各研为末和匀，以竹管吹患处，痰涎即出。如痰虽出，咽喉仍不消，急针患处去恶血。

蛾喉（扁桃体炎）。鹤山吕安卿治一患儿，六岁，恶寒发热，头痛疲倦，咽喉红肿疼痛，咽干，便闭。方用银花三钱，连翘三钱，荆芥钱半，薄荷七分（后下），桔梗钱半，玄参五钱，牛蒡子三钱，黑栀二钱，黄芩钱半，黄连一钱，锦纹大黄三钱，元明粉一分冲服。二诊：服药后泻数次，热减疼缓。再以解毒、利膈、清肺之剂。方用银花三钱，连翘三钱，桔梗一钱，玄参三钱，牛蒡子三钱，山栀二钱，黄芩钱半，葛根二钱，生地三钱[117]101。羊城名医林庆铨治一喉痈，周君尧阶先生，偶患喉症，自头至胸皆肿，口不能张，食不能下，经十余日，众医束手。延余往视，尚无败症，细探之，颈上左右各一核，知为喉痈，非白喉也。以生土牛（膝）、夕兜煎水服数次，引热下行。次以除瘟化毒散，服二剂，喉内痰涎涌出，不移时，吐脓一日，夜约三四碗之多，其病稍减。复用神功辟邪散、神仙活命汤，二方加减，去土茯苓、金银花、马勃。日服二剂，至十余剂痊愈[116]13。

失音喑症。岭南名医新会陈伯坛治患者吕某，女，病失音，无其他症。诊之则脉象沉细，所谓少阴不至者喑。用肾气丸合麻黄附子细辛汤治之，盖声出之于喉而根于肾，以助肾之动气。再服声开而安[117]101。粤北名医陈应期治喑症，患者曾英红妻何氏，产后十二朝，喉咙肿痛，话声不出，食不下咽，届时进以茶水，合口一吞，两眼睁出，似此情形，虽有妙药，亦无所施。陈应期问原因如何，曾吃鸡酒否？答曰敝处俗例，大凡产妇，务要姜艾菜油，全煎炒酒。陈应期谓有酒湿，与以五苓散，加葛芍香连。以葛根解酒湿，黄连泻大肠之火，木香行气止痛，白芍苦降，导五苓以行水去湿，兼止腹痛，一剂而愈。越二日，又吃姜酒，因而喉痛舌燥，变本加厉，遂至如此。陈应期刚执笔订方，患者又说汤药不能吞下，有无别法？先开喉窍，后可进药，否则坐以待毙，徒唤奈何。余则触着芦荟半夏酒，喉肿固好，喉窍亦开，因谓芦荟半夏各一两，碎浸烧酒，嘱伊含热唾出，勉强试吞，若果能吞，接服犀角地黄汤，是日午后，英红来市，见余甚喜。笑说：敝房重见天日，现在声话得出，吞亦得下，前药已经服完，渐渐睡去，意欲再取一剂，未知可否？余说：更好。翌日复来，携回原方，除去犀角，加桔梗芩连，数剂全愈。陈应期曰：究竟舌何以燥？喉何以痛？以舌本属心，心本属火，姜酒助火，火炽添油，故舌燥，而心又生血，血被火灼，其血必热，血热作毒，故喉咙肿痛，咙系气管通肺，肺被火克，故燥而失声，喉为食管通胃，胃被火蒸，故肿难咽下。投以犀角，泻心火而解毒。地黄丹药，凉心血而降火，俾火一熄，而血不热，肿痛为之全消，此所谓根本解结也[118]。

七、黄岩与《眼科纂要》

(一)《眼科纂要》内容与版本简介

黄岩，字耐庵，一字峻寿，号花溪逸士，嘉应（今广东省梅州）桃源堡人，清代中叶岭南名医，《岭南医学史（上)》有载，内容着重内科。而黄岩在眼科方面的名著是《眼科纂要》，又名《秘传眼科纂要》，上、下两卷。黄岩在《眼科纂要》叙曰："余自幼患痘伤眼，被庸误治，几几于瞑。年稍长即究心于是科，今年将七旬，颇得其要。"[119]1黄岩撰写此书时已经70岁，书成后古秦紫阳东皋程名成重订。关于《眼科纂要》成书年代，黄岩在《眼科纂要·叙》后署"岁在屠维单阏窒臬之月花溪逸士黄岩自叙"[119]1，据《尔雅释夫》、《岁序异名》等资料所注，"屠维"为"己"，"单阏"为"卯"；"窒"为"庚"，"臬"为五月，即己卯岁五月庚日，当著于清嘉庆二十四年（1819年），现存版本为清光绪五年（1879年）刊本，为黄岩晚年著述，将其置放于《岭南医学史（中)》。

黄岩是有感于眼科著述零星杂砌又无善本可为捷获，而临证受困于斯疾者不少，而著写《眼科纂要》的。其在叙言中写道："陶华《伤寒六书》、薛已《妇人良方》、张逊玉《种痘新书》，简醒明净，初学便之，而独于眼科一书，或腐或奥，零星杂砌，无善本可为捷获者，宜世之受困于斯疾者不少也。"[119]1乃纂选所熟究先贤名论，师友秘传，及身所治误者，撮为歌括，不繁不支，可歌可颂，结而成册，名曰《眼科纂要》。

《眼科纂要》全书共8卷。卷一为"眼科药要"，包括心肝脾肺肾经各经用药以及祛风、凉血、散血、退肿、止泪、退翳、止痛等药的歌括。卷二论“五轮八廓”、“五轮所属”、“十二经见症”、“认症歌”等眼科理论。卷三论“经义”、“述论”、“列方”。卷四至卷五论“五脏补泻”及“暴风发热内障”、“赤脉大眦侵睛外障”、“疳伤内障”等内外障病共48症。卷六为“列方”。卷七为“治案”。卷八为“治案”、“补遗”、“先哲治验”等。收录前人及己治验医案以印证，如脾肺风热赤肿胀头痛生疮案、肺气壅盛睛肿痛等症、太阳睛结热痫疽偷针等。现存清光绪五年（1879年）九经堂藏版2册，8卷，姑苏叶天赐先生鉴定，岭南黄耐庵先生辑著；民国三年（1914年）居士魏翼斋铅印本，魏翼斋谓“今不惜资本，付之书庄，刷印千卷，公诸同好”。版藏京都东四排楼南义兴和古玩铺；1921上海千顷堂书局石印本；1972年广东中医学院眼科教研组刻印本。

（二）黄岩的眼科学术思想

黄氏由儒入医，所编之书，自以文字见长。其编是书，撮为歌括，不繁不支，可歌可颂，便于诵读。全书篇幅，十之七八，或歌或诗，论药均以“某某药要歌”为题，论症有“认症歌”、“五脏补泻药要歌”等，内外障之四十八论，则俱用“望江南”之调。试举卷四“论白膜侵睛外障症药歌”为例，此歌诀先述“白膜障”症因：“白膜障，眼内白膜生，渐至乌轮肝受克，急宜泻去肺炎蒸，免使遂受盲”；紧附方剂“泻肺汤”及“蒙花散”，备述组成及功效：“泻肺汤，知柏共黄芩，桑白骨皮和桔梗，蒙花散子继煎斟，火降病斯平”，“蒙花散，木贼蒺藜承，地骨桑皮蝉石决，连翘葙子菊花林，为末泡茶斟”[119]8。朗朗上口，简醒明净，初学便是焉。

1. 重视辨证，整体审视

黄岩认为论目之病，各有其症，识症之法，不可不详，症候不明，愚人昧路；经路不明，盲子夜行，可不慎乎。故治目必先认症，认症必先识经络。又曰，凡治目，只要识得部位，辨得虚实，无难事也。书中专门论述认证之篇章即有“十二经见症”、“五脏受病”、“认症歌”、“论五脏六腑症病”等，详论各经各脏受病所见诸症。黄氏临证所用辨证方法繁多，有脏腑辨证、八纲辨证、经络辨证、辨内障外障等，其中尤以前二者最为重视。

脏腑辨证。目虽曰肝窍，而五脏六腑之精华实聚焉。黄岩认为按五轮八廓，五轮之位皆实而可据，八廓之位皆虚而难觅。虽古来有关元、水谷、会阴、胞阳等名，然考其所论症治，仍不外五脏也。书中唯录五轮分五脏配五行，使简而可认。辨证施药无不与脏腑紧密联系，如开篇眼科药要，即按药物脏腑归经条列，又有“五脏受病”、“五脏补泻篇”、“论五脏六腑症病”等篇专论脏腑辨证施治，甚为重视。

八纲辨证。黄岩认为八纲之中，阴阳为医道之纲领，表里寒热虚实，乃医中之关键，然六者之中，又唯虚实二字，最为紧要。凡病目者，非火有余，则水不足，但宜辨其虚实可矣。不足者补之，有余者泻之。黄氏在《眼科纂要》中专设“五脏补泻”篇，下分列五脏虚实证药歌，论述五脏虚实补泻、辨证施治之要诀，使脏腑辨证与八纲辨证紧密联系。

2. 内治为主，艾敷兼治

如前所述，黄氏同时是一名杰出的内科医家，其治眼病亦多推崇内治方法，提倡在辨证准确的前提下施以方药治疗。识经络之通塞，辨形势之进退，当补当泻，或行或止，内王外霸，既了然于胸中，攻守常劫，其无误于指下，症的治当，百发百中，吾辈能以药代刀针，则技之精妙可以入神矣。

书中所论内外障症之及篇末医案，多用方药治疗，效如桴鼓。如“过服克伐内伤元气”等症：一男子患时疮，服败毒散致二目昏花，由内伤元气，视物不明，服石斛夜光丸复明；又如“肺气壅盛睛肿痛”等症：一男子白睛肿胀不红昏花，此火热之故，用济生清金散二剂而愈等，反映了黄氏辨证之精，用药之明。

中医眼科自《秘传眼科龙木论》起即有手术治疗眼病之记载，历代医著亦多有论述。黄岩并不反对眼科外治法，但于金针术外另辟蹊径，以艾灸及外敷药为主，简便易行无创，且减轻患者心理负担。如治脾胃痰气所致核结胞上之眼瘤，先以艾火灸三壮，随以膏药贴之；治湿热停滞脾胃之眼皮腐烂，灸于眼鱼尾穴，以小艾灸四五壮，以膏药封之等。黄岩在书中列方详列了卷云丹、珍珠开明丹、清凉散、光明眼药、洗风眼等数十种点眼方药，谓斟酌得宜，百发百中，足见其对外治法研究之深。

3. 补肾泻肝，清热除湿

黄氏治疗眼病重视肝肾二脏的协同作用。按五轮学说，是虽五脏，各有部位，然论其所主，则瞳仁之关系重焉，夫目者肝之外候也，肝属木，肾属水，水能生木，子肝母肾也，有子母而能相离者哉？故肝肾之气充，则精彩光明，肝肾之气乏，则昏蒙眩晕。提出凡病目者，非火有余，则水不足，辨其虚实可矣。治疗上倡导肝有泻而无补，肾有补而无泻，因症制方，泻肝有清肝汤、泻肝汤、通利丸、大通丸等，补肾则以清心养荣汤、益肾丸为主。

黄氏治疗眼病注重清热除湿。湿热之邪是导致眼疾的重要病因，内外障四十八论中多处论及湿热致病，如“烂弦风，脾胃湿热冲”（二十三论风弦赤烂外障），“疮如粟，生于眼胞中，脾胃上中留湿热”（二十九论风粟外障），“漏脓血，常出眥头中，此是心脾积湿热”（三十五论漏脓血外障）……针对湿热之邪，黄氏创制出除湿汤、清脾饮、坠血散等一系列清除湿热之方剂。

值得一提的是，黄岩并不赞同一味清热解毒。《眼科纂要》记著者幼年，痘后伤眼，被庸奴一味清凉解毒，以致翳包乌轮，状如龙眼肉，后延上水许公元至日，脾肾两伤矣，速服人参，如言服之，其夜翳如壳脱，复见天日。有鉴于自身深刻之体验，黄氏文中痛批庸庸者，一遇眼疾统称曰火，使暴受风寒及脾肾虚损之辈，无不深受其害。

4. 药物及方剂学的贡献

黄岩的两部医学著作，都把药性论述放在篇首。《医学精要》全书8卷，卷一药要须知、药反须知、药畏须知、劣性须知、解药须知等，认为病有万变，治各有药；《眼科纂要》上卷之首即眼科药要，列有心经药、肝经药、脾胃经药、肺经药、肾经药、祛风药、凉血药、散血药、退肿药、止泪药、退翳膜药、止痛药、细料药等数百种眼科用药。黄岩谓目虽曰肝窍，而五脏六腑之精华实聚焉，居至高之位，人之日月也，故治之者制方用药，有志斯道者，宜细玩熟玩焉。

黄岩在《眼科纂要》中选录及创制了大批的眼科方剂，以歌括之，简醒明净，如新制柴连汤，方歌谓“目风兼火泪如汤，急用予家柴连汤，芩芍蔓荆栀胆草，木通肝草及荆防”[119]15；又如消翳汤：“有翳无火消翳汤，木贼蒙花归尾将，生地曼京只壳芎，柴胡甘草及防风”[119]9。书中所辑如除湿汤、新制柴连汤、消翳汤、泻肺饮等皆为眼科著名方剂，配伍严谨，疗效确凿，见收于《中医眼科学》各版教材。现代临床辨证应用新制柴连汤治疗急性视神经乳头炎、急性虹膜睫状体炎、病毒性角膜炎、前巩膜炎、急性泪囊炎等，除湿汤治疗眼科带状疱疹等均获良效。

5. 保存了一批珍贵的眼科医案

《眼科纂要》卷七至八，保存了著者临床诊治眼科疾病病案155例，先贤治验如李东垣、朱丹溪、汪省之等24例治案，此亦为本书特色及贡献之一。考中医眼科历代医著，如《秘传眼科龙木论》、《银海精微》、《目经大成》等，均侧重于病因脉治等理论论述，独《审视瑶函》开篇专设“前贤医案”一篇，仅录20余例。《眼科纂要》辑录之医案，按病机症状分列，如脾肺风热赤肿胀头痛生疮等症、肺气壅盛睛肿痛等症、太阳睛结热痈疽偷针等症、肝血不足珠痛昏泪等症等，或详或略，紧扣病机，借理论解病案，以病案释理论，阐发蕴奥，使阅者一览无遗。这些医案，既是黄氏眼科学术思想和经验的集中反映，亦为后人研究岭南眼科疾病提供了第一手的临床资料，值得进一步整理研究。

八、颜尔梧与《眼科约编》

颜尔梧，字凤甫，连平人，素善岐黄之术，对于眼科尤其精通，名重于时。《眼科约编》刊于清道光十九年（1839年），不分卷，有凡例三十一条。首论“五轮虚证总辨”，继而论“肺经虚证”、“肝经虚证”、“肾经虚证”、“心经虚证”、“脾胃经虚证”各脏证治及药方。次论“五轮实证总辨”，继而论“肺经实证”、“肝经实证”、“肾经实证”、“心经实证”、“脾胃经实证”各脏证治及药方。三论“经验药方”、“各经药品辨要”、“各经通用药品”，最后论述“杂症”，书末附有“诸药相反例”、“十八反歌”、“十九畏歌”。此书确属由博返约，并有经验心得及其独特见解，颇为可贵。它按诸症之经，定五轮之位，讲究寒热之由。备论虚实之故，药取其易致，方本乎前人，间参己见。《眼科约编》现存版本共有 4 种，分别为清光绪六年（1880 年）刻本、抄本，1929 年兴宁书店铅印本，1933 年广州东城同记铅印本。

《眼科约编》学术上以脏腑虚实辨证，按诸症之经，定五轮之位，处眼科各经药品。颜氏强调脏腑虚实辨证，书中分述五轮虚证总辨、五轮实证总辨，详列各脏虚实辨证，且各证详立药方。《眼科约编》曰：“虚证不拘气血有亏，多用酒服，取其温暖引药上行也，实证不拘风火痰毒，多兼利水，取其由小便清解也。”“虚证救神瞳恐其肾水焦枯暗淡无光也，实证须防肝胆经恐其翳膜遮睛昏昧不明也。”“虚证当以温暖峻补，愈后或药酒，或丸散，随时加减也，实证当以清解发散，愈后不加多服，恐伤元气也。”[120]1

关于眼科五轮八廓说，颜氏主张辨诸症之经，定五轮之位。五轮为肉轮、血轮、气轮、风轮、水轮的合称。它将眼由外向内划为五个部分，分属于不同的脏腑，胞睑为肉轮属脾与胃，两眦血络为血轮属心与小肠，白睛为气轮属肺与大肠，黑睛为风轮属肝与胆，瞳孔为水轮属肾与膀胱。五轮与各脏经络相联系，且五脏之间又相生相克，一旦发病传至眼部，则通过五轮容易辨明是何脏受病。如肉轮疾患多与脾胃病变有关；血轮疾患多与心、小肠病变有关；气轮疾患多与肺、大肠病变有关；风轮疾患多与肝、胆病变有关；水轮疾患多与肾、膀胱病变有关。临床较为实用，可以通过观察各轮外显症状来推断相应脏腑的内在病变。而八廓学说天（乾）廓、地（坤）廓、风（巽）廓、雷（震）廓、泽

（兑）廓、山（艮）廓、火（离）廓、水（坎）廓，则微妙窃奥，繁深远引，茫无适从，历代各家说法不一，因此颜氏进行约编："兹将八廓删去，诸症详于五轮，使阅者明而且易"[120]2。可见颜氏对五轮学说倚重于实际应用。

《眼科约编》书中还详列了许多眼科常用药方、专用药、药酒、丸散。如磨翳散、珍珠散等方，又如谷精、蝉蜕、石决明、夜明砂、草决明、胆草、木贼、瓦楞子、防风、犀角、黄芩、车前草等眼科专药，且细述其效用、用法以及适应证。此外，还论述了"各经药品辨要"、"各经通用药品"等内容，这些对于眼科临床用药都极具重要的参考价值。

九、邓雄勋与《眼科启明》

邓雄勋，字捷卿，南海人，著《眼科启明》2卷。是书为手抄稿本，有关作者邓雄勋序言，目前学术界的流传版本有较大错漏，宜更正。邓雄勋《眼科启明》序曰："尝言天有日月五星，谓之七政；人有眼目五行，亦犹七政也。天偶被云霞掩盖则日月无光；人或患翳膜遮蔽，则眼目失明。故世谓'天为一大天，人为一小天'者，是也。盖天被云霞掩盖，有时而自明；人患翳膜遮蔽，非医不可。夫医之一道，上古有《黄帝内经·素问》，其术著于黄岐，详于盧扁。迨汤之伊尹，始作《汤液》，汉之仲景，首著《伤寒论》，医道中圣人也。而又有华佗，为外科之祖，论之明确，龙木为眼科之创，论之弗详。虽孙真人有疗龙目之巧，眼科亦是略而未详。至后人著述之书，皆是捕风捉影。而坊中眼科之书，汗牛充栋，除《七十二论》外，其余不足观也。念昔先严（去世的父亲）命余习医，曰不为良相，亦作良医。故余于读书之余，旁及医学。以《灵枢》、《素问》、《难经》、《伤寒论》及陈修园先生等书为模范。未得其奥，然亦明理。适家姐目患疳伤，延医甚多，服药两载不愈。幸先严之友，荐一僧人来视家姐之目。曰：此疳伤症也，若早遇某，不消三五剂可愈，前医医坏了，半月始能痊愈。但左眼可能依旧光明，其右眼仅能四五成，而无后患。果如僧言，家严酬之，他分文不取。曰：吾僧人到处有饭吃，又无妻子侍养，要钱何用。家严见其术如此灵验，命余拜他为师，僧亦允诺。乃曰：'吾今只有法存，而无书传，汝可牢牢谨记。'遂将眼科内外障等症、各法逐一点授。唯针灸刀割之法，余未之学也。当时余有求名之念，故未以此道行世。后间遇亲朋患目疾，余以师传之法试之，无不立瘥，显见吾师所传之术不谬也。余今年将耳顺，恐其法失传，今将吾师所传之法，分条著述，并博采群书妙术妙方，汇成一书，颜之曰"眼科启明"。兹未发刻，俟后之有志于斯道付梓行世。庶几世稀瞽目之惨，是余所厚望焉。光绪十一年岁次乙酉粤东南海邓雄勋捷卿氏自序。"[121]1

从上序言可知，邓雄勋是遵照父亲的愿望学习医学的。他在读书之余，旁及医学，以《灵枢》、《素问》、《难经》、《伤寒论》及陈修园先生等书为模范，后转为专攻眼科原因是家姐曾目患疳伤，延医服药两年不愈，后得一僧人治愈，其父遂命他拜僧人为师。僧师对邓雄勋曰：吾今只有法存，而无书传，汝可牢牢谨记，将眼科内外障等症，各法逐一点授，后间遇亲朋患目疾，邓氏以师传之法试之，无不立瘥。后恐其法失传，将其法分条著述，并博采群书，妙术妙方，累成一书颜之曰《眼科启明》，书成于光绪十一年（1885年），时年邓雄勋"年将耳顺"（六十而耳顺），故邓氏应生于道光五年（1825年）或稍后。

现存《眼科启明》为稿本，共二卷，乃本于内经，法诸龙木、孙思邈，且集群圣之大成，而广采诸家善法而成。卷一介绍“五轮”、“八廓”、“五脏所属”、“五脏表里”、“七情说”、“五夜说”、“外障说”、“内障说”、“眼科总论”、“见症用药用方”、“临证法则”等理论，以及“胬肉扳睛”、“天行赤眼”等病症。卷二主要介绍各种病症论治，如“小儿疳伤”、“视物不真”等，另外还有“古方歌括”、“药性便览”、“医案四则”等。

与传统中医眼科著作一样，《眼科启明》重视五轮学说，认为五轮为看症之提纲，凡属外障，审五轮如何便知某脏某腑所受何病，治以何方，不必诊脉。眼科临证，外障从肝，内障从肝肾论治。邓氏曰：“凡审理目患外障，必从肝经打点，内障必从肾经打点，皆以调和气血为其根本。”[14]5 外障从肝，是因为《内经》云肝开窍于目，目受血而能视，肝为多血之脏；内障从肝肾，是由于肝肾同源，肝经受病波及肾经，导致肝肾二经气血有所窒碍，因此多从肝肾着手。外障治疗以调荣养卫为根本，内障治疗以滋肾养肝为根本。凡属外障审五论如何便知某脏某腑，所受何病治以何方不用论脉，凡属内障必看其瞳仁灵动不灵动，然后诊其六脉如何分别施治。书中约言 72 症，每症绘其目图，图文并茂。《眼科启明》目前仍为手抄稿本，未刻板印行。

十、梁翰芬与《眼科讲义》

梁翰芬是近代广东著名临床医家，精于中医诊断，以内科见长，任广东中医药专门学校教授兼内科主任，同时又编写《眼科讲义》，现存 1929 年广东中医药专门学校铅印本。

《眼科讲义》全书分上、下两册，其内容大致可分为三部分，即绪论、眼部生理病理、眼科疾病治疗。

（一）反对墨守五轮八廓说

梁翰芬《眼科讲义》绪论曰：“世传眼科专书，无不配以五轮八廓。五轮八廓，《内经》未著其名。八廓之说，纲目删之，韪矣；而五轮之名义，亦无可考。《灵枢·大惑论》曰：‘精之窠为眼，骨之精为瞳子，筋之精为黑眼，血之精为络，其窠气之精为白眼，肌肉之精为约束。’《内经》数语，亦只书目之分配五脏，而非书目之五轮。然则“五轮”之名，岂非以五脏之精，腾结而构成一眼。其构造组织，周庐环卫，拱护瞳神，有似乎轮，故遂以‘轮’命。因肺主气，故命曰‘气轮’；肝主风，故命曰‘风轮’；心主血，故命曰‘血轮’；肾主水，故命曰‘水轮’；脾主肉，故命曰‘肉轮’。轮之为义，想亦本此。然五轮之名不废，而眼病之根源，终无由大白，势必印定后人眼目，刻舟求剑。”[122]1

梁翰芬语，是在近代西洋医学传入中国，中医学校教育应该使用怎样的中医眼科讲义教授学生这一学术背景下，对传统中医五轮八廓说提出了看法。本书的绪论部分，主旨有二：一是反对墨守五轮八廓之说，而推崇眼科疾病的脏腑辨证；二是论述眼科疾病其本虽在脏腑，然其发却在络，乃脏腑之络病。看似简单的臧否扬抑，实蕴作者对于眼科学论病求本、删繁为简的学术主张。作者先从学术传承的角度，置疑五轮八廓学说的合理性，提出在《内经》中八廓之说，纲目删之，而五轮之名义，亦无可考，接着又分析所谓的“五轮”，实质上依旧是五脏功能的反应。而名实相异，则易混淆视听，认为五轮之名不废，而眼病之根源，终无由大白，势必印定后人眼目。同时，作者认为将眼科疾病归于五脏，虽是进步，但依然不能切中肯綮。因为既然眼病源于五脏，

“何以独不见各脏所主之证，而独见之于眼？”[122]2 为了解释上述疑问，作者又引述华佗的论述，提出眼目为五脏六腑之络所滋养，故其病“非脏病，亦非腑病，实脏腑之络病也”[122]2。同时，作者又参以西医理论，认为“西人之所谓神经，非即中医之所谓经络乎？”[122]2 以证明眼病确为“络病”。遍览古书，作者的观点不见于任何典籍，考其出处，想必是受其所谓西医神经之说的启发。故作者名为“废五轮八廓，倡脏腑络病”，实则蕴含了托古改制、中西汇通的深意。而作者对于“脏腑络病说”的推崇，并非无病呻吟，而是对于整部书编写结构的提纲挈领，于本书的后两部分，处处可见呼应之笔。

（二）以“目之为体，应乎五脏”解释眼部的生理病理

梁翰芬《眼科讲义》第二部分讲述眼部的生理、病理。共列五节，首篇为“全目部位”。贯彻作者所言“目之为体，应乎五脏，分乎五行”[122]3，将眼分为大眦、小眦，上胞睑、下胞睑，白珠，黑珠，瞳神五部。并标明其各内应心、脾胃、肺、肝、肾五络，属火、土、金、木、水五行。次篇为“目光根源”。作者于医学外，兼通现代物理学，已了解“天下万物俱无光，唯日有光……光照于物上，则人见其物”[122]5。又依据一定的现代医学知识，提出“照于万物之光，回射入目之瞳仁，至筋网而传于脑，脑气即将光反射之外出”[122]5 的目光学机制。梁氏已经知道西人谓脑神经十二对，其分布于目者四：视神经、动眼神经、滑车神经、外旋神经，神经不得如常，而眼患以作。但梁翰芬依然认为中医五脏之精华，为发光之本；神膏、神水、神光、真血、真气、真精岂可损乎？实乃作者以中西杂糅诠释眼之生理的尝试之说，而更多的是中医临床信息的反馈。

梁翰芬《眼科讲义》继而阐述“目病之根源”。作者效法宋代陈无择，以三因之说统摄眼科病因。同时引用陈氏“郁而生涎侵脑”的学说，特别强调“思伤脾，怒伤肝”与内障类目病的关系。同时在此节中，作者描述了“泪核”，“泪囊”、“泪管”等解剖结构，约与现代医学所言之“泪器”类似，是作者对西医解剖学的借鉴。其后“目病内外障辨”、“目痛阴阳辨”两篇则多引《审视瑶函》等书所载之旧说。白轮见证，则曰肺病；风轮见证，则曰肝病；血轮见证，则曰心病；水轮、肉轮见证，则曰肾病、曰脾病。是岂知心、肝、脾、肺、肾五者藏之于中，病则发现于外。梁氏认为，外障之证，其由六淫之邪，蔽于外络；内障之证，其由七情之气，郁于内络。故曰：“七情之伤，多成内障；六气之伤，多成外障；至于起居饮食之伤，或成内障，或成外障，皆无一定，又当细察其因，务使病物遁情，方无致误。”[122]6

（三）目病内治与目病外治

梁翰芬《眼科讲义》第三部分讲述眼科治疗学。在概述部分，首列“目病内治概要”一篇，以五脏各自的特性及其生克关系，参以各自所主之眼部解剖结构，总论目病病机及相应治法。贯彻绪论中“眼病以五脏为本”的主旨。接着在“目病外治概要”一节倡“熏、闻、挂、洗、点、敷、吹”外治七法。其余部分则以极大的篇幅讲述了眼科疾病的针灸治疗，先列眼病十大要穴。其中头部八穴：百会、上星、神庭、临泣、丝竹空、攒竹、睛明、瞳子髎；手足两穴：合谷、光明。每穴均详述其位置、主治、刺法、禁忌。其后再列十二针法和三种灸法，介绍眼科针灸的手法操作，工具的制备和保存，巨细靡遗。在该部分的结尾，作者总结针法，能泻诸经之气，泻经即能泻络，并重申绪论中“眼之为病，非脏病，亦非腑病，实脏腑之络病也”[122]3的观点，分析五脏六腑之精气，俱上注于目。曰“上注”，其必有上行之道路以通之，夫人身脏腑之道路，其能上通者，舍络末由。

在治疗学的分论中，作者依然按照“五脏主五部”的体系论述眼目各部疾病的证治，分别详述了心部主证、肺部主证、肝部主证、脾部主证和肾部主证。其中大眦、小眦证6种，上胞睑、下胞睑证16种，白睛证13种，黑睛证18种，瞳神证13种，再附录传染类及外伤类眼病6种，共计72种眼科病证。每一证的论治，皆分为病因、证状、治法、方解四部。其内容依然紧紧围绕“脏腑”、“经络”两大主题。言“病因”，则必定涉及五脏病机，气血失调以及相关的经络循行。然后即因证立法，依法处方。如“小眦赤”一证，作者现言该病因“心经虚热”而起，明确其脏腑病机；再言其机制乃虚热“上干于少阳”，明确其经络定位。所病之脏已定，所伤之经已分，遂立“清降虚热”之法，依法行“九仙散”之剂。最后，于“方解”一节，言明“黄芩泻少阳之火热，用木通引之从三焦下降”的主旨及其余各药的辅助配合作用，从脏腑、归经的角度叙其立方之义。

纵观全篇，确如绪论所言“能知眼病为络病，审知其证起于何部，侵及何部，则知何脏之络受邪，及受邪之浅深轻重，而按法治之”[122]3。在治疗方面，六气致病者，治风宜散，治寒宜温，治暑宜清，治湿宜利，治燥宜润，治火宜凉。七情致病者，则责之于心火亢盛，治宜养阴制火。饮食致病者，则责之于脾胃损伤，脾胃为气血生化之源，目受血而能视，脾胃伤渍目病生，因此脾胃虚损者，则治宜升发元阳之气，辅以补血和血之品，脾胃积热者，则治宜清热养阴为主。为目病内治主要法则。而目病外治方面，在梁翰芬《眼科讲义》附录篇有具体诊疗技能与方药，如小儿疳眼治法、小儿麻疹水痘后眼睛护理、沙尘入眼治法、熏眼药方、鼻闻药方、挂耳药方、洗眼药方（包括车前草洗眼方、风眩烂眼洗方、蒲公英洗眼方、护眉神应效散、敷肿立消方、敷眼胞方、黄藤眼药方、星奇眼药水方、点眼七宵散、吹耳通窍散）等，其组方药物今天看来大多合理，仍然是需要努力发掘的岭南五官科中药制剂。

十一、文献记载的岭南眼科专著

《眼科全集》，清代澄海黄惠然著，排印本。民国《潮州志·艺文志》云："黄惠然，号乔岳，光绪间诸生。是书首为眼科诸论，次眼科七十二症及各症诸图与观证用药治法。"

《异授眼科》，清代南海江灏勤、顺德杨士楷校订。江灏勤，字耀堂，生卒不详。据《异授眼科》徐守廉序："（江灏勤）以亿中余闲，习岐黄术，内外科偶一著手，无不药到回春。"杨士楷字端友，生卒不详。据其为《异授眼科》所撰序，其曾"纂辑儿科痘疹诸书"。江、杨二人共同校订《异授眼科》，于光绪二十六年（1900 年）重刻。是书关于眼科药物及炮制包括药性光明赋、点药药性、炮炼法、点药法、制药法、煎膏法、研药法、合药法、服药法。眼科方剂：主药方、辅药方、加减方、神效点眼方、神效水眼药方等颇具文献价值。其序文收录于广州市名老中医吴粤昌《岭南医征略》。

《眼科学》，著者佚名，广东光汉中医药专门学校铅印本，残本见于广州中医药大学图书馆。

第九节　针灸推拿学类

岭南针灸专著，清初有广东新兴人叶茶山，于康熙七年（1668 年）编写《采艾编》，署名“茶山草木隐”，书成后又于清康熙五十年（1711 年）附翼《采艾编翼》。乾隆年间岭南名医何梦瑶撰《针灸吹云》。上述内容详见《岭南医学史（上）》。近代以降，岭南针灸文献记载有南海梁大川《经穴撮要歌诀》、花县朱衍《针灸秘诀辨证》等，但未见书；见书者有周仲房《针灸学讲义》、曾天治《科学针灸治疗学》等。然而近代岭南针灸推拿气功具有学术研究价值的是广州三元宫炼功图像石碑，笔者于 20 世纪 80 年代将其拓本装裱存放广州中医药大学医史博物馆，黄柳泉、郑洪、林沁臻等人曾撰文对炼功碑图文进行研究。

一、广州三元宫炼功图像石碑

广州中医药大学医史博物馆所保存的越秀山炼功碑的拓片高 125 厘米，宽 66 厘米，该拓片拓于 1980 年在广州越秀山麓找到遗失已久的清代嘉庆十六年（1811 年）镂造的炼功图像石碑。该碑原存于广州越秀山西南脚下的三元宫里（注：现已破碎为三截，经修补后重新安放），据说是给道教徒讲解内功课时的教具。碑高 125 厘米，宽 66 厘米。虽久弃荒野，经日晒雨淋，历 170 余年皆完好无缺。字迹图像清晰可辨。碑额精雕细琢 20 个两寸方的篆书和“行舟道人”、“邱凤山造叩印”两方印章，碑中为半侧身坐禅人像。两旁凿有青龙、朱雀、龟蛇、白虎、玄鹿、凤六神之象，及六脏配六神密密麻麻半方寸方楷，约2 900字，四周圈着花纹。虽有若干名词术语误镂，但不失为清代岭南石刻中的佳作之一。近人黄柳泉、曾时新等学者，首先对炼功碑的文字和图像进行简要的阐释。

（一）炼功碑文字解

碑额："悲迷夜渡津，剖纹质天真，似昧层中层，宁识身外身。"此意是说，凡夫俗子犹如夜渡迷津，夜晚过渡口是十分危险的，而凡夫俗子们却没有意识到这样的危险性，是多么可悲啊。修炼功之士志在剖开纹质，剥去在世俗生活中所蒙上的层层愚昧，还其人生本来的天真，从而认识身（肉体）以外的身（不死的身），这是佛教中的说法，死去的是人的肉身。此意出自《老子道德经·韬光第七》："圣人后其身而身先，外其身而身存。"人生肉体是不能长期保存下来的，唯有躯壳以外的身，即所谓"身外身"才是不灭的。朱熹在《朱文公文集·答丘子服》云："'外其身，后其身'者，其实乃所以先而存之也，其爱身也至矣！"这种"心灵"现象，古人名之曰"神"。这种"神"充满了整个宇宙。据云，炼功家的心灵活动可与宇宙间的"神"合一而为身外的身。道家炼内丹的最终目的就是要回归到人原来本真的状态也即是碑额所谓的"天真"也就是道教教义中的"抱朴"。《道德经》第二十八章云："常德乃足，复归于朴。"[123]52-54

1. 炼功碑文八段主体文字

碑额下正文可分为八大段。开头两段属绪论，其余六段论述六脏的功能。石碑中央以图文并茂解释"三丹田"、内肾、任、督、阳跷、阴跷脉、三关、北斗天罡、二十八宿与丹鼎位置等。

绪论第一段600余字，主要论述人身解剖位置及其主要功用，以道家炼功学说为主，间亦涉及医学，尤以《内经》的理论居多。此系将“医”与“道”融会混合而成的独特炼功体系。追溯《内经》则杂有不少道家“养精”、“存神”、“恬淡虚无”的内容，而道藏书籍也杂有不少医学名词术语。盖自晋·葛洪《抱朴子》而下所有的道家炼功书，均有此种“医”、“道”合一的特点。故历史上不少学者认为：医道同出一源，即源于《周易》。至于所述及解剖生理部分，不仅与现代医学大不一样，而且与中医理论也不尽相同。此为气功家自成一体系的特点。我们不能强求与现代生理解剖学或中医理论一致，否则将失去研究本文的意义。

绪论第二段重申天人相应之理：天有九宫，地有九州，人下丹田有九窍，以象地之九州。泥丸窍有九穴，以按天上九宫。脑骨八片，以应八方。舌下有四窍，二窍通心为液，两窍通肾为津。泥丸九窍，乃天皇之宫；中间一穴形如鸡子，状似蓬台，昆仑是也。释曰：修真之子，不可不知也。第二段碑文与《内经·生气通天论》：“夫自古通天者，生之本，本于阴阳。天地之间，六合之内，其气九州”论述相似，生气通天即天人相应意思。

绪论第一、二段文字后，炼功碑中两旁还分六段主体文字介绍六脏配六神之法。中医书籍常言五脏六腑，但道家典籍却言五脏一腑，合成六脏以配合六神。

第三段文字是论肝神。肝神之名见《黄庭内景经》：“肝神龙烟字含明”。东方属木，神为青龙，长六寸，青锦披裳。又称肝主魂，其神形如青龙，化为二玉童，一青衣，一黄衣，各长九寸，出入于肝脏也。烟者变化无定之状也，龙烟者指肝之神灵变化莫测也。藏而不露谓之含，肝气旺于丑，正天地含明，日未出之时也。龙通笼，笼烟者亦含明之象[1245]6。

第四段文字论胆神。胆神的名称见《黄庭内景经》：“胆神龙耀，字威明”，又云：“胆部之宫六府精，中有童子耀威明”。胆与肝互为表里，肝为阴木，胆为阳木，肝神名龙烟，胆神名龙耀。耀，光明照耀也。胆者中正之官，决断出焉，十一脏皆取决于胆（《素问·兰室秘典》及《素问·六节藏象论》）故一字威明也。胆神形长三寸六分[124]57。胆为六腑之一，故曰：“不在五脏之内”，但“合于膀胱，亦事毛发”。这两句是中医理论中所无，中医认为膀胱与肾相合，毛发乃血之余，与此二句大不相同。

第五段言肾之形状，神名及肾的功能。肾属北方水。北方是坎的方位。其神是有两个头的玄鹿，与占卜家北方神玄武（龟形）完全不同。《黄庭遁甲缘身经》曰：“夫肾阴之精坎之气，其色黑，其象如圆石，其神如白鹿”，“其神和也”。肾神的名称见《黄庭内景经》：“肾神玄冥字育婴”玄者北方之玄武，又黑色也。肾主水，水深则黑，冥冥幽深之意。此段中有内肾的说明，首言肾中如哑铃状者（连环）两仪也。《灵枢·经脉第十》：“人始生，先成精，精成而脑髓生。”故云“在母腹中先有此穴，因有此穴，始生此身”。“太极”、“玄珠”、“水乡”均指内肾两仪之象。“儒名太极”，未免言之过激。

第六段论心神。心神像朱雀，心的形状像倒悬的莲花。《黄庭遁甲缘身经》曰：“夫心者离之气，火之精，其色赤，其象如莲花，其神如朱雀”，“心主神，其神躁而无华”。心主血，故云“变水为血”。其实乃中焦将精微物质变成血，并非心脏真能将水就成血。“心神丹元安守灵”出自《黄庭内景经》：“丹，赤也。元，精也，英之意”。心主血脉，其色赤，在时应夏，故心之精气即以丹元称之。又称赤城童子，赤子，子丹。心神长九寸，丹锦飞裙。又有说曰：“其神形如朱雀，化为玉女，身长八寸，出入于心府。”[124]54《灵枢·营卫生会第十八》论述中焦功用时说：“化而为血，以奉生身。”心属火，乃肝木之子，脾土之母。按中医理论：火味苦，而不是甘。此外言甘，与中医理论不同。《难经·三十四难》曰：“心色赤，其液法。”血与法有密切的关系。《灵枢·营卫生会第十八》：“故夺血者无汗，夺汗者无血。”

碑文第七段主要论肺神。肺神之名出自《黄庭内景经》“肺神皓华字虚成”，色白为皓，荣茂为华，肺为兑之气，金之精，其色白，神为白虎，故肺之精气以皓华称之。肺虚而中空，状如悬磬，为清虚之宅，因虚而成其用，故一字虚成。肺神形长八寸，素锦衣，黄带。又称肺形如白兽，长一尺，肺生魄，化为玉童，素衣仗兵杖，出入于肺府也。又谓肺神多怒，人之怒者盖发于肺，所以人之怒填胸臆则长呬以泄之。医家谓怒出于肝，道家谓怒出于肺，以怒气填胸，呬以泄怒作说明，於此亦可补医家之不足。故治怒不但要平肝，而且要更宜利肺也[124]54。

碑文第八段主要论脾神。脾是中央之土，黄庭之宫也。因覆盖于胃之上，故云：“象如覆盆”。《黄庭遁甲缘身经》云：“夫脾者坤之气，土之精，其色如覆盆。脾主意，其神如凤”，“其神多嫉妒”[123]53-57。神名出自《黄庭内景经》：“脾神常在，字魂停”。脾为四时之常气，故名常在。脾藏意与志，人之精神活动古人常概称之为魂。魂属木，木生土中，得土气之培育而安定，故曰魂停。脾神长七寸三分，黄锦衣。又曰其神如凤，脾主意，化为玉女，循环於脾藏也。其神烈妒人，人之妒者，盖起于疲。心火生脾土，脾土生肺金，故为心子，为肺母。脾主思虑，故烦而多嫉。肺居中央，故为

"五脏之枢"。隐白，是脾经井穴，在大拇指趾内侧，红白肉际。最后两句，《黄庭内景经》注云："脾居胃上，故曰黄衣也，紫带龙凤章，胃络之象。"[123]53-57

2. 炼功碑的主要图像文字诠释

练功碑图像主体是一个半侧面人双盘坐像，除头面与双足写实外，整个躯干部分则直接绘示内景脏腑及脊柱。人像周匝环绕月相、卦象、六神等图形，其具体内容如下。

（1）三丹田。碑中右上角的绪论部分讲述了三丹田的理论，对应在图形中，三丹田是以三个小人来表示的，同时还有许多重要的旁注文字。

上丹田："泥丸为上丹田"，位在眉心间人内三寸。此处对练功十分重要，故专门引出另一圆图于头顶作说明，圆中又有一小圆，内为一道服装束站立小人，旁注文字曰"泥丸宫元命真人"、"玉帝宫玄穹主"，小圆外平均环绕九个"真"字，意谓"九真"。每个"真"字上有一小圆，圆中书有文字，从正中向外逆时针依次排列，为"高"、"天"、"神"、"上"、"玄"、"仙"、"灵"、"太"、"至"，旁注文字有云："脑有九瓣，房有一寸"。

中丹田：按碑文云："心上有骨，名为鸠尾，心下有穴，名曰绛宫，乃龙虎交会之处。直下三寸六分，名曰上釜，黄庭宫也，乃中丹田。""绛宫"之下，有一赤身小人，盘腿坐于"气"字及离卦上，这小人应该便是中丹田之象。在小人之下标有"土奎（釜）"与"黄庭"的字样，相当于图像上腹部处。在道教当中"黄庭"中丹田的另一种提法，"土奎（釜）"原意是指煮药的器具名，后世有人将其比喻为胃。小人像"土奎（釜）"与"黄庭"均可指中丹田，中丹田的具体位置到底在哪里？按体例及部位来看，应该是小人处比较符合。

下丹田：碑文云在“气海稍下一寸三分”，“乃藏精之所，采药之处”。图像当此处为一马步站立、双手朝天的赤身小人，上托坎卦卦象及“精”字。《修真图》于此小人旁明确写有“下丹田”三字，故无疑义。旁注文字为：“吸接地根”和“身不动，精自固”。“吸接地根”据上意当为以口吸气。《性命圭旨全书》则曰：“身不动则精固，而水朝元。”[125]

（2）二十四节气。二十四节气是我国历法的重要组成部分，道家气功一向重视根据节气练功。如流传的《陈希夷二十四气导引坐功图势》，便是每一个节气有一种修习功法。炼功碑图中以二十四气节配二十四脊椎，不但巧合，而是有很深的寓意。从节气的演变说明阴阳互相消长，其过程由下而上；阴阳二气的消长，均是由下而起。这个本图配合得非常吻合。冬至处在第五腰椎，位居最下层属至阴之地，同时也是一阳始生之时，阳气由下向，渐往上升，到达第一胸椎为夏至，是阳气最盛之时，图中位置正好是乾卦纯阳之地。

（3）八卦。炼功碑拓片中八卦图像只出现了 7 个，且其分布有不可解之处，不知是原碑误镂还是拓片不清。现参以《修真图》作订正说明。从《修真图》图像的八卦来看是采取先天方位，即阴阳两两相对。《周易·说卦》：“天地定位，山泽通气，雷风相薄，水火不相射”[126]是也。乾卦，炼功碑中缺，修真图中在头顶。巽卦，炼功碑与修真图均在右肩。艮卦，二图均在左肩。震卦，二图均在左胁，象肝。兑卦，修真图中在右胁，炼功碑中右胁处则为坤卦，与旁注文字不合，当按修真图象肺。离卦，二图均在人体中丹田小人之下，象心。坤卦，二图在中、下丹田之间有一乾卦，实际均应为坤卦，象脾土。坎卦，二图均在下丹田处，象肾。

（4）月象。炼功碑人像周身平均分布三十个小圆，为月相图。初一、初二及三十的月亮处于人像的最下之处，相当于前后阴及会阴三个部位。初三月芽刚刚出现，古人名为“朏”。在图中画出一线弯月，月相也由上弦逐步过渡至巅顶，至头顶部“望”，正是十五，月亮正圆。然后以下弦形象依次从身前下降回至会阴，以示阴阳消长之意。月亮圆缺对人体会产生一定的影响，这已为古今学者所证实，《素问·八正神明论》中就论及了人体与月相的关系，“月始生，则血气始精，卫气始行。月郭满，则血气实，肌肉坚。月郭空则肌肉减，经络虚，卫气去，形独居，是以因天时而调血气也。”[127]

（5）六神。人像两侧各有 3 个动物图形，此为六神，均是人体脏腑的象征。左上朱雀，为心神。右上青龙，为肝神。左中白虎，为肺神。右中龟蛇，为胆神。左下凤凰，为脾神。右下玄鹿，为肾神。

五脏之所以加上胆腑，因《黄庭内景经》云：“胆部之宫六腑精”，胆为六腑之精，可代表六腑。但各脏腑之神一般只有四象，为心神朱雀，肝神青龙，肺神白虎，肾神玄武（龟蛇）。现在这六神配属六脏（腑），其图形是从《黄庭遁甲缘身经》而来的[128]。把龟蛇归于胆，是认为“胆亦受水气，与坎同道”。该经还对每一脏提出了具体练功法，主要是用“六字诀”，如治肺用咽，治心用呵，治肝用嘘，治脾用呼，治肾用吹，治胆用嘻，以及具体的补泻方法等。

（6）奇经八脉。炼功碑中绘有任脉、督脉。任脉只是在下丹田小人下有一段示意，上接小人，下接一倒扇形，扇形内为铜柱地狱、火车地狱等九大地狱，任脉旁文字左为“顺则凡”，右为“逆则圣”。意为若能修真成仙，则可超凡入圣，不入地狱。图像中腰部两侧有“阳腧”、“阴腧”、“阳跷”、“阴跷”四圆圈。腧者，输也，即经气可由此输彼。阳腧是阳经经气转输的重要地方，阴腧是阴经气转输的重要地方。阳跷、阴跷是奇经八脉中之二脉。奇经八脉对修炼内丹者至为重要。李时珍在《奇经八脉考》云：“医不知此，罔探病机；仙不知此，难安炉鼎。”“故医而知乎八脉，则十二经、十五络之大旨得矣；仙而知乎八脉，则龙虎升降、玄牝幽微之窍妙得矣。”[129]李时珍之治学态度素以严谨见称，对于各种学术见解，从不轻易加以肯定或否定，必反复验证，才下结论。李时珍对于丹鼎家之言在《本草纲目》曾多次斥为虚妄，唯对奇经八脉曾反复称为“仙而知乎八脉，则龙虎升降、玄牝幽微之窍妙得矣”，并说“其言必不谬”。可知李氏对此必有亲身体验的经验，否则他决不会下此肯定的结论。本图像特别列出阴跷、阳跷，其对炼功家的重要性可知矣。

（7）橐籥。从双肾往下引出数条管形往于小腹下。一条书“涌泉道”，一条书“泉谷水”。另有两条向腹前伸出。一条书“橐籥”。橐籥为风箱，气功中指呼吸自然之气在丹田内交换。《养生秘录·金丹问答》云：“人能效天地橐籥之用，开则气出，合则气入。”[125]橐籥有时也指心肾。《太上九要心印妙经》曰：“夫橐籥者，人之心肾也。”[130]311在《周易参同契》中橐籥指震、兑、巽、艮四卦。“牝牡四卦以为橐籥……四卦者乾坤坎离也，牝牡者阴阳之道也”[130]96。混然子《入药镜注释》：橐者，虚器也，鞴也。籥者，其管也，窍也。言人昼夜一呼一吸之气。气为之风，如炉鞴之抽动。风生于管，炉火自炎。久久心息相依，丹田如常温暖，此吾身有真橐籥也[131]。另一条窍道则有小人，从炼功碑中可见为牧童骑牛吹横笛，旁有文字曰："北极降魔慧剑所"、"送仙生门"，管外文字注云："机关之窍，成仙之门"，"愚人以此杀身，圣人以此飞形"，似乎喻指灭情欲，断房事。由于橐籥为风箱，气功中指呼吸自然之气在丹田内交换，言人昼夜一呼一吸之气，中医认为肺主气，故有"肺乃人身之橐籥"的说法。

（二）炼功碑部分原文摘录

从存史角度，把广州三元宫炼功碑部分原文摘录如下以俟后来者。全文共分 8 段，第一、二段为绪论，第三、四、五、六、七、八段分别为肝、胆、肾、心、肺、脾六神图像文字注释，此段文字出自明·高濂的《遵生八笺·四时调摄笺》春夏秋冬各卷。

"人之一身，有三百六十骨节，八万四千毛孔。后有三关：尾间（闾）、夹脊、玉枕也。尾间（闾）在夹脊之下尽头处，关可通内肾之窍；从此关起，一条髓路，号曰漕溪，又名黄河，乃升阳之路，直至两肾对处为夹脊；又上至脑为玉枕，此三关也。前有三田：泥丸、土釜、玉池是也。泥丸为上丹田，方圆一寸二分。虚关一窍，乃藏神之所，眉心入内正中之处。天门入内一寸为明堂，再入一寸为洞房，再入一寸为泥丸。眉心之不（下）谓之鼻柱，又名雷霆府。金桥下至口中有两窍连唳（喉），谓之鹊桥喉，是颈骨，乃内外之气所出入者也。后有软喉谓之咽，乃进饮食，通门胃者也。其喉有十二节，号曰重楼，直下肺窍，以至于心。心上有骨，名为鸠尾。心下有穴，名曰绛宫，乃龙虎交会之处。直下三寸六分，名曰土釜，黄庭宫也，乃中丹田。左有明堂，右有洞房。无英居左，肝也，白元居右，肺也。亦空一寸二分，乃藏气之所，炼气之鼎。直下至脐三寸六分，故曰天上三十六，地下三十六。自天至地，八万四千里。自心至肾，有八寸四分。天心三寸六分，地肾三寸六分，中有丹田一寸二分，非八寸四分而何？脐门号曰生门，有七窍通于外肾，乃精神泄漏之窍，名曰偃月炉，即任脉。下有九窍，即地狱酆都是也，又曰气海。稍下一寸三分，曰玉池，又曰下丹田，乃藏精之所，采药之处。左明堂，右洞房，亦空一穴，方圆一寸二分，此处有二窍通于内肾。肾中有窍，通于尾间（闾）；由尾间（闾）通两肾堂，以至膝下三里穴，再下至涌泉穴。此人生相通之关窍也。”

“天有九宫，地有九州，人下丹田有九窍，以象地之九州。泥丸窍有九穴，以按天上九宫。脑骨八片，以应八方，一名弥罗天，又名玉帝宫，又名纯阳天宫。中空一穴，名曰：玄穹主，又名元神宫，口内有舌，舌内有金锁关相对。其间有督脉，乃是人之根本，名上九窍，一名性根，口名玉泉，又号华池。舌下有四窍，二窍通心为液，两窍通肾为津，实我神室。泥丸九窍，乃天皇之宫；中间一穴形如鸡子，状似蓬台，昆仑是也。释曰：修真之子，不可不知也。”

“肝形如青龙，名龙烟，字含明，象如悬匏，小近心，左三叶，右四叶。胆附短叶下，重四斤四两。为心母，为肾子。肝有三块（魂），名曰：爽灵、白光、幽精。目为之宫，左目为甲，右目为乙。男子至六十肝气衰。胆叶薄，胆渐减，目即昏。在形为筋，肝脉合于水，魂之藏也。于液为泪，肾邪入肝，故多泪。胆为肝之府，胆（肝之误）与胆合也。《黄庭内景经》云：和制魂魄精液平，外应眼目日月精，百疴所锺存无英，用同七日自充盈。”

“胆者金之精，水之气，其色青，附肝短叶下。胆者，敢也，胆夭者必不将（惊）。神名（龙）耀，字威明，如龟蛇混形，其象如悬袋，重三两三脉（“铢”之误），为肝之腑，若据胆，当不在五脏之内，应归于六腑，因胆亦变（受）水气，与坎同道，又不可同于六腑，（故别立胆脏）合于膀胱，亦事毛发。《黄庭内景经》曰：主诸气力摄虎兵，外应眼瞳鼻柱间，脑发相扶（亦）俱鲜，九色锦衣绿华裙。”

“肾属白水，于封（卦）属坎，形似玄鹿，两头，名玄冥、字育婴。银如圆，孕生对脐，坠腰脊，重一斤一两，主分水气，灌注一身，如树之有根，左曰肾，右曰命门。生炁之府，死炁之□（漏一字疑为“门”），如守之则存，甲（用）之则竭，为肝母，为肺子，耳为之宫。天之生我，流气而变，谓之精，精气往来谓之神。神者，肾藏其精智。左属壬，右属癸。在辰为子亥，在气为吹（欠）。在液为□（漏一字，疑“唾”因《千金方·肾脏》云“在气为欠，在液为唾”），在形为骨，经于上有（焦），荣于中焦，卫于下焦。《黄庭经》云：肾部之宫玄关（阙）圆，中有童子名（冥）上玄，主诸穴（六）腑九液源，外应两耳百液津。”

“心神如朱雀，象如倒悬运（莲）花，能变水为血也。神名丹元字守灵，重十二两，对鸠尾下一寸，色如缟映绛，中有七孔三毛。上智之人心孔通明，中智之人五孔，心穴通炁，下智无孔，炁明不通。心为肝子，为脾母，舌为之宫，腰窍通耳。左耳为丙，右耳为丁。液为汗，邪悉（患）则汗溢，其味甘。小肠为之腑，与心合。《黄庭（内景）经》云：心部之宅（宫）莲含花，下有童子丹元家，童子即心神也，心下为绛宫。”

“肺形如白虎，象如悬磬。居五脏之上，对胞若覆盖，故为华盖。神名浩（皓）华，字虚成。重三斤三两，六叶两耳，总计人（八）叶。肺为脾子，为肾母，内藏七魄如婴儿，名曰尸拘（狗）、伏尸、雀阴、吞贼、非毒、除秽、辟臭（《云笈七签》名臭肺），乃七名也。鼻为之宫，左为庚，右为辛。在炁为咳，在液为涕，在形为皮毛也。上通炁至脑，下通炁至脾中，是以诸炁属肺。肺为呼吸之根。《黄庭（内景）经》云：喘息呼吸依（体）不快，急存白元和六气。”

“脾属中央土，旺于四季，为黄，神形如凤，象如覆盆，名常往（在），字魂庭（停），正掩脐上，横覆于胃，坤之炁，土之精也。居心下三寸，重一斤二两，阔三寸，长一尺。脾为心子，为肺母，外通眉（疑为“唇”），口为之宫，其神多嫉。肺（脾）无定形，生土阴也，故脾为五脏之枢，开窍于口，在形为烦（疑为“颊”），脾脉出于隐白，乃内（肉）之本意，虞（虑）也。《黄庭（内景）经》云：治人百病消谷粮，黄良（衣）紫带龙凤章。”

未能收录的部分原文为炼功碑坐禅人像局部位置解释零散文字，例如对咽喉解释：“舌下二窍名玄膺，后名咽，吞下一切饮食，前名喉，十二节，称为十二重楼，通达清气者也。”该部分文字约 300 字。

广州中医药大学医史博物馆保存的清代嘉庆年间的越秀山炼功碑拓片，是研究岭南地区医学与道教关系以及养生保健的重要文献，道教宗旨之一倡导延年益寿修炼成仙，仙未必得但长寿少病确是事实。

二、周仲房与《针灸学讲义》

周仲房，名淦，仲房乃其字，广东增城县小楼镇人。增城小楼东、西境村是周姓家族居住地，相传为宋代著名理学家周敦颐后裔。西境村与东境村、庙潭村统称为周滋村，自始祖开居以来已有近 800 年历史，至清代时候是邑中名乡望族，现村中仍保留有周氏宗祠，题词“濂溪世泽”（周敦颐，号濂溪先生）。周仲房于清宣统元年（1909 年）考取广东水师学堂，后弃政从医，民国初年攻读广东军医学堂针灸科，学课于广东中医教员养成所。历任香港港侨医院中医部主任、广东中医药专门学校教师，1936 年曾代任校长，编撰教材《针灸学讲义》。

（一）周仲房“针灸源流说略”

《针灸学讲义》上、中、下三卷三册，1927 年广东中医药专门学校印刷部刊印，线装铅印本。上册首篇“针灸源流说略”，周仲房曰：医用针灸，由来已久，大都药力所不能到，非针灸莫为功。自《内经》“灵兰秘典”、“五常正大”、“六元正纪”等编出世，开针灸新纪元，阐明阴阳五行生制之理，配象合德，实切于人身。其诸色脉病名，针灸治要，皆推是理，以为后学津梁。而皇甫谧之《针灸甲乙经》，杨上善之《太素》，皆本于此，针灸之纲法，无不滥觞于是矣。他如《难经》十三卷，秦越人祖述《黄帝内经》，设为问答之辞，发明要理。《子午经》一卷，论针灸之要，撰成歌诀。后人依托扁鹊者，崇若山斗。《存真图》一卷，晁公谓杨介编。宁间泗州刑贼于市，郡守李夷行遣医并画工往，亲决膜，摘膏肓，曲折图之，尽得纤悉。介校以古书，无少异者。又王莽时，捕得翟义党王孙庆，使太医尚方与巧屠共刳剥。量度五脏，以竹筳度其脉，知所终始，可以治病，实针灸切要之经验。《千金方》唐孙思邈所撰，至引导之要，无不周悉，此针灸之金声玉律者也。《十四经发挥》三卷，许昌寿滑伯仁传针法于东平高洞阳。得其开阖流注交别之要，而施治功，手术纯善，尤尽针灸之神妙。《神应经》一卷乃宏纲陈会所撰，先著《广爱书》十二卷，虑其浩瀚，独取一百一十九穴为歌为图，乃集治病要穴，总成一帙，诱导学者以守规之规。南昌刘瑾校《明堂针灸图》。《资生经》、《古今医统》、《玄机秘要》、《乾坤生意》、《医宗金鉴》、《医学入门》，中取关于针灸诸姓氏，各见原书。而《针灸大成》，总辑以上诸书，无不周备。针灸之道，其在斯乎。[132]1

周仲房略述针灸之学，古人谈之其详，源流出自《内经》、《难经》，为后学之津梁。其考穴治法，以遗教后人，心亦良苦，皇甫谧之《针灸甲乙经》，杨上善之《太素》，皆本于此，针灸之纲法及治要，无不滥觞于是矣。然中国针灸之发明，周仲房认为是有古代解剖学作为基础的。汉书《王莽传》载，捕得翟义党王孙庆，使太医尚方与巧屠共刳剥，量度五脏，以竹筳度其脉，知所终始，可以治病，实针灸切要之经验。又如杨介《存真图》，成于宋徽宗年间，当时泗洲有斩杀盗贼于市，郡守李夷行，派遣医生与画工一起前往记录观察，所谓“亲决膜，摘膏肓，曲折图之，尽得纤悉”。可见周仲房针灸学重视形体生理，特别强调了作为针灸医生，阴阳五行、脏腑经络、子午流注等医学知识不可或缺，不可纸上谈兵，故曰：“手术不研究，刺法不能从心，则尤为针灸之忌”。并批评那些以人命为儿戏者学习针灸术“往往朝诵黄庭，晚希说偈，仓卒以图，鲜有不败?”[10]2 是故针灸源流说略习针灸术者不可不知也。

（二）讲述经络腧穴，先列“人身度量标准”

《针灸学讲义》讲述经络腧穴，先列“人身度量标准”一篇，专门探讨腧穴的定位方法。其内容包括了体表解剖标志定位、骨度折量定位与同身寸定位。其后为经穴之考证、奇经八脉、十五络脉、经外奇穴、阿是穴等相关内容。分述十二正经之经穴时，基本体例为先总述某经，包括该经的经穴数、循行位置、常见病症及相应治法，相关内容引自《灵枢·经脉》，然后分述该经各穴，内容包括部位、解剖、主治、手术、摘要五部分。

部位，分头部、胸腹部、背部、手足部；解剖，是从现代解剖学角度阐发某穴所在肌肉、关节及周围循行之神经、血管；主治，指该穴的主要疗效；手术，讲述该穴适宜的进针深度、角度，施灸壮数等操作方法；摘要，则引用前代医家、医著对于该穴治疗作用的论述或作者自己的治疗经验，凡引用者必注明出处。值得一提的是，除常规的教学内容外，作者还穿插了许多押韵的歌诀，以便后学者记忆。这类歌诀多引用自前代的针灸著作，如引用自《医经国小》的“脏腑十二经穴起止歌”，《灵枢集注》中的“十二经诸穴歌”，《针灸聚英》中的“十二经分寸歌”，奇经八脉之一任脉、奇经八脉之二督脉、奇经八脉之三冲脉、奇经八脉之四带脉、奇经八脉之五阳跷脉、奇经八脉之六阴跷脉、奇经八脉之七阳维脉、奇经八脉之八十五络脉等。与周仲房同一时期医家南海陈汝来，广东中医药专门学校教师，也注重人体之生理解剖，提出形体生理、脏腑生理、内部生理、阴阳气化生理、局部生理等概念。所谓论形体之初基，论生理之元始，论天年之长久，论体格之健康，论形气之消，论男女生质气血之异同，论生理天赋之完备等[133]2，反映民国初年中医教材编写的取向。

周仲房《针灸学讲义》强调人身度量标准经络腧穴如同人体生理学一样重要。他说：“针灸之为道，非于人身阴阳维跷带冲督任十五经十五络，研之有素，明乎流注，断难分别真邪。经云病有浮沉，刺有浅深，各主其理，无过其道，过之则内伤，不及则生外壅，壅则邪从之。浅深不得，反为大贼，必至内动五脏，外生大病云云。盖病之中人，必有其渐，有在毫发腠理者，有在皮肤者，有在肌肉者，有在脉者，有在筋者，有在血气者，知病所在，针灸从之，适乎其度，自不至伤皮动肺，伤肉动脾，伤脉动心，伤筋动肝，伤骨动肾，伤髓铄之流祸。所谓针营莫伤卫，针卫莫伤营也。大抵人身一小天地，天气磅礴，运行不息，雨旸之若，雨雷之荡，江河之流，皆适乎气候之乎，有不及与过，则必为厉，飓风水旱之发明，天地之疠病也。人之一身，具备五脏六腑八脉十二经然，其同流转输，得成身体有活动灵机者，则全视乎气血之流注，气血不及其经络与脉，病即生焉。”[132]3 周仲房认为气血不流注不及经脉，疾病即发生，实为经验之谈。何以辨证论治？周氏详列 148 种病证如下。

（三）详列 148 种针灸治疗病症

《针灸学讲义》第三部分讲述针灸治疗学的内容，为全书重点。讲义先总述用针的种类、制备，断针的处理，各种补泻手法的应用。再具体讲述各科疾病的针灸治疗，该部分内容引用自《针灸大成·治症总要》，作者从原书的 151 种病症中选取了 148 种病症。

第一阳症中风不语、手足瘫痪者；第二阴症中风半身不遂、拘急手足拘挛；第三中暑不省人事；第四中风不省人事；第五中风口噤不开；第六半身不遂中风；第七口眼㖞斜中风；第八中风左瘫右痪；第九正头大痛及脑顶痛；第十偏正头风；第十一头风目眩；第十二头风顶痛；第十三醉头风；第十四目生翳膜；第十五近风冷泪；第十六目生内障；第十七目患外障；第十八风沿眼红涩烂；第十九眼赤暴痛；第二十眼红肿痛；第二十一胬肉侵睛；第二十二泪目羞明；第二十三鼻室不闻香臭；第二十四鼻流清涕；第二十五脑寒泻臭；第二十六鼻渊鼻痔；第二十七鼻衄不止；第二十八口内生疮；第二十九口眼喎斜；第三十两颊红肿生疮；第三十一舌肿难语；第三十二牙齿肿痛；第三十三上片牙痛；第三十四下片牙痛；第三十五耳内虚鸣；第三十六耳红肿痛；第三十七聤耳生疮，出脓水；第三十八耳聋气闭；第三十九手臂麻木不仁；第四十手臂冷风酸痛；第四十一手臂红肿及疽；第四十二手臂红肿疼痛；第四十三手臂拘挛、两手筋紧不开；第四十四肩背红肿疼痛；第四十五心胸疼痛；第四十六胁肋疼痛；第四十七腹内疼痛；第四十八小腹胀满；第四十九两足麻木；第五十两膝红肿疼痛；第五十一足不能行；第五十二脚弱无力；第五十三红肿脚气生疮；第五十四脚背红肿痛；第五十五穿跟草鞋风；第五十六风痛不能侧，举步艰难；第五十七腰腿疼痛；第五十八肾虚腰痛；第五十九腰脊强痛；第六十挫闪腰胁痛；第六十一浑身浮肿生疮；第六十二四肢浮肿；第六十三单蛊胀；第六十四四肢蛊胀；第六十五小便不利；第六十六小便滑数；第六十七大便秘结不通；第六十八大便泄泻不止；第六十九赤白痢疾；第七十脏毒下血；第七十一脱肛久痔；第七十二脾寒发疟；第七十三疟先寒后热；第七十四疟先热后寒；第七十五热多寒少；第七十六寒多热少；第七十七翻胃吐食；第七十八饮食不能进为之五噎；第七十九哮喘嗽喘；第八十咳嗽红痰；第八十一吐血等症；第八十二肺痈咳嗽；第八十三久咳不愈；第八十四传尸劳瘵；第八十五消渴；第八十六遗精白浊；第八十七阴茎虚弱；第八十八阴汗偏坠；第八十九木肾不痛肿如升；第九十奔豚乳弦；第九十一妇人赤白带下；第九十二妇人无子；第九十三妇人多子；第九十四经事不调；第九十五妇人难产；第九十六血崩漏下；第九十七产后血块痛；第九十八胎衣不下；第九十九心烦热，头目昏沉；第一百阴门忽然红肿痛；第一百零一妇女血崩不止；第一百零二妇人无乳；第一百零三乳痈；第一百零四月水断绝；第一百零五浑身生疮；第一百零六发背痈疽；第一百零七肾脏风疮；第一百零八疔疮；第一百零九 夹黄；第一百一十伤寒头痛；第一百一十一伤寒胁痛；第一百一十二寒胸胁痛；第一百一十三伤寒大热不退；第一百一十四伤寒热退后余热；第一百一十五发狂不识尊卑；第一百一十六伤寒发痉、不省人事；第一百一十七伤寒无汗；第一百一十八伤寒汗多；第一百一十九大便不通；第一百二十小便不通；第一百二十一六脉俱无；第一百二十二伤寒发狂；第一百二十三伤寒发黄；第一百二十四咽喉肿痛；第一百二十五双乳蛾症；第一百二十六单乳蛾症；第一百二十七小儿赤游风；第一百二十八浑身发红丹；第一百二十九黄疸发、虚浮；第一百三十肚中气块、痞块、积块；第一百三十一痫等症；第一百三十二马痫；第一百三十三风痫；第一百三十四食痫；第一百三十五猪痫；第一百三十六失志痴呆；第一百三十七口臭难近；第一百三十八小儿肚脱；第一百三十九霍乱转筋；第一百四十霍乱吐泻；第一百四十一咳逆哮喘；第一百四十二健忘失记；第一百四十三小便淋漓；第一百四十四重舌腰痛；第一百四十五便毒痈疽；第一百四十六瘰痢等症；第一百四十七发痧等症；第一百四十八牙关脱臼。

以上所列，针灸可治病证很多，涵盖了中风诸证、头部诸证、五官科诸证、上肢诸证、胸胁腹部诸证、胸胁部诸证、腰腿部诸证、水肿、大小便不利、痫证、肺系病证、男科诸证、妇科诸证。其疾病分类既非完全按病因分类，亦非全部以人体部位分类，而是依据针灸学的学科特点分类。再观其所纳疾病，四肢疾患多列痛证与痹证，头面部疾患多列头风类与面瘫类病证，完全彰显了针灸治疗的特色与专长。具体到某一病证的症状，作者先列出一组治疗某证的首选穴位，然后再以问答详述该证的证治。其问答的内容，有时是病因病机，有时是变证处理，有时是该证的预后情况。在多数情况下，作者还会在证治内容的结尾，列“复刺后穴”一段，讲述首治不效后的候选处方。以第二十九“口眼㖞斜”为例，书中首列该病的治疗取穴为“颊车、合谷、地仓、人中”。其后设问：“此症从何而得？”复作答：“醉后卧睡当风，贼风串入经络，痰饮流注，或因怒气伤时，房事不节，故得此症。”[132]183 最后附录口眼㖞斜的复刺后穴为“承浆、百会、地仓、瞳子髎”，该病证治方告完毕。

正如周仲房所言，针灸治疗病证起效快速：“原气血流注于人身，随经而走，周而复始，至碍窒不通，则非得灸之温其凝，用针以开其窍，俟气血之虚实，调剂至正，难收速效，微乎微乎。生死定于俄顷，存亡系乎缓急。昔人论治病，谓药不如灸快，灸不如针快，诚以直捷快当。开腠理以迎气来，导窍口以放血之秽，唯针灸有此速效力耳。”[132]3 是对《针灸学讲义》全书最好的总结。

三、曾天治与《科学针灸治疗学》

（一）生平著作

曾天治，广东五华人，民国时期广州地区针灸医家。曾氏早年因家族为疾病所苦，乃辞去中学教师职，专心研究针灸疗法，考取广州卫生局中医师职，在广州市万福路 353 号创办法天针灸治疗所，享有盛名。广东光汉中医专门学校校长赖际熙为之题词曰“神针济世”，省港名医黄焯南亦题词曰“功满杏林”。1935 年 1 月 24 日《惠州民国日报》报道曾天治从广州到惠州行医记录：残废人的福音。中西医不治之症如癫狂呆、羊吊、中风、风瘫、哮喘等症，随处都有，患此等症，待死而已。兹有总部特务营梁委平营长特聘广州著名针灸医生曾天治君来惠州治顽固病，寄寓大成行旅店，不用吃药，不用注射，只用微针艾火刺戟病者，病即应手而愈。计两日内经治愈特务营何耀南之疴呕肚痛，王谓恒君三十八天之发冷，李标之伤风头痛，陈子纯师奶之脚筋短缩不能蹲地症等[134]44。

曾天治著作有《科学针灸治疗学》、《曾天治针灸治验百零八种》、《针灸医学大纲》，前两书现见存。《科学针灸治疗学》，1944 年香港时潮印务局刊印，铅印本，全书共分三册，署名科学针灸医学院出版。该书书名以“科学”二字冠于“针灸”之前，可知作者着力于从“科学”的角度认识针灸，以“科学”的方法研究针灸。而此种思路缘何而生？作者则于“自序”一节中娓娓道来：作者并非科班出身的中医医师，本系教员。只因亲人罹患疾病不治，纷纷故去，才发奋自学针灸。不意医术竟渐入佳境，以致“中西医师，大学教授，医学博士，竟执弟子礼从我学医”。作者在自学过程中，深感“针灸治效非常伟大，适可补现代医疗之所不逮”，但又觉中医传统典籍“未说明治愈疾病之所以然”。认为“经穴图与经穴文字不符”；“手术效果写的玄妙，但似于理论上通不过”；对所治疾病症状描述不详，以致“不少学者因尝试治疗失败而丢弃针灸，且说针灸没有用”[134]4。基于此，曾氏购若干现代解剖学书籍以研究经穴，细心探索生理学、病理学以明了针灸的治疗原理，自制治疗记录以考察针灸的疗愈效果，去玄虚而存实用，舍不效而取有验，乃成此书，以飨后学。而《曾天治针灸治验百零八种》，民国二十四年

(1935年)法天针灸治疗所印行，一册，体现曾天治针灸临床治验。

（二）概述针灸的施治原理和治疗作用

《科学针灸治疗学》全书内容分三部分，第一部分为总论。作者首先从现代医学的角度概述针灸的施治原理和治疗作用，其中不乏作者通读以及综述各类现代医学书籍，并将之提炼应用于针灸学的成果。如作者在“打针之效果”一节中将针刺治病的机理归纳为“兴奋作用”、“沉静作用”及“诱导作用”。而为了弥补作者自身西医知识及针灸研究的不足，作者还在第一部分纳入国内外若干篇针灸的现代医学研究论著，如日本京都医科大学教授越智真逸所撰的《从荷尔蒙学说观察灸治之本态》、上海震旦大学医学院教授宋国宾所撰的《中国针术与内分泌》、日本延命山针灸医学院发表的《针之生理的作用》等。其后作者又将自己以科学之方法学习针灸、实验针灸的心得公之于众，例如在“针灸治疗成功之路”一节中，提出研究针灸欲达成功之目的，必须“一能看出病人患了什么病；二能找得正确的经穴；三要针灸技术与病人相适应”，缺一不可，并将以上三者作为其编写本书的阐发要点。值得赞许的是，作者对于针灸的研究与学习，不仅提倡科学的知识，更提倡科学的方法、科学的精神。例如作者自述研究经穴主治时，以古人的治疗歌诀列为一表，又把时贤治验列为一表，见确有实效者，方“圈阅之，记忆之”，“未见有人用过者，暂且放弃不谈”[134]16。又如穴位位置，必定“请内子来试点穴”，各经穴位都无错误了方罢休，即在自己家属身上按穴位施治针灸术有效后才在病人进行。

而对于传统中医的局限，作者也确有一些精辟的论断，如认为中医书籍中“头痛是证候，抑是疾病”，似有不妥。

但遗憾的是，限于作者本身的知识结构，加之其对医学书籍的研读欠深入，故对于中西医术，曾氏认识皆不够客观和全面。如其特别撰写的“针灸治疗与中西医术之比较研究”一节，将针灸与中西医术割裂开来，从治疗的效果、时间、费用、安危、便利等方面对比论述针灸优于中、西医。其初衷虽为彰显针灸的简、便、易、廉，但一褒一贬，似无必要。

（三）按人体部位讲述各经腧穴

《科学针灸治疗学》第二部分具体讲述腧穴学。在该部分的“总论”中，作者首先论述经穴的重要性，认为学针灸者必须研究经穴，恰如用药疗病者必须研究药物。同时批判传统针灸学及相关著作有“绘图之技术拙劣”、“欠缺人身之解剖知识”、“名针灸家不轻易传授”、“经穴太多”、“禁忌太多”[134]3五大局限，造成了初学者的学习障碍。基于此，作者认为难学之原因已经探得，兹一一改正之。秉着科学革新的态度，曾氏一改按十四经分经论述腧穴的范式，而“依据日本猪又启岩氏的骨学分类”，将人体分为头盖、颜面、颈、胸、腹、侧腹、背、腰、上肢、下肢十部，按部位讲述各经穴。在开始论述某部经穴时，必定用体表标志将该部的位置介绍明确。

如第一节头盖部，先介绍其位置为沿眉间中央，自前头之发际走头部正中线至后头发际。其后分述各部经穴，每穴分“位置”、“解剖”、“主治”、“疗法”四部介绍。“位置”一节基本引用传统针灸论著的记述，或引入一些现代解剖标志，如“头正中线”等作辅助说明之用。距离单位依然保留传统针灸之“几寸几分”。“解剖”一节，则从现代解剖学的角度阐述该穴的位置，并附以对其周围骨骼、神经、血管、关节的介绍。“主治”一节则完全引用中医之名词术语。不仅讲述某穴主治疾病，亦涉及其疗病机理，如“风府”一穴，既说其主治“中风舌缓，暴喑不语”，也言其“主泻胸中之热”。“疗法”一节尤为详细，包括了施术时医生应持的姿态，病患应持的体位，针刺的方向、角度、深度，留针的时长，行针时的患者之酸麻感（即“得气”感）及其传导路径，行针时应避开的神经血管及其他禁忌等。其中固然有所引用，但相当一部分应来自作者临床积累。殊为可贵，乃本书之精华。另外，某些穴位后还载“附录”一节，其中多引用历代针灸古籍关于该穴的认识，甚至历史掌故，只要关涉亦取而用之。如“百会”一穴，作者便引述了《新唐书》中关于御医秦鸣鹤刺百会放血，治愈高宗头风的记述。各经穴论述完毕，作者还依据其分部论述的原则，绘制了头面部、前胸腹部、后胸腹部、上肢、下肢五幅经穴图，以便读者学习。纵观第二部分，确如作者自述所言：“眉目清楚，便于记忆，无用之经穴删除之，不合理之禁忌淘汰之，经穴从此不难学矣！”[134]23 美中不足者，唯作者一方面承认十四经乃“宜于施行针灸之路径也”，是谓之“经穴”的原因；另一方面却认为经络知识可于“有余力”时学之，未载入该书，割裂了“经络”与“经穴”的联系，颇为可惜。

（四）各种疾病的针灸分类治疗方法

《科学针灸治疗学》第三部分讲述各种疾病的针灸治疗。在介绍各种疾病治疗前，作者特列“疾病论”一文，并言明“本篇概论疾病之通性”，实为对前文“看出病人患了什么病”的回答与呼应。在该文中，作者在现代医学的框架内，先详述了疾病的器质与官能，先天与后天，局部与泛发，并发与原发；又讲述了症候学中的自觉与他觉，直达与介达；再介绍了西医诊断学中的视、触、叩、听、显微、生化等诊断方法。为作者从科学角度研究针灸及疾病治疗的又一彰显。在分述部分，作者基本以西医的消化、神经、呼吸、循环、运动、内分泌、泌尿、生殖八大系统划分疾病的门类；辅以妇、产、儿、外、花柳、皮肤、传染病等科划分，又列维生素缺乏病、新陈代谢病两篇。因口、鼻已列入消化、呼吸两系统，故五官中再列眼疾患、耳疾患两篇，共19类。每一大类疾病亦分综述和分述两部分，例如第九篇“消化系统疾患”，先概述该系统的组成、解剖形态、生理功能；再按照齿、咽、食管、胃、肝、胰等脏器的顺序分述该系统各种疾病的治疗。所论疾病大多为西医病名，但亦有“痞积”等中医病名。具体到某一疾病的内容，则分为“原因”、“症候”、“诊断”、“预后”、“治疗”、“治验例”、“治疗原理”7部分。其中“原因”、“症候”、“诊断”、“预后”四部分俱是引述西医关于该病的相关认识。而“治疗”部分，则再分若干小节，其中“经穴”中列主要穴、次要穴两组；“治疗技术”则详述该病的针灸疗法，包括站位，具体的针、灸手法，得气感描述，取效标志等，且通常会根据病情列法数种；“治疗原理”则多由作者根据临床经验，依据神经分布等现代医学知识阐述前述针灸法的治疗原理。

曾天治针灸治验医案，据《曾天治针灸治验百零八种》记载，包括脑神经系统疾患凡23种、消化器疾患凡18种、运动障碍凡9种、呼吸器疾患凡4种、生殖器疾患及花柳疾患凡8种、泌尿器疾患凡3种、传染病凡7种、妇科疾患凡9种、儿科疾患凡3种、血行器疾患凡2种、眼科疾患凡2种、牙科疾患凡1种、耳科疾患凡3种、外科及皮肤病等。曾天治曰：“凡药石不灵之沉疴痼疾，针灸治疗都能根治。这里所录的，不过举余所治验的，针灸治疗并不止此，盼望在此百种内外的顽固病患者，放心求治，以获痊愈。”[134]12

第十节 诊 法 类

岭南中医诊法类名家医著，清代中叶南海郭元峰《脉如》属于脉学诊断著作，已于《岭南医学史（上）》介绍；晚清近代，又出现茂名梁玉瑜《舌鉴辨正》、《医学答问》，民国时期番禺梁翰芬《诊断学讲义》，现均见存，为有价值的中医诊法专著，分述如下。

一、梁玉瑜与《舌鉴辨正》

（一）生平著作

梁玉瑜，字特岩，清末广东茂名（今广东省茂名市）人。茂名府治粤西两阳（阳江、阳春），梁氏家族世业岐黄，祖传医学二百余年，有家训秘传，其六世祖父艺公（讳康宁），高寿一百一十三岁时作训以示后人，其略曰治病者治平人也，人生平无病，偶有所偏则为病，治其病则补偏救弊也。藏有《神农尝毒经》一百卷及仲景各书。梁氏本人于医学有很深钻研，注重实际，医学上以诊断见长，犹以舌诊、脉诊为著，撰有《舌鉴辨正》、《医学答问》两书。

《医学答问》刊行于光绪二十一年（1895 年），书首有新疆布政使镇迪道兼按察使衔汝南丁振铎序：“余向在兰州时，有河鱼之疾。医者辄投温剂，迄未霍然。癸巳来新疆，晤茂名梁特岩太守，请为诊视，遽以白虎汤加三黄及小承气汤见投，余心异之，未敢即服。然闻诸他所医者皆应手效，姑尝试之，竟亦立效。余怪而问之曰：君之术何以独异？曰：

非异也，病固如是也。君之体实，热积于中，遇寒则水火相搏，肠胃遂不能相安，非因寒而泄也。医者但知止泄，不揣其病所从生。譬如治河者，筑堤捍水，岁岁增高，久且一决不复可治矣。自张仲景以来，医说愈多，医理愈晦，世之人死于病者十之三四，死于医者或十之五六焉，虽然，无足怪也。投以温补，病者虽死而无怨；投以寒苦，病者或先不任受矣。盖其言若此。梁君昔治乡兵，屡摧剧寇，博通今古，曾不以医名，而医学之精，亦一时所仅见。兹梁君行矣，陶君拙存裒其平日所与言医者辑为《医学答问》四卷。其论方药、注本草与他书间有不同，治咯血一门，尤足辟庸医之误。盖梁君家传医学已二百余年，诊验既多，辨析尤确，著为医说，足补古方所未逮，不泥古以立方。其家所传《神农尝毒经》，谓仲景悔过之作，而托名于杨绍基，殆庚词耳。今中外多故，世局日新，治法之不能泥古，独医也欤哉。”[135]3

从序言得知，梁玉瑜曾为官出塞外至西北兰州、新疆，并于癸巳年（1893 年）为新疆布政使汝南丁振铎治病，以白虎汤加三黄及小承气汤投剂有效，梁玉瑜临证善于用甘寒苦寒之品治疗热病，家传医学已二百余年，诊验既多，辨析尤确，陶君（陶保廉）辑录其平日治验所言，著为《医学答问》四卷，分五十七个问题，以问答形式而述，脉诊的主要内容记载其中，分析多中肯实际，为后人启发思维。

梁玉瑜另一传本为《舌鉴辨正》，也是在秀水陶保廉的协助下完成。陶保廉在自序曰：“近年特岩（梁玉瑜，字特岩）宦游足迹半于中国，时时善病，各省名医亦皆据脉立方，其能言阴阳传变五行生克运气流行，诸空谈者，即侈然自足，而于治病之技究无把握。岁癸巳在新疆偶理旧书，心烦骨疼疲甚，论者咸指为虚，主滋阴降火，明年益剧，入夜热气上冲胸膈，烦躁，四肢抽战。友人为言：茂名梁特岩先生，世精于医，缘事出塞，可求治焉。既见先生，令其吐舌，决为实热，服苦寒多剂，闻者皆骇，而气冲抽战等事渐止，体中舒泰。”[136]2

梁玉瑜临证擅长舌诊，为陶保廉诊治时注重望诊，令其伸吐出舌头，诊断为实热证，服用苦寒药物多剂，闻者虽皆骇，而治疗的效果却是令患者热气上冲胸膈，烦躁、四肢抽战症候逐渐减轻，身体舒适安泰。有鉴于此，陶保廉以长洲张诞《活人心法·舌鉴》一书为原本，参合梁氏家学及临床经验，逐条厘正《活人心法·舌鉴》谬误以成《舌鉴辨正》。诚如陶保廉所言：“叩先生所学，以察舌色、舌苔为主，秘其家传，慎不肯宣，意必与张诞先舌鉴相似，属坊友觅得蜀板舌鉴，大喜！以示先生，谓与家传之术迥殊，保廉因条举以问，固请先生辨其谬而正其偏，日录数条，三阅月成二卷，名曰《舌鉴辨正》。”[136]3

（二）学术精华

1. 重视凭舌验病

梁氏对四诊深入研究，尤重视辨舌之法。认为“察脉微渺，难臻神明，病脉多变，易致差谬。余家传有辨舌之法，以齐切脉之穷。三寸舌上，以前后左右分脏腑部位，以淡白黄黑诸色判病证之寒热虚实。小病主舌参脉，大病舍脉凭舌。凡病重人脉伏脉代，即病不甚重之人，脉亦有时而乱。《脉诀》所云不治者，医者泥于古书，即弃而不顾，虽有孝子慈孙，亦无从设法挽救。不知舌色显分寒热，皆可对病立方，应手而愈。辨舌胜于辨脉，余家行之五六世，确有把握。”[135]19可见梁氏对舌诊殊为注重，乃因舌体是脏腑机能、气血运行状态的直观反映，舌象是生理、病理变化的综合外在表现，故舌诊是司外揣内的重要技巧之一，梁氏充分抓住每一个舌态信息，确立认识标准，推导病因病机，从而确立治则治法，形成了一套完整的、立体的辨舌体系。

（1）诊舌色。舌色主要通过舌质颜色与舌苔颜色反映出来，梁氏对舌色的认识也离不开这两个方面，其视角下的舌色除常见的白、黄、黑、红、紫外，还有灰、微酱、蓝三种颜色，且他认为每一种舌色均有病种、病性的特殊性。其中白舌涉及疾病具有相对广泛性，在白舌总论中提到："白舌为寒，表证有之，里证有之，而虚者热者实者亦有之（故白舌辨病较难），不独伤寒始有白舌而白舌亦可以辨伤寒，其类不一。"[137]2 相反的，黄舌、红舌、紫舌、微酱舌四种均具有明显的寒热、表里偏颇。如黄舌："黄苔舌，表寒实热证有之，表里虚寒证则无"[137]12；红舌："表里虚实热证皆有红舌，唯寒证则无"[138]7；紫舌："紫见全舌脏腑皆热极也"[138]16；微酱舌："微酱色舌有黄赤兼黑之状，及脏腑本热而夹有宿食也"[138]20。黑、灰、蓝三种舌色则见于危重病中。黑苔："凡舌苔见黑色，病必不轻，寒热虚实各证皆有，均属里证"[137]21；灰色舌："舌见灰色，病概非轻，均里证无表证，有里热证无虚寒证，有邪热传里证"[137]1；蓝舌："光蓝无苔者，不论何证何脉，皆属气血极亏，势难延年"[138]21。若无感冒风邪，而全舌俱白，色淡红，色或灰，色或湿白。凡无苔滑亮，明净如镜者，均是寒，以热药治之。若全舌深红赤色紫色或黄色，凡粗涩干焦有黄苔腻有纹者，无论何病，均为实热，以寒凉药治之。

（2）诊舌苔。舌苔的厚薄、干润亦是梁氏辨舌的两大指征，且与表里、寒热有相对稳定的联系，呈现的规律是：舌苔厚度从薄、腻、厚递进表示疾病由表向里，由轻渐重发展；

舌苔湿度由滑、润、干、燥递减表示由寒转热，津液渐耗。梁氏在太阳、少阳、阳明病递进发展时，详细描述了舌苔厚度的变化："凡感冒最浅者，多未见于舌，假如舌津如常，色不白不黄不赤不紫，无苔无腻，无点无隙，无滑无粗，无干无涩，或津液稍有牵丝……此外感太阳表邪也……若舌微有白浮涨腻而滑，或微有黄，浮涨而涩，或津液有丝无丝……此外感少阳表邪……若舌有浮腻渐积，如水发面粉形，或舌点粗白，或少有浅黄色，是寒邪将入里，挟浊饮而欲化火也。"[135]16在舌面干湿鉴定病性寒热上亦提到："若舌少有白苔涨而极光滑，津液多水者，寒也；或有微黄涨而涩，津液牵丝或带胶者，热也。"[135]16

（3）诊舌态。梁氏舌诊中特别注重诊察异型舌态，如瘢、疮、裂痕、虫碎、青筋等，这些特殊舌形均并现于红、紫舌中，其中除青筋见于寒凝外，余均提示热极或耗津。淡紫青筋舌："青黑筋者乃寒邪直中阴经也"[136]101；生瘢舌："生瘢舌，全舌纯红而有小黑点者，脏腑皆热也"[136]5；红色紫疮舌："舌疮在心肺经位者，乃时疫毒中心肺或杨梅毒注心肺"[136]85；虫碎舌："虫碎之状者，热毒炽盛也"[136]98。

（4）舌诊的应用举例。梁氏认为治血应该凭舌脉分经而治，不要拘于见血止血的方法，他凭舌辨两种难治之证：阳火吐血，舌由黄而黑，黑至舌尖；阴火吐血，舌上绛色无苔，重则色变，如夏日猪肉将腐之形。指出不敢妄用生地汁治疗血证，因其仍有黏滞之患。对于夺血之证，只要是阳火偏亢，就要以寒药治病根，而不能妄投滋补温补。另梁氏也善于将舌诊与经方的使用联系起来，如邪在少阳，现干厚白苔，用小柴胡汤；苔燥大便闭用大柴胡汤；舌中黄，刮不尽用白虎汤；白苔黄边伴大便结或泄者用调胃承气汤；白滑苔尖灰刺用大承气汤等。

可见梁氏在学术上偏向于火热学派善于使用寒凉药物，正如他所言："但知甘温为补，而不知当用苦寒之时虽泻亦补也。"[136]115

2. 四诊互参辨证

梁氏不但注重舌象，而且也重视应用其他方法审视人身中的阴阳有无偏颇，从而达到辨证施治的目的。

四诊之望诊。对于《内经》的欲与不欲之色，梁氏强调古人之言质直，不可拘执，以意会之，求其光明润泽而已[135]9。

四诊之闻诊。梁氏言："察其声音、气息，以审病所在也。"[135]13

四诊之问诊。梁氏曰："问者，究其病根也。老问有何不健，幼问有何不安，男问有无遗泄，女问有无闭经，总问有何要病。"[135]15对于问诊提出了问内外因、嗜好、执业、服药、病程情形及饮食、口中味道、睡眠、二便、耳聋、目暗等具体项目。

四诊之切诊。"切者，诊其脉之浮、沉、迟、数、虚、实以验病之表里、寒热、虚实，参之望、闻、问有相符否，以决所以治。"[1]16梁氏提出六阳脉与六阴脉，将二十七脉分阴阳，提出切脉当参辨体质、职业等因素。如："肥人脉沉不为沉，沉而有力乃为沉，瘦人脉浮不为浮，浮而轻浮乃为浮；士商脉小不为微，静躁分之小微见；农工脉大不为洪，气力辨之洪大异。"[135]18脉诊凡脉五至而虚紧沉迟，舌白无苔，为阳火不足，偏于虚寒；脉五至而沉数长实，或伏代不明，舌赤黄有苔，为偏于阳火；脉五至而促、紧、弦、数、虚、洪，舌或鲜灼绛红无苔，是偏于阴火。梁氏认为阳火者为实火、邪火；阴火为虚火，内炎之火，为真阴被阳火逼灼已久所致。

四诊合参然后辨证，梁氏分别对真假寒热、阴火阳火证、内伤杂病证进行辨治。

真假寒热辨。梁氏提出真绝证与假绝症的鉴别："某经绝，则某经之脉先散，或其经先无脉……皆与脉相应者为真绝证，言归于命，无有治法。亦有实热证……逼伤真阴……尚可治，全凭舌脉参判。"[1355]6对于难以鉴别的病，如舌未全黑者，脉尚有至数，或见伏者，闻其呼已、呼朋、遗嘱，语未乱者，是阴阳未绝也。梁氏认为此时唯宜用大承气汤急下以救真阴，用大白虎急投以救真阳，对重病人之厥、吐、痛、泻、肿等危重证候，详析切脉、望舌之理，四诊合参，分经解析，以辨别其寒热虚实。

阴火阳火辨。梁氏认为阳火者即实火、邪火；阴火言虚火，乃内炎之火。阳火治疗应以云雨之药荡涤之，若仅用石膏、知母，而无三黄胆草，是有雨无云，难就大旱。阴火宜以滋阴之剂浸润之，不可用苦寒重药，尤不可用温补提升药，阴火其初仅属偏阳，治疗上应以泻为补，以凉为补[135]57。

内伤杂病辨证。例如虚劳，梁氏家训云："虚劳症非先天生成，多属后天所误。"[1]64梁氏分析认为其成因为：病人服用滋阴清肺方药后，肺金日伤，肾火日枯，肾火日炽，上灼于肺，虚劳成矣。另指出七情亦能致虚劳，且难以药力为功，全凭节制在己，无容求救于人。梁氏根据《仲景秘传》将虚劳分为"虚寒内伤"、"阳火内伤"、"阴火内伤"三种，并总结《传薪集》治疗虚劳方面：对于将成未成者，以平阳清里汤（生石膏、犀角、知母、黄芩、黄连、黄柏、羚羊角、甘草）、凉补肺胃汤（石膏、犀角、知母、甘草、竹茹、桑皮）等清热解毒；治已成症者，宜六味或加天麦冬、沙参、玄参、玉竹之类。内伤虚劳不必禁女色，取阴阳和，百物生之义也。梁氏强调治疗虚劳不能“不究实虚，但知补药为补，不知补药为毒”[135]68。

又如血证。梁氏家传苦寒治法，治疗阳火吐衄，颇有心得。他将血证病源分为三类：偶然硬伤、阳火偏亢、阴虚火旺。提出“治血妄行，不以治血为先，而以归经为要。归经则血自止，所谓见血休治血也。”[135]49即使是夺血之证，只要是阳火偏亢，就要以寒药治病根，而不能妄投滋补温补。

梁氏《舌鉴辨正》、《医学答问》两书丰富补充了岭南医家在中医诊法领域内容，他重视实践，强调读医书不可以单纯从文字理解：“读医书者，岂可如时文家之截上、截下。”[135]69对前人医论给予恰当评论，合理地予以解释，体现其治学之严谨。

二、梁翰芬与《诊断学讲义》

番禺梁翰芬《诊断学讲义》一书，现中山图书馆有藏本2种：一为广东中医药专门学校讲义（3册），一为广东光汉中医专门学校讲义（2册）。两版内容大体相近，但个别病症侧重点的阐发略有不同，如问诊中问头身之头疼分经诊断部分，广东中医药专门学校版较之广东光汉中医专门学校版，少了高士宗等医家的阐发部分。另广东中医药专门学校讲义仍缺漏切诊部分，故此次整理，两版本合参。

（一）讲义体例与编写特点

《诊断学讲义》全书按编、章、部、节四级标目逐层编排。一级标目编共有望诊、按诊、闻诊、问诊、切诊五部分，其中望诊内容最多，编章结构相对完备。望诊编为诊神、诊色、诊形、诊气 4 章，诊色章中又细分为诊面色、诊目色、诊舌色 3 部，分别各有 21 节、6 节、3 节；诊形章分为诊形体之大凡与诊形体之分属两部，各有 9 节、17 节。按诊编分为按尺肤、按肘臂掌、按脐上下 3 节。闻诊编主要介绍闻声法，通过闻声以辨别五脏之病、三焦之病、六淫之病、邪正虚实，另附嗅法 1 篇。问诊编分为问寒热、问汗、问头身、问口、问心胸、问胁腹、问便、问月事 8 节。切诊编分为两部分，第一部分强调脉诊理论，有心为脉之原、三部九候、三部分配脏腑、诊脉时间等 19 个基本论点，第二部分详解 27 部脉。

《诊断学讲义》一书可谓《内经》、《难经》、《伤寒论》、《金匮要略》等典籍及后世名家的有关诊法观点类编。书中正文部分的写作大体有三种内容：典籍条文引述、名家注解及梁翰芬按语，具体写作思路按照诊断学的主体框架，将典籍或医家相关的论点摘出汇编成集，源流相互启发印证，梁翰芬有体会处则加以按语点拨。如望诊编中第二章诊形第九节“诊大肉消长以决生死”一篇中，首先引用《素问·三部九候论》内容作为该篇主体：“久病形气相得者生，皮肤著者死，肉脱邪不去者死，形肉已脱，九候虽调犹死”。后援引张隐庵、《灵枢·根结篇》、《素问·玉机真脏论》的论点帮助理解：“张隐庵曰‘皮肤著者，病久而肉脱也’；根结篇曰‘皮肤薄者，毛腠夭焦，予之死期是也，肉脱身不去者，肌肉已脱，邪留于身而不去，故死。形归气，气生形，形气已败，血脉虽调犹死也’；素玉机真脏‘大骨枯槁，大肉陷下，俱予以死期，是明证也”。最后梁氏附上按语：“久病形气相得者生，谓有是形体，必有是形气，形充气实，可任攻补，形削气虚……”并附上赵晴初先生对肌肉萎缩的危重程度的判断“余每以两手大指次指后，验大肉之落与不落，以断病之生死，百不失一，病人虽骨瘦如柴，其大指次指后有肉隆起者，病虽重可治，若他处肉尚丰，而此处无肉，转见平陷者，便不可治。鱼络本候胃气，而次指又大肠脉所过”[139]65。

（二）梁翰芬对望诊、按诊、闻诊、问诊、切诊阐述

1. 望诊

《诊断学讲义》首重望神，将诊神放在第一篇，重神思想明晰。“诊神”一章围绕《素问·移精变气论》的“得神者昌，失神者亡”一语展开，强调神的重要性，在该篇按语部分作者通过形色、脉象、形证、胃纳四个具体的观察点去考察“神”这个抽象的物质，如形色诊神：“诊形色即以诊神，诊神不外乎诊形色也，是以形充色润则神畅，形瘘色败则神衰。人身有病，形色不如，则神为之不遂，诊神者其于形色之中鉴别之可也。”[139]1

注重诊色。诊色分为诊面色、诊目色、诊舌色三部分。色诊的基本原理是依据《内经》五脏五色相应理论，五脏与形体官窍的部位相应理论，诊色目的是通过色部相参进行脏腑辨证，推断病情轻重。如诊目色的内容有“诊目色以候五脏之血气”、“诊目赤以候三阳之病”、“诊目黄以候扭血之不止”、“诊目黄以征病之欲愈”等；诊舌色主要是诊舌苔、舌质的颜色，分别有白苔、黄苔、灰苔、黑苔，绛色舌、红色舌、紫色舌、蓝色舌、青色舌、微酱色舌。

善诊形体。诊形体分为诊形体之大凡及诊形体之分属。诊形体之大凡包括诊形气顺逆、诊形体肥瘦、诊形状寒热、诊形脉生死、诊毛发荣枯、诊皮肉厚薄、诊肌肉消长等内容；诊形体之分属包括诊头倾、诊头摇、诊面、诊耳、诊目、诊

鼻、诊口、诊唇、诊齿、诊舌、诊咽喉、诊头项、诊背腰、诊胸腹、诊前后阴、诊手足、诊络等内容。

诊察呼吸。望诊第四章为诊气，主要讲述诊察呼吸的方法，分为诊呼气与诊吸气两部分，主要观点引自《金匮要略·脏腑经络先后病脉证并治》篇。举诊呼气为例，观点："息，摇肩者，心中坚；息引胸中上气者咳；息张口短气者，肺痿唾沫。"按语："息字，俞嘉言，陈忠可俱作呼出之气解，摇肩，为抬肩也；息出不顺，至抬肩者，为心胸中邪气坚实也，息出引胸中之气上逆者；肺气不降，必做咳病；息出时有痰沫阻遏，不容气返之势；张口短气者，为肺痿吐沫之病。"[5]96

2. 按诊

按诊部分，书中载有按尺肤、按肘臂掌、按脐上下3节，均以触按相应部位皮肤温度以确定病位，判断病邪。主体观点截取自《灵枢·论疾诊尺篇》、《灵枢·师传》两篇，观点下有马元台、张景岳、廖平等医家的评述。举按肘臂掌为例。

《灵枢·论疾诊尺篇》曰："肘所独热者，腰以上热。手所独热者，腰以下热。肘前独热者，膺前热。肘后独热者，肩背热。臂中独热者，腰腹热。肘后粗以下三四寸热者，肠中有虫。掌中热者腹中热，掌中寒者腹中寒。"按语引马元台语曰："此言肘臂掌诸所之冷热，而验其各病。人之手，自曲池已上为肘，自曲池以下为臂，肘在上应腰以上，手臂在下应腰以下，故肘所独热者，其腰以上必热；手所之手，指手臂言，手臂之所独热者，其腰以下必热。肘之前廉，即内廉也，据大体为在前，故以内廉为肘前。肘前独热者，主膺前有热，盖肘之内廉与膺前皆属阴也。肘之后廉，即外廉也，据大体为在后，故以外廉为肘后。肘后独热者，主肩背有热，盖肘之外廉与肩背皆属阴也……”[139]97

按诊最后附有张石顽、李东垣等医家按疼痛、按寒热、按气血的经验以及作者本身对于臌胀、腹水的按诊方法：“凡痛，按之痛剧者，血实也；按之痛止者，气虚血燥也；按之痛减，而中有一点不快者，虚中夹实也。内痛外快为内实外虚，外痛内快为外实内虚也。按之不可得者阴痹也，按之酸疼者，寒湿在筋也。……水胀者足胫肿，腹乃大，以手按其腹，随手而起，如裹水状，肤胀者风寒克于皮肤，系惶然而不坚，腹大身尽，按其复窅而不起，腹色不变……”[139]98

3. 闻诊

闻诊部分，主要介绍闻声法，通过听闻患者的言语、鼻息及其他呼吸音判断病邪、病位、病性等。观点来源于《素问·阴阳应象大论》、《素问·宣明五气论》、《金匮要略》、《医匾·闻声》等著作。如第二节“闻声以辨别三焦之病”篇，引《金匮要略》中病家呻吟声以分病之上中下部位：“病人语声寂寂然，喜惊呼者，骨节间病；语声喑喑然不彻者，心膈间病；语声啾啾然细而长者，头中病。”[139]99用唐容川对于这段话的解释做按语：“寂寂然不欲语，属三阴经；喜惊呼，则又属厥阴肝经；病入三阴，厥阴主筋骨间，知其病在下焦。声出不彻，声不扬也，胸中大气不转出入艰滞，知其病在中焦胸膈间。啾啾然，细而长声自下焦阴分，缘足太阳，而上达于颠顶，故知其病在头中。”[139]99

又如第三节“闻声以辨别六淫之病”、第四节“闻声以辨别邪正之虚实”两篇，主要内容均来源于《医匾·闻声》篇，作者将何梦瑶的闻声辨证内容按辨外感六淫及邪正虚实两方面分述，属于六淫的内容为：“声浊鼻塞者，风寒也；

鼻息鼾睡者，风温也；语言謇涩者，风痰也；暴哑者，风痰伏火也；言骤及多言者火也；声震者寒也，声壮者热也，声如从室中言者，中湿也。”[139]100

属于邪正虚实方面内容为：“谵语者，邪气实也；郑声者，正气虚也；言而微，终日乃复言者，正气夺也；病未久而语声不续者，其人中气本虚；衣被不敛，言语善恶，不避亲疏者，神明乱也；出言迟懒，内伤虚证；出言雄壮，外感实邪。”[139]100后仍借用唐容川、张隐庵、吴鹤皋等医家的论述相互印证，如张隐庵解释：“微者声气衰微也，终日复言者，气不接续也，此夺于气者之所为也，病未久而语声不续者，知其中气本来就素虚，故也。”[139]100

4. 问诊

问诊部分分为问寒热、问汗、问头身、问口、问心胸、问胁腹、问便、问月事八部分。作者将历代典籍、医家关于以上八部分的问诊技巧汇集分类，内容翔实。如问寒热分六经寒热、内伤外感寒热、寒热真假、寒热昼夜之不同四个方面收集资料及初步诊断。其中问头身中之问头痛一证尤其详尽，首先鉴别头痛的部位：“六经头痛：伤寒太阳经头痛，至脑后上至颠顶，项强腰脊痛；阳明经头痛在头前额，连目珠，鼻孔干，不得眠；少阳经头痛在两角，及耳聋胁痛；厥阴经头痛在颠顶，收引头角，脉沉弦，手足厥冷，此为在经，若干呕吐涎沫，此则为在里；太阴少阴不上头，无头痛症，然太阴中湿，亦头痛鼻塞，吐痰腹满自利；少阴中寒，亦有头痛连脑齿，爪甲青，此真头痛，不治。”[139]108同时辨证了头痛的新久、病因、在气在血等情况。

5. 切诊

切诊部分，分为脉诊的基本原理及27部脉的主病。脉学基本原理部分包括心为脉之原、三部九候、三部分配脏腑、诊脉时间、诊脉体位、诊脉方法、正常脉象等内容，梁氏特别在编首撰写“脉之原出于心”一篇，用中西医结合的眼光分析了脉搏产生的原因，补充了中医古籍关于脉学的不足，原文如下：“脉之原出于心，内经云，心在体为脉，又曰，心之合脉也，其荣色也，足见脉为血脉，与新知运血管相应，西医哈士烈云，心为运血之经，周身血脉，皆与此发源会归，试以心体脉管运血之劳察之，其拥动之象，当可摩觉，此动乃由心房逼血行于周身，心房一开阖，而血管之动脉应之，此跳动起点之区，我国名之曰虚里穴，在胸前之左，第五六条肋骨中，起落不已，以指按之，跳动频频，此即心房缩纵发血之劳也，当一起之时，见其心尖撞击心外衣，即为下房发力，而当一落之后，始则心肌放纵。心尖往上击之，随更见其上下亦微胀，此则大脉管与血胀溢之证也。心房在内，一缩一纵，即胸前在外一起一落，而手腕之动脉管随与心之起落相应，脉书所谓一呼一吸，脉来四至者，即心房之一纵一缩为之也，我国脉书，精微者不少，独于脉之来源，曾未言及，无怪学医之莫识指归也。”[139]130

梁翰芬《诊断学讲义》最后详细列出了 27 部脉的主病，分别是：浮脉为阳，主表，主中虚；芤脉主失血；革脉主阴阳不交；散脉主气散；沉脉主阴主里；伏脉邪闭；牢脉主内实；迟脉为在脏为塞；结脉主气郁血壅痰滞，亦主气血渐衰；代脉主气绝；数脉为在腑为热；紧脉主寒邪内痛，亦主表邪；促脉主邪气内陷；动脉主阴阳相搏，亦主气与惊；虚脉主诸虚；弱脉主阳气衰微；濡脉主胃气不充，亦主湿；微脉主阴阳气绝；涩脉主血虚，亦主死血；细脉主冷；短脉主气损；实脉主诸实；滑脉主血治，亦主痰饮；长脉主气治；洪脉主热极，亦主内虚；弦脉主肝邪，亦主寒主痛；缓脉主正复。

另据文献记载，近代岭南中医诊法专著还有：谢治庵《临证外辨》，光绪十七年（1891年）刊本，1册，载《广东文物特辑》。南海曾觉轩《脉经药性忠恕集》，道光二十二年（1842年）刊本，2册，载《广东文献书目知见录》。郁南庞遇圣《四诊韵语》1卷，载《旧西宁县志》卷二十六，艺文志。埔饶宗韶《医脉秘要》1卷，载《大埔县志》卷三十五，艺文志。以上文献未见原著。

第十一节　方书验方类

历代岭南方书验方类文献著述资料丰富，如晋代葛洪晚年在广东罗浮山著《肘后救卒方》，宋代南海陈昭遇参与编写的《太平圣惠方》，元代释继洪南游岭表纂修《岭南卫生方》，明代海南琼台丘濬辑录《群书钞方》等，现均见存，殊属珍贵。及至清代，岭南方书文献著作46种，为各学科文献资料最多者，体现岭南中医运用传统方剂治病讲求实效，并注重时病急症以及虫兽外伤救护方法的特点。

一、清代岭南方书验方类文献

方剂学介于基础学科与临床学科之间，属桥梁学科，也是一门实用学科。清代岭南方剂学著作甚多，可分为见存者与史料记载者两类。

（一）调研见存的岭南方书著作

《神效脚气方》4卷，《追痨仙方》2卷，《幼科良方》不分卷，《痘疹良方》不分卷，《妇科良方》不分卷，皆南海何梦瑶撰。《岭南医学史（上）》已作介绍。

《集验救急良方》2卷。清南海罗熊光撰，光绪五年（1879年）佛山刊本，2册。

《奇方备检》不分卷。清南海何多文堂撰，共备选民间常用方剂32首，供他邦游客，遥遥千里，一朝染病时用，是书刊于光绪十年（1884年），省城龙藏街藏版，1册。

《符乐善堂经验良方》6卷。清南海符霁光撰，初版刊印于光绪二十年（1894年），2册。后又作增补，改名曰《新增经验良方》6卷，补遗1卷，光绪三十年（公元1904年）广东刊本，六册。

《良方撮要》不分卷，清南海罗广同济撰，罗广同济是个药材商号，在广州浆栏街。又刊印有《粤东罗广同济增订验方新编全书》，宣统三年（1911年）广州刊本，1册。

《良方撮要》，梁明本辑，广州蔚兴印刷场，民国二十五年（1936年），内容与南海罗广同济版本不同。

《无价宝方》1卷。清南海李世昌撰，光绪二十五年（1899年）佛山刊本，1册。

《经验杂方》不分卷。清南海劳守慎撰，光绪二十九年（1903年）广州刊本，1册，劳守慎还撰写有《恶核良方释疑》，刊于光绪三十二年（1906年），1册。

《验方备用》不分卷。清海汾江钓者撰。汾江钓者，又名黄德仁，录常用方剂200余首成书，刊印于光绪二十八年（1902年），1册。

《梁公圣佛良方》二卷。清南海六吉轩同人撰，共辑有膏丹丸散良方共614首，每方列有症治，药材炮制法。现存有光绪十六年（1890年）佛山刊本，2册。

《提携便览》不分卷，是书又名《医方不求人》。清顺德陈义撰，光绪十九年（1893 年）永成书庄刊本，1 册。

《传家宝》不分卷。清顺德仇春荣撰，收录祖传之方剂存于后世，故曰传家宝。刊印于光绪三十四年（1906 年），铅印本，1 册。

《名家医方歌诀》不分卷。清羊城林树红撰。是书辑汪昂、陈修园二名家医方，共分为 12 类，方 100 余首，皆按合时适为岭南人所用。刊于光绪二十三年（1895 年），广州守经堂藏版，1 册。

《经验集方》，清饶平刘心愧撰，宣统二年（1910 年）潮州饶平同文善堂木刻本，1 册。

《吴陈方歌》2 卷。清南海黄宵鹏撰。黄宵鹏（1838～1890 年），名保康，字培声，南海县学正乡人，性颖悟勤，静好读书，精于医术，活人无算。求医者无论亲疏皆尽心而不取谢，遇贫者且给以药，由是名重一时，晚年辑吴鞠通、陈修园方歌成书为《吴陈方歌》，另还撰有《医林猎要》1 卷。黄氏病逝后，宣统三年（1911 年），其侄儿黄任恒将上两书刊印行世，共 2 册。

《卫生浅说及经验良方》不分卷，清中山梁镜堂撰，光绪十二年（1884 年）广州刊本，1 册。

《广东贵宁堂马百良丸散膏丹药酒目录》，清南海马百良撰，光绪二十三年（1895 年）广东木刻本，1 册。

《救急良方》不分卷，清罗廷熙辑，双门底大文堂藏版。罗氏原籍陕西镇川，在禅山辑录是书，禅山地名仍需考证，现存咸丰十年（1860 年）谢宝善堂木刻本，1 册。

（二）调研见于史书记载的岭南方书文献

《经验医方》1 卷，清南海黎景垣撰，载《南海县志续》卷十一，艺文略，子部。

《验方备考》2卷，清南海谭瑀撰，载《南海县志续》卷十一，艺文略，子部。

《景岳新方歌诀》1卷，清南海邹锡思撰，载《广州府志》九十二，艺文略三。

《良方记》1卷，清南海邹锡思撰，载《广州府志》九十二，艺文略三。

《大生方论》，清南海阮遂松撰，载《广州府志》九十二，艺文略三。

《简便经验济世良方》，清南海黄兆鸾撰，清宣统三年(1911年）刊本，1册，载《广东文物特辑》（注：《广东文物特辑》，是指1949年3月，苏寿琪先生在《广东文物特辑》发表的《清代广东中医药文献》，收集102种广东中医药古籍目录)。

《孽海慈航医方》，1册，清顺德潘翥云撰，载《广东文物特辑》。

《经验方歌》，清顺德琰敬善堂撰，光绪三十三年（1907年）刊本，1册，载《广东文物特辑》。

《经验良方》，清顺德梁次留撰，咸丰五年（1855年）刊本，1册，载《广东文物特辑》。

《小儿痘证备方》，清番禺任寿昌撰，光绪四年（1878年）刊本，1册。载《广东文物特辑》。

《妇科秘方》，清番禺陈起容撰，同治十二年（1873年）刊本，1册，载《广东文物特辑》。

《便世方》，清山月道人撰，咸丰十年（1860年）刊本，1册，载《广东文物特辑》。

《东塾药方》，清番禺陈澧撰，稿本，1册，载《广东文献书目知见录》（注：《广东文献书目知见录》，是指1978年香港黄荫普先生编写《广东文献书目知见录》，其中包括中医药文献110种）。

《备急验方》3卷，清中山郑官应撰，光绪十五年（1889年）刻本，2册，载《广东医学》1964年第三期。

《经验寿世良方》，清中山唐世泰撰，民国三年（1914年）铅印本，载《广东医学》1964年第三期。

《脚气症方》，清中山杨侣三撰，光绪十年（1884年）刊本，1册，载《广东文物特辑》。

《霍乱经验良方》，清中山林梓祥撰，光绪十四年（1888年）刊本，1册，载《广东文物特辑》。

《陈氏秘方》，清新会陈珍阁撰，光绪二十一年（1895年）刊本，1册，载《广东文物特辑》。

《瞿氏传方》，清东莞瞿登云撰，载《东莞县志》卷十六，艺文略，子部。

《霍乱良方》，清阳江林贤辅撰，载《阳江县志》卷三十五，艺文略。

《经验良方》，清粤籍人士梁思琪撰，载《广东文献书目知见录》，1册。

《济世经济方》，清粤籍人士谭泽文撰，光绪三十年（1904）刊本，1册，载《广东文献书目知见录》。

《应验良方》，清粤籍人士服膺氏撰，光绪二十九年（1903年）刊本，1册，载《广东文献书目知见录》。

以下举隅现存方书验方类著作有代表性者。

二、符霁光与《新增经验良方》

符霁光，南海人，当生活在清咸丰年间，家居多暇，重情《灵枢》、《素问》，且年逾古稀，更历既多，搜罗自广，积有屡验者方书成帙。咸丰四年（1854 年）洪秀全起太平天国事，符霁光举家仓皇，尤是潜逃，年老步艰，濒危者数矣，卒以幸全。符氏临终前遗命侄儿符伯庸丽生氏付梓，符伯庸谨志弗敢忘。迨光绪十五年（1889 年），符伯庸遂将叔祖符霁光所载《经验良方》，重加缀拾，验者录之，疑者阙之，间附以平日目击耳闻，屡试屡效者，慎为选入，锓版甫竣，不胫而走，据坊友所云，尔来方书，此最流通。符伯庸曰："粤省自甲午后，疠疫频仍，余检方刊送，获效良多，既别辑为时症汇编，普传于世，即脚气方、蛊胀方，莫不刊作专书，而是编尤统宗汇源，此虽叔祖留贻，余不敢秘，而荷蔡君高谊，锓成善本，足重广远，则蔡君宏济之功，亦岂有涯也。唯方必对症始奇，药必道地始验，愿得方者，毋混于所施，用药者，毋吝于致误。余有厚望焉。方共析为六卷，版竣，爰志其始末于简端。"[140]2

读序言可知，《经验良方》初版刊印于光绪十五年（1889 年），后又作增补，光绪三十年（1904 年）再版，更名曰《新增经验良方》6 卷，补遗 1 卷。现存光绪三十年（1904 年）甲辰粤东善书局藏版，南海蔡忠善堂校刊，6 册。

《新增经验良方》卷一序、勿药有喜说、用药真伪辨、家训、目录。总论、诊脉歌、掌图、望闻问切论、论病论药说、辨舌色、表里虚实寒热辨、内伤外感杂治说、伤寒论治、虚劳论治、阴盛阳虚阳盛阴虚说、总论各方列、太乙神针方等内容组成。如针灸法第一六乙神针，第二观音救苦膏，第三耆婆治万病丸，第四万应丸，第五治万病六神丹等。

卷二治疗头部头面七窍疾病良方，包括牛脑髓酒治远年近日偏正头风、吕祖治偏正头风、脑漏流臭、鼻渊脑热、鼻内出气恶臭异常、舌肿大、卒然肿硬咽喉闭塞至危之症、舌大、吕祖治马面症、牙痛、牙痛预治、脱牙流血不止、痄腮屡验、统治各种患眼、经验风热眼方、脾胃积热眼生黄膜、眼作痒而及边部烂者、眼不红不肿而干痛者，辑有眼科八宝散、红烂眼边方等名方、耳聋有脓、吕祖总治耳聋丸、臭耳经年妙方、百虫入耳等耳鼻喉症治方药组成。

卷三由内科成人常见病的治法方药如治久嗽喘气喘息不得卧、治半身不遂方、半身不遂风瘫、气虚血弱等方、解毒方、救五绝方等系列内科病症验方组成。

卷四为外科蛇咬、鼠咬、犬咬、人面疮、对口疮、阳痈阴疽、外科膏药、肠痈、腿痈、肺痈、阴疽、蛇头指、缠身蛇、大麻风、手疯、脚疯、干癞湿癞、烂足、烂脚、烂肉、润肌膏药、花柳鱼口便毒、疳疔、花柳疳、跌打伤、割颈断喉、跌打损伤、夹棍、杖伤、铁弹、铅弹、箭头入肉、解火毒等病症验方。

卷五为妇科，包括妇科白带、青带、黄带、黑带、赤带，调经、种子、广嗣、保胎、临产宜忌等病症验方，如暖脐种子膏、育生万应丸、安胎妙方、保胎丸等，所选方药以傅青主所著为验。

卷六为儿科，包括儿科保婴、小儿新生开口方、初生去毒、百胜散、不啼、连舌、齿有黄筋、不小便、封脐、脐风撮口、脐带脱落、脐湿不干、脐突光肿、初生保养、小儿鹅口、痰喘、脐风灯火十三招、锁喉风、小儿急慢惊风并慢脾惊三症论、小儿夜啼方、治小儿盗汗、胎毒、治小儿胎毒并烂头烂脚方、白发癣诸疮及各等症。方药以《达生篇》、《福幼编》多为采入，俾宜查检。

补遗1卷，为林文忠公戒鸦片烟神效方、专治疳积上眼应验第一良方、小肠气痛应验方、初起乳痈乳疮方。

医方救人命，善书救人心。良方多奇验，往往寻常之药，而奏效甚者，如跌打丸、普济茶、白痧散、发冷散、追风膏药之类，所费无多，为功甚大，务祈按方配制，广为流传。正如其读书凡例所言：“遐陬僻壤，艰于延医，及舟车急症，措手莫及，往往因而致误，诚堪痛悯，是方多采寻常药物，便于取携，且每症列数方，俾易应手，尤希同志君子，竭力流布，庶几沉疴立起，同登仁寿，有厚幸焉。”[140]10

三、何多文堂与《奇方备检》

《奇方备检》首刊于光绪十年（1884 年），宣统年间再次刻印。粤东省老城龙藏街何多文堂序曰：“夫游客他邦，遥遥千里，一朝染病，束手无能，纵有良医，犹费多金，始能下药。富者易办，贫者何堪。言念及此，仆心悯焉。用特备选奇方，登诸卷首。而故选方之法，必选人所常犯者。选药之法，必取市所易购者。是以症非时，有药非易购，虽有奇方，概行割爱。所愿世之善者广为传播，而用药者坚信勿疑焉，幸甚幸甚。”[141]1从序言可以得知，何多文堂是书坊名称或者是慈善机构，刻印该书目的是为他乡游客，遥遥千里，一朝染病时选方用药作参考。

《奇方备检》所选用的药方，多是针对一些突发的病症，包括民间俗话的某些疑惑不解病候，例如妇女月经期间性生活后男方的不适。书中有专门的“撞红方不论久近俱验”，以赤茯三钱、归尾三钱、红花三钱、黄柏二钱、赤芍钱半、甘草钱半、车前二钱、通草二钱、木通二钱，以及生地、黄芩、犀角（重症者用）等随证使用，并加灯芯一团为引煎服。

又如“误服洋烟非真死方”，凡服烟多则毒重，身冷气绝，似乎已死但肢体骸柔软，则经络之气，仍自流通，实在未死，速将尸安放阴冷无太阳之处（一经日照即不可救）。撬开牙关，用箸横在口上，将头发解散，浸在冷水盆内以金汁凉水频灌之，再以冷水擦胸前则活矣。余目见救活多人，凡七日之内，身不硬者，切勿棺殓，实今世活人第一要事也[141]2。这里所说的"洋烟"，可能是指鸦片。

其他如"跌扑损伤肿痛方"，用葱头十数个捣烂炒热，冷则再换，如此数次，止痛消肿散瘀，奏效甚速。"治双单鹅喉屡验方"，用正冰片一文，正朱砂三文共为末，用竹管吹入喉内，再以榕树须煎水饮，使其痰下即愈。"治肚痛良方"，用熟烟、青葯、生姜、生油四味和匀捣烂，敷脐上，片刻即愈。又方白胡椒一钱，麝香一分为末，以少许放脐上用膏药封之甚效。"止泻神方"，用龙眼干七个一半微炒，红枣七枚一半微炒，荔枝干七个一半微炒，建莲七粒破开微炒，罂粟壳三钱，黑豆四十九粒每粒破开一半微炒，清水煎服。"专治伤肺吐血良方"，用白及研末，每服三钱，陈酒调服或蒸肉饼做菜总宜，多食为佳，此方经验多人。"吕祖急救疴呕肚痛抽筋仙方"，用苍术二钱，藿香二钱，柴胡二钱，神曲三钱，泽泻一钱，羌活二钱，木通一钱，旧清远茶三钱，老葱连根两条为引，此方十分灵验，无论或疴或呕或抽筋均效[141]3-7。上述奇方，从近代社会卫生防疫医疗条件考虑，仍然是有一定临床意义的。

四、林树红与《名家医方歌诀》

林树红，羊城人，光绪乙未年（1895年）著《名家医方歌诀》，其序言曰："医方浩繁，学者每苦其繁而难记，赖有汪讱菴、陈修园二公著汤头歌括时方，妙用两书，将各名家医方撰为歌诀以便记诵，其有功于世不少。唯二书所载皆古方，方虽佳而药不尽与时病合。前辈雷少逸云：治时病宜用时方。鄙意亦谓因时制宜为医家之妙用。汉季张仲景开辛温一派，国朝叶天士开辛凉一派，各皆按时立方，为医家两大法门，互相对待正，不得爱古薄今也。况岭南内地人烟稠密，风气常带温暖，比北省严寒大相径庭，故用北人之方治南人之病，多有不合于用。是向群书采辑医方一百首分类撰歌，间有采入一二古方，亦皆按合时宜，堪为南人所用。虽词意鄙俚未堪问世，然合汪陈二公之书观之，则古今治法犂然在目。症之不合于古者，或有合于今，未尝非治时病之一助也，是为序。光绪乙未林树红识于河南上街之留春书屋。”[3]1 现存光绪乙未年（1895 年）广州守经堂藏版，1 册，不分卷。

以上序言，体现林树红编撰《名家医方歌诀》初衷：汪昂、陈修园名家医方，所载皆古方，方虽佳而药不尽与时病合；叶天士、王孟英、吴鞠通、雷少逸名家医方，各皆按时立方。林树红选录上述名家医方，按风症、寒症、暑症、湿症、燥症、火症、和解、杂病、泻实、补虚、妇科、幼科 12 门收录各种名医药方 94 首，每方注明医者的姓名或药方的出处。计风症诸方 6 个，寒症诸方 4 个，暑症诸方 8 个，湿症诸方 3 个，燥症诸方 5 个，火症诸方 12 个，和解诸方 7 个，杂病诸方 17 个，泻实诸方 5 个，补虚诸方 7 个，妇科诸方 9 个，幼科诸方 11 个。而更重要的是林树红不仅只辑方，并将个人观点记录其中[143]59。

例如风症诸方，雷少逸微辛轻解法。微辛轻解法须知，感冒风邪用橘皮，苏薄牛蒡蒌桔梗，风温咳嗽亦堪施。林树红加以按曰：叶香严论温热分营卫气血四层，谓外感温邪由卫及气，自营而血。王注云外感温病如此者法风寒诸感，无不皆然，此发古人未发之旨，细辨施治，非诸家所能及也。风体阴而用阳，桂枝汤辛温治风之体，本法辛凉治风之用，苏叶、薄荷疏风，牛子、蒌皮泄肺，桔梗、橘皮利气，凡初感风邪在卫分，可用此加减[142]6。

又如王孟英《霍乱论》蚕矢汤，清末民初广州地区霍乱病肠绞砂症流行，此方临床疗效甚好，林树红予以收载："蚕矢汤中用左金，苡仁豆卷木瓜芩，焦栀法夏兼通草，霍乱筋抽用意深。"按曰：《金匮要略》鸡矢白散治霍乱转筋入腹，鸡属巽，取其胜风湿，以领浊邪下趋，蚕砂乃桑叶所化，僵而不腐，得清气于造物独纯，故其矢不臭，不变色，既能引浊下趋，又能化浊归清，治霍乱转筋，性较鸡矢更优[142]11。林氏认为蚕矢在此方尤为要药，其源自《金匮要略》鸡矢构思，而选药之精，堪与经方媲美。

再如燥症诸方，吴鞠通桑杏汤：秋燥应需桑杏汤，沙参贝母润兼凉，梨皮栀壳和香豉，燥化伤阴服此方。林树红加以按曰："吴鞠通论燥有胜气、复气之分，胜气宜温，复气宜凉。本方桑叶、杏仁、沙参、贝母、香豉、栀皮、梨皮皆凉润之品，凡燥气化火及伏暑化燥诸病，均可用此加减。"燥症门中另一方银翘散林树红这样概括："瘟病银翘散作汤，风瘟治法贵辛凉；薄荷甘桔荆牛子，淡豉芦根竹叶方。"[142]12 可见名家医方言简意赅，通俗易懂，便于记忆，不仅概括了方的药物组成，而且将其功用囊括其中，体现歌诀临证实用性。

五、刘心愧与《经验集方》

刘心愧，晚清潮州饶平县人，任职于饶平县同文善堂，宣统二年（1910 年）纂辑《经验集方》，首有德容谨序言一篇："盖闻天地之有益于人者，莫如医术一事，而犹莫重于急救。觅急迫不及待，若非早具良方，虽城市亦束手无策。言念及此，思广求救济之术。适同文善堂刘君子宏广搜经验，各种奇方抄录成篇，拟要付诸剞劂。予浏览之余，稔知药非奇贵，方尽精良。虽在僻壤穷乡，无不可顷刻奏效。因请刘君早为传布，并附于生平所选良方数条，交付醵资。厚览是编者，留心施济，广为流传，庶不负上天好生之德也。德容谨序。"[144]1此书寄存广东潮州西府巷街林文在楼书坊，任人印刷，不取版资。

《经验集方》收集之方虽然包罗甚广，但仍然以传染病感染性疾病与虫毒野兽所伤病症为主。如《经验集方》第一方治红白痢疾方：治红白痢或肚痛、痧气等症，百验神效，此方癸卯年往新嘉波天德堂江翁化雨主人传授。正木香（二钱），波蔻（二钱），沉香（二钱黑油），甘草（二钱），降香（二钱），柴胡（二钱），三棱（二钱），枳壳（二钱炒），香附（二钱盐衣），赤苓（二钱），没药（二分去油），防风（二钱），恒曲（二钱），莱菔（二钱），苍术（二钱），佛手（二钱盐衣），橘红（二分盐衣），乳香（二钱去油），陈皮（二钱），白矾（二钱），朱砂（二钱），藿香（三钱），川朴（二钱），春砂（三钱），莪术（二钱），血碧（五钱），烟渣包（五钱）[5]3。又谓五岭之南，不唯烟雾蒸湿，亦多毒蛇猛兽，既表出瘴疠论方，又不得不附治蛇犬蛰匿数方，以济人之缓急。凡遭蛇虫蜈蚣腹蟹等伤，急取香白芷黄末，且服且敷，即有功效，或但得白矾，火上炙溶滴在所伤之处，解其毒即可也。治犬虎咬伤，亦宜以白矾末掺疮裹之，自愈。

刘心愧《经验集方》注重解毒验方的收集，有治四时痧方、治痨伤涂雪方、治小儿头破烂方、治小儿口唇四周湿烂方、治目暴痛方、耳流脓方、耳后疖方、治喉痛方、治十指生红口丝疔、治解救百毒、治解鸦片烟毒、治解砒霜毒、治解断肠草毒、解迷闷药、解百药毒、解巴豆毒、解蜈蚣毒、诸毒须知等，还有治误吞铁钉铜钉方、误吞金银铜铁方、误吞铜钱方、人畜蛇虫咬伤、人牙咬伤、癫狗咬伤良方、疯狗咬伤方、家犬咬伤方、鼠咬伤方、治蛇咬伤方、治蜈蚣方、治壁虎咬伤方等，反映岭南粤东地区民间防治传染病及感染性外科病症的经验。

六、黄霄鹏与《吴陈方歌》

《吴陈方歌》即《吴鞠通方歌》、《陈修园方歌》，合为1册，收载于南海黄霄鹏著、黄任恒编校《霄鹏先生遗著》，宣统三年（1911 年）木刻本，是岭南医家对于江浙温病名家吴鞠通、闽南陈修园等著名医家学术经验的发挥。如黄霄鹏侄儿黄任恒序言曰："取而编之，得书三种，曰医林猎要，曰吴鞠通方歌，曰陈修园方歌，其方歌则公（注：黄霄鹏）所自撰，任恒将吴陈原书以为注，使览者易明。"[145]1

（一）外感热病《吴鞠通方歌》

外感温热病，黄霄鹏《吴鞠通方歌》卷首温病名目解，引吴鞠通《温病条辨》上焦篇语：温病者，有风温，有温热，有温疫，有温毒，有暑温，有湿温，有秋燥，有冬温，有温虐。风温者，初春阳气始开，厥阴行，令风夹温也。湿热者，春末夏初阳气弛张，温盛为热也。温疫者，厉气流行，多兼秽浊，家家如是，若役使然也。温毒者，诸温夹毒，秽浊太甚也。暑温者，正夏之时，暑病之偏于热者也。湿温者，长夏初秋，湿中生热，即暑病之偏于湿也。秋燥者，秋金燥烈之气也。冬温者，冬应寒而反温，阳不潜藏，民病温也。

温虐者，阴气先伤，又因于暑，阳气独发也[145]1-3。

《吴鞠通方歌》次云治病法则。治外感如将：兵贵神速，机圆法括，去邪务尽，善后务细，盖早平一日，则少受一日之害。治内伤如相：坐镇从容，神机默运，无功可言，无德可见，而人登寿域。治上焦如羽，非轻不举；治中焦如衡，非平不安；治下焦如权，非重不沉。

下列方目，计有银翘散、五苓散、白虎汤、益胃汤桂枝汤、理中汤、葛根汤、桃花汤、清宫汤、清营汤、清络饮、乌梅圆、小定风珠、大定风珠、白头翁汤、人参白虎汤、三甲复脉汤、补中益气汤、犀角地黄汤、调胃承气汤、加减泻心汤等。

黄霄鹏以歌诀的方式对吴鞠通《温病条辨》名方进行阐述发挥，如银翘散：

初温竹桔芥银翘，苇薄甘牛豆豉调（小字注解：太阴温病服桂枝汤，风寒已解，只除温病，银翘散主之。方用连翘、银花各一两，桔梗、薄荷、牛蒡子各六钱，甘草、淡豆豉各五钱，竹叶、荆芥各四钱，共研磨为散。每用六钱鲜苇根煎汤服）。

胸闷须凭香郁散，衄成还取柏茅消。杏仁又可咳中进，花粉应从渴上浇（小字注解：胸膈闷者加藿香、郁金各三钱，血衄者去芥穗、豆豉加茅根、侧柏炭、栀子炭各三钱，咳血加杏仁，渴甚加花粉）。

热渐趋中生地麦，黄芩栀子亦堪邀（小字注解：二三日犹在肺，热渐入里，加生地、麦冬以补津液，尚不解或小便短再加知母、黄芩、栀子）[145]5。

（二）内伤杂病《陈修园方歌》

内伤杂病，黄霄鹏取《陈修园方歌》其目录方目，按照病证名称分为头痛、眩晕、咳噫、痰饮、喘促、哮、噎膈、呕吐、消渴、虚劳、血证、癫狂痫、心腹诸痛、腰痛、痛风、痹、鹤膝、脚气、痿、肿胀、疝气、遗精、浊、癃闭、淋、泻、怔忡、奔豚、癥瘕、时疫、痈疽、耳目、耳科、妇科调经、带下、胎前、临产、产后等项，依方下所列症类检查，排列顺序如下：二陈汤、二妙散、三痹汤、四物汤、四神丸、五积散、五皮饮、五淋散、五苓散、六味丸、六安煎、八味丸、八珍汤、百合汤、理中汤、真武汤、归脾汤、紫苏汤、枸杞汤、圣愈汤、桂枝汤、肾着汤（一名甘姜苓术汤）、风引汤、胃苓汤、枳术汤、温胆汤、白通汤、黄芩汤、黄连汤、奔豚汤、温经汤、生化汤、香苏饮、清肺饮、左归饮、丹参饮、甘露饮、廓清饮、镇阴煎、暖肝煎、圣术丸、固阴煎、黑锡丹、化痰丸、射干丸、磁砂丸、乌梅丸、滚痰丸、虎潜丸、连理丸、滋肾丸、都气丸、化坚丸、保和丸、和中丸、逍遥丸、凉膈散、泻白散、失笑散、推气散、鸡鸣散、养胃方、小柴胡汤、四君子汤、六君子汤、麦门冬汤、五味子汤、小青龙汤、小半夏汤、大半夏汤、吴茱萸汤、大分清饮、大补阴丸、五倍子丸、金铃子散、人参白虎汤、竹叶石膏汤、补中益气汤、当归补血汤、人参养荣汤、旋覆代赭汤、大黄甘草汤、全真一气汤、一味固元汤、黄连解毒汤、犀角地黄汤、调胃承气汤、厚朴三物汤、三一承气汤、桃仁承气汤、附子理中汤、附子粳米汤、通脉四逆散、当归四逆汤、防己黄芪汤、十全大补汤、龙胆泻肝汤、半夏泻心汤、生姜泻心汤、甘草泻心汤、九味羌活汤、升麻葛根汤、蒿皮四物汤、黄连清心饮、萆薢分清饮、当归龙荟丸、五味异功散、柴胡疏肝散、藿香正气散、防风通圣散、保生无忧散、加味归脾汤、加味香苏饮、加味逍遥丸、加味左归饮、加味虎潜丸、加味五苓散、加味凉膈散、加味肾气丸、加减四斤丸、二加龙骨汤、桂枝加桂汤、香砂六君子汤、越婢加半夏汤、八味大建中汤、金匮麦门冬汤、葶苈大枣泻肺汤、桂枝芍药知母汤、瓜蒌薤白白酒汤、麻黄人参芍药汤等。

例如头痛选方用药，《陈修园方歌》歌诀曰：伤寒头痛六经分，痛在阳明麻葛根，认得太阳羌活解，逍遥芩夏少阳云。少阴五积加辛附，脾土星苍入二陈，更有吴萸汤妙制，厥阴邪聚杀纷纷。火邪已重触头丫，竹叶石膏泻猛煅，加味逍遥散俱在，葛根黄柏治轻邪。怪他头痛竟成偏，汤进二陈效决然，柴芍芎归防治左，右加芎芷与芩连。补中益气治阳虚，血少翻宜四物抉，记得鹿茸培养最，当归补血合加诸。厥阴寒逆成真痛，镇以吴萸功可颂，陈氏高明拟白通，倍加附子阳回洞。

又如痰饮选方用药，《陈修园方歌》歌诀曰：痰饮无如进二陈，火炎芩海与蒌仁。风痰沥汁天麻合，燥盛冬蒌玉竹因。郁加香附芎翘贝，虚用人参湿木遵。枳实旋花痰实好，寒加姜附食莱夤。寒邪痰邪六安神，杏芥甘苓半夏陈。若是火邪清肺饮，杏桑桔橘贝甘均。气郁热生贵化痰，蒌仁香附橘红参。苓翘海粉天冬桔，并采芒硝下药篮。气虚脾弱生痰时，食少决然运化迟。择用理中六君子，夏苓枳实再加宜。肾虚水泛渐痰多，补火须知八味和。火炽水亏痰亦滞，急投六味定横波。五味子汤治燥咳，唾中有血胁胸灾。竹茹紫菀桑皮桔，续断生甘扁豆赅。胸胀心烦大便癃，气虚唾血麦门冬。竹茹味夏生姜桔，紫地桑麻是主宗[145]3－5。

七、黄德仁与《验方备用》

黄德仁，又名南海汾江钓者，于清光绪壬寅年（1902

年）刻印《验方备用》，其序言曰：“盖自神农尝药，始详百草之经，为方书所自祖。至汉长沙张仲景复申用法、主治之症，皆深文奥义，非浅识者所能窥。唐宋以来，诸儒选兴方书，称大备矣。然八珍罗列，五色目迷。无灼见真知，终虑其游骥无归也。后之学者，或一知半解，称名于世；或得一二良方，业传于后，盖皆奉为枕中之秘，不欲轻举以告人。嗟夫！人生日蹙，医事日非。每慨僻壤方隅，遇疾疹疮疡，几乎束手无策。贫者，既无所藉而为酧步之资；富者，既无所主持而委庸医之手。欲求其简易以寿世，不亦难乎？仆因暇日辑是书，悉皆经验之方，庶备参稽之助爰付梓梨。俾公同好，虽按图索骥，贻笑大方，以视临证涂鸦，不无小补。云尔为序。”[146]1

《验方备用》共载方206首，从第一方调经种子妇人万应丸，到第二百零六急救食断肠草方，分属妇科、儿科、五官、杂病、外伤跌打和急救各科。如第八方妇人产后肚痛丸(肚痛，粤语，腹痛)，药物组成：大黄三钱、灵脂五钱、红花三钱、乳香钱半、没药钱半、香附五钱、台乌二钱、姜黄五钱、菖蒲钱半、三苓五钱、莪术三钱、木香二钱、元胡五钱、郁金五钱、蒲王三钱、丹皮五钱，共为极细末，用蜜糖埋大丸，每个约重二钱二分，此丸用黄酒开服，孕妇勿服，如经期左右肚痛者，服此丸即愈。

又如第三十六急救鹅喉验方，药物组成：枯硼二分，梅片三分，牛黄二分，甘草二分，薄荷五厘，共为末吹之入喉，随食桔梗二钱半，射干二钱半，牛子二钱，款冬花二钱，粒半夏三钱，花粉二钱半，又用大梅片一分，正朱砂一分，姜五厘，清茶调服效。

再如第七十二方治痢症，药物组成：滑石四钱、正建曲四钱、炙草四钱，净煎服效。此方不论红白脓血及身热里急后重，其效如神，按痢症原忌黄连，嫌其倒胃也。然此味乃竟能百试百效者，用川连、黄芩、白芍、渣内各钱二分，面炒枳壳、姜汁、炒厚朴、尖槟、青皮各八分，当归、甘草、地榆各五分，红花三分，酒洗、去皮尖桃仁泥壹钱，用水五杯煎至二杯，入南木香三分，磨末食后温服，复冲水三杯煎至一杯，服如滞涩者，加酒炒大黄三钱，服二剂，仍去之单白痢者，去地榆桃仁加橘红四分，广木香三分，倘久痢不止者，宜酌量添改加入人参为妙[146]27。

黄德仁在读书凡例谓：是编俱采亲友家藏秘方，屡多试验，然未一一目击，恐有纰缪，伏祈高明正之。也有系目经试验，故不厌重刻，以资备用。

八、劳守慎与《恶核良方释疑》

劳守慎，字朗心，南海人，汇编《恶核良方释疑》，成书于光绪二十九年（1903 年）。恶核，是指烈性传染病腺型鼠疫病变全身淋巴结肿大，是书收集罗芝园《鼠疫汇编》、黎佩兰《鼠疫良方释疑》内容，劳守慎加以序略，书首谓："此方传自高州，应验已经千万，平日留心细看，临事方保无患，见症放胆服药，伏望广传印送，切忌温补燥散，救人功德无限。"[147]封面

《恶核良方释疑》前有光绪丙午（1906 年）岁孟冬顺邑陈卓林序，说明罗芝园《鼠疫汇编》与黎佩兰《鼠疫方释疑》关系："恶核一症，医者之术，染者可危，诚近世之奇症也，自有罗氏鼠疫汇编，斯医者有所藉手，更有黎氏良方释疑，斯病者共出生天，此诚寿世之奇书。若不相继重刻，广为流传，既有负作者之苦心，更难保后来之无阙用，联同

志重刻是书，愿家刻一编，细心审察，俾以奇方治奇症，随时得著奇效，是又捐资重刻者之期望也，夫是为序。”[147]2

又附录有光绪二十七年（1901 年）辛丑孟夏高要黄兴鹗序：“肇城数年来患鼠疫，遭劫颇惨，轻者幸药而愈，稍重者十每难痊一二，人心惶惶，群医束手，当时虽有高州派来鼠疫汇编一书，唯苦于书少，地广不能周知，即知之，未遽深信，信之而先后缓急，又未能如法善用，是以获效者寥寥。我邑孝廉黎咏陔（佩兰）先生，悯此浩劫，曾将汇编悉心研究，笃信无疑，凡亲好患是症者，踵门求商，悉本原方如法调治，应手而效。”[147]3黎咏陔（黎佩兰）《鼠疫良方释疑》对罗芝园《鼠疫汇编》在临证中有所发展，主要是“撮其症要，并施治诸法，分列层次，兼附医案，使人易晓易从”[147]3，俾成为鼠疫防治津梁，高州患鼠疫症，几将十年，后得此方，不久寝息，天地好生，其有转机乎。

劳守慎《恶核良方释疑》，汇集上述资料，评述认为：“自芝园罗氏鼠疫汇编行于世，而治疫有法；自咏陔氏良方释疑行于世，而信守鼠疫汇编以治疫者尤有法。良方释疑者，鼠疫汇编之羽翼，鼠疫汇编之慈航宝筏，可以扩张，芝园氏之苦心发明，芝园氏之微诣，读而易晓，晓而易用，用而易效，济世寿世，两得之焉。”[147]4劳守慎光绪二十九年（1903 年）在羊城之西怡怡书塾，根据鼠疫出现“恶核”主要临床症候命名是书，其良方释疑，包括服药法、加减法、善后法、敷核药法、辨证、治法、论买药、煎药法、居处衣服饮食、思患预防、医案等解释说明。

参考文献

[1] 赵寅谷. 本草求原 [M]. 广州：远安堂家藏版，1848（道光二十八年）.

[2] 朱晓光. 岭南本草古籍三种 [M]. 北京：中国医药科技出版社，1999.

[3] 萧步丹. 岭南采药录 [M]. 广州：肖灵阑室，1932.

[4] 胡真. 山草药指南 [M]. 1942.

[5] 卢朋著. 药物学讲义 [M]. 广州：广东中医药专门学校，1929.

[6] 邓炳煌. 药物学讲义 [M]. 广州：广东保元国医学校，1935.

[7] 詹瑞云. 钝盦医学业录 [J]. 中医杂志，1927（3）.

[8] 麦乃求. 伤寒法眼 [M]. 广州刊本. 1875（光绪元年）.

[9] 何丽春. 陈伯坛读过伤寒论的点校和学术思想研究 [D] //硕士研究生论文. 广州：广州中医药大学，2007：3.

[10] 陈伯坛. 读过金匮 [M]. 线装铅印本. 香港：伯坛中医专校 1940.

[11] 陈伯坛. 读过金匮 [M]. 线装影印本. 香港：香港华洋印务公司 1977.

[12] 陈伯坛. 读过金匮：卷十九 [M]. 北京：中医古籍出版社，2004.

[13] 邓铁涛. 耕耘集 [M]. 上海：上海中医学院出版社，1988：40.

[14] 许国敏. 陈伯坛《读过金匮》学术成就探讨 [J]. 中华医史杂志，1997（4）：244.

[15] 易巨荪. 集思医案 [M]. 苏任之橘香书楼藏版.

[16] 黎庇留. 伤寒论崇正编：第 3 册 [M]. 刊本线装书. 粤东编译公司，1925.

[17] 刘淑婷. 岭南伤寒派医家黎庇留及其著作的整理与相关研究 [D] //硕士学位论文. 广州：广州中医药大学，2008：22.

[18] 陈庆保. 伤寒类编 [M]. 番禺陈氏家塾附设图书馆线装书刊本. 1927.

[19] 谢永光. 香港近代中医简况 [D] //刘小斌. 广东中医育英才. 广州：广东省卫生厅，1988：47.
[20] 卢觉愚. 卢氏实用伤寒论讲义 [M]. 香港：仁记印务馆，1955.
[21] 汪精卫. 招待全国医师大会代表茶话会演说词 [J]. 医药评论，1934 (1)：52.
[22] 伍律宁. 伤寒论之研究 [M]. 民国年间刊本.
[23] 赵雄驹. 伤寒论旁训 [M]. 广州：粤东编译公司，1923.
[24] 冯瑞鎏. 广东中医药专门学校伤寒论讲义 [M]. 广州：本校印刷部，1929.
[25] 许振庆. 伤寒论讲义 [M]. 广州：广州西湖路流水井珠江，1931.
[26] 邓柏游. 伤寒论讲义 [M]. 广州：广州教育路文英，1934.
[27] 梁鼎芬. 番禺县续志：第9册 [M]. 广州：番禺，1931：18.
[28] 胡经航. 岭南医家潘名熊《叶案括要》整理及相关研究 [D] //硕士学位论文. 广州：广州中医药大学，2006：17.
[29] 潘兰坪. 叶案括要 [M]. 线装书木刻本，1874 (同治十三年).
[30] 潘兰坪. 评琴书屋医略 [M]. 广州：广东科技出版社，1983.
[31] 刘昫. 旧唐书：卷一百六十，列传第一百一十 [M]. 北京：中华书局，2000：2861.
[32] 屈大均. 广东新语 [M]. 北京：中华书局，1985：23.
[33] 林庆铨. 时疫辨 [M]. 宏经阁线装书木刻本，1901 (光绪二十七年).
[34] 李建梅. 岭南医家罗芝园《鼠疫汇编》整理及相关研究 [D] //硕士学位论文. 广州：广州中医药大学，2005.
[35] 罗芝园. 鼠疫汇编 [M]. 翰宝楼藏版，1897 (光绪二十四年).
[36] 林庆铨. 时疫辨 [M]. 广州宏经阁木刻本线装书，1901 (光绪二十七年).
[37] 黎佩兰. 时症良方释疑 [M]. 肇城景福局刊本线装书，1901 (光绪二十七年).

[38] 李禾，李建梅. 论时症良方释疑学术成就及其意义［M］. 中华医史杂志，2005（2）：89.
[39] 李守中. 时疫核标蛇症治法［M］. 羊城十七甫澄天阁影版石印，1909（宣统元年）.
[40] 黄炜元. 医学寻源［M］. 天生馆刊本线装书，1914：1.
[41] 黄炜元. 辨疫真机［M］. 天生馆刻本影印版. 广州：广东科技出版社，2009.
[42] 梁达樵. 辨证求真［M］. 广州：广州十八甫维新印务局，1905（光绪三十一年）.
[43] 李永宸，赖文. 岭南医家对流行性霍乱病因病机和辨治的认识［J］. 广州中医药大学学报，2005（1）：35.
[44] 阳江市地方志编纂委员会. 阳江县志［M］. 广州：广东人民出版社，2000：938.
[45] 劳守慎. 附录经验杂方［M］. 广州宏经阁木刻本线装书，1901（光绪二十七年）.
[46] 佚名. 华南名医访问记陈任枚先生［J］. 光华医药杂志，1937（8）：55.
[47] 陈任枚. 温病学讲义［M］. 广州：广东中医药专门学校. 线装铅印本. 1929.
[48] 佚名. 陈任枚先生订方［J］. 中医杂志. 1927（3）：39.
[49] 刘赤选. 温病学讲义［M］. 广州：广东中医药专门学校，1929.
[50] 广东省中医药管理局，广州中医学院温病教研室. 岭南温病研究与临床［M］. 广州：广东高等教育出版社，1991：45.
[51] 郭燕文. 梅峰医学［G］. 广东省名中医杨干潜整理，1994.
[52] 甘伊周. 儿科湿温医案［J］. 广州城西方便医院主编，方便月刊，1936（4）.
[53] 梁子居. 温病学讲义［M］. 广州：保元国医学校印刷部，1934.
[54] 黄省三. 流行性感冒实验新疗法［M］. 香港：黄崇本堂，1951.
[55] 冼宝干纂修. 佛山忠义乡志［M］. 刊本，1923：35.

[56] 郭强. 岭南耳鼻喉科文献研究［D］//硕士研究生论文. 广州中医药大学，2005：10.
[57] 黄省三. 白喉病药物新疗法［M］. 香港：黄崇本堂，1951.
[58] 曹洪欣. 温病大成：第五部［M］. 福州：福建科技出版社，2008.
[59] 黄恩荣. 洄溪医案唐人法［M］. 癸酉刊本，1933.
[60] 冼宝干纂修. 佛山忠义乡志：第九册［M］. 丙寅刊本，1926：15.
[61] 黄恩荣. 洄溪医案唐人法［M］. 癸酉刊本，1933.
[62] 徐灵胎. 徐灵胎医学全书［M］. 太原：山西科学技术出版社，2001：735.
[63] 黄霄鹏著，黄任恒编校. 霄鹏先生遗著［M］. 刊本，1911（清宣统三年）.
[64] 张景岳. 类经［M］. 北京：人民卫生出版社，1980：390.
[65] 黄晖史. 医学寻源［M］. 天生馆藏版，1914.
[66] 欧阳兆熊. 黄氏医书序. 黄元御医学全书［M］. 北京：中国中医药出版社，1999：1115.
[67] 卢朋著. 四圣心源提要［M］. 铅印线装本，1932.
[68] 廖吉娜. 近代岭南名医卢朋著《四圣心源提要》研究［D］//硕士研究生论文. 广州：广州中医药大学，2007.
[69] 郭韶九. 杏林丛录·学说［M］. 广州：广州杏林医学出版社，1932：25－26.
[70] 何振逵. 学说研讨·偏枯治验［J］. 方便月刊，1929（4/5）：25.
[71] 林屋山人. 防病新书［M］. 香港：中华印刷所，1929：13－19.
[72] 邓雄勋. 眼科启明［M］. 乙酉稿本，1886（光绪十一年）.
[73] 罗桢符. 痨病述要［M］. 香港：轩鲤诗道鸿生公司，1932.
[74] 陈应期. 谈谈虚劳证［M］. 杏林一谔，1932（3）：33－34.
[75] 伍卓琪. 胆石病之治疗［M］. 中国（香港）医药学报，1956，

(3)：9－10.
[76] 黄省三. 肾脏炎肾变性实验新疗法［M］. 香港：中华书局，1951.
[77] 何振逵. 治咳验方研究［J］. 方便月刊，1929（4/5）：11－17.
[78] 管季耀. 癫狂之病因及其治疗［J］. 杏林丛录，1933年：22－23.
[79] 何振逵. 良方丛辑［J］. 方便月刊，1929（4/5）：26－29.
[80] 管炎威. 伤科讲义［M］. 铅印线装本. 广州：广东中医药专科学校，1929.
[81] 管霈民. 外科讲义［M］. 广州：广东中医药专门学校，1937.
[82] 管霈民. 花柳科讲义［M］. 广州：广东中医药专门学校，1937.
[83] 李广海. 中医对儿童肱髁上骨折的疗法［J］. 广东中医，1959（9）：393.
[84] 李广海. 肱骨骨折早期活动的疗效［J］. 广东中医，1960（2）：88.
[85] 梁以庄. 伤科学讲义［M］. 广州：广东光汉中医专门学校，1924.
[86] 何应华，李主江. 何竹林正骨医粹［M］，广州：广东科技出版社. 2003.
[87] 王振华. 救急法［M］. 民国年间广州市龙藏街隆昌印.
[88] 何守愚. 广嗣金丹［M］. 何序. 佛山天禄阁刻本，1896（光绪二十二年）.
[89] 李云. 中医人名辞典. 北京：国际文化出版公司，1988：108.
[90] 日・丹波元胤. 中国医籍考. 北京：人民卫生出版社，1983：985.
[91] 严峻峻. 岭南中医妇科学术源流探讨［D］//硕士研究生论文. 广州：广州中医药大学，2001：11.
[92] 吕楚白. 重订妇科纂要讲义［M］. 广州：广东光汉中医专科学校印刷部印，民国年间.

[93] 傅山. 傅青主男女科 [M]. 北京：中国中医药出版社. 1992：20 – 21.
[94] 广东省医药卫生研究所中医研究室编. 广州近代老中医医案医话选编 [M]. 广州：广东科技出版社，1978.
[95] 谢泽霖. 妇科学讲义 [M]. 广州：广东中医药专门学校，1929.
[96] 谢泽霖、李近圣. 妇科学讲义：第三篇 [M]. 广州：广东中医药专门学校，民国时期铅印线装本.
[97] 陈应期. 医学实录 [J] //杏林从录. 1932.
[98] 张恭文. 胎产病治疗学 [J]. 新中医学报，广东梅县新中医学社，1934 (2)：7 – 14.
[99] 何奎垣. 奇治医案 [J] //杏林从录. 广州：广州杏林医学出版社，1932：50.
[100] 郭韶九. 产后食鸡酒之大有裨益 [M] //杏林丛录. 广州：广州杏林医学出版社，1932：5 – 6.
[101] 郭韶九. 秘授胎产养儿心法 [M] //杏林丛录. 广州：广州杏林医学出版社，1932：28 – 30.
[102] 广州市卫生局试验中医生成绩调查 [J]. 中医杂志. 1927 (6)：83 – 91.
[103] 程康圃，杨鹤龄著，邓铁涛等点校. 岭南儿科双璧 [M]. 广州：广东高等教育出版社，1987.
[104] 古绍尧. 儿科学讲义 [M]. 广州：广东中医药专门学校，1929.
[105] 吕楚白. 幼科要旨讲义 [M]. 广州：广东光汉中医专门学校，民国时期.
[106] 广东省医药卫生研究所中医研究室编. 广州近代老中医医案医话选编 [M]. 广州：广东科技出版社，1975.
[107] 郭韶九. 秘授胎产养儿心法 [M] //杏林丛录. 广州：广州杏林医学出版社，1932：28 – 30.
[108] 佚名. 喉舌备要 [M]. 光绪十二年经文堂刻本，1886.
[109] 朱丹溪. 丹溪心法 [M]. 北京：中国中医药出版社，

2008：10.
[110] 张仲景. 伤寒论［M］. 北京：学苑出版社，2007：96
[111] 陈绍枚. 喉症图说［M］. 光绪二十五年己亥知新报馆活字本，1899.
[112] 周兆章. 喉症指南［M］. 任辰顺德龙山乡桃盛京果店刻本，1892.
[113] 古绍尧. 广东中医专科学校喉科讲义［M］. 广州：广东中医药专门学校铅印本. 1927.
[114] 广州中医学院喉科教研组编. 中医喉科学讲义［M］. 北京：人民卫生出版社，1960：1.
[115] 周耀銮. 喉症全书［M］. 铅印本. 1933：1.
[116] 林庆铨. 时疫辨［M］. 光绪二十七年广州宏经阁木刻本线装书，1901.
[117] 广东省医药卫生研究所中医研究室编. 广州近代老中医医案医话选编［M］. 广州：广东科技出版社，1978.
[118] 陈应期. 杏林医学·五德堂医案［M］. 广州：广州杏林医学出版社，1932：30.
[119] 黄岩. 眼科纂要［M］. 京都东四排楼南义兴和古玩铺，1914.
[120] 颜尔梧. 眼科约编［M］. 广州东城同记铅印本，1933.
[121] 邓雄勋. 眼科启明［M］. 乙酉稿本，1885（光绪十一年）.
[122] 梁翰芬. 广东中医药专门学校眼科学讲义. 广州：广东中医药专门学校，1929.
[123] 黄柳泉，曾时新. 广州越秀山炼功碑［J］. 新中医，1982，(6)：52－54.
[124] 周楣声. 黄庭经医疏［M］. 合肥：安徽科学技术出版社，1991.
[125] 郑洪，刘小斌，罗英. 越秀山炼功碑图像解［J］. 1999，20(12)：546－548.
[126] 徐子宏. 周易全译［M］. 贵阳：贵阳人民出版社，1992：394.

[127] 张隐庵. 黄帝内经素问集注 [M]. 上海：上海科学技术出版社，1980：106.
[128] 云笈七签 [M]. 北京：书目文献出版社，1992：117－120.
[129] 李时珍. 奇经八脉考校注 [M]. 王罗珍，李鼎，校注. 上海：上海科学技术出版社，1990：1，4.
[130] 阳真道人. 太上黄庭内景玉经 [M]. 北京：文物出版社，1988.
[131] 中国道教协会，苏州道教协会. 道教大辞典 [M]. 北京. 华夏出版社，1996，996.
[132] 周仲房. 针灸学讲义 [M]. 广州：广东中医药专门学校，1929.
[133] 陈汝来. 生理学讲义 [M]. 广州：广东中医药专门学校，1929：2.
[134] 曾天治. 科学针灸治疗学 [M]. 香港：科学针灸医学院，1944.
[135] 梁玉瑜. 医学答问 [M]. 陶保廉，录，宋乃光，校注. 北京：中国中医药出版社，1994.
[136] 梁玉瑜. 舌鉴辨正 [M]. 陶保廉，录. 北京：中医古籍出版社，1985.
[137] 梁玉瑜. 舌鉴辨正（上卷）[M]. 陶保廉，录. 云南高等学堂刻本，1905.
[138] 梁玉瑜. 舌鉴辨正（下卷）[M]. 陶保廉，录. 云南高等学堂刻本，1905.
[139] 梁翰芬. 广东中医药学校中医诊断学讲义 [M]. 广州：广东中医药学校印刷部印，1929.
[140] 符霁光. 新增经验良方 [M]. 粤东善书局藏版. 光绪三十年甲辰新镌，1904.
[141] 何多文堂. 奇方备检 [M]. 光绪十年刊本. 广州：何多文堂，1884.
[142] 林树红. 名家医方歌诀 [M]，光绪乙未年守经堂藏版. 1895.

[143] 潘华峰. 广州大典·医学专辑 [G]. 广州：广州中医药大学，2007.
[144] 刘心愧. 经验集方 [M]. 饶平：潮州饶平县同文善堂，1910.
[145] 黄霄鹏. 霄鹏先生遗著 [M]. 黄任恒，编校. 清宣统三年刊本，1911.
[146] 黄德仁. 验方备用 [M]. 光绪壬寅重刊版. 广州：河南鳌洲中和堂，1902.
[147] 劳守慎. 恶核良方释疑 [M]，光绪二十九年云泉仙馆安怀堂重镌，1903.

第四章

广东中医药社团与学校教育

到了清代末年，广东开始出现中医药社团组织，如广东医学求益社（中医社团）、南北经纪行（中药行商）等，这些社团的创办反映近代广东社会政治经济文化背景，也与广东中医药学校教育有着密切联系。

第一节　广东中医药社团组织的缘起

一、广州医学求益社

光绪二十四年（1898 年），南海康有为、新会梁启超实行戊戌变法。在百日维新期间，光绪帝采纳了他们的计划，发出了几十条改革政令，其中有一条是“命设立医学堂，归大学堂兼辖”[1]46。改革科举制度，加试实用学科，逐渐成为当时有识之士的普遍要求。但因科举之制沿革了1200年之久，梁启超又提出有“合科举于学校”[1]932的改良方法，即把科举出身与学校出身等同起来。光绪二十八年（1902年），钦定京师大学堂谕旨明文：“学生学成后赏给生员、举人、进士。”[1]561如两广军医甲班毕业生34名，援照京师医学馆毕业方法，分别奖以岁贡、廪、增、附生员各出身[2]。至光绪三十一年（1905年）八月，清帝谕立停科举以广学校，决定由光绪三十二年（1906年）起废止科举，兴办学堂。广东报纸刊登有消息：“太医院拟奏，将令各省地方大吏，保送精通医士到京考试，赏以举人、进士。”[3]1粤省巡警道王（警察署）又颁布了有关医事政令一系列章程，如“救伤传习新章程”、“药剂师立案章程”、“产科生立案章程”、“调剂西药房立案章程”、“西医生立案章程”、“西医院立案章程”、“产科传习所立案章程”、“赤十字会立案章程”等，训示卫生行政管理之必要，皆谓今后凡为医生者，须经当局立案方得充当。

业医者须学有出身，试行考核，已是势在必行。这意味着今后中医生要立足社会，开展业务，就必须获取学历正名。学堂是取得学历场所，朝廷虽然有筹办医学堂的倡议，但广东未见实现，且欧风东渐，将来官办医学堂，必仿照西法办理无疑。于是，广东中医界结团集社，组织医界同人，以维护自身合法权益，同时进行理论学习提高，以适应日后学校教育工作之需要。在广东中医教育史上，这是一个非常重要的阶段。

光绪三十二年（1906年）六月，在广州府下辖之南海县横江墟，由罗熙如、黎棣初两人发起创办广东地区第一个中医社团——医学求益社。罗熙如（1860～1927年），名绍祥，南海人，贡生出身，广州府考取中医第二名，历任广恕社医学教习，时敏学堂算学教习，广州崇正善堂、澳门镜湖医院医师，著有《儿科释要》、《伤寒科辑注》、《中国药物学教科书》等，其医馆罗明恕堂设广州仙湖街，后迁十二甫。黎棣初（1872～1938年），名元望，南海人，候选布政司理，南海老中医黎少彭之子，医馆黎杏春堂设广州冼基南。罗、黎两人都是读书人出身中医，在发起医学求益社后，苦于南海县横江墟地处一隅，难图发展，拟议搬迁广州，于是走访省诚内外，寻求志同道合磋商，得到黄焯南、梁乐之、关聘儒、潘陆仙、李佩臣、何子云、孔寿祺、任韵儒十多位粤省名医支持。一些社会知名人士，如易兰池、苏伯赓、苏星渠等亦表示支持。广东地区这批读书人出身的中医生共计30余人，遂于1906年8月，假座广州省城仙湖街罗明恕堂医所刍议，即席决定成立广州医学求益社，社址由南海迁入广州，罗熙如执笔起草《广州医学求益社联课小引》，这是一份珍贵的近代中医教育历史文献，文录如下：

“医学有求益之邃功，而无速成之希望。以黄帝神圣，尚咨于岐伯而作《内经》，诚以医道精深不可不覃思讨论也。往古君如神农尝百草，相如伊尹方著汤液，汉仲景以长沙太守作《伤寒》、《金匮要略》，金科玉律昭示来兹，奈后世视为末技，通儒硕学不暇及此，医道日以不振。国朝乾隆中昭修《医宗金鉴》，而医术渐昌。

“闻泰西医士，皆经考验，学有本原，始出治证。乃者新政修明，近阅各报，知太医院拟奏，将令各省大吏，保送精通医士到京，考试赏以举人、进士。即西医卒业亦当补习中医，且恐风气不广，官立之医学无多，拟劝谕地方绅商广设医学，社会以收研究之益。窃幸本社恰得风气之先声，我辈或闭户著书或悬壶拯疾，顾可不集众思广众益以预储实学欤？夫玉虽畸异，非攻错不发宝光；木虽轮囷，非斧削不成伟器，凡我同人，宜互相砥砺。矧医者，仁术也；联课者，文事也。所谓以文会友，以友辅仁，又孰有急于此者，兹将本社章程胪列于后。”[3]1

医学求益社以文会友，以友辅仁，很快就联络起了广州、南海、佛山、中山、四会、顺德、花县、江门、三水、清远、东莞、宝安、香港、澳门等地医界同人383人，另有社董67人，合计450人，共同商议广东地区中医大事：“盖实欲振兴世界医学，并保全中医国粹而设。不拘何处人氏，如愿服从社例，请到本社或代理处报名入社为望。”[3]1并准备以此为基础，扩充设立广东的中医学堂。在该社刻印的课卷里有一条规则：“议医学堂。亦议早日筹办。”[3]3入社者需要社友一人介绍，一人担保，或有正绅担保，缴相片一张连镜架，自具志愿书，写明县份、年岁、名字、别字、职衔、科名各履历及省城寓所或寄信所，以便发刻同人录。

宣统元年（1909年）2月15日，广州医学求益社正式行开幕礼，粤省督宪张人俊派员前来训词：“设社求益，自能兼师其长，既设赠医阅书之所，又推制药留医之仁，由是扩充设立学堂。”“将来朝廷兴办学堂，该社正符部定设办专科学堂之旨，诸绅倡办医学研究，为百粤先声，朝廷行新政之日，必分科设立学堂，精益求精，用慰诸绅之望。”[3]6

医学求益社迁至广州后，初借仙湖街罗明恕堂为社所，后租得西关十二甫大屋为总社所，后又迁往西关宝华正中约闸口。医学求益社以“研究医学、利物济人”[3]6为宗旨。由于医社同人分散于各地，故采用撰写论文的方式进行学术交流。题目每月初一发出，每次三题，第一、二题以中医《内经》、《难经》、《伤寒论》、《金匮要略》、《神农本草经》五书内容为限，第三题不拘古书时症及西医均可，三题任选其一，也可以全做。每月十五交卷，由上月评选为首者负责改阅，于二十五日定出论文名次，前五名发刻为该社课卷，外取十名贴堂以资公览，由省内各路二十九个代理处广为发行。从1906~1912年为止，前后共进行了70次论文评选工作。社内还附设赠医席四席，由社友每日轮派四人义务担任，每席医师日限诊四十症，疑症互相研究，实地练习，病人持该社药单，可在广州九大善堂内免费给药。又附设一图书馆，以俾同人广开见闻，并计划筹办制药局、留医所等，实为百粤医学之先声。

赞同医学求益社主张并参与活动的有当时省城广州名流绅士，如易兰池，名学清，鹤山人，戊辰进士，户部主事，广东省咨议局正会长、教育总会会长。苏伯庚，名元瑞，高要人，壬戌举人，任粤省咨议局议员。苏星渠，名秉枢，候补四品京官等。而更多的是广州地区名医，如黄焯南（1868~1940年），名鼎勋，新会人，贡生出身，医学求益社开幕时由政界定为备取副社长，医寓广州东横街庆云庵杏林堂。梁乐之（1849~？年），名理循，顺德人，庠生出身，医学求益社开幕时由政界定为备取副社长，历代儒医，医馆设佛山西便巷梁安善堂。关聘儒（1868~？年），名家藩，南海人，职生出身，医学求益社副社长，清远县仁爱善堂主席。潘陆仙（1874~？年），名永礼，南海人，广州府考取医学第一名，著有《医药姻缘录》一书，医寓广州大塘街潘养和堂。李珮臣（1868~？年），名锡年，南海人，医学求益社副社长，医寓南海平地堡李身宝斋。何子云（1864～？年），名鸿湛，增城人，增生出身，历任番禺大石波罗庙头各善局主席、同胞学堂教习，医馆设番禺直街何广恕堂。孔寿祺（1872～？年），名广勋，南海人，医寓南海横江墟普生堂药店。任韵儒（1871～？年），名孝若，南海人，增生出身，医学求益社副社长，历任佛山育婴堂赠医主席、佛山戒烟分会赠医主席、任氏家族学堂校长等。据《广州医学求益社同人名录》记载：

名绅社董：

易兰池　苏伯赓　岭子鋆　许在峰　戴霭天　伦哲如
陈炯斋　骆捷云　骆少鸾　林子祥　桂南屏　李建峰
罗浚初　区讽吾　陈尹农　余赞廷　高懋初　尹简卿
黄室如　黄仲裘　黎葆余　黄梓卿　黄畅兰　卢仲吉
梁小山　罗关石　阮丽村　章珠垣　冯华川　王尧堂
魏襄候　黄朗垣　谢荫墀　商安候　何棣生　梁芝林
何泽生　伍汉墀　朱树南　陈赓虞　陈席儒　林芷湘
苏星衢　黎泽民　朱恩溥　黎逸农　潘凤孙　沈考则
阮伯渭　何仲韩　刘礼甫　吴引年　霍芸生　朱勷寰
蔡荫余　陈词博　林宇彬　王孝若　梁仲符　庞策云
冼剑坡　何馨删　麦敬存　麦星池　卢节存　谢瑞林
周浦航

第一期，1906至1907年5月，共108名社员。

黎棣初　李珮臣　罗擎硕　罗熙如　李耀常　陈寿田
孔寿祺　关聘儒　潘陆仙　何子云　梁惠卿　梁乐之
关寿民　黄鉴湖　罗善卿　任韵儒　钟佐尹　黄焯南
黄伯卓　冼岐生　马良孙　关挺生　陈耀南　杨楚才
关渐修　邵晴轩　何惠依　何渔滨　杨海筹　曾沃生

关星衡　甘浚生　简瑞川　胡澄初　梁景云　黄作琴
邵竹笙　梁有恒　岭伯奇　谢捷南　汤慧吾　陈仲棠
冯植卿　林以庄　黄少唐　梁仲留　雷电南　杜次蘅
梁贵缘　叶岸馨　林善波　何丈泉　冯用车　黎乾初
黄湛波　陆仪三　李雨岩　吴镜堂　曾省吾　彭作舟
邝月根　潘伟瑜　曹颖生　杜怀生　冯春生　李致和
简芷鄰　邵星侣　郭厚臣　朱怀洲　李鉴民　刘艺苑
杜骥才　陈舜琴　李序廷　冯麟石　尉志铨　关翰材
吴锡藩　李铣如　谭普南　钟佐元　叶应生　曾寿山
林丽泉　杜心然　何如澄　李家泰　何泽群　林瑞符
杜凤偕　陈琼阁　甘景康　吴普南　谭鉴泉　周述材
关咏荃　邹季良　卢镜堂　邝楚伯　仇露泉　关少士
梁次衡　吴公符　黄晴波　邵复初　黄祐龄　李子潮

第二期，1907 年 6 月至 1908 年 5 月，共 50 名社员。

郑乐三　何叔均　朱衡石　罗积廷　劳谱泉　崔水天
杨易寿　杨鹤章　劳秋圃　林紫卿　张廷鉴　黎仲彝
陈节臣　陈时佳　陈泉培　向乐年　余剑南　黄丈江
李黼卿　吴惠生　王炽南　伍达群　刘清湄　杨德舆
莫伯超　麦冠萍　麦锦裳　劳叶筑　范伯蔚　罗智初
黎翰宸　梁懋孙　蔡湘兰　区树霖　黄暂时　陈梓藩
卢若愚　释氏持谦　梁伟樵　余跃澜　何季岳　董建卿
陈耀南　潘应全　黄永时　郑晋廷　何尧泽　杨道南
劳玉池　张秉瑜

第三期，1908 年 6 月至 1909 年，共 78 名社员。

林献廷　李子敦　何佩行　徐楚轩　李云舫　李玉如
李香帆　冯子英　吴式如　谭心壶　陈惠言　钟悌云
曹棸裳　区阁臣　林少彭　曾少伯　赖仲琼　冯伯雪

谭亮臣　陈宝芬　陈汝器　谭铁群　杨仲博　邓侣农
卢芦村　潘宝光　黄少伯　黎吕松　邓炎廷　曹泽培
林卓余　曹楚三　黄允宸　黄伯翰　罗桂生　莫天如
李镜泉　周云闲　黄蕉南　袁觐墀　李玩周　李寿田
周逸庄　冼明生　梁敬浦　罗绮楼　梁泽南　麦照阁
何乃煌　邓拱臣　潘展鹏　雷润生　邓燮梅　林伯吉
高咏旗　萧星联　黎颂尧　梁喷雪　俞海筹　骆冠流
何暄廷　陈月樵　谢蔚卿　莫竹坡　陈桂樵　周杜若
张镜泉　周卓芝　吴荣芬　何子苓　何绍丈　莫燮民
邵仁山　苏炽南　钱雁湖　关子问　高泽民　麦月林

第四期，1909 年 7 月至 1910 年，共 52 名社员。

蔡如山　张弛南　黎瑞寰　潘鹤寿　张耀墀　叶少周
郭静山　王月山　仇颂康　黄耀奎　扬子襄　吴仲敏
赖荫堂　秦玉韶　冯仁普　苏泽群　秦介卿　朱卓卿
卢雪初　冯兰舫　高寅宾　江海东　周沛霖　赵咗时
关芙仙　梁岐容　吕衡石　梁成页　黎渭贤　颜子明
刘伯琪　欧阳焱堂　林丽生　欧阳仲焘　曾寿凯
何庆焕　郑翼廷　董　鋆　李保华　梁熙臣　何振逵
陈绍脩　林石寿　陈俭庄　麦锦屏　赵芃甘　梁　直
黎兆轩　周国舟　张耀南　梁镜初　谭其彪

第五期，1911～1912 年，共 66 名社员。

霍瑶踞　詹沛生　李云村　任颂勋　任祯若　罗醴泉
刘少广　王冠之　麦蔚堂　李策南　黄锦鸿　伍衮裳
周仲爵　周耕畲　邓醴之　何子博　卢少管　黄兰修
区以训　李敬候　刘天福　黄文富　甘业修　吴镜泉
吴采南　吴星樵　张式文　戴伯京　黄聘北　霍砺铭
霍让泉　陈为良　罗延芳　黎立卓　林萼瘘　白寿康

劳新颖　曹仁泉　熊明义　黄美扶　黄对延　黄季许
梁君毅　刘亮臣　劳乐余　马砚铭　梁卫三　黄铁叟
雷守善　潘致和　梁耀泉　潘梓璜　陈明学　鞠日华
汤朴农　赵台阶　温玉书　禤德荃　冯希仲　麦星池
邓少参　梅乙垣　梁辛泉　朱作舟　刘经林　庚鉴鸿

第六期，1913 年，共 30 名社员。

李嘉渭　李善之　李泽民　李显臣　古绍尧　崔载中
吴冕轩　伍少绵　黎东如　陈萃生　李麟书　罗启泰
梁丕民　赵瀛波　梁翼符　苏少楠　杨寿山　黄业生
梁芳洲　陈自良　易秉寰　黄荫宸　胡仰荣　孔焕文
杨蔼藩　曾志镗　陈子澄　李栋臣　曾贞蔚　梁湘岩

二、广州医学卫生社

1912 年清室倒，民国立，是时国政一新，首重卫生，广州医学求益社改名为广州医学卫生社，社所迁入广州南关厂后街三界庙内。经禀请卫生司批准立案，复禀民政司警察厅批准立案。广州医学卫生社之取名，源于宋范仲淹（文正）语："本社名曰卫生，盖取范文正不为良相，愿为良医之说。良相卫生民，良医卫生命等，一保全意也。"[4]1 卫，粤语音与"为"谐音，亦有为生民为生命意。本社对于医界同人，有征集讨论、交换知识之事宜；对于卫生行政，有提倡改良，陈说赞助之责任，故定名医学卫生社。

广州医学卫生社由鞠日华、区盛之、谢赓平、麦庆农、陈月樵、张镜芙、何子云、梁耀宗、何暄廷、翟松年、黄洁如、方闻兴等人发起，有社员 167 人，名誉赞成员 60 人，共计 227 人。社务工作由潘茂林、鞠日华、陈月樵等人主持。鞠日华（1871～1936 年），字海天，一字升之，中山人，医生出身，任省城南关厂后街崇德善堂医席，伤寒名家陈伯坛高足，先学课于求益社，后参加卫生社，卫生社转办为光汉中医学校后，任伤寒科教席，专门讲述陈伯坛著作《伤寒门径》。

广州医学卫生社订定简章宗旨：本社以联络医界团体，振兴医务教育，鼓吹公共卫生勉力进行为宗旨。凡与本社宗旨符合，无论内外科学暨各社会军学商家慈善各界，但有医学卫生之知识思想者均可入社，至药肆与医界尤为关切如有志愿入社者，定推为名誉员。凡社员，有担任社内经费、赠诊、救伤、研究古今医学之得失，调查风俗卫生之良否，推求疠疫之发生，而考求其治法各事，均属社员之责任。本社筹办事实甚多，如赠医救伤，及办理卫生报、医学堂、卫生保寿会、药物陈列所等项，一俟经费充足陆续进行[4]3。

广州医学卫生社成立后，学术活动的方式仍按照原广州医学求益社方法，开展论文评选活动，并扩大参加人选范围，即不局限于卫生社内成员，凡社会开业之中医师均可撰文参加评选，每会课榜录取一百名存案，但只将前三名论文刻印。广州医学卫生社规则曰：医学以研究为益精，故设医学月课，以互相磋励，每月课艺，上课得拔首列者即公推为下课阅卷主人，定例出题三条。用函通知，如题赐教，全作更佳，倘精确者，作一艺亦得首列。议每月十五日出题，下月初一日缴卷。十五日列出阅卷主人，依期出题发刻分派，以便各友早为取阅，十二月停课一会。从十一月出题，下年正月开收课卷，凡投卷者如期交到，迟恕不候卷。面用浮签书明姓名、住址、挂号，送卷即将浮签揭去，易以暗码。第一、二题以《神农本草经》、《内经》、《难经》、《伤寒论》、《金匮要略》五书为限，不得集诸子百家拟题，作者引百家诸说任之，第三题则不拘古书。月课志在研精砥砺，不收卷资，不送谢教阅卷，主人均当义务阅者，当直笔批评，瑜瑕不必隐讳，作者勿存芥蒂，倘有怀疑幸勿赐教[4]3-5。

民国初年广州社会时局动荡，论文评选工作只能断断续续地进行，从1913~1918年广州医学卫生社共出月试课榜四十会。《初刻医学卫生社联课小序》与《广州医学求益社联课小引》一样，都是广东近代中医有价值的历史文献，现文录如下：

“自欧风东渐，输入医界，言卫生学者佥曰效法泰西，寔则揆厥本原起点。仍在中国洪荒时代，狉獉浑噩，如何保卫躯命，史乘阙如，姑勿深考。《神农本草经》出，为中国药学权舆，继而有《内经》、《难经》、《伤寒论》等作，医理更燦然大备。汉魏以后，诸家亦时有新理发明。今所称西人擅长两大端曰：学精解剖、药经试验。唐容川中西汇通谓，前圣能于空空洞洞中定出脏腑等名，必曾经解剖，当药一层，尤为实地试验之证，是西人所学仍滥觞中国。无锡丁氏又谓，我国有极效医方，日本营药家时列入和汉药剂，内外人犹不没我所长，吾曹不可数典忘祖也。夫医本为卫生，设古人以卫生在一人一家，不如著书普及万世，因阐发其中精理，后人藉以延年却病，当不止恒河沙数。近因发现微生物一种，西人好洁，诮中国不讲卫生，亦仅指此一节。西人以狭义说卫生，中国以广义说卫生，气象迥不侔耳。但经秦火后，鲁鱼赝鼎，中多遗憾，非互相研究，庐山真面未易复睹。爰集同志，发起本社名曰卫生，盖取范文正不为良相，愿为良医之说。良相卫生民，良医卫生命等，一保全意也。本社于赠医藉表实益外，以余力与兴同人磋商，医学本无畛域，可时引西说证明，自固藩篱，庶不令外侮侵入。方今天演理明，优胜劣败，存亡续绝，一发千钧，闲先圣道子兴氏引为己任。以故本社组成，运值维新，风鹤声中，不忘讨论，盖千城吾道，羽翼圣经，卫生而并卫国粹，卫师傅使不坠胥赖乎。是今积岁成帙，先以第一册付剞劂，弁数言于简端，愿诸君子持以毅力，永以贞心，勿懈谨序。”[4]1-2

广州医学卫生同人名录如下：

名誉赞成员：

蔡次夔　姚　宋　孔屏甫　杜少舟　孔季脩　孔任甫
朱云倬　盛俊仲　徐禄之　曹剑池　曹佩如　金子菜
易小赤　孔自明　黄吉仲　陈沛堂　张筱吕　金湘帆
徐晓初　孔鉴堂　金佩泉　孔公炜　陈善卿　方启华
易再香　金筱溪　王运昌　何其生　金志延　邱方流
区滙森　马爵侯　余少卿　陈铭檠　王肇英　陈容翰
蔡乐卿　周拱端　徐少和　周拨茹　黄镇南　黎亮云
王凤翩　黄叔冕　冯伯珩　骆捷芸　李方谷　张伯雨
马璧臣　陈庆云　廖少乾　卢思若　余定南　卫义间
胡瑞麟　伍其焕　陈文洽　普善堂　福安堂　致和堂

第一期，民国元年（1912 年），共 43 名社员。

鞠日华　何暄延　陈月樵　瞿松年　何子云　区盛之
谢赓平　陈庆保　刘伯全　张镜芙　黄嘉礼　陈松仁
丘广明　梁耀宗　马良孙　黄洁如　梁子明　郑敬之
沈觉轩　麦庆农　戴炽南　吴慎之　方闻兴　崔瀚文
宋亦桥　赵翼墀　周少登　曹寿山　冯玉臣　袁少杰
黎伯瑞　周裕修　尹星樵　刘耀阶　温菊如　冼岐生
梁捷三　阮吉文　梁液池　许仰銮　林治安　陈英臣
许明硕

第二期，民国二年（1913 年），共 122 名社员。

姚普昌　黎鸣谦　吕安卿　梁次饶　叶金泉　黄应世
任桂森　袁协庭　潘日初　何赤文　谭海筹　温耀初
柳宜春　雷电南　温仲笏　李镜泉　孔昭融　郭梅峰
梁慕贤　张畅民　林举华　邓鹤芝　黄鹤洲　罗俭兴
仇露泉　邓荣光　邓瀚池　禤稳南　黄振民　吴镜泉
黄世英　杜辉樵　刘厚复　伍文照　刘福谦　邓澄清
黄思江　许昌乐　胡月波　姚日辉　梁瑶光　谭鲸石
黄汉文　张谦吉　林伯俊　张卓南　王薇垣　林树田
李嘉渭　龙降祥　李丹池　廖佩修　冼尧臣　王遂生
古寿山　罗遇安　罗琴俦　钟少铭　黄天用　崔寿彭
张百祥　梁子樵　杨炎坡　招致和　钟贻孙　王宝臣
吕楚白　苏芬臣　吕贡延　李润珊　陈毓生　黄汉彰
黎赞明　张天衢　钟锦涛　黄任余　吕玉宾　杨若衡
罗时泽　黎炯扬　杨恩波　汤朴农　关兆祥　陈济芸
梁辛泉　彭钰山　占沛生　雷冠南　黄耀良　黄秉良
罗积延　周云闲　陈法语　关达明　甘福堂　黄钰佳
香瑞英　廖清威　陈昆臣　梁伯祥　萧翼平　何精益
温卓亨　江赓虞　蔡泽农　汤殷相　何赐之　何天士
邓卓之　李耀廷　周节生　佘师仲　黄作琴　黄瑞生
周植之　杨鹤章　陈佳衡　欧阳泽　梁春霖　梁建荣
李奕效　吴星樵

三、广东中医教员养成所

民国六年（1917 年），广州医学卫生社衍生出广东中医教员养成所，陈月樵主办。陈月樵（1868～1950 年），名炳翰，番禺人，近代岭南著名儿科医家，医寓省城南关清水濠寿世善堂，先主持卫生社务工作，后又创办广东中医教员养成所任所长，主教《素问》等课程。广东中医教员养成所地址在广州小东门清水濠，学制 1 年，课程共计 8 门。方闻兴（1863 ~？年），以字行，东莞人，广州医学卫生社第一期同人，任雷州同善堂、省城普惠善堂医席，在中医教员养成所教授《难经》、《脉学》。冯育神，南海人，教授《伤寒论》。李光策，番禺人，教授《金匮要略》。杨若衡（1869 ~？年），名云蔚，顺德人，广州医学卫生社第二期同人，教授《诸家学说》（《各家学说》）。陈主平教授《刺灸》。麦少神教授《解剖》。后增设《温病学》一科，由顺德高贯岐主讲。

有关广东中医教员养成所资料不多，据吕洁光先生回忆：民国九年（1920 年）广东中医教员养成所交由广州中医公余别墅（广州中医师公会前身）接理，办至民国十一年（1922 年）时已有五期毕业生共计百余人。

四、广东医学实习馆

民国七年（1918 年），有广东医学实习馆之设，又名“广州医药实学馆”，地址在广州西关十八甫冼基南。该馆亦由原医学求益社同人创办，主持人罗熙如、黎棣初，教习有麦冠萍、黄干南等。罗、黎两人个人简历已如前述。麦冠萍（1869 ~？年），名殿元，监生出身，医学求益社第二期同人，后任广东中医院名誉医生，著《中医病理学教科书》。黄干南，名恩荣，原籍三水，占籍佛山，祖父黄积昌，父亲黄殿中（字慎堂），兄弟黄恩湛、黄恩铭、黄恩永都是医生，设药坊于佛山，善制丸散膏丹，每逢暑天煎药茗饮路人，《佛山忠义乡志》有载。黄干南幼承庭训，习儒学医，科中举人，曾任民政部医官，著有《洄溪医案唐人法》、《唐千金类方》等，并在省城双门底上街（现北京路）开设黄干南药行。儿子黄梯君亦精医，新中国成立后任广州中医学院教师。

广东医学实习馆学制 2 年，学员多是广州市开业医生，毕业时须缴交医学论文一篇，所选题材，多以中说为主，旁参西学。粤省公署民国七年第 6369 号指令曰：医学实习馆“各科讲义沟通中西学说，能与立学主旨相符。”[5] 医药实习馆办理前后 6 年，毕业学员共计百余人，其中 1918 年入学的 49 名学生得到粤省公署李耀汉省长核准备案。1925 年，广东医学实习馆改名“广中医药专门学校”（又名“广中医学校”），校址设广州西关恩宁桥脚。1927 年，因校长罗熙如逝世，学校停办，部分学生转入广东光汉中医专门学校。

五、粤省九大善堂

与上述中医社团组织并存的是善堂。善堂虽然是社会慈善机构，但其有赠医施药赈灾职能，又聘请省城内外著名中医任职义诊，为中医临床教学重要场所。清末民初，广州有九间著名的善堂，俗称“九大善堂”，香港有“东华三院”，简介如下。

（一）城西方便医院

创设于清光绪二十五年（1899 年），由南北行（中药业）、金丝行（丝绸业）、三江行（土杂货行）发起募捐，海内外各界人士及广大贫苦民众出钱出力所建，事业种类为留医、赠药、急赈、殓葬。光绪二十七年（1901 年）更名为城西方便医院，黄花岗广州起义七十二烈士尸骨即由该院收殓。民国三十七年（1948 年）改称广州方便医院。1950 年由广州市政府接管，院址第一津高岗 2 号，即现广州市盘福路、人民北路广州市第一人民医院。

据陈醒吾先生《略谈解放前广州的方便医院》一文回

忆：抗日战争前广州市有9间民办的医院，分布在市区内，都是以对市民施医施药为主，其中以方便医院的善举规模最大。该院不仅在门诊赠医施药，凡在本省范围内遇天灾人祸例如饥荒、沉船、火灾等发生，都立刻组织医护人员赶赴现场救助，对死难遗体如无人认领的，也由医院施棺掩埋。方便医院附近的象岗山（即现在的南越王墓地址）系当时的义冢，方便医院的善举活动范围如此之广，它的经费来源是靠社会各界人士捐助，特别是靠华侨、港澳同胞的捐助[6]。

城西方便医院为九大善堂之首，广州近代许多著名中医都曾任过该院医师赠医席，如梁翰芬、谢泽霖、卢宗强、黎云卿等。其余八所，广东省名老中医何汝湛及原广州市卫生局中医科科长谢炜南回忆如下。

（二）崇正善堂

创设于光绪二十二年（1896年），主持人黎少伯，址设广州西关第十甫159号，办理施医赠药、施茶、施粥、施米、施饭、施衲、灾害水旱急赈等慈善事业，以内科闻名。

（三）四庙善堂

创设于光绪十一年（1885年），主持人邱石如，址设广州西关蟠龙南21号，赠医施药，以内科闻名，何汝湛曾在此任职。

（四）爱育善堂

创设于同治十年（1871年），主持人黄载堂、霍炯堂，址设广州西关十八甫路48号，新中国成立后改为广州东升制钉厂。办理施医赠药、义学、施棺殓葬。以内儿科著名。

（五）惠行善院

创设于光绪二十九年（1903年），主持人朱品三、黄载堂，址设广州晏公街，以独设疮疡科出名，所制膏丹丸散很有功效。省城四邻贫苦乡民，前来求医者甚众。当时名中医黄雄洲、谢培初、黄子明、薛东源等即在此义诊。

（六）广济医院

创设于光绪十八年（1892 年），主持人陈香邻、植梓卿，址设广州一德路 305 号，1935 年黄焯南即假借此地办学华南国医学院。

（七）赞育医社

创设于光绪三十一年（1905 年），主持人卢泽民、卫百揆，址设广州河南德兴直街 1 号，以施赠接生而著名，曾办有赞育产科传习所，出版有中医期刊《赞育月刊》。新中国成立后，赞育医社由广州市红十字会接收。

（八）润身社

创设于光绪十年（1884 年），主持人何梦觉、李敬三，址设广州东门荣华南，该社出版中医药书籍多种。民国时期广州地区名医谢香浦曾主持该善堂中医诊务。

（九）志德婴孩医院

创设于光绪三十四年（1908 年），址设广州城西永安约 31 号，抗战胜利后改制更名为“佛教志德慈善中医院”。先后有伍佩琳、宋季辑、梁定慧、梁晋慈、陈又民、庄省躬、程蓬等主持院务。该院向乏善产，蒙省港澳仁人善长自动输将及中药诸行、成药殷商等涌涌捐赠药物，而得以办理门诊、留医、赠医施药、施棺殓葬、施衣施食等慈善事业。

据 1935 年出版的民国《广州年鉴》不完全统计，这一时期广州地区至少有善堂院社 21 间，除上述九大善堂外，还有崇本、回春、最乐、庸常、爱群、述善、寿世、普善、遵圣、广行、全体赠医局、河南赠医所等善堂院社，均开展有赠医施药业务。

中医社团将各地个体开业的中医生组织起来，是广东中医近代史上一件大事，它代表着广东中医界的团结与力量，对于维护中医药自身合法权益、发展广东的中医事业起到重要作用。其学术交流活动极大地提高了广东中医学界的水平，也为民国年间广东各中医学校培训了许多老师、医师。例如，医学求益社的陈惠言、陈汝器、梁湘岩、古绍尧、卢若愚，医学卫生社的吕楚白、邓鹤芝、郭梅峰、吕安卿、卢宗强、钟少桃，中医教员养成所的周仲房、邓炳煌、庄省躬、陈月樵，医学实习馆的陶葆荪、谢泽霖、黄悌君、谢培初、黎兑刍，九大善堂的梁翰芬、黎云卿、许振庆等，1924 年以后分别任教于广东的各间中医学校与附设医院赠医诊所。中医结团集社，是中医教育由以师带徒教育向学校教育过渡的一个重要阶段，广东光汉中医专门学校等即是在上述中医社团组织的基础上创建起来的。

六、香港东华三院

香港东华三院，包括东华医院（1870 年）、广华医院（1911 年）及东华东院（1929 年），这三间医院代表着香港本地华人最初建立的以慈善为宗旨、免费为贫病华人提供中医药服务的社会医疗及办学机构。

1869 年，港英殖民统治下的香港发生“义祠事件”[7]18。香港开埠初期，由内地来港出卖苦力者，贫无立锥，一旦染病，身亡者由同乡集资草草殓葬，危重者或抬到太平山街百姓庙（广福义祠）等待死亡。义祠即是停放尸体、收留无人照料行将谢世贫苦华人的地方，卫生环境极为恶劣。4 月 20 日，平时来义祠收尸的人几天没到，尸体发散出腐臭气味，引起附近居民骚动，西报记者到义祠采访，翌日英文报章发表评论，形容义祠为人间地狱，惊动时任港督麦当奴，下令抚华道立即改善义祠环境，并派两位议员前往调查，认为如果有一间专为华人而设的医院，有病留医就不会到义祠去。这一意见为港督麦当奴接纳，下令封闭广福义祠，并拨出上环普仁街（东华医院现址）12 亩官地为兴建医院之用。

1870 年 3 月，香港立法局制定《华人医院则例》（倡议东华医院总则），规定东华医院以中医中药免费治疗贫病华人为宗旨，设总局（董事局）处理日常事务，总局由 6 ~ 12 名值事（总理）组成，每年一任，起初两年由港督委任，两年后由居住在港的局内同人（华人捐款 10 元以上者）选举产生。首届由《华人医院则例》委任的 13 名东华医院创院总理是：主席梁云汉（鹤巢），首总理李璿（玉衡）、陈桂士（瑞南），总理陈朝忠（定之）、罗振刚（伯常）、杨宝昭（琼石）、蔡永接（龙之）、高满华（楚香）、黄胜（平甫）、邓伯庸（鉴之）、何锡（斐然）、陈美扬（锦波）、吴振扬（翼云）。以上人物均为近代香港社会华人精英。

东华医院于 1870 年 4 月 9 日举行奠基礼，由港督麦当奴主持。当时院址原为太平山下斜坡，一片荒芜，整理地基时掘出很多无人认领的骸骨。创院总理将这些骸骨迁葬西环牛房山地，设立义冢，每年拜祭。现在东华医院礼堂神农皇画像两侧仍悬挂创院总理所赠长联，内容如下："忆此地古塚荒丘今忽烟满丹炉不知几载经营始觉稍尝吾辈愿，幸斯时穷黎病赤已属春回香海唯冀他朝继绍常怀普济众生心。"[7]26 东华医院正门有石刻"东华医院"四个大字，笔力苍劲，由清代番禺陈璞所题。陈璞，字子瑜，时任广州学海堂学长，著名书画家，传当时题"东华医院"四字，索取润笔费二百两，梁云汉主席私人支付全笔费用，后来陈璞拱手送回，拨充建院善款，成为一时佳话[7]26。

关于东华医院名称的由来，因年代久远，已无迹可寻。学者王韬撰写《创建东华医院序》曰："医院落成，锡名东华，其命意有显然可见者。况以东也者，生气之所发，华也者，万物之极盛。"[7]25 表示"东华"有发扬光大的含义。另外民间亦有说法指"东华"即"广东华人"，无论真相如何，都足以反映当时各界人士对东华医院的殷殷期许[7]26。

1874 年香港遭受台风吹袭，死伤枕藉，东华协助善后，亦是东华首次进行赈灾。其后东华曾多次参与本港、内地及海外的赈灾活动，其后更因为 1876 ~ 1897 年间的华北旱灾和 1885 年广东水灾筹款赈济有功，得到清光绪帝御赐牌匾，以作表扬。东华医院初期医院以中医中药疗法，赠医施药，并且设有大厨房，为留医者煎中药，药方按编号配药，为华人解除疾苦，深受欢迎。

东华医院创办 40 年后，广华医院于 1911 年成立。20 世纪初，港岛以北的九龙区没有医院设施，病人需要渡海到香港岛就医。1907 年，何启等人倡议在油麻地设立中式医院，《创建九龙广华医院崖略》："油麻地居香港之背，相隔一水，其地为新安土股之极端，居民繁庶，不亚于香港，而是地向无医院，其有疾病，皆来港就医。时或疾风暴雨，惊涛骇浪，欲济无舟，严寒酷暑，中途阻滞者，不知凡几。故创院总理，均以是地医院之设置，较之港埠，尤刻不容缓，然兹事体大，未可仓促立办。当任华民政务司浦鲁贤司宪极力赞助，禀蒙大英政府允准拨给荒地一段，以为医院基址，并拨款三万元为开办费，又岁拨六千五百元为常年经费，余由在任总理勉力筹措。"[7]35

1911 年 10 月 9 日广华医院建成，港督卢押主持开幕典礼。医院正门有创院总理所赠对联，内容如下："悯苍黎水深火热唤我国魂起四百兆同胞痼疾，合中外良医妙药仗后佛手拯二十世纪世界沉疴。"[7]35

继东华、广华医院创办后，1929 年东华东院成立。东华东院前身是港岛东区坊众兴办的集善医院，位于铜锣湾扫杆埔东院道 19 号，因筹款困难，致函东华医院董事局要求接办，成为东华三院的成员之一。三家医院的名称"东华"、"广华"，均取"服务广东地区华人的医院"之意。如今东华三院总共有 5 间医院，包括东华医院、广华医院、东华东院，东华三院黄大仙医院及东华三院冯尧敬医院。东华三院黄大仙医院前身为建于 1954 年位于广华医院内的广华护养院；东华三院冯尧敬医院前身为大口环护养院，是麻风病人收容所，1952 年病人全部送往新建的喜灵洲麻风医院。至 1991 年 12 月 1 日，东华董事局与香港医院管理局签订协议，东华属下五间医院加入香港医管局。

七、省港药材行会

省港药业行会是指广州药业八行与香港药业三会。药材行商组织缘起的时间比较早，它与承缴行厘台费（军饷）有关。1850～1864 年，广东花县洪秀全、广西桂平杨秀清起太平天国之事，清廷兴兵镇压，军饷缺乏，江楚大吏奏请抽厘（厘，厘金，征税以助军饷，取之极微，谓之厘金）。咸丰三年（1855 年）各省奉旨一律遵行。同治元年（1862 年）广东设全省厘务总局，其办法由各行商人酌认岁纳银数，以买卖之大小定坐厘之多寡，是时已有药材行商组织出现。

及至光绪十六年（1890 年），两广总督李翰章因修筑炮台经费尚未筹及，又奏请仿照巡缉经费办法劝办炮台费用，故台费亦军饷一种，它与厘金合称为“行厘台费”。光绪二十二年（1896年）李翰章传习省城座商劝谕报效台费之数目，具体事宜交由易兰池、卢乃潼等执行。易兰池、卢乃潼两人召集广州各行各业商人在文澜书院（现上下九路妇儿百货商店）开会，协议成立广州总商会，地址设在省城晏公街（现广州日用工业用品公司），统收各行商军饷上缴金库。文澜书院会以后，省城药业始有分行。据广州药业前辈邓广彪先生及原南北行经纪人谭德成先生的回忆，清末民初省城有药业八行。

（一）南北经纪行

又称南北行，南是指长江以南如川、黔、滇、浙、赣等地；北是泛指北方各省，所以南北行药材经营范围很大。主要业务批发各种药材原件，不晚于1881年成立，地址广州天成路贤乐里同德堂，广东南北行同德堂牌匾现收藏在广东省中医药博物馆。从1917～1937年，经营南北药材批发者有10～35家。

（二）西土行

西土行经营广西、广东两省所产的土药材，原重点在佛山，西江、北江地区所产药材经水路运送佛山，其后省城铁路开通，西土药经销重点转移至广州，早期座商有陈信义、张泰昌、唐钜昌等，地址广州晏公街，经营品种四五百种，如桂枝、桂皮、藿香、果皮、砂仁等，论品种仅次于南北行。

（三）参茸幼药行

又有参茸行、幼药行之分。参茸行专门经营人参、鹿茸销售，地址广州西荣巷、浆栏路、一德路；幼药行专门经营名贵细药如珍珠、牛黄、麝香、犀角、熊胆等，地址广州仁济路。其行业特点是资金较大，从业人员对商品有鉴别真伪本领，外行人难以插手。抗战前从业者有36家，其大中户都与香港有联号。

（四）丸散膏丹行

是指传统的中成药，老字号首推广州陈李济，也叫“杏和堂”，创办于明万历二十八年（1600年），至今已有300年历史，为华南地区乃至全国有名药材商号。其对联曰：“火兼文武调元手，药辨君臣济世心。”近代广东中成药有名者，敬修堂回春丹、橘花仙馆紫雪丹、保滋堂保婴丹、梁仲弘报龙丸、李众圣保济丸、源吉林甘和茶、王老吉凉茶、陈六奇济众水、冯了性药酒、潘高寿枇杷露、叶联合清火眼丸、郑仕隆喉风散、华天宝烂耳散等。

（五）药片行

药片行向南北行或拆家进货，按药物的性质进行加工，如炮天雄、法半夏、炙甘草、川芎片等。销售对象为生药行（樽头店）、熟药行等，也有直接售给香港和外埠，而且出口运销美国。该行业大多数为个体，民国年间最多时达200户。

（六）生药行（店）

未经加工炮制的中药，统称之为生药，这里所指生药行铺，不同于生草药店，而是经营熟药的生意，实际上是中药批发。生药行商店铺分布西关仁安街、豆栏街一带，抗战前有近百家。生药行（店）亦有人称樽头店，樽，粤语意为玻璃瓶或器皿。樽头店也成行成市，多数集中在太平桥、光复南一带开业，特点是讲究装饰陈列，各药物均经过加工挑选，整理后才入樽陈列，或者摆在饰柜内，直接和顾客见面，经营品种以补益中药居多。

（七）熟药行（店）

专门经营汤剂（广东习惯称为“水茶”），兼营丸散膏丹参茸幼药，按医生处方配药。熟药店一般都有医生坐堂应诊为群众治病，诊金比私人医馆便宜，并且有免费代客煎药。新中国成立前广州约有熟药店400间，业务较好的有赞育、黎杏林、广同济、致和堂，益寿堂等。

（八）生草药

广州生草药行业也有百年历史，分布于全市各街道。岭南到处有可采之草药，价格便宜，生草药充分体现“药无分贵贱，识使是灵丹”。该行特点之一是连医带药收费，例如医理跌打，收费一元五角，论理伤有其价值，但草药成本只占五角。新中国成立初广州生草药座商有89户。

省城药业八行具有行头大、关系面广、经营品种多而复杂、从业人员多、季节性强、价格变化大的特点。

香港有药业三会，据罗元恺回忆，是指南北经纪行以义堂商会、参茸幼药行宝寿堂商会、香港中药联商会。香港虽属英管辖，但药材货源于内地，市场客主亦多是华人，故省港两地药材行商在历史上有着渊源的联系。

广东是我国商业资本发展的重要区域，药材生意在广东的经济活动中占据一定的位置，故被作为“课征目的物”列入金库（财厅）“岁入经常门”。自海禁大开，洋药源源不断进入我国，据《清史稿·食货志》统计：“查洋药由印度先到香港，然后分运各口。……同治十五年至光绪四年(1874～1878年)，到港洋药每年八万四千箱至九万六千余箱，运销各口。”洋药与日俱增，中药延年递减，如照此发展下去，中国天然之药产，必将尽归淘汰。

有鉴于此，省港药业同人从民国二年（1913年）起，多次集议于省城药材行张大昌寿世会馆、南北经纪行同德堂商议，深感时势多艰，医与药两者关系甚为密切，所谓“中医衰落，中药随之，其关系至大”[8]。为保持中医中药之不坠，省港药业同人决议作智力投资，提出“习中医以存中药”的口号，并于民国六年（1917 年）3 月正式成立中医药学校省港筹办处。省港药业诸公艰难缔造，惨淡经营，前后 20 年时间，汇集大洋 35 万，于 1924 年建成广东中医药专门学校，这是一所由广东中药界投资、中医药两界合作创办的学校，在广东乃至全国中医教育史上占据重要位置。

第二节　民国时期广东中医药学校教育创办

一、广东中医药专门学校

（一）艰难缔造

广东中医药专门学校之设立，发端于 1913 年 3 月。广州市医药两界人士，鉴于中医中药之衰微，不能不亟图挽救，特假座张大昌行寿世会馆，集议公推卢梓川（名乃潼）先生为主席，倡办中医药学校，以培人材而维国货。旋由卢梓川先生联合香港药界一致进行。港中赞助最力者，曾恩普、伍耀廷、赵佩麒、何尔昌、梁子贞。香港捐款二千七百元，再由省揭安隆银号捐款四千一百八十五元，购行屋四间，南濠街地一段，以为校址。两次揭安隆之款，俱由冼冰检、赵佩麒及川庄安记担保。此为该校之倡办时期。《筹办广东中医药专门学校宣言书》曰：

“窃唯中国医药，经数千年，圣贤作述，爬梳推阐，垂为定本，以诏后世而寿生灵。此正如日月江河，万古不易者也。互市日久，西药输入，心醉欧西者或嗜之，然试思咸同以前，中国未有西药，岂其时人尽夭札耶？今日西医学校、西药房且遍国中矣。姑勿论中医与西医孰优孰劣，然专以利害言，中医有万不能废者。

中国岁产药材，其值万万。设中医澌灭，中药随之，微特农与工商辍业待毙，而国课亦为之牵动矣。盖中国素号四万万人，贫富平均，每人每年只需药费半圆，已达二万万之数。若弃此原有之二万万，而反以二万万转购西药，漏卮之巨，国何能支？

窃谓欲保中药，宜昌中医；欲昌中医，宜立专校。盖医术渊邃，非研精覃思，不能登堂而哜胔。而近世士夫，聪颖者薄为末技，鲁钝者怵为畏途，其藉医猎食者，则又一知半解，贸尔悬壶，反为世所诟病。坐令千龄绝学，不绝如线。过此以往，恐通材凋谢，欲提挈而无由。此不能不设校者一。

医书浩如烟海，而未标明科学。考之史志，有宋一代于医学最为留意，元丰间置提举判局，设三科以教之；崇宁间改隶国子监，绍熙二年后置太医局，其命题考试之法以及程文，至今犹有传书；至明制，则定医院十三科。此皆中医科学之权舆。然或未赅括，或病繁碎，非细为编订，分列科学，则满屋散钱，初学者苦无着手。此不能不设校者二。

古之良医，必通备药。今之医者，只事开方。叩以配制煎治之法，瞠目茫然。此为中医之大病。不知同一药材，而地道不同，则功用辄异。且药贾间以伪药掺入，此尤不可不辨。故非有老于药材之人，陈列标本，逐类指授，即日习本草学，亦等于纸上谈兵。此不能不设校者三。

本校设立之大旨，习中医兼习中药，由中医以通西医，葆全旧学而灌输新理，一炉共冶，弃短取长。更参以理化学，采西医炼药之法，以制中药。不特挽回利权，并可流行外国。行见中国之医学，以讲求而益精；中国之药材，以推广而愈畅矣！管蠡之见，敬候明教。”[9]

1916年10月18日，省港药业同人为安隆银号催还款项一事，并促进学校成立，集议于寿士会馆。李蓉生、刘植生、潘景贻、赵佩麒、罗亮卿等，一鼓作气，努力提倡，前赴香港药界，沿门劝捐。筹得款项，先清还安隆揭项。设立中医药专门学校筹办处于广州市，并设筹办分所于香港。此为该校之筹备时期。

1917年3月，广州筹办处公举卢梓川、李蓉生总理，香港公举曾恩普、伍耀廷先生为总理，以专责成。同年夏季，广州社会名流梁兆南呈送《论中医药书》致粤省省长朱庆澜，书中谓：“徒以欧风东渐，政俗模仿他人，是不唯失吾国之医学药学，且省港药销之三千万巨金，将人不亡我而我自亡矣。且中药之锐减，亦由中医不实力研求，业此者皆为米盐之计，人尽可为，其真伪莫辨，是不独草菅人命，业医术拙劣，而药品亦必无以自存。有识者惄焉忧之，故吾热心之士，捐资创建中国医药学校，已购地数十亩于城内麻行街，集资十万余金，拟陆续募捐，刻期开办，将以讲求吾国固有之医学，慎选教习，严定课程，兼采西国之长，以补我所未及。虽一切经费，皆由粤商担任维持，非得救时医国如我公者，提挈而扶掖之，则群情或因之而疑沮。我公胞与为怀，与民饥溺，风声所树，万彙昭苏。诚能为之厘定章程，规划办法，苟藉公之力，幸观厥成。拟请咨部立案，凡习医者一体入医学堂肄业，必经若干年完全卒业，由国家派员试验，确有心得，然后授以卒业证书，方许出而问世。学术优者，锡以荣名，则学子争自濯磨，饫古今之书，阐阴阳之秘。自兹以往，期以十年，医学之精，断非泰西人所能梦见。诚如是则中药因以保存，利权不致外溢。兆南于前清辛丑六月，陶方帅督粤，及后岑云帅督粤时，先后曾以此吁请，虽蒙嘉许，而尼之者訾为不急之务，迄用无成，荏苒十余年，此议几寝。今幸有热心之绅商，洞明大势，捐建医校，是基础已成，一转移间成效可睹矣。”[10]

梁兆南论中医药书，虽然以情、理、利交相规劝，并指出卢乃潼等人筹办已具基础，但也如他以前多次上书一样，迄无所成。

1917 年 9 月，广东新兴人李耀汉出任广东省省长。当年 12 月卢乃潼等再次递交简章，并援引河南中医学校、福建医学传习所的立案成例，向省府及北洋政府内务部要求备案。呈文除按照筹办宣言书论述办校的理由外，进一步指出：“查政府公报，载民国六年二月十四日内务部咨教育部文内，开据‘全闽医药学会附设中西医院院长陈登铠请设立医学传习所，呈请到部，查与丁泽周案大致相同。查前政事堂交丁泽周请开设中医学校呈一件，当由本部咨商贵部，由部批准备案，并咨行查照在案。此次陈登铠所谓与前案相同，除由本部批准备案外，相应咨行贵部查照可也’等。因是设校讲习，早为中央政府所许可，总理等特援豫闽两省办法，刱立广东中医药学校，缮具简章十条，请察核备案，饬广州市警察厅切实保护，并颁发钤记，俾资遵守，实为公便。谨呈广东省长李。”[11]

所附简章包括宗旨、名称、校址、经费、学期、学科、校员、学额、学费、设备十项，一一详列，可见筹备充分。由于有成案可循，终于在 1918 年 1 月 15 日，获得广东省长公署第 151 号指令批复，批词云：原具呈人顺德县绅卢乃潼。

呈一件援例请设中医药专门学校备案由。

“呈及简章均悉。中国医学，广博精微，然灵枢素问诸书，奥义单词。中材苦难猝解。降及后世，著述益繁，学问渊深则推张景岳、黄坤载，才气横溢则推程郊倩、喻嘉言，高明沉潜，各树一帜，又如立斋主补，戴人主泻，东垣主温燥，河间主寒凉，旨趣既殊，则议论互异，非提要钩元不足以穷精蕴，非分门别派不足以集大成。该总理等援内务部批准丁泽周开设中医学校成案，创设校舍，详编学科，于地方卫生最有裨益，而且贯彻中西，虚实并课，诊实之外，兼研内景，制方之外，旁及知药，冀以保数万万之利源，延四千年之绝学，愿力宏大，殊堪嘉尚。所撮简章尚无不不合，准予备案，候行省会警察厅切实保护。应用钤记即由该总理自行刊用，摹缴察核。此批。”[12]

卢乃潼又以同样的呈文送交北洋政府内务部，为援例创立中医药学校请予备案事。1918 年 1 月 27 日，获得内务部第 58 号批文，谓钧部所许可总理特援豫闽两省办法，创立广东中医药学校，谨缮具简章十条，呈请察核备案并请咨行广东省长切实保护，实为公便，谨呈。内务部次总长。“呈一件。呈为筹办广东中医药专门学校，请予备案并转咨保护由。呈件均悉。查所拟简章，尚无不合。唯所用科学名辞，有未协处。兹将简章内‘细扎’二字易为‘绷带’，‘微生物’三字易为‘细菌’。除由部备案外，合行批示遵照。此批。”[13]

由于筹备工作进展未尽如人意，虽获立案，学校仍迟迟未能开办。转眼进入 20 世纪 20 年代，国内政局动荡不定。孙中山先生领导北伐革命，1923 年 3 月在广州成立了大元帅大本营，下设内政、外交、财政、建设等部。此时广州实际上不处于北洋政府管辖范围。卢乃潼乃拜会大本营内政部部长徐绍桢，约于1924年8月间获得内政部第198号批文立案。批词说："呈及简章均悉。吾国医学精微，肇自皇古。医药虽原一贯，研究各有专书。故刘向《七略》于方技诸家列医经、经方为二类，惜遗编散佚，今多不传。汉唐以来医家辈出，著述滋多，求如俞跗、越人、仓公、华佗之技术精能，亦所罕睹。至于辨审药性，《神农本草》笺释多讹，时珍《纲目》博而寡要。盖古法渐失，十全之术难期；科学始萌，实验之方未备；欧化东渐，西医遂称绝诣。然吾国古圣数千年遗传之医学精粹，自不可磨。如能为有统系之研求，何难发挥光大。兹该总理筹设医学专校，时历数年规模已具，其宗旨在保持旧学，牖启新知，兼习中西，一炉共冶。宏愿热心，深堪嘉许。披阅章程，亦尚妥协，应准如呈立案。将来该校毕业生资格如与管理医生暂行规则规定相符，遇有请领开业执照，准予审查给发。仰即认真办理，造成医学人才，裨助社会，本部长有厚望焉。简章存。此批。"[14]

至此，广东中医药专门学校办学手续已经基本完备，其筹备工作也在积极进行。省港校董选定蔴行街为校址，先行建筑，1919年建头座，1921年建礼堂（礼堂建筑费全由卢校长手募捐），1923年建教室，1924年教室落成。又缮具章程，呈请大本营、内政部察核，奉第198号批词准予立案，此为该校艰难缔造创立之时期。

（二）首任校长卢乃潼

创校初期，首任校长卢乃潼筚路蓝缕，发展校务功不可没。卢乃潼（1849～1927年），字清辉，号梓川，顺德人，广东近代著名的教育家暨中医学教育家。卢乃潼自幼聪颖，工骈文，长欧体书法。及长，游艺于广东著名学者陈澧（东塾）先生门下，学业日益进步。光绪辛巳年（1881 年）补博士弟子员（一说举人）。历任广东咨议局议长，广东省教育会会长，顺德县修志总纂，广州菊坡精舍、学海堂书院（均广州一中前身）学长，广雅书院（广雅中学）院长，广州中学（由羊城、越华两书院合设）校长，“主持上述院校教育工作十五年，成就人材为至众，此皆阐扬文献，振兴教育之大端也。”[15]6

民国二年（1913 年）以来，广州市医药两界人士鉴于中医中药之衰微，不能亟图挽救，特假座张大昌行寿士会馆多次集议，公推卢乃潼先生为主席，倡办中医药学校，以培人材而维国货，联合香港药界，一致进行港中赞助。会议一致公推卢乃潼为中医药学校省港筹办处主席。卢氏对中医教育事业满腔热忱，义不容辞，挑起重担，不畏艰难，毅然与各同人复赴省港各地沿门劝捐，从 1913～1924 年，广州药业八行与香港药业三会共汇捐大洋十万，而他一人就募捐学校大礼堂全部建筑费。正因卢氏与筹办处诸君的不懈努力，虽屡经波折，而卒底于成。

1923 年 12 月 18 日，省港同人假座香港联益公司，会议公推卢乃潼为第一任校长。1924 年 9 月 15 日，广东中医药专门学校举行正式开学典礼，首任校长卢乃潼对学生致开学训词：“中国医学，肇自轩辕。逮乎宋明，始分科教士。晚近学术不讲，庸医充斥，为世集矢。然此非中医之不良，实习医之无人耳。不知中国天然之药产，岁值万万，民生国课，多给于斯。傥因中医衰落，中药随之，其关系至大。本校设立之宗旨，习中医以存中药，由中医以通西医，葆全国粹，维持土货，以养成医药学之人材，而举国皆登仁寿域矣。诸生来学斯校，志愿甚闳。唯医学博大精深，非研精覃思，不能探其奥，且为人民生命所托，意见不容稍偏。千里毫厘，此尤不可不注意者也。鄙人滥竽学界十有余年，时会多艰，愧乏成效，唯差可自信者，诚心毅力而已。本校发轫伊始，建设万端，樗栎庸材，深虞陨越。赖董事诸公同心协力，粗具规模。兹所期望于诸生者，勇猛精进，极深研几，一雪医学空疏之耻，他日学业成立，蔚为通材，非待一校之名誉，抑亦全粤之光荣也。诸生勉旃！”[16]

卢乃潼以医药相互维系、中医前景远大来勉励学生。他对当时中医的状况极为忧虑，视办学为培育人才、挽回危局之急务。在他后来在为学校刊物《中医杂志》撰写的发刊词中，进一步对学生表达了感愤激励之意：“中国医学，肇自皇古，圣作贤述，垂四千年。拯黎庶之沉疴，赞天地之化育，正如日月江河，万劫不灭者也。考之往籍，成周设疾医、食医、疡医、兽医之职，而以医师总其成；宋代课士，分为方脉、针灸、疡科三门，其命题考试之法，至今犹有传书；明太医院十三科学制，尤为详备。古人之重视医学如此！诚以关系人民生命，不可视为末技也。慨自欧风东渐，西医盛行，喜新厌故之徒，数典忘祖，神州国粹，不绝如线。同人等惄焉忧之，爰创立广东中医药专门学校，挽国学之衰微，谋医术之深邃。艰难缔造，几历十年，横舍落成，课程粗备，莘莘学子，锐志潜修。吾道其不孤矣。……呜呼，医学之晦盲否塞，至今日而极矣！倘不急起直追，亟图补救，过此以往，老成凋谢，文献无证，即此千钧一发之传，恐亦归于消灭。邦人君子，或不以斯言为河汉乎?！诗有之：风雨如晦，鸡鸣不已。愿与海内同志共勖之。顺德卢乃潼识。”[17]

卢乃潼校长在职期间，不受薪金，全当义务。中医学校在当时纯属首创，并无先例可循，各项工作均须摸索进行。

学校创办之初，事无巨细，卢氏均亲力亲为。校史载创办之伊始："中医课程无所依据，卢校长苦心规划，以适合科学之原则聘请汪莘伯、李耀常先生担任教务及编辑事宜，召集医学名流，开会讨论，拟定学科大纲，并购置图书模型仪器，藉资研究，设药物标本陈列室、药物标本图，以资实习，绘生理图三百余幅以备参考，此校务规划之大纲也。"[15]6

卢乃潼校长出身教育界，深感培养人材至关重要。引明代医家孙一奎语："读书而不能医者有之，未有不读书而精医者"。遂聘请广东地区医学、教育两届名流聚议，如陈任枚、卢朋著、管季耀、廖伯鲁、陈惠言、陈汝器、梁湘岩、古绍尧、吕楚白、梁翰芳、刘赤选等一班知名人士共同制订教学大纲，编写教材讲义，充分体现了他知人善用的组织才能。他医学闳通，教育富于经验，在职实心任事，劳瘁不辞，兴革尤多，校务日益发展，成绩昭彰。为解决学生临床实习基地，卢乃潼又计划筹建广东中医院，议举代表赴越南洋募捐，晚年在病榻弥留之际犹殷殷以倡建医院为念，足见其对中医事业一片赤诚之心。

1927 年 8 月 29 日，长期操劳的卢乃潼病逝，享年 78 岁。10 月 2 日中午 12 时，广东中医药专门学校各董事、教职员、学生及省港佛山药业同人，在学校礼堂举行追悼卢乃潼大会。礼堂高悬横额，上书"教泽长留"，校门悬挂挽联："风凄绛帐，霜冷鳣堂"。校内遍悬祭文、挽诗及挽联达 600 余副。参加追悼大会者达 524 人。校董伍耀廷主持大会，略述卢校长创设学校的功烈，及同人哀悼之悃忱。然后奏哀乐，全体向卢校长像行三鞠躬礼。继而由史伯衡宣读祝文："呜呼！医学沈晦，绵历千年。筚路蓝缕，孰启其先？猗欤先生，继轨前贤，开辟黉宇，纂辑宏编。济济多士，劬学钻研。素灵精义，炳耀中天。风雨如晦，陵谷变迁，挽救疮痍，未忍息肩。仁者必寿，福泽永延。龙蛇厄运，馆含遽捐，不遗一老，闻耗凄然。苹蘩清洁，敬荐几筵。灵其来享，降此堂前。尚飨。”[18]

此前9月25日全校学生派代表往卢府致祭，祭文也很好地反映了学生对卢乃潼的敬仰和思念之情：“于维先生，志洁行芳，贞不绝俗，通不乖方。文坛誉起，令名显扬。泮林撷秀，蟾窟分香。丝输职掌，薇省翱翔，蜚声粉署，才迈冯唐。晚推国老，望重乡邦。主持舆论，造福梓桑，菁莪乐育，多士津梁。菊坡学海，祥集鳣堂，郡学提挈，成绩优良。群沾教益，流泽孔长。中华医学，日渐沦亡，先生振起，奋袂提倡。凡余小子，著籍门墙，同堂淬砺，术究岐黄。引年妙药，未进昌阳，一朝薤露，黯然神伤。追维梁木，景仰难忘，生刍一束，肃奠椒浆。呜呼，尚飨。”

卢乃潼以社会名人、著名绅士的身份，晚年积极投身中医教育，对广东中医药专门学校的创办起了不可替代的作用。而且他办校前后，正是国事日乱，烽烟难靖的岁月，当时同学感叹：“飘摇风雨，四顾苍茫，频年羽檄交驰，深宵烽火，而吾校能巍然独存，其不随虐浪狂涛以俱去者，幸矣！”[19]卢乃潼于此功莫大焉。学校深切怀念卢乃潼校长，逢到卢氏诞辰，或休课一日，或于礼堂集会纪念，不到者以旷课论处[20]。

（三）继任校长陈任枚

卢乃潼去世后，学校董事会公议，请教务主任汪华伯暂行代理校务。1927年11月1日下午1时，召开选举大会，公举新任校长。会议首先推定伍耀廷、陈鲸浦任主席，然后讨论校长资格。议决以医学通达、教育有经验者为候选合格。

然后由各董事介绍符合资格的候选人，共提出何朔高、陈任枚、黄健芝、谢培初四人，即分派选举票投票选举。开票结果，以陈任枚票数最多，当选为校长。会后，将选举情况呈报广东省教育厅，奉厅长批词准予备案。

陈任枚（1870～1945 年），南海县狮山乡人。家本清寒，自幼读书赖父亲勤俭供养。及长，因科举不就，乃在乡设塾课徒度日，其时适遇一归隐先辈精于医而藏书甚丰，陈执弟子礼事之，终结为忘年交，由是“抱济世心，敝屣仕途，笃好医学”[21]。当清末民初之际，相继任南海小学校长，南海中学教师兼学监，业余时间则为人治病，后以活人甚多，求诊日众，遂辞去教育职务，1921 年迁居广州设医寓于龙津西路，曰“陈敬慎堂”。省城交通发达，人口稠密，易于染疫疾病流行，陈任枚每日接诊，多属急性高热症，故对温病发生之机理，进行深入研究。1924 年广东中医药专门学校创办，被首任校长卢乃潼慧眼识中，聘请为该校教员及赠医处主席之一。1929 年与刘赤选（1896～1979 年，广州中医学院已故教授，顺德人）合编《温病学讲义》，陈氏负责上篇总论部分，刘氏负责下篇各论部分，被公认为当时该校各科讲义编纂质量最佳者。

据当时该校《中医杂志》校务记录谓：“查陈先生历充各校校长、教员、学监，声望素重，复深于医学，任本校教席两年，生徒悦服，此次当选，咸庆得人”。[22]学生会亦在当年双十节开欢迎会以示欢迎。陈任枚医师教师出身，医学教育经验丰富。他仪表堂堂，谈吐清楚，讲话提纲扼要，使人无累赘之感，他善于勉励后学，自己出钱奖赏考试获前三名学生以资嘉勉，是以深受同学们爱戴，他鼓励学生维护祖国医学要敢说敢干，当时李仲守创办《医林一谔》杂志，就是陈任职校长后主张采用《史记》:“千人之诺诺，不如一士之谔谔”之语而命名的。

陈任枚主持广东中医药专门学校近10年，是学校取得中医教学医疗进展的10年。而陈任枚对广东中医事业的贡献，更主要的是他继承了卢前校长遗志，砥柱中流，领导学校渡过恶劣环境。1929年2月国民党政府中央卫生行政会议议决废止中医药案，于是引起3月17日全国中医风潮爆发，陈任枚表示极大愤慨，毅然率领广东代表前往上海，参加全国医药团体联合总会向国民党政府请愿。同年5月18日伪教育部令中医学校改称传习所，他又参加全国中医学校统一教材编写会议并任主席。由于全国中医药界的抗争，国民党政府被迫作出让步，乃于1931年3月在南京成立中央国医馆，陈任枚偕同梁翰芬，梁湘岩、冯瑞鎏、卢朋著、谢香浦、卢宗强、管季耀、潘茂林、方公溥、陈道恒等11人出席这次大会并任常年理事。陈任枚校长不负省港药业界及中医专校师生期望，使学校日趋兴盛，学生人数最多时达500余。1933年建成广东中医院，成为国内最大有留医部的中医医院。

陈任枚为中医教育事业心力交瘁，1936年以年老而医务亦纷繁乃告退，1945年在广州龙津路住所病逝，享年75岁。医界星沉，同人咸多悲悼，省港医药界人士参加送殡者数百余人。陈校长医林望重，其栽育之英才，新中国成立后成为广东中医界栋梁。

（四）学校沿革变迁

从1936～1949年，广东中医药专门学校又经历如下变迁。1936年春，中央教育部派二员来粤视察，由教育厅视学员偕同来校巡视毕，对校长表示学校与医院设置尚属完备，有如此伟大校舍，系国中不可多得之医校，惜未有完善之化学室，以为学生练习化学药物之用耳云云。校中同人，聆悉之下，更不敢不勉。时陈任枚告退校长职，暂由教务主任周仲房代理。周仲房，增城人，与教育家卢公辅一起担任广东中医药专门学校教务主任，编撰的教材有《针灸学讲义》，历任海军学校校长，海军舰长，香港港侨医院中医部主任。周校长代理后，维时虽暂，而建树亦多，后选出冯霖若先生为校长。冯霖若1937年6月至1938年6月莅校履任校长职，后受职法院，不能兼顾，而任期亦告满，乃呈报各机关及函致校董会辞职，由教务主任周仲房代理。

1938年11月21日，广州沦陷。日寇将广州大德路麻行街学校、医院占领，并把留守人员殴伤驱逐，强占学校作为日本中区宪兵司令部，强占医院为日本医院（称为广东叶医院），日人将学校医院之一切设备，洗劫尽空。时适届暑假期，周校长以省方频遭轰炸，谋迁校于沙头角，曾一度经营，以地方不适用，遂不果。不料在省上课未久，敌骑南来，广州告陷，校亦与俱，所有图书仪器均归乌有。自广州沦陷，该校同学避难港澳者甚众。1939年，香港中药联商会同人，以学校中辍为可惜，为顾存同学学业起见，慨然负担经费，乃租得跑马地礼顿山道37号，于3月在港复课，伍耀廷任校长。伍校长旋以年老事忙，而校务亦百废待举，遂举李植芝先生为继。迨中药联商会改选，李先生谦辞，公推谭颖才先生为主席兼校长。

1941年12月9日，太平洋战争爆发，香港亦被日敌占领，中医专校遂被第二次之摧毁。1943年，原中医专校第四届毕业生潘诗宪由港北上韶关，香港中药联商会黄世河、伍耀廷诸董事，重以迁韶复课之事相托，并由梁庆维校董韶关就近指导，中医专校毕业同学罗元恺、骆定基、江汉荣、赵思兢等予以协助。1944年春，在韶关西岸黄田坝仲元路7号成立复课筹备会，定于是年秋季复课，不日开始招生，吴粤昌、梁乃律等主编的《广东医药旬刊》1944年5月号亦登载此一消息。不料6月间，韶关宣布军事紧急，年底韶关又被日寇侵陷，迁韶复课之举，竟亏一蒉之功。

日寇投降后，医院为省卫生处接收，及医校教职员学生陆续返穗，省港药商为谋接收校院起见，遂重组校董会，省方药业同人选出南北经纪行理监事梁十君等为校董，互推何信泉为董事会主席，校长由潘思宪担任。潘思宪（1912～1956年），南海人，出身药材行商家庭。潘氏曾学课于中山大学医学院，后转学中医，为中医专第四届毕业生，年轻时已才气过人，历任香港中华医院中医长，广州中医师公会常务理事等职，著有《备用药方汇选》。1946年抗战胜利后中医专复课，接任校长职，并兼任广东中医院院长。1949年11月到香港定居，设办港九中医研究所任所长，对培育中医人才作出过一定贡献，惜英年早逝，终年时仅44岁。中医专校董会与省卫生处进行接收交涉，在未收回麻行街84号学校原址之前，中医药专门学校暂借医院一部分复课，同时把三楼一部分暂充学生宿舍。1947年收回部分校舍，直至1949年初，医院校舍才全部收回，恢复旧观。

1949～1955年，罗元恺（1914～1995年）任校长职。广东中医药专门学校于1953年停止招生，1955年停止办学。学校的一切医疗、教学设备，包括房产、地产，结余的数万港币，全部贡献国家。该校培养了大批优秀的中医药人才，为1956年广州中医学院的创办奠定了基础。

广东中医药专科学校沿革表如下：

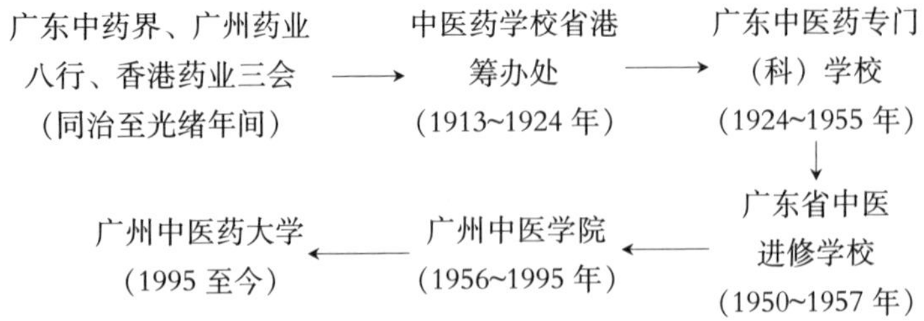

（五）校务发展（学制课程、教材建设与编写、教学设施、学术期刊、社会服务）

省港中医药两界同仁，艰难缔造，于是有广东中医药专门学校。首任校长卢乃潼、继任校长陈任枚以及后来者筚路蓝缕，以启山林，在及其艰难困苦的条件下创立了一条中医教育自立之路。广东中医药专门学校建校之初，校舍占地面积 387 亩，共有建筑 3 座头门建筑 1 座，石刻横匾书“广东中医药学校”7 个大字，该石匾由省城南北药材行捐赠。礼堂 1 座，可容纳 500 人开会，附有办公室、会客室，礼堂正面悬挂一幅木刻篆体字对联，文云：“上医医国，先觉觉民。”提出治病于治国同样崇高之目标。教学大楼 1 座，内有课室 10 余间，每间可容 70 人，办公室 6 间。以后校舍建筑不断扩展，自修室、学生宿舍、运动场、图书室、实验室、仪器室、标本室、药品陈列室、药物标本园、诊病室、幻灯放映室、印刷厂等先后建成。学校规章制度也逐步完备，计有“普通规则”、“教室规则”、“请假规则”、“试验规则”、“应接室规则”、“阅书报室规则”、“休息室规则”、“寄宿规则”、“奖则”、“罚则”、“校长权责”、“教务主任权责”、“编辑主任权责”、“学监权责”、“教员权责”、“文牍员权责”等一系列文件。附属中医院成立后又增加了“本院留医规则”、“本院留医赠诊简章”、“实习生规则”和“实习办法”等。

1. 学制课程

广东中医药专门学校为五年全日制专科学校，学生需经考试方可录取入学。凡年龄在18岁以上、中等学校毕业及有同等学力者均可报考。考试科目共计4科，尤重国文。1926年招考科目为国文、数学、物理、化学。1930年、1936年招考科目为党义、国文、医学、生理。医学题如“善治者治皮毛”、“治病必求于本说”、“伤于湿者下先受之论”等。生理题如“试言血液之作用”、“人体之消化器是由消化管及消化腺而成，试分别详论之”、“试言人体中之各种消化腺”等。由此可见，学校要求新生具备一定的医学知识背景。

学生之中，不少是医家子弟。传统中医教学以师授家传为主，但学校教育的好处是可以集众家之长，有利于增长学术，因此得到不少医家的肯定。如首届入学的江堃，即受父命而来。其父江仑铨，花县人，世传医学。1894年广州鼠疫大流行之时，江仑铨不畏危险，被聘至四庙善堂赠医，“就席二日，活人以千百计”，后又被聘至广济医院。30余年医名大著。因江堃自小有志于医，江仑铨对他说：“医岂易言哉！非好学深思，集思广益，未易望其有成。吾家业此者经三世，前后不下十人……从无所谓秘传。汝既有志于斯，吾亦无术相授。近闻卢梓川先生，为省港药材行创办广东中医药专门学校，集聘名医，分科编授，以最纷繁之学术，成有系统之课程。此校一兴，吾道庶有豸也。汝其从之。”[23]。江堃因此考入广东中医药专门学校，1929年毕业，后来成为《杏林医学月报》的主编。

办学早期，课程设置精炼，维持在24～28门。至1926年，课程计有全体学、生理学、卫生学、药物学、国文、化学、病理学、诊断学、疗治学、方剂学、西药学、内科学、外科学、伤科学、诊断学、妇科学、儿科学、眼科学、痘疹病学、产科学、耳喉鼻牙科学、花柳病学、针灸学、裁判医学等24门。1931年，课程计有党义、生理学、解剖学、卫生学、药物学、医学通论、医学史、方剂学、病理学、伤寒学、温病学、杂病学、儿科学、痘科、妇科、诊断学、眼科、喉科、外科、伤科、花柳病学、针灸学、法医学、国文、西法诊断、西药概要等26门。

1926年，学生会曾向学校提交议案，呈请增加组织学、细菌学、精神病学、生物学、物理学、数学各科。卢乃潼校长批复云："本校专为习中医中药而设，就体制言，除中医药范围内之科学，其余本不必阑入。唯中医学理论者谓稍涉于虚，故本校课程，节取西医之全体学、生理学等，从实处入手，此取径之微旨也。然使漫无限制各科具备，则与西医学校将何区别，本校创立伊始，曾召集医学名流，开会研究，于学科之支配，再三讨论，始行规定撰之宣言所列科程，多有不同，其去取之间，寓有深意。招生简章已将科程列明，倘欲习西法者，则省中西医学校甚多，不必舍彼而就此也。"[24]由此可见，学校的课程设置上，尤其注重保证中医课程的核心地位。

此后，课程有所扩充。在香港复课期间，课程增至33门，具体编配如下：

第一学年：生理学、解剖学、卫生学、药物学、医学通论、医学史、救护学、全体生理、方剂学、生物学、物理学、国文。

第二学年：药物学、方剂学、病理学、伤寒学、全体生理、温病、诊断学、中法救护、西法救护、解剖学、生理学、国文。

第三学年：病理学、伤寒学、温病学、杂病学、儿科、痘疹科、妇科、诊断学、外科、伤科、眼科、喉科。

第四学年：杂病学、外科、伤科、花柳病学、针灸学、伤寒学、妇科学、法医学、西法诊断、西药概要、消毒学、细菌学。

学制课程的安排，体现学校“以研究中医中药为主，采择西医西药为辅，沟通交换，养成完全医药之人才，以注重实习，慎重民命，永保国粹”[25]的教学理念。习中医兼习中药，由中医以通西医。保全旧学，而灌输新理。一炉共冶，弃短取长。更参以理化学，采西医炼药之法，以制中药。课程设置上，除注重国医学说外，更傍采西医学说以辅之，务使学者于中西医理，有融会贯通、舍短取长之实益。每周授课时数基本在25～32小时的范围。在香港复课期间，增加了西法救护、西法诊断、西药概要、消毒学、细菌学等西医课程，但同时亦加强了中医课程的学习，如伤寒学连续讲授3学年，方剂学、温病学连续讲授2学年，彰显中医课程在课程体系中的地位。

除理论课程外，学校尤注重实践教学环节。从第四年开始安排时间进行门诊见习，第五年则以临床实习为主，实习完毕需带教医师同意方可毕业。1933年8月28日，校务会议议决学业成绩、实习成绩各占50%。陈任枚校长发表布告：医学以经验为主，实习成绩应与学业成绩并重，查中山大学医科规定，修业期满而实习成绩不及格者，不准毕业。最近卫生局规定改善中医学校办法，凡学生届毕业时，应由医务主任发证明书，可见实习成绩之重要。本月二十八日校务会议议决，仿照广东高等师范学校办法，学业分数占十分之五，实习分数占十分之五，由九月起实行。如实习成绩不及格者。不准毕业[26]。

除五年制全日制教育外，广东中医药专门学校亦曾办过短学制教育。广州沦陷期间，该校在港复课，社会人士知该校在广州市办理十有余载，校舍医院俱臻完备，具有深长历史，故负笈来校者，实繁有徒。唯苦学之士，辄以历时四年，始能卒业，国难当中，环境或有所不许，更对于医学粗知梗概，涉猎未精，或得自家传，而于各科不能为有系统之研究，引以为憾。该校为适应学者之环境起见，特招收旁听学员，俾苦学者无向隅之叹，自修者有入室之阶，而于医药知识亦可普遍灌输。有医学常识者，不限年龄，不拘性别，均可投考，修业以一年为限，届时试验及格者，发给证明书。该校之旁听学员与其他之速成者有异，因医校章程上课四年，实习一年，该校五年之学级俱齐，即每晚均有一、二、三、四级学生上课，旁听者不拘年级，择己所短及所注重者而往听之。是则一年而可习四年之功课矣，此诚修习国医学之捷径也[27]。

2. 教材建设与编写

广东中医药专门学校的教材，均为自创，水平较高，在全国也颇有影响。卢乃潼时期已有近10种完成，嗣后其他各科也陆续告成，1929年已有“讲义数十科”[28]。

当时，全国各地中医学校多使用各自编写的教材。1926年底至1927年初，上海李平书、夏应堂等人，曾组织中医课本编辑馆，制订计划以求统一全国教材。1928年蒋文芳第一次召集全国11所中医学校教务负责人组成教材编辑委员会，进行中医教学经验交流，各地代表提出自己不同的学术见解，但未能就课程、教材、学制等问题达成统一的意见。1929

年，南京国民政府教育部饬令中医学校改称传习所。为有效反击歧视，全国医药团体联合会组织了编制学程委员会，拟定学程草案和中医学校教材编辑委员会规程，并于1929年7月7日至7月15日，召集全国各学校召开教材编辑委员会会议，《召集会议公函》说："我中医界处此存亡绝续之秋，自以整理学说广植人材为当务之急，而中医学校实为整理学说广植人材之府，顾常以未入学系扼于教部，此次并有一律改称传习所毋庸教部行政机关立案之布告，影响中医前途，殊为重大，本会选派代表赴京请愿，均以未入学校系统为借口，而中医学校程度参差，教材庞杂，亦为不能加入学系原因之一。良以教部虽欲准我立案，如无统一之学程教材，亦苦无标准以资准驳也。"[29]58

会议地点定于上海黄家厥路上海中国医学院内举行，参加者有广东、浙江、江苏、上海等地院校代表。其中广东中医药专门学校代表为陈任枚、卢朋著、胡真，另有广东光汉中医专门学校代表卢宗强参加。会议上，广东中医药专门学校校长陈任枚被推举为主任。此次会上，卢朋著代表广东中医药专门学校提交"中医课程须加法医学一科案"议案，并向大会提供了药物学、方剂学教材样张作为参考。

会议经过9天的讨论，达成了一系列决议案：首先，明确了编写全国中医统一教材的指导思想是：①教材须根据中国固有学理发挥之，不能取毛去髓故求迎合。②教材须经全国医林公认适当方可采用。③须有科学化不掺杂虚伪文字致失价值。④须有真实效验，人人可学可用[29]59。其次，审定通过了五年全日制中医专门学校应开设的各门课程及教学时数。它们是：生理、解剖、病理、诊断、药物、国文各240小时，内科（含伤寒杂病温病）780小时，幼科240小时，医经、医学通论各140小时，外科、妇科各120小时，党义、军事、卫生、眼科、伤科、喉科、产科、花柳、理化、细菌、医学史各80小时，方剂、化学各100小时，外国文160小时，针灸、推拿、法医各40小时，合计以上各科教学时数为4 460小时，统一课程科目以符部颁医学专科之标准。第三，审定了五年全日制中医学校各年度的教学安排。第一学年10科：生理、解剖、国文、外国文、药物、医学史、理化、医学通论、党义、军事。第二学年10科：党义、军事、国文、外国文、药物、内科、病理、诊断、细菌、医化学。第三学年6科：国文、外科、内科、病理、诊断、方剂。第四学年10科：临证实习、喉科、外科、幼科、卫生、内科、针灸、方剂、妇科、法医学。第五学年8科：产科、眼科、针灸、伤科、推拿科、花柳病学、医经、临证实习，五年授课时间统计占7/10，临证实习占3/10。

这些决议案与广东中医药专门学校原有课程差别不大。会议原拟由参加会议的各所学校认领撰写各科教材，但通盘考察后觉得时机未成熟，于是请各校将所用课本，择善送教材委员会，并通告全国医士，如有合乎上述学说标准或学科分量之作品，寄送到会，以便采用或资参考。各省教材送到者，“经委员评判，亦以本校（广东中医药专门学校）所编者为最完备”[30]。广东中医专校讲义之丰富，尤为各校之冠。

1931年中央国医馆成立后，全国医药总会结束活动。国医馆仍致力于统一中医学校教材。1933年中央国医馆发出1012号馆令，向各校征集教材，以广东中医药专门学校选送者最多，为84册。1936年焦易堂访问该校，亦称许说“收广东中（医）药专科学校（讲义）者颇多”[31]。现仍见存有该校各种讲义多种，略选介数种如下。

《医学史讲义》，卢朋著编。这是广东最早的医学史讲义，针对当时“中国无医学史”的谬论，卢朋著对中医学史作了系统的整理。他在绪言中说：“若来医有设施，非史不足以存掌故：医有运会，非史不足以验兴衰；医有模范，非史不足以资观感。然则医学史又可以已乎。”[32]。该书论述了远古医学的起源，商周、两汉、晋、六朝、隋唐、宋、金元、明、清时的医学，西洋医学的输入，以及各代的名医、医籍史、医政史，为中国医学史的系统研究提供了学习的“门径”，成为中医基础学科的重要课程之一。

《生理学讲义》，南海陈汝来编著。包括形体生理、脏腑生理、内部生理、阴阳气化生理、局部生理五部分，以《内经》原文及历代医家论述作注解。形体生理，论形体之初基、论生理之元始、论天年之长久、论体格之健康、论形气之消长等。脏腑生理，论五脏生化之元本、论五脏应五行之气类、论五脏生成之相制、论五脏之所生、论五脏之所藏、论五脏之化液、论脏腑之相合等。内部生理，论营卫之生会所出、论营卫因气血而别、论营卫统属于心肺等。阴阳气化生理，论阴阳之输应、论阴阳之平秘、论阴阳之顺养、论脏气之法时等。局部生理，论皮肤腠理、论皮肉筋骨之连属、论脏腑外应于皮肤腠理、论肌肉通于脏腑、论肌肉通于血气营卫等[33]。亦为中医基础学科的重要课程之一。

《温病学讲义》，陈任枚、刘赤选编。陈氏负责上篇总论部分，刘氏负责下篇各论部分。全书分为三篇。第一篇“原理”，下有病因、病象、辨脉、辨舌、辨兼夹五章；第二篇“治疗”，下有卫病治疗、肺病治疗、气病治疗三章；第三篇“治疗”，下有营病治疗、心病治疗、血病治疗、脾病治疗、肝病治疗五章。陈任枚在讲义中提出：“大抵学术之变迁沿革，必随自然之趋势，以适应环境所需要，乃足以创造学术，而卓然自成一家，医学何独不然？明清以迄今，研究温病学者日多，其方法亦日以精密，则此五百余年中，为温病最盛之时代，断然而无疑也。”[34]此书详述温病而又能结合岭南特色，被称为“继《温病条辨》后我国第二本系统的温病论著，真正阐发叶氏卫气营血理论体系，独具岭南温病证治特点”[35]。

《药物出产辨》，陈仁山著，早期中药鉴定学专著。陈仁山为香港中药联商会及广东中医药专门学校董事，在经营中每痛感中药伪药乱真，经 20 余年研究，著有《药物出产》一书，尚未脱稿。1929 年陈任枚赴上海出席全国中医学校教材编辑委员会，返程时取道香港，得知此事，认为“药之性味、功用，诸本草能言之。独出产与真伪之别，每属空谈，非老于药业，益以虚心考究者未易得”，“为研究药物学者所必不可少”[36]陈任枚序。于是鼓励陈仁山完成并付梓。陈仁山在自序中说：“仆经营药业历数十年，地道出产，尤为留意，所见既多，不无一得。又遍访诸身亲采药贩药之人，人亦竭诚相告。更与同业者互相研究，尤得其真，乃始笔之于书。”他劝告说：“我中医药专门学校毕业生，出而为医矣，所需于药物亦亟矣，其可不知出产之真相乎？”[36]自序 书中不但论述常用药物之真伪，亦对多种广东生草药一一辨析，尤为可贵。

广东近代名医辈出，但着意于著书立说者不多。广东中医药专门学校汇集众多名家，因教学需要所编撰的数十种教材，成为近代广东中医文献的重要资料，有关内容详见本书第二章“近代岭南中医人物与成就”各节。

3. 教学设施

1927～1936 年，有学者称为南京国民政府的“黄金 10 年”。尽管中医的命运波折横生，但国家基本安定，政令一统，社会发展，这也为中医教育提供了较好的客观条件。这一时期，广东中医药专门学校稳步发展，学校设施进一步改善，各方面均取得显著成就。

为增加藏书，多次向社会征求图书，获赠医学书籍及杂志多批。1931 年下半年起，又对新生每年加收图书标本费 4 元，用于购置新书。校内设有阅书报室，为学生课余读报之处。学校有生理模型陈列室，购置各种人体标本与模型齐全。化学实验室增添教学仪器，还曾购置各种器械 320 余种，用于提炼中药，试图改进中药剂型。

中药标本室，陈列的药物标本不断更换或添置，校董禤乐樵先生捐赠药物 400 多种，并将部分珍稀药材借予标本室陈列。为增加鉴别方面的内容，学校又向各省药商征集真伪药物，将药品中有类似真伪之处，研究所得，不遗在远，将真、伪药材各赐一份，藉资鉴别，并请详细说明其真伪辨别之处。此外还有药品陈列室，征集各种药品以供参考。

药物园自卢乃潼手创，后因乏人管理，荒草丛生。陈任枚认为该园为一校观瞻所在，而且可以作为学生课余休息之地，于是加以整顿。既保留原有药用植物，又新增伤科、外科教材所提到的生草药。园内分三区，东区近土坡外，以竹竿相间，种植藤本药物；南区为草本药用植物；北区木本药用植物。后来又利用另一旷地增加了一个小园，作为盘栽药用植物区。其中除原有的常见药物外，新栽种的地方生草药如小还魂、尖尾蜂、了哥王等达 263 种之多。

广东中医药专门学校还制定有校歌，歌词如下：“中华医药炳千秋，学术研求。广南东道，菁莪毓秀，校舍好优游。师往哲，启新猷。晦明风雨共潜修，博采旁搜。上医医国，同心努力，玉函金匮，光耀满神州。”它概括地指出了中医药的优秀传统并反映了学校设立的宗旨和努力方向，对全校师生起到了鼓舞作用。

4. 学术期刊

中医期刊亦伴随着学校教育发展得到创办。在抗战前，由学校及员生出版的刊物前后共有7种，分别是：《中医杂志》、《广东中医药学校校刊》、《广东医药杂志》、《杏林医学月报》、《医药学报》、《医林一谔》、《克明医刊》等。

《中医杂志》为早期校刊，从1926～1928年不定期出版，共出6期。主编者为教务主任廖伯鲁。内容有专著、学说、课艺、医案、调查、杂俎、校务等各项。发刊词说：“学术藉讨论而愈明，智识赖切磋而增长，赏奇析疑，渊明所尚，集思广益，诸葛重箴。窃本斯旨，编辑杂志，以资研究，未敢云极深研几，而大义微言，庶几不坠。”[17]1 该杂志凡先哲及时贤医学著述未经刊行者录之，连载了清代医家何梦瑶的《伤寒论近言》，并刊载了省内众多医家的医论，如番禺詹瑞云的《钝庵医学丛录》、张曜孙的《产孕集》、冯瑞鎏《伤寒论商榷》等。医案方面则有陈汝来的《星聚草堂医草》、梁翰芬的《根六草堂医草》、梁子居《居仁堂医草》、甘伊周的《平安堂治验录》、卢朋著的《百硕室医案》以及总结学校赠医处案例的《本校赠诊所医草》等，保存了不少岭南医家的学术经验。

《广东中医药学校校刊》，共9期。《中医杂志》停刊后，从1930年4月起，由张阶平主持编辑本刊。1933年前共出8期。内容主要反映学校各方面情况，主要有校务日记摘录、学校布告摘录、董事会会议记录以及赠医处统计表等，间亦有师生论文发表。1933 年张阶平就任于广东中医院后，校刊遂停顿。至周仲房主持校务时，1937 年由陈亦毅续办第 9 期，体例同前。但随后由抗战爆发，又告停刊。

《广东医药杂志》，为广东中医药学校学生会刊物，共 3 期，均出版于 1926 年间。卢朋著为其作发刊词指出："杂则多，多则博，博则泛收各家之说，足以集思广益而无穷。此医药杂志之所由作也。"[37] 该杂志的宗旨是："研究国际性的医药学，不分畛域门户，中西新旧学说，倘是有科学真理的价值，都一律欢迎，发表研究。"[38] 杂志刊载有学校教员卢朋著、梁翰芬、陈惠言等为其撰写的论文稿件，另外也刊载各科讲义。杂志还从学生立场，讨论校务，并曾与校方发行争论。后随着主笔余凤智的离校，杂志亦停刊。

《杏林医学月报》，江堃、张阶平主持，创刊于 1929 年 1 月，其宗旨是融贯古今，沟通中外，研究中国医药之实用价值，宣传中医药文化，它是民国时期广东中医期刊中出版时间最长、期数最多者，前后共刊印 101 期，每期千余份，是 30 年代广东中医界重要的学术和舆论阵地。

《医药学报》，李仲守等编。创刊于 1930 年 1 月，终于 11 月，共 11 期。主要维护和捍卫中医，并评论医务，宣传中医理论，介绍中医典籍。栏目有评论、专著、杂论、本社论文、药物等。

《医林一谔》，李仲守等编。创刊于 1931 年 1 月，至 1935 年 6 月止。发表不少对中医界现状、政策的评述，以及各种有关医药改进、整理的文章，研究各类疾病的诊断、治疗、药物性能、功用以及介绍有名医生，报道医界消息等。栏目有论坛、专著、学说、药物、实验、笔记、医药消息，杂志在当时有一定影响。

《克明医刊》，自1933～1935年共11期，广东克明医学会编，该会为广东中医药专门学校一个学生学术团体，由毛新甫等发起成立，罗元恺主编。主要撰稿者为1930年前后入学的广东中医药专门学校同学，如毛新甫、潘诗宪、罗元恺、陈永梁、赵思兢、黄天则、严祖庇、陈钦余等。其内容中西兼顾，注重实用，也有反对废止中医，要求中西医平等的言论。主要栏目有言论、医界贡献、大众卫生、编辑座谈等。

5. 社会服务

广东中医药专门学校办学成绩突出，学校声望卓著，因此也不断承担省及地方政府的各项任务。

（1）社会救护。1928年广东省举办第11次运动大会，聘广东中医药专门学校为会务部卫护股中医主任，负责医疗服务工作。学校成立了由管季耀负责的救护队，教职员工及学生均参加。从11月1日到6日，分组于每日比赛期间在会场服务。据统计治愈人数6天共283人，深受大会好评，社会舆论佥谓中医为社会服务，以此次为新纪元云。大会结束后救护队获得广东省省长、运动大会会长李济深签发的褒奖状。1931年学校正式成立了救护队，以管季耀、管霈民为正、副主任，下分几个组，每组有队长1人，队员9人。救护队每日派两名队员在校轮值，以便临时出外救护及传达消息。所有队员均属义务性质，但救护所需的费用均由学校承担。救护队相当于为广州社会提供了一支难得的急诊医疗队，也增强了学生服务社会的意识。在广州许多大型集会、游行活动中，都可以见到广东中医药专门学校救护队的身影。

（2）参与中医考试。民国时期各地逐渐实行中医考试制度，广东中医药专门学校教师经常被聘为各级考试中医委员会成员，协助命题或评卷。如1931年南海县政府聘请管季耀为考试中医委员会委员。1932年广州市卫生局考试中医，考生800余人，卫生局聘学校教员卢朋著、管季耀为阅卷委员，结束后并赠卢朋著匾“学阐灵兰”，赠管季耀匾“术绍俞跗”。1935年三水县政府拟进行中医考试，以测验医学，尤非熟谙岐黄者不足以拔取真才，特来请学校附属中医院派员出题并阅卷，学校派古绍尧、范叔仪二人参加。同年广宁县中医考试，也同样函请该校负责命题及阅卷。

（3）法庭鉴证。社会上每逢与医疗有关的案件，法庭也往往要求广东中医药专门学校提从医学意见。如1928年广州地方法庭判决一宗怀疑伤害案，咨询学校教员陈惠言后，在判词中指出“参考咨询中医药专门学校教员笔录”[39]，受害人乃是中风，据此决疑。及广东中医院创办后，更成为这方面的权威机构，“高等法院屡请鉴定关于医药问题之案件，市卫生局则令核验考取医生的成绩，是则政府对于本院之信心，有加无已，已可想见。”[40]

（4）施种牛痘。牛痘（又称洋痘）预防天花之术，近代最早从广东传入。至民国时，政府虽然对推广牛痘作了一些规定，但无力普及。很多地方是靠当地有力绅商和机构慈善施种，才能惠及贫民的。广东中医药专门学校建校后，从1926年积极开展施种牛痘工作。当年自二月初一起上午七时至十二时，赠种洋痘一月，分文不取，到种人数甚为挤，共计种痘人数1 682人。1927年春初，痘症盛行，传染甚速。倘不预为防范，往往有生命之虞。本校为公众卫生起见，特仿照昨年办法，赠种洋痘，不取分文。由二月八日开始至三月八日止，每日到校种痘者络绎不绝。说明此项活动1925年就开始了，此后于每年春间，对民众施种一次。如1931年从

3月4日至4月3日，连续施种一月，合计施种1 047人；1932年12月21日至1933年1月20日，赠种1 929人。

广东中医药专门学校积极参与社会活动，既反映出学校在省内中医药界所具有的地位，也是师生实践校训“上医医国，先觉觉民”的生动体现。而且，学校师生员工也不忘国是，与时代相呼应。如1931年，日本侵略我国东三省，消息传来，师生义愤填膺。学校发出“快邮代电”，声讨日本帝国主义以最野蛮之暴行，蹂躏我东三省，学校组织义勇队，毅然决然，为政府后盾。并实行提倡国货，凡有关于治病药品，及日用物件，系日本出产者，一概不用。学生潘诗宪等还在学校支持下，成立了广东中医药学校抗日救国会。10月2日举行了成立大会；10月3日及6日，全校学生分队到市内进行抗日宣传，分发传单；10月5日全校学生又参加抗日大游行，并承担游行的救护工作。此后各年每逢广州学生游行宣传抗日，学校也都相应停课，支持学生参加。1932年12月，为抗议日本侵占东北省，学校甚至休课7天，由学生组织到市外各乡进行抗日宣传。

学校建设的成绩，逐渐得到社会及政府的肯定，成为南中国最高中医学府。1928年广东省督学马衍盘视察该校后，给教育厅的报告称赞其“校舍宽敞，各科讲授，均甚严密”[30]。当然，由于政府的歧视态度，学校在接受管理方面也会遇到各种困难。例如按规定毕业考试必须由当局派员监考，“当请他们来监考时，他们便乘机勒索财礼，否则便左请不来，右请也不到，毕业考试便往往因此拖延。广东中医药专门学校1935年的那届毕业生，就是由于当时的监考官员没有来，经过校方的多次请客、送礼，国民党当局在勒索了一笔财礼后，才勉强地在1936年夏天派员监考，整整拖了一年。毕业考试后，还要每人向市卫生局缴交10元8角白银，才能领到开业执照。"[41]中央国医馆成立后，馆长焦易堂曾于1932年、1936年两度访问广东中医药专门学校，并发表演讲。1936年来校时，学校全体师生员工500余人于礼堂集会欢迎。礼堂悬花结彩，校门悬挂“欢迎中央国医馆馆长大会”横额。焦易堂到会演讲，并视察了学校、广东中医院的建设。后来焦易堂的秘书李武德会见学校学生时说：“广东为革命策源地，且经济丰裕，思想新颖，故中医事业之创设与改革均较他省为易，进步更速。今番焦馆长南来，与前次来此时相较，大有进步，故印象极佳。”[31]17 1937年春，中央教育部派员来粤视察，由省教育厅偕同来校巡视，对校长表示“学校与医院设置尚属完备，有如此伟大校舍，系国中不可多得之医校”[31]20。这也从另一方面肯定了广东中医药专门学校的建设成绩。

(六) 附属医院创办

近代中医药学校附属医院创办困难制约中医教育的发展，广东中医药专门学校培养学生毕业后以中医医疗、中药制剂服务于社会大众，学生学习期间就必须有医疗基地。创立一所附属留医院，这是从筹建学校之初就有的计划。早在向省长公署申请立案时所附的简章中，就规划有诊病室4间。学校成立后，校长卢乃潼一直筹划此事。

1. 赠医处时期

由于建设医院款项一直未能筹足，为教学计，学校于1926年首先在校内开办了赠医处。赠医处初期仅限内科，由教员卢朋著、陈颂冕、冯瑞鎏、陈任枚、梁翰芬、陈惠言诸先生任主席，每周星期一至六上午开诊，不收诊金。后来分成内、外、伤三科，人员也增加或更替为张阶平、谢泽霖、陆益三、管霈民、骆定基、管季耀、陈亦毅、卢旨远等人。

学校三、四年级以上的学生，可以到赠医处实习。实习规则规定：

第一条　凡实习学生，由学校分组编定。各生须依照编定名表，按日往赠医处实习，不可凌乱。

第二条　实习生以第三第四年级者为限。其他各班未届实习年期，概不列入，以示限制。

第三条　未届实习年期之学生，及非是日轮值实习之学生，不得进入赠医室，以维秩序。

第四条　实习生应穿制服，佩襟章，以昭庄重而免混淆。

第五条　在赠医室中，容貌当端正，言论常审慎，毋吸烟，毋嬉笑，毋耳语，以重人格。

第六条　实习生须填报告表。每日每组一张，由该组中公推一人填写。各生一律署名负责，呈校长核阅，以资稽察。另有诊治表，实习生能办症处方者，诊脉后，须将舌色、脉象、证候，详细列明表内，并拟方呈主任评阅，计分以定成绩。如未能办症处方者，不可任意诊脉，致令病人生厌。

第七条　如遇特别之症，由主席指出，实习生务须注意研究。

第八条　实习生有不遵守规则者，主席得随时纠正之。

第九条　实习生有成绩优异者，给以褒状，以昭鼓励[42]。

后来又进一步规范对实习生学习的要求，要求在赠医处报告表中详列赠诊摘要、初诊病症之种类、续诊奏效之状况、治愈者姓名、实习考勤、主任意见、实习生意见各项，每日填写备查。实习的成绩相当重要，1931 年 8 月 29 日学校颁布告说：医学以经验为主，实习成绩应与学业并重。于是参照中山大学医科、广东高等师范学校的办法，规定："学业分数占十分之五，实习分数占十分之五，由九月起实行。将来核算分数时，如实习成绩不及格者，不准毕业，以示限制。"[43]

为扩大业务，赠医处注重宣传，包括打广告、派发传单，直接与社会学校联系等，还有诊所门前挂出医生名牌，后来增挂相片，以供病人选择。由于业务发展良好，管理也日益规范。30 年代起每月举行两次会议，同时每月将诊疗情况列表报交董事会。1930 年起还将原传达室于春冬二季改为候诊室，以方便病人。为病人检查时增加布屏，以保护病人隐私。

1931 年赠医处改称医务处，并制定了《医务处服务条例》：

第一条　医务处设助理医员二人，襄助主任管理一切事务，由校长选任，以专责成而免推诿。任期由校长酌定之。

第二条　选择毕业生四人为服务医员，以一年为限期，离校由新毕业生接充。

第三条　助理医员月给薪金十五元，服务医员月给津贴十元。

第四条　除选定之服务医员四名外，其他毕业生愿服务者准其回校，唯不给津贴，膳费自备。

第五条　助理医员、服务医员应受主任之监督指挥。凡主任委托办理医务上之事，不得推卸。

第六条　助理医员、服务医员应依照赠医时间到校，以重职责。

第七条　助理医员、服务医员成绩优异者由学校给褒奖状[44]。

首批被选定为服务医员的，有当年毕业的第三届学生区金浦、关济民、李仲守、刘仲儒4人。

赠医处（医务处）1930～1932年诊疗人数见表3。

表3 广东中医药专门学校赠医处赠诊人数

年	月	人数
1930	4	855
	5	2 070
	6	1 691
	7	1 403
	8	1 638
	9	1 300
	10	1 104
	11	1 052
	12	631
1931	1～6	内科7 411、外科927、伤科170
	7	内科1 580、外科362、伤科41
	8	内科1 470、外科337、伤科24
	9	内科1 446、外科313、伤48
1932	1	1 267
	2	822
	7	2 236
	8	2 160
	9	1 911
1932	10	2 038
	11	1 742
	12	1 922

2. 医院之筹建

学校赠医处仅属权宜之计，筹建医院始终是学校同人的心愿。首任校长卢乃潼即使在病中，还多次邀请香港方面的校董集议，筹划进行。其建设规划，“目的使学者得实习诊断及疗治之所。院内兼赠门诊，征集多数疾病，以广见闻。住院者亦特设一部。赠医由学者随主任医生担任，一病室或一病人，以为临证之实习。俾能贯彻始终，观察疾病之经过，而教员亦可随时选择病者习授临床讲义。至医院之建，拟容纳二百人。其建筑之资，预算五万元”[45]。1926 年，卢乃潼赴香港与校董磋商后，终见端倪。当年省港药材行联合发出启事：“广东中医药学校，盖所以保存中药者也。查中国药材，岁值数万万，设全国之人不知习中医，即全国之人不识用中药，则此数万万之出产，必消灭于无形。我省港药业同人，不惜费十万之金钱，建成医校。近更于医校对门，创建留医院，为学生实习之地。我同人必须合力捐助，不拘多寡，集腋成裘，催促留医院成立。将来产出无数之良医，专用我国之中药，则医业之发达，靡有穷期。是此次之捐款，匪独赞助医校，直是扩充我药行之实业也。诸君其熟思之。省港药业同人公启。”[46]105

同期开始接受捐款。捐款册弁言说：“广东中医药专门学校，成立已三年矣。唯学医须求实习，故留医院之设，万不容缓。本校相定对门第一百零一号门牌之屋，阔三间过，后门通大德马路，为医院地址。然购地建筑开办之需，非五万金不可。本校当日购地六亩余，建筑费及置图书标本校具，共耗十万金有奇。此时实无余款，故不得不为将伯之呼。此举为培植医材，慎重人命而设，而相传四千余年之医学，岁销数万万金之药材，即藉以保全，善莫大焉。尚冀倾囊。不胜盼祷。”

学校制定了详列的捐款条例如下：“凡捐助诸公，一俟医院落成，概列芳名刊刻碑石，藏诸院内，俾垂不朽；收支账目，医院成时刊刻征信录，以便查核；捐册编列号数，盖本校钤记，以昭慎重，未编号盖钤无效。倾到本校捐册者，随捐随收银，即发回收条。其银汇交就近之总收银店，以免散涣；承热心乐助者其捐款务请交劝捐人，取回收条，以归简便；捐欵专为建留医院而起，断不移作别用。”[46]107

学校分别在广州、香港设总收银处。广州委托位元堂和裕和两药材号及裕荣银号代收，香港委托广丰和药材行及联益行代收。卢乃潼还准备选派代表赴南洋募捐，可惜事尚未成，先生已经病逝。陈任枚接任后，仍继续推进此事。1928年，学校向有关部门申请医院备案，先后获广东省民政厅第309号批文、省教育厅第161号批文、广州市市政厅第588号批文及广州市卫生局第260号批文，均准予医院立案。

1930年，因款项筹集不理想，香港药业三会决定会同广州同人，在香港举行劝捐活动。五月初七日，主席陈绍经在集会上发言，感谢同人对建设广东中医药专门学校的支持，“今又提倡建筑留医院，一方面以为学生实地练习，一方面嘉惠病人”，“在校学生，对于医药虽能研究，而实习之工作，仍不可少。故俗语有谓读熟王叔和，不如临证多。是则留医院之设，诚不容缓矣”[47]。集会后，众人分成两队，一队向南北生药行及各庄口劝捐，一队向参茸行山东行劝捐，初七、初八、初十三日连续进行。此次募捐成绩理想，据认捐册统计，共得69 700元。其中仍以广州药业八行和香港中药联商会为大头，如药业八行三益会捐款25 000元，香港中药联商会11 000元，香港参茸行宝义堂商会10 000元，其他商行或个人认捐50～1 000元不等。其后农历九月药业八行又在广州劝捐1次，所得不少。

经费基本有着落后，是年董事会集议，要求尽快开始建设工作。决定设立筹办主任1人，副主任2人，负责此事。当时共花费3万余元，购得广州大德路286、288号两间大屋。并着手聘人进行医院图纸设计，但一直未臻完善，1931年5月30日校董会议认为：医院场所之支配，于疗养上有密切之关系，倘轻率从事，恐致贻误。共征集到数份设计方案，校董认为史箴的设计较好，但使用空间不足，建设再行修改。在名称方面，1931年7月29日校董会上，陈仁山提议称为“国学医院”，决议通过。会议并公推陈鲸浦、伍耀庭为总理，禤乐樵等11人为协理，负责医院建设。由于图纸终未满意，8月8日校董会议决定派校董李吉甫往宗容记寻图则师（设计师）商量，后于9月7日校董会议上，通过了采用郑校之的设计图。9月27日，校董会又修改通过了《招投医院建筑章程》，并于10月10日登报招投，11月1日开投。结果，省港励图公司以76 450元最低价格中标，承担了附属医院的建设工程。11月21日校董会议议定由广万安建筑店负责拆卸原址建筑。

与此同时，校董会决定加大募捐力度，以争取经费到位，尽快开工。作为广州药业行会首领的张大昌行决定每店额捐50元。广州药业八行还曾成立“三益会”为医院建设集资。所谓“三益会”，是当时的一种民间金融组织，三益是“益会首、益生会、益熟会”，由会首即组织者牵头，各户（即生会）出钱集资，然后贷款给其中需资金周转的一户（即熟会），从中收取利息盈利。1932年3月第二届“三益会”会期限已满，校董会即决定：“药业八行三益会原为建筑留医院而设。现既满会，则所余会利，应照定章，全数拨归广东中医药学校以为建筑国学医院之用。”[48]

1933 年 3 月，广东中医院基本竣工。全部建筑用英泥三合土建成，建筑前座为职员室、医生室及优等病室，中为花园，后座为普通病室，前后座之间还有天桥相连。西偏为殓房及重病室，东偏为传染病室，与其他病室完全隔离。所有门窗均加铜纱网以避蚊蝇。全部经费比预期超出8 000元，另外安装电灯、自来水及购买家具、消毒仪器等又花费 1 万余元。然而医院落成，不料却为独立第四师占据为司令部，使建院工作陷于停顿。幸而为时不长，1933 年 6 月部队交还医院，6 月 2 日学校即将赠医处迁入，开始办公。同时申请广州市卫生局检查。8 月 8 日卫生局批复：“查该院组织章程，大致尚无不合。准予备案。”[49] 8 月 14 日，医院开始正式收住留医病人，此时未再沿用国学医院名称，而是采用“广东中医院”之名，正式开业了，总计医院建设，共花费 13 万余元。

3. 医院业务

广东中医院位于广东中医药专门学校对面（中间隔麻行街），占地 300 平方米，楼高 3 层。内有大小病房 20 间，病床 30 多张，另设有各科门诊、药房、医疗室、护理室、煎药室、供应室、太平间等，成为当时较有规模的中医医院。当时杂志报道了医院设施之完备，并赞誉：“至于药物方面，以药业八行关系，所用俱地道正产，无伪药乱真之弊。复用合格护士，以调护病人，综观其物质与精神，堪称完美。”[50]75

医院初设，主要分内科和外科（伤科附于外科）。医院院长为陈任枚兼任，总务主任廖伯鲁，医务主任卢旨远，内科临床教授有谭文澄、范叔仪、陈汝器，外科临床教授管霈民，伤科临床教授管季耀，驻院医生有张阶平、赵启光、潘诗宪、任裕贤等，服务医生有罗元恺、陈永梁、严祖庇、黄天则、陈润潮、司徒铃、陈泽权、薛子琳，其余尚有医务员、护士长、护士等以及会计、药房、庶务等后勤人员。不属于医院但在此出诊的临院医生则有周仲房、卢朋著、古绍尧、谢泽霖、刘赤选、梁翰芬、王炳秋、冯守平、陈惠言、周彦若、吕楚白等，多为学校教员。名誉医生则有张辉廷、麦冠平、谢培初等多人。时人称“各驻院医生，类皆学识丰富，经验宏博，医林巨子，济济一堂”[50]75，确非虚语。医院仍为赠诊性质，一般医生不收诊金，聘来的名誉医生则收以一定诊金。随到随诊的特诊收诊金 1 元。病人处方后可在院内配剂，亦可往别处购药。外科首诊病人赠外敷药。

广东中医院设留医部（即住院部），为广州首创。院内制定《本院留医规则》、《本院留医赠诊简章》。病房分 4 等，优等日租5 元，上等日租3 元，中等日租2 元，公共房日租8角。留医病人一般须有商户担保，中等以上房间预缴 3 天（无担保 10 天）房租，公共房预缴 10 天（无担保 20 天）。所收病人，“其间危险重坏之症，十居七八，咸经中医屡医不效，或西医针射难瘳，或绵缠床笫经年，或仅差生死者一线，仓皇求救，药石旋施。治疗期间，有数日，有兼旬，有浃月，本院医生则又本其所学，悉心为之诊疗，皆号啕入院，欢笑而归”，成绩显著，故“留题匾额满目琳琅”。治疗上，“凡有疑难之症，则公开讨论，择善而从。或病人愿转换医生，亦听其便，唯以本院题名之医生为限。务使治疗方面，各尽所长，得收应手而瘳之效”[51]51。

广东中医院发挥了重要的教学作用，所谓“医院之设也，教师以病室为课室，学生以病人为课本，互相探讨，真理益明。在医学生固可因有精密之研究，日进昌明；医学昌明，而病人更获无穷之益。是则医院之于医校，势成唇齿，而非一般营业病院所可比拟也”[51]51。医院制订了《实习生规则》、《实习办法》，严格考勤。除接纳本校学生外，广州市卫生局举行中医考试时，成绩合格者还要求赴各医所实习，广东中医院也被列为实习点。如1935年广州市第6届中医生考试，有李孟贤等26名被派至广东中医院，实习3个月后由医院出具实习成绩，卫生局通过方可领照。

从1933年8月医院开办，至1937年1月，赠医及留医人数均有记录，统计见表4。

表4　广东中医院1933～1937年门诊赠医及留医人数统计

时间	门诊人数	留医人数
1933年8月至1934年1月	10 717	130
1934年2月至1934年7月	14 448	186
1934年8月至1935年1月	12 047	243
1935年2月至1935年7月	12 703	194
1935年8月至1936年1月	9 597	201
1936年2月至1936年7月	11 487	213
1936年8月至1937年1月	9 926	197
合计	80 925	1 364

1936年中央国医馆馆长焦易堂视察广东中医药专门学校，上午发表演讲，参观学校、医院，因病人众多，且时间紧张，匆匆巡视后即赶赴宴会。但下午5时半焦易堂一行特地返回医院，详加察视，对赠诊处、传染病室、手术室、器械室、消毒室、病房等均审视无遗，还检视病人留医诊治情形表，询问病人治疗经过及疗效，并与院长、主任、医师等

一一交谈，表现了极大的兴趣。焦易堂说：国中之独立完备国医院尚鲜，即有亦规模狭小，或并设西医机关，成半中西式。杭州卢详麒创办的中医疗养院环境虽雅致，但亦地方狭隘，其建筑完备，与较宏伟者，此广东中医院足以当之[31]17。

（七）教师风范学生风采

服务于中医药专门学校教职员工，多是广东医学、教育两界之佼佼者，例如卢朋著、梁翰芬、刘赤选、梁湘岩、廖伯鲁、古绍尧、陈汝来、陈汝器、管炎威、管泽球、谭次仲、冯瑞鎏等。他们教学生动，医术精湛。第9届毕业生邓铁涛尝深情回忆说："陈任枚校长《温病学》讲义之编写，使同学耳目一新；卢朋著老师拙于口才而学问文章为学生之楷模；陈汝器老师言谈生动，阐明经旨使人记忆犹新；陈惠言老师讲杂病，古绍尧老师讲痘症，管季耀、管霈民父子讲外伤科……均能心传口授，使晚辈得以成才。"[52]在此略对学校教师风范与学生风采，撷英简介。

1. 教师风范

卢朋著（1876～1939年），名雄飞，新会人，贡生出身，优秀中医理论家。从光绪三十一年（1905年）起，先后在广东师范、广西师范、广州中学、南海中学、番禺中学、东莞师范、潮州旅省中学等八所学校任教算术数学。1912年卢朋著辞去各校之教职，在广州市惠爱路（现中山五路）流水井开设卢仁术堂悬壶济世，愈人甚众。医余购置中医书籍，中医专校教务主任廖伯鲁曾说："朋著兄家藏书最富，皓首穷经，寒暑靡辍，儒医之称，洵无间然。"[53]后被聘入广东中医药专门学校任教，学生赞誉他"读破万卷"[54]。卢朋著一共为中医学校编写了八种教材：《医学通论讲义》、《医学史讲义》、《医学源流讲义》、《医学常识讲义》、《方剂学讲义》、

《药物学讲义》、《本草学讲义》、《法医学讲义》，另有著作两种：《四圣心源提要》、《哮喘经验谈》。

梁翰芬（1876～1960年），番禺人，监生（一说贡生）出身，杰出中医临床家。梁氏早年师从邻村儒医杨某先生学医，读《灵枢》、《素问》过目不忘，后参加粤省医才考试取录为第一名，即受聘于广州城西方便医院任医师席，屡次救治危重患者成功，名声大噪，求学者众，旋于广州龙津路再行开设两个诊所，一边诊症，一边带徒。后历任广东中医药专门学校、广东光汉中医学校、广东保元国医学校、华南国医学院赠医处主任，广州汉兴国医学校校长，广州中医学院内科教研组教师，广州市第二届政协委员等职。著作有《诊断学讲义》、《治疗学讲义》、《眼科讲义》、《辨舌疏症》、《痛证疏案》、《张元素脏腑药式》等。晚年自题诗云：人生七十古来稀，寝馈难忘只是医。济世未能偿夙愿，还将责任付吾儿。儿子梁具天，广州市名老中医；孙子梁颂铭，广州中医学院教授。

陈汝来（1869～？年），字惠言，南海人，庠生出身，广州医学求益社同人，编撰的教材有《生理学讲义》、《形体生理学》、《内科杂病讲义》、《儿科学讲义》。其堂兄陈汝器（1874～？年），字羽起，监生出身，广州医学求益社同人。陈氏两兄弟中医理论涵养较深，《内经》原文娴熟，许多卷篇均能一字不漏背诵，讲述中医生理病理学着重注释《内经》原文，抗战前一直在广东中医药专门学校、广东光汉中医学校任教。

管炎威（生卒不详），号季耀，名医管镇乾之子。管镇乾祖籍江苏武进，道光至咸丰年间在军队任军医二品衔，精于跌打刀伤，后流寓粤省大埔，同治年间寄居佛山开设医馆。

管季耀继承父亲管镇乾医术，且精通文理，能把骨伤经验上升为理论，著有《伤科讲义》、《救护学讲义》等著作存世，历任广东中医药专门学校、广东中医院骨科主任，是民国时期全国有影响的骨伤科名医。详见第二章“近代岭南中医人物与成就骨外伤科类”。

古绍尧（1885～1944 年），名昭典，一名赞韶，广东省五华县人，祖辈迁居三水县。父亲古锦华、母亲郑氏均在三水县六和乡设馆行医。古绍尧自幼跟随父母学医，并攻读私塾和自学，“以儒通医”。行医前，古绍尧是乡里的儒生，曾担任乡试主考官，后在顺德行医。古绍尧曾学课于广州医学求益社，1935 年，因在顺德遭绑架恐吓来到广州，在西关青紫坊（拆建马路后为龙津东路 171 号）开设医馆，兼任中医专校教师，编撰教材《喉科学讲义》、《儿科学讲义》、《痘疹学讲义》。古绍尧擅长喉科，以医治喉症、麻疹闻名。他诊治痘疹，所载自称是“鄙人阅历二十余年，颇足自信者也”，对有关病症记述详尽。古绍尧在治疗喉疾上有自己的独特验方，把指甲煅灰煎药，用以医治白喉，据传非常灵验，连他的广告也以“长指甲”作为招牌。

廖伯鲁（1881～1952 年），号景曾，南海人，晚清贡生，曾任广府中学教习，菊坡精舍学长，著有《春秋经义》等。其父廖泽群，曾任广雅书局总校。1912 年广东省图书馆在广雅书局基础上成立后，设立广雅书片印所行，廖伯鲁于 1923 年任该所董事，1927～1934 年任广东省立图书馆常务委员，在抗战期间转移保存了大批珍贵的广雅书局版片，抗战后任省文献馆广雅书版整理委员会主委。在中医专校历任教务主任、总务主任、语文教师，为中医专校起草了许多重要文件、布告，编撰的教材有《国文学讲义》。

谢泽霖（1899～1956年），民国时期广东著名妇科医家，南海县狮山乡人。民国八年（1919年）学课于广东医学实习馆，后在广州西关悬壶执业。民国十三年（1924年）广东中医药专门学校创办，他受聘于该校，编撰教材《妇科学讲义》二册。全书分为四大篇，经事门、胎孕门、产子门及杂治门，囊括了妇科的经孕胎产及杂病等。新中国成立后，谢泽霖继续从事中医临床和教学工作，曾是广州市第一人民医院中医科主任。1956年广州中医学院成立，谢泽霖是筹备委员会委员之一。

梁湘岩（1873～1935年），名慕周，南海人，广州医学求益社同人，任广东中医药专门学校及广州光汉中医专门学校教师，广东中医公会执行委员，广东出席南京中央国医馆成立大会代表之一。设诊所于西关洞神坊，擅长用华佗针灸。另外长于文笔功夫，有“中医秀才”之称，在全国性中医风潮中，执笔起草《告海内外同胞书》，广为散发，影响很大。医著有《中医病理学讲义》、《针灸学讲义》、《医学明辨录》等，医术传儿子梁端侪、孙子梁念祖，新中国成立后在广州市第二人民医院任职。

刘赤选（1897～1979年），顺德人。16岁起在顺德永善医院随师学习，22岁任联安、志明两学校教员兼校医，25岁考试院（广州卫生局）检核合格为注册中医师，在广州西关十八甫洗基开诊所，善治发热病、咳嗽症。自1928年起，历任广东中医药专门学校、华南国医学院、广州汉兴国医学校教师。新中国成立后历任广东省中医进修学校教师，广东中医院内科主任，广州中医学院教授、顾问等职。著有《温病学讲义》、《学习温病的关键》、《温病知要》、《教学临证实用伤寒论》、《刘赤选医案医话选》等。

谭次仲（1886～1955年），南海人，近代广东中西汇通医家，提倡“中医科学化”。谭氏原毕业于两广方言学堂英文专科，后经广州卫生局考取为中、西医师职。历任广州汉兴、保元国医学校教师，仁爱医院中医股长，后任广东中医专校教师。著有《中医与科学》一书。

在中医专校教授西医及其他基础理论课程的老师还有：

章启祥，号吉甫，番禺人，广东公医医科大学、教忠师范学校、广东公立医药专门学校、广东军医学校教员，广州市参事，广东都督府军医课课员。在广东中医药专门学校任教生理解剖，编撰教材《全体学讲义》、《生理学讲义》、《解剖学讲义》、《卫生学讲义》。

郭绍贤，号道南，中山人，南京金陵大学医科毕业，在广东中医药专门学校讲授解剖学、卫生学、生理学、全体学，编撰的教材有《卫生学讲义》。

刘全安，中山大学医科毕业生、医学士，在广东中医药专门学校任教西法诊断、西药概要，兼任广州光汉中医专门学校教员。

汪兆铨，番禺人，历充广东学务公所议绅，广东高等学堂教务长，教忠师范学校校长，曾在广东中医药专门学校任教务主任。

李桢华，南海人，历充广州医学讲习所所长，医学求益社学长，医药研究会副会长，广东医学实习馆学务长、总编辑，曾在广东中医药专门学校任编辑主任。

陈鸣略，南海人，广州医学求益社最优等毕业，历充夏教仁爱善堂赠医主席，慕藜英文专门学校、洁芳小学教员，礼陶高小学等校医，曾在广东中医药专门学校任教全体学、生理学。

刘镜湖，惠阳人，广东陆军军医学堂毕业，历充军医学堂内科主任及解剖学、生理学、卫生学教员，惠州师范馆教员，粤军第一师司令部军医处处长，曾在广东中医药专门学校任教全体学、生理学、卫生学。

李近圣，台山人，上海中医专门学校毕业，上海广益中医院医员，曾在广东中医药专门学校任教儿科学、妇科学。

李信华，广西玉林人，军政府授陆军二等军医正，云南河口军医局局长，云南陆军测量局医官，驻粤滇军第十一团军医正，南雄野战病院院长，方便医院外科主任，广州市卫生局试验中医委员，中医公会执行委员，曾在广东中医药专门学校任教儿科学。

王学全，番禺人，广东高等学堂理科毕业，历充教忠师范学校、番禺中学、潮州旅省中学教员，曾在广东中医药专门学校任教化学。

徐应銮，番禺人，历充高等师范附属中学、番禺中学、坤维女学校教员，曾在广东中医药专门学校任国文教员，并编撰《妇科学》教材。

胡真（1874～？年），字莞瀹，东莞人，历充广东省教育会立高等小学校长，教忠师范学校训育员，广州大学教务员，广东中医药专门学校学监，广东中医院筹建委员会委员，上海全国中医代表大会秘书，广州大学秘书，广东仁慈医院董事等职。对山草药有精深研究，于1942年著成《山草药指南》。

何志远，东莞人，广东省立法政专门学校法律本科毕业，历充广东省教育会附设高等小学校管理员兼级主任，广东中医药专门学校学监。

王炳秋，曾在广东中医药专门学校任教党义、化学、药物学。

冯侗若，曾在广东中医药专门学校任教国文学。

徐君栋，曾在广东中医药专门学校任教国文学。

卢宰和，曾任广东中医药专门学校教务主任。

陈若孔，曾在广东中医药专门学校任教药物学。

黄牖民，曾在广东中医药专门学校任教全体生理学。

何精苌，曾在广东药专门学校任教方剂学。

2. 学生风采

学生是学校中最有活力的群体。广东中医药专门学校的创办，寄托了前辈同人革新和振兴传统医学的愿望，也号召着众多青年学子矢志不渝，投身国学。他们藉此扩充学问，锐志研修，成为传承广东中医命脉的重要力量。作为“五四”后的一代青年，他们思想活跃，关心时世，勇担责任，爱校爱医，风采留存至今。

（1）组织学生会，推动学校建设。1925 年起广东中医药专门学校即组织了学生会。第一届学生会由江堃任主席，副主席如余凤智、余凤歧、卢济民、刘云帆等都是积极分子。第二届由余凤智任主席。学生会的设立，一是联络学生之感情，交换其智识，庶于修业之余，符切磋琢磨之旨；二是集众人之思想，襄学校之不足，俾收集思广益之功。1926 年学生会创办了学生刊物《广东医药杂志》，卢朋著为之作发刊词说：“其名曰医药杂志者，医药何所不容？中西自可兼采。盖吾校学生之志，固欲沟通中西成一健全之学识，非弃中而从西，实取西而补中。”[55]

学校中西兼采，这虽亦是学校创办之宗旨，但实际上当时西医的课程并不多，仅有全体学和生理学等。学生会于是向学校提出，增加西医病理、诊断、疗治等一系列课程。学生们还提出男女平等，职业开放，为因中医的前途发展计，要积极的主张学校兼收女生。对此学校答复：本校前经董事会决议，将来经费充裕，将另设女校，此时尚办不到。学生们就此批评说："现在男女同学一事，早已不成问题了，广州市所公私之学校，都已尽行开放。"[56]认为学校的理由属于推搪。

到陈任枚任校长时，广东中医药专门学校的课程有所调整，如生理、解剖、卫生、病理、西法诊断、西药概要、国文、日文等课程均逐步开设，顺应了时代的发展。学生郑炎曾如此赞美母校说："夫中医之校，草创简陋者固多，而办理完美者亦匪鲜，如广东中医专门学校、上海之中国医学院、浙江中医专门学校等，其著然者也。其中尤以广东医专为美备焉。是校也，举凡化学、物理、生理、解剖之学，莫不列为初级课程，而其课程，复以科学为依归，其修业为五年，其实习时间为二年，盖即医大之学制也。其设备方面，如化学实验室也，生理解剖室也，图书馆也，手术室也……医科大学所应有者，罔不毕具，其外国文则以日文为主要科，仿日制也，余如设医院以供临床，辟药园以为实用。巍峨校舍，蔚然大观；富丽院垣，洁而壮美，方之国内医校，其设备亦有弗能及者！"[57]

（2）结社研究，钻研学术。大多数同学，在校期间，锐志潜修，勤奋求学。在学校刊物《中医杂志》上，每期均刊有优秀学生的课艺习作。如第 1 期就有江堃、张阶平的《脾者主为卫使之迎粮视唇舌好恶以知吉凶说》，林实衍、江堃的《腰脊者身之大关节也论》，贾之芹、林实衍、方亦秋的《肺主身之皮毛论》，刘云帆、朱寿江的《髓海有余则轻劲多力自过其度论》等 4 篇。

学生还致力于研究学术，学校于1926成立医学研究会，凡各同学有志者皆可报名加入，会员不收会费，每周作文1次，由教员评定，列甲等者录贴于学校，或推荐于校刊发表。后又组织师生医药互助社，入会者有百余人，每月开大会1次，由会员将研究心得提出讨论。在学习外伤科过程中，学生们对中医外科丸散膏丹制作之法，产生极大兴趣。第三届同学首先发起，组织制药会，学习炼制成药。学校十分支持，认为外科必须练习制药，方能应用，该生所请，良堪嘉许，派陈亦毅等教员协助，并请伤科主任管季耀为制药师，学生每人交款10元以购买药材。1930年10月和12月首先开始学制跌打药油和跌打万应油，后来又制作珍珠膏、安息膏、香药膏，学生们兴趣极高，奔走往来，不辞劳苦，虽天气凉爽，亦额汗淋漓。当时还详细记载制药始末过程，以供后来者参考。其后第九届同学也组织过同样的制药会，由管季耀和管沛民指导。

（3）毕业感怀，奋发扬励。学生毕业，走出校门，但医道无穷，尚待努力。卢朋著曾勉励毕业生说："所谓毕业者，只以数年之学业，作一小结束而已。当此上不在天下不在田之际，中道而立，前路茫茫，彼相焉用，道师未来。其将后退乎？前进乎？抑中立乎？此中之甘苦，唯毕业者自知之而自处之耳。"[58]然而由于政府处处压制中医，难免给将走向社会的毕业生心头笼上浓浓的阴影。学生毕业学成之日，除按例举行典礼、游艺外，多届毕业生均编印有毕业纪念册。除记录同学联络信息外，还发表各种感想、文学，从中可见其思想情感。

任何学校学生毕业，最主要考虑的都是就业问题。不少学生有前路茫茫的感叹："毕业即失业"的口头禅，他们希望以所学去实践社会，希望社会能够给他们实践的地方，但是也发现："我们虽然经过了五年的苦学，两载的临床，我们相信自己的功夫却不劣，但是社会上对于我们所学却不曾有深刻的认识，还以为我们仍是老朽中医时代的中医，而不知我们却已站在时代之前，做一个未来的新国医。而社会上所对于我们的认识，依然是不信任。"[59]

大多数同学勇于面对现实，志愿以奋斗来立身。如在校同学何志雄曾发表文章送别毕业班同学说："你们是这样地匆匆在国医的摇动的时期毕业了……我愿你们能施放出你们有力的手腕，雄伟的天才，把国医的生命安然地留住，不要因为衰落而衰落，更希望你们能在前面点着光明的明灯，发出灿烂的光芒，照耀出我们的出路。"[60]第五届毕业生关则歧回顾学业时，激励学弟说："前乎歧毕业而朅者，几等蝉联；后乎歧请业而来者，方同鱼贯。悯绝学之将坠，不禁为中医前途悲。幸吾道之不孤，又转为国医前途贺。幽光必发，至绪常昭，后起多才，方兴未艾！"[61]以"为中医争荣誉，为国药竞生存"相期许。又如第六届同学毕业时，在纪念刊中意气激昂地说："不怕聚会之不常，但怕修名之不立；不怕关山难越，但怕国医药之不光扬！"[62]才子郑炎作词云："海阔天空还雨，大地苍茫迷雾。寄止艰难何惧也？自有凌霄劲羽！"[63]反映出不畏艰辛的坚定信念。

由于有扎实的基本功，大多数学生能以中医药为民众解除疾苦，立足于社会服务。如第一届毕业生中，刘云帆在香港以第一名考入东华东院，马荫遐以第一名考入广华医院。第二届的陈亦毅、杜棣生留校在医务处服务，任灼华香港开业，刘少泽就职城西方便医院第一分院。第四届毕业生伍律宁，被台山国医分馆聘请为医务科员，后又担任台山县立中学校中医师，不但校中学生，赞其回春有术，即邑人之病入膏肓而受其续命汤者，几不可以屈指计。其余历届学生在省内各地开业的为数众多，其中不少至新中国成立后成为省市名老中医。

（八）附：广东中医药专门学校教师同学录

广东中医药专门学校从 1924 ~ 1955 年办学的 31 年间，毕业生共计 21 届，571 人，曾学课于该校者 322 人，合计 893 人，名册俱列于下，以资纪念（曾在中医专校教职员工亦一并列入）。

1. 广东中医药专门学校教职员工名册

卢梓川　陈任枚　汪兆铨　潘镜英　卢公辅　李桢华
卢朋著　刘锡龄　刘镜湖　何学彰　胡　真　陈子权
陆益三　李耀刚　邓志雄　许麓迟　李嘉流　刘镜源
潘汉三　张阶平　陈幼博　梁翰芬　谢泽霖　管季耀
管霈民　章启祥　陈启钊　梁子居　冯瑞鎏　梁湘岩
甘伊周　李近圣　李信华　徐君栋　冯霖若　马毅民
古绍尧　黄北琚　张乃棠　叶步丹　江　堃　徐景农
黄牖民　陈若孔　周仲房　廖伯鲁　徐公植　何志远
何铁韵　卢君厚　劳香霖　陈昌其　梁从云　陈应垣
刘赤选　范叔仪　陈汝器　陈惠言　谭文澄　冯守平
王哲生　周彦若　吕楚白　朱君白　黄少嵩　杨霞轩
刘安全　郭道南　朱昭东　马俊谋　赵启光　任裕贤
陈赤毅　李仲守　卢旨远　潘诗宪　陈竹泉　罗元恺
杜棣生　区金浦　关济民　刘云帆　朱寿江　骆定基
蒋钧堂　谭广钊　李成勋　甘志雄　李　鸿　韦耒庠
陈永梁　严祖庇　黄天则　陈润潮　司徒铃　陈泽权
薛子淋　刘少真　周洁贞　陈励贞　叶少琼　朱秀琼

郑慕贞　曾玉琼　伍仪卓　刘植生　王炳秋　黎兑蜀
刘福谦　张辉延　梁以庄　杜苏伯　何孚民　陈祖骥
黎棣初　麦冠萍　谢培初

以上人员 1924 年 9 月至 1936 年 7 月在广东中医药专门学校、广东中医院任职。

谭颖才　周仲房　贾曦初　关伯廉　何铁韵　任裕贤
罗元恺　陈永梁　刘云帆　李仲守　朱绍东　麦少琪
劳英群　单乐生　廖海珊　何仰之　刘赤选　评振庆
区砺菴　吕楚白　吕健芝　管霈民　周彦若　朱愚斋
梁匡华

以上人员 1939 年初至 1941 年 12 月在广东中医药专门学校在香港办学期间任职。

罗元恺　赵思兢　邓铁涛　梁乃津　梁守真　赵郁文
李杰宏　陈永梁　司徒铃　江恕堂　郭绍贤　程世乔
廖毅生　陈继恒　许铨庆　高　平　杜　德　张印华
许英贵　丘晨波　李乃明　陈钦余　陈慧晶　李自新
梁梦侠　江　忠　梁　新　李有杰　钟佩璜　林致和
曾品如　谭国勋　林国铭　李藻云　关天相　周绍高
王乃健　刘致忠　雷作霑　杜国札　张创泽　汤兆熊
莫尚德　廖让镠　陈瑞仪　庞中彦　谭次仲　欧阳介琪
李仲文　卢翼卫　廖景和　郭　景　黄德全　黄绍德
李卓儒　张创献　谭文彪　黄云波　杨志贤　萧　熙
何克光　卢耀增　邝耀陶　黄吉棠　胡国衡

以上人员 1949～1952 年在广东中医药专门学校任职。

2. 广东中医药专门学校学生名册

共有 21 届学生，计 893 人，名册俱列于下，以资纪念。

第一届（甲班）：1924 年入学，1929 年毕业。

李德言　李鸣始　陆焕棠　赵启光　马荫遐　骆柱擎
张阶平　谢厚初　朱寿江　徐祥云　盤仲明　赵焯贤
李　鸿　陆益三　唐长寿　林慧剑　林宝衍　何奇珍
江　堃　骆定基　甘志鸿　刘云帆　卢旨远　蒋匡可
梁守真
第二届（乙班）：1925 年入学，1930 年毕业。
杨金简　关若鲁　杜棣生　邹学权　陈伯英　蒋文瑞
赵郁文　陈亦毅　任焕棠　阮冠生　刘少泽　韦文庠
任灼华　方亦秋　李子长　陈作油　罗藻芬　钟学铭
黄隽伟　钟伟夫　吴与可　卢济民　梁幼峰　黄赐屏
第三届（丙班）：1926 年入学，1931 年毕业。
刘活天　区金浦　吴保南　罗伯涛　王智藩　梁鉴权
麦镜雄　雷安邦　刘仲儒　关济民　李杰宏　陈景瑶
邓庆存　黄崇俊　于绳孙　林夏泉　叶炳霖　陈启枝
招觉勉　李仲守
第四届（丁班）：1927 年入学，1932 年毕业。
伍律宁　吴兢灵　李成勋　简锡禧　潘诗宪　罗仲饰
任裕贤　余干礼　余敏和　蒋钧堂　邵继中　黄维会
谭广钊　陈　泽　曾日如　冯沛光
第五届（戊班）：1928 年入学，1933 年毕业。
文子源　姚凤歧　杜明昭　陈志初　何志侠　陈少明
何万杰　陈坚志　李育群　陆泽生　何鸿宾　黄守平
辛灯明　曾公明　黄宏杰　刘廷诏　黄岳庸　刘一峰
傅翼云　刘启明　蒙鸿仁　关则岐　甄树灼　邝静峰
欧冠英　邝士和　戴光诚
第六届（己班）：1929 年入学，1934 年毕业。
郑　炎　吴卓轩　周洪深　曾雨亭　梁少斌　周维珍

甄梦初　黄耀燊　余凤歧　罗学云　陈干健　黄济沦
刘少平　苏赤怀　唐华达　白冠清　欧阳辉　廖本良
叶钰芳　朱树芳　邝翘信　梁国生　谭启明　刘瑞霖
谭应申　罗广荫　谢伯源　林炳经　胡厚仁　姚锡珍
黄澄金　王仕桢　莫沛仁　黄禹恩　李绍英　方奕荃
潘流彬

第七届（庚班）：1930 年入学，1935 年毕业。

罗元恺　李振才　刘景芳　陈永梁　李松畅　黄濯维
陈钦余　李相廷　黄祖扬　黄天则　陈乐平　曹德心
黄街祥　陈伯如　冯顺堂　陈维清　李汝康　冯锡葆
王惠民　李华康　叶子良　伍伯俊　余汉强　严祖庇
江汉荣　敖羡明　刘兆初　吕有钟　汤卓瑜　刘金铨
何汝湛　陈绍综　邝国才　何碧城　陈启准　刘之永
李仲贤　邓文振　林少明　关心泉　赖锦文　谭景城
苏誉良

第八届（辛班、壬班）：1931 年入学，1936 年毕业。

陈泽权　谢昭华　林慕孙　区子明　陈述轩　叶锦湖
黄锡农　谢焕章　陈汉英　张正光　李润章　黄宣豪
赵燮南　何继朗　司徒铃　黄国焜　薛子琳　吴亦远
麦慧文　陈国召　区全生　雷伯泉　陈道明　陈北展
黄君武　李潮亨　黄国尧　杨德南　容侠清　罗耀扬
谢昭畅　周擎一　薛东源　李玉琪　曾荫荣　王　察
林焯文　黄之显　王兆震　梁华封　江玉堂　卢洞垣
黎汝铭　蔡作如　伍绍岐　黄伯英　甄桂荣　陈振棠
凌凯生　黄壁山　徐虹辉　邱显聪　林国铭　麦子丰
李惠忠　欧阳禧　卢启正　温永泽　陈振强

第九届（癸、甲班）：1932 年入学，1937 年毕业。

邓铁涛　白冠夫　孔贻达　吴公权　卢家豪　朱志勤
关汝耀　李兰谱　崔道周　周天池　谢瑞生　梁焜照
谭慎之　许锦昂　陆静泉　冯东海　关荣溢　廖拨群
陈宏昌　杜蔚文　黄华庆　崔湛康　孙天峰　余名驹
李天良　陈瑞初　何梁藻　李藻云　赖卓芬　朱绍昆
李逸华　吴　毅　杨鸿儒　朱煌亮　李宝颐　李球侃
梁乃鸿　黄向荣　廖勤荫　容　嵩　阎丽生　冯广礼
李达廷　冯横若　朱剑鸿　吴关荣　谭慧光

第十届（乙、丙班）：1933 年入学，1938 年毕业。

刘仕昌　雷泽民　谭锦绍　张　常　叶雅量　林业生
马叔銮　林智石　许燊章　钱德荣　岑鹤龄　谭灿坤
何小海　苏国安　麦永暄　关炳富　刘广满　潘华耀
李沃钿　黄松伟　孔孟思　孔昭淦　甘少周　黎育民
吕宇仁　黄傅克　黎显强　梁焕燊　范敏言　张成和
谭荣芳　马艺英　司徒勤　林敏德　陈幼延　许锦源
黄鸿锡　杨乐韶　邓润来　赵煖庭　陈英奇　卢志海
苏兴燧　关启康　陈弼余　苏弼廷　温志刚　陈伯余
邵春浦　关兴光　黄恪勤　陈启标　李祥云　郑秩民
钟秉彝

第十一届（丁班）：1934 年入学，1939 年毕业。

陈启森　林寿如　郑国钧　冯普光　冯景明　胡星培
谭启荣　罗济谦　雷焕尧　区锦衡　潘宝林　区英杰
张光壁　彭玉林　高汝禧　谭接濂　覃浩基　谢绍明
蔡伯通　赵仕甄　龙福江　卢述周　周汝农　苏兆清
沈永炎　陈子嘉　何作锐

以上第一至十一届学生，名册较为确切。第十二至二十二届学生仅存如下名册：

第十二届（戊、己班）：1934 年入学，1939 年秋季毕业。

黄元初　苏海澄　刘小卿　李振南　林振中　黎锦庸
李达延　朱敬修　谭贤初　邓荣滋　何毓生　赵剑生
叶博毅　赵杰卿　严白生　梁侠强　何培基

第十二届，1939 年秋季毕业，即 1934 年入学的戊、己两班。该届毕业生共有 38 人，但现只有如上学生名册，是根据 1950 年《广东中医药》创刊号历届毕业同学录及邓荣滋的回忆。

第十三届（庚、辛、壬班）：1935 年入学，1940 年毕业。

刘仲明　胡　祥　马文保　任夏森　吴伯金　雷杰光
刘汝胡　陈瀚芬　陈振华　吴文杰　余瑞赞　胡肇基

第十三届，1935 年入学，1940 年毕业，原有庚、甲、壬三个班，但现只存如上名册，是根据《广东中医药》1950 年创刊号历届毕业同学录及胡肇基的补充。

第十四届（癸、甲班）：1936 年入学，1941 年毕业。

伍卓琪　伍端芝　赵世屏　潘景行　余沛进　欧达昌
胡永康　陈振宽　关天相　谭济华　陈锡筹　司徒彪
马济民　曹积良　林瑞河　黄衮荣　李昭炳　欧阳伯屏
杨彭胜　胡微远　叶维邦　陈永舜　赵岁强　赵刚强
赵国材　苏励廉

第十四届，1941 年毕业，即 1936 年入学的癸、甲两班，《广东中医药》1950 年创刊号误该届为 1949 年毕业，经罗元恺认定，第十四届应为 1941 年毕业。

第十五届：1937 年入学时共有百余人，原定于 1942 年夏季毕业，后因故提前为 1941 年秋。

卓　权　袁祐普　林子权　关仲彝　谭睿光　张有为
林姗姗　吴康权　黄景晖　麦达庭　雷松照　姚锡琛

陈镜泉　陈穗昌

第十六届：1946 年入学，1951 年毕业，其中部分是 1947 年由广东光汉中医专门学校转学来的学生。以下毕业同学录是根据 1950 年第一学期各级学生名录表，由王德鉴认定。

张永强　王德鉴　杨尧谦　冼钜清　许宗仪　陆国强
刘荫堂　英幕贤　黎广邦　傅德达　梁梦侠　谢权基
李健中　徐金泰　潘弘叔　黄维略　梁卓荣　李自新
江永祥　毕健民　刘英伟　黄　鹏

第十七届：1947 年入学，1952 年毕业，以下毕业同学录是根据 1950 年第一学期各级学生名录表，由王德鉴认定。

邹璧云　卢洁琼　聂熹光　梁耀成　张济森　李　青
吴占求　江冠岳

第十八届、十九届、二十届、二十一届是根据 1953 年 8 月广东中医药专科学校全体同学留名，并由李国桥、陆乃器认定。

第十八届：1948 年入学，1953 年毕业。

黄元熹　吕镜如　莫崇业　唐从正　黄镇汉　谭贤初
关炳枢　招志佳　温耀新　张家满

第十九届：1949 年入学，1954 年毕业。该届是五年制。

陆乃器　陈公亮　叶绍球　邓伯祥　曾繁伟　王照林
周国强　雷伯平　黄宪章　李堃雄　张民瑞　黄梦觉
杨建贞　郭兆仪

第二十届：1950 年入学，1954 年毕业，该届是四年制首届毕业生。

梁应林　黄文杰　李堃耀　余耀康　邵景生　黄鸣锋
李丽芸　李丽芳　郑大江　赵卓贤　陈景垣　谢荣焯

周瑞洁　林　琪　苏毅民　何　玲　黎平汉

第二十一届：1951 年入学，1955 年毕业，该届有部分是 1952 年从广州汉兴中医学校转入的学生，四年制第二届毕业生。

李春晖　李春华　陈全新　舒伟群　梁南麟　李国桥
李捷连　李锦明　高炳光　彭太平　卢德兴　吴清深
陈德胜　李卫吾　袁业煊　招志和　谭耀祖　黄颂年
周勇志　吴振亚　陈宗明　何惠民　林文仰　林成毅
李庆星　谢遇春　朱卓生　方美成　王燕镳　梁雁峰
刘家祥　薛春协　郭钦增　黎新源　苏永旺　崔赤焕
黎达文　杜兆佳　刘赤选　靳　瑞　陶志达　周百康
郭喜彬　朱广照　李明岐　余顶燊　何超常　李璞珊
董民康　吴泽林

第二十二届：原定于 1956 年毕业，该届系 1952 年入学，四年制的第三届学生，但 1955 年被转去广州卫生学校，算作西医医士班毕业。

除以上名册，抗战前就读于广东中医药专门学校的还有：

余凤智　马师赞　江定安　何灌章　马云举　陆幻墀
苏少辅　周祖稷　廖仲文　李就濂　钟伟夫　李树春
张潮金　陈景瑶　余凤歧　陈处豪　符振纶　刘炽章
胡祖绵　夏祥麟　蒋钜发　马专精　任梦周　容耀五
王永年　李俊民　陈士瀚　林劲志　李光邦　龙鹏书
陈其琼　黄维曾　陈博如　雷连护　王镜明　王智蕃
黄德华　甄　磊　黄文锐　林兆华　黄玉荣　张培松
周致中　孔　荣　甘泽民　陆泽生　黎尚濂　高锡镆
赵凤鸣　梁鉴权　黄杕清　陈效良　区康普　潘次恒
麦　达　黎荣宣　梁乐楷　罗伯滔　吴保南　陈建魂

陈鸿业	伍兰瑞	陈鼎钧	陈明邦	谭云卿	刘照衡
林善堂	余毓宁	罗　智	谭晴川	刘实荣	张效声
薛德炫	李铿文	杨惠中	刘颂坚	麦兆强	钟耀奎
陈汉棠	钟北厚	马永禄	陈伯任	毛新甫	李一凌
区庚南	钟福海	曾广衍	雷廷禄	杨金池	张凤仪
李雨亭	黄汉明	赵思兢	罗启早	刘庆余	钟玉衡
吴国衡	门镇球	杨文式	陈开业	黄广义	龙子励
黄赍予	钟玉良	叶少熊	范衍均	陈春如	黄德仁
莫杰贤	岑萱余	黄毓芳	林胜菴	秦宫有	刘重民
梁具天	叶桔行	彭振棠	李振才	李松畅	冼伯衡
黄街祥	邵伯庸	刘金铨	徐赞权	黄普生	雷梓槐
王金佳	伍秉衡	武怀启	周以佳	张小润	黄壁山
张树叶	凌凯生	吴奉璋	黎博泉	李润泉	符辑谭
黄瑞元	黄则广	陈焕荣	林达强	梁兆裕	冯　风
林良工	胡浩成	苏伯忠	关文达	刘仲新	龙仲昭
温辑文	林德康	陈树文	方百里	蔡雁云	陈仲铭
李荣基	陈润生	廖仕荣	黄国培	霍养初	关　刚
蔡端檀	杨铨萃	黄樟梓	陈沛然	冯镜峰	何其山
郑宗岳	陈德达	方奉生	汤耀煊	陈国肇	邱显聪
黄子霑	黄家麟	谢昭章	陈庆书	陈煜墀	陈杏生
康北海	黄秋海	陈达明	冯其愈	钟贻庆	刘如柏
林叶生	饶师泉	黄履初	岑毓琮	陈荣沛	温学明
余家驹	劳森荣	罗兆溢	邝校章	张根本	朱金号
陈千元	彭玉林	招兰健	卢世光	王俊三	陈锡璜
汤荣焯	任梦觉	汤　清	麦和任	李玉湖	劳耀三
董岳淋	陈耀元	李仲麟	黄少民	林昭志	刘品和
莫国勤	林学琦	谭慎之	罗镜予	潘光耀	何志雄

区孔昭　曾广梁　严柏昭　张　文　曹傅让　郑锦凯
关荣溢　陈国和　林智石　卢德威　黄振英　潘渭川
王迁善　王畅垣　许济忠　马慧德　钟华明　陈剑辉
余绍文　彭毓铭　梅荣询　蒙考征　张松涛　杨以正
刘汝鹏　陈信淦　刘景南　罗焕章　钟焯生　黄锡金
赵秋盦　许锦昂　颜雅民　何蔼谦　方富侠　黎炳南
杨志仁　张景述

抗战后就读于广东中医药专门学校的有：

高岐彰　陈静深　邓仲贤　赵地富　谢慕余　李启瑞
陈汉源　姚树辉　陈尚志　林国正　陈永基　罗永祥
余湘泉　余伯廉　朱銮翰　张德辉　李邵覃　陶淑宜
余森惠　吴　颀　吴　显　马敏保　刘锡麟　罗文藻
赵克耀　梁颂明　梁汉经　李伯雄　梁长江　梁长安
刘健民　甄驾夷　谭福璇　毕锦辉　陆培均　张毅民
周玉宇　余伟康　翁庭宝　郭梢泉　林子鹏　朱锦准
伍珠凤　脱兆铮　瞿康宁　邝伟铮　梁德忠　邱美诺
江瑞芳　莫如水　徐兆棠　高伯庆　甘　焕　黄子良
李健斌　梁育成　谢其天　邝锦华　刘焕然　黄景如
黄柳泉

3. 国内杰出校友

广东中医药专门（科）学校其他国内杰出校友的成就可参见表5。

表5　广东中医药专门（科）学校校友成就一览表

广东中医药专门（科）学校校友	年级/届别	荣　誉
张阶平	1929届	广东省名老中医（1962年、1978年）

续表

广东中医药专门（科）学校校友	年级/届别	荣　　誉
李仲守	1931 届	广东省名老中医（1978 年）
林夏泉	1931 届	广东省名老中医（1978 年）
区金浦	1931 届	广东省名老中医（1978 年）
简锡禧	1932 届	广东省名老中医（1978 年）
黎炳南	1933 届	全国第一批名老中医继承工作指导教师（1991 年），广东省名老中医（1978 年）
杜明昭	1933 届	广东省名老中医（1962 年）
文子源	1933 届	广东省名老中医（1978 年）
黄耀燊	1934 届	全国第一批名老中医继承工作指导教师（1991），广东省名老中医（1962 年、1978 年）
甄梦初	1934 届	广东省名老中医（1978 年）
罗元恺	1935 届	全国第一批名老中医继承工作指导教师（1991），广东省名老中医（1962 年、1978 年）
董岳琳	1935 届	广东省名老中医（1962 年）
司徒铃	1936 届	广东省名老中医（1962 年、1978 年）
邓铁涛	1937 届	全国第一、三批名老中医继承工作指导教师（1991 年、2003 年），广东省名老中医（1962 年、1978 年）
关汝耀	1937 届	全国第一批名老中医继承工作指导教师（1991 年），广东省名老中医（1978 年）
李藻云	1937 届	广东省名老中医（1962 年）

续表

广东中医药专门（科）学校校友	年级/届别	荣　誉
杜蔚文	1937届	广东省名老中医（1978年）
刘仕昌	1938届	全国第一批名老中医继承工作指导教师（1991年），广东省名中医（1993年）
岑鹤龄	1938届	广东省名老中医（1978年）
黄传克	1938届	广东省名老中医（1978年）
林品生	1938届	广东省名老中医（1978年）
朱敬修	1939届	广东省名老中医（1962年）
彭玉林	1939届	广东省名老中医（1978年）
胡肇基	1940届	广东省名老中医（1978年）
王德鉴	1951届	全国第一批名老中医继承工作指导教师（1991年），广东省名中医（1993年）
李丽芸	1954届	全国第二、三批名老中医继承工作指导教师（1997年、2003年），广东省名中医（1993年）
靳瑞	1955届	全国第一、三批名老中医继承工作指导教师（1991年、2003年），广东省名中医（1993年）
陈全新	1955届	全国第三批名老中医继承工作指导教师（2003年），广东省名中医（1993年）
刘亦选	1955届	全国第二批名老中医继承工作指导教师（1997年），广东省名中医（1993年）
黄宪章	1954届	广东省名中医（1993年）
李国桥	1955届	广东省名中医（1993年）

续表

广东中医药专门（科）学校校友	年级/届别	荣　誉
周伯康	1955 届	广东省名中医（1993 年）
赵思兢	肄业	全国第一批名老中医继承工作指导教师（1991 年），广东省名老中医（1978 年）
钟耀奎	肄业	全国第一批名老中医继承工作指导教师（1991 年），广东省名老中医（1978 年）
杨志仁	肄业	广东省名老中医（1962 年、1978 年）
管铭生	肄业	广东省名老中医（1978 年）

上表所列仅限于国内所知。广东中医专有不少校友分布在港澳和海外各地，他们在传承和弘扬中医药等方面的成绩还失于统计。他们的贡献，不会被人们遗忘！

广东中医药专门学校，从 1924 年创办正式开学，至 1955 年停止办学，前后 30 多年时间，在广东中医学教育史上占据重要地位，同时也是我国近代中医教育乃至医学教育不可缺少的一个组成部分。广东中医药界前辈是在极其艰难困苦的历程中坚持学校教育，兴办发展学校教育，闯出了一条教育自立的道路，成为中医近代史光辉篇章之一。有关该校新中国成立之初办学情况及其转归，在《岭南医学史（下）》继续阐述。

二、广东光汉中医专门学校

（一）沿革

广东光汉中医专门学校简称光汉医校，前身为广州医学求益社、广州医学卫生社、广东中医教员养成所、广东医学实习馆（后改名广中医学校）等中医社团组织，学校创办的基础源于粤九善堂院经费资助。至民国十三年（1924 年）冬，粤九善堂院筹办之中医中药学堂始在陆海军大元帅大本营（即孙中山领导之广东国民革命政府）内政部备案，改称广东光汉中医专门学校正式上课。光汉医校地址位于广州文德南路厂后街八号，十号为附属光汉医院（即麦栏街中约），以“教授高等学术、养成中医专门人才”[64]为办学宗旨。

光汉医校的所有学校医院房屋，均为广州医学卫生社社员募捐建筑，办学常年经费主要靠各大善堂地租赋税。抗战期间，校舍损坏严重，抗战胜利后复校修建校舍，购备家私、用具、图书仪器，所费不赀，又皆为中医界所独立支持。

抗战后广州百业凋零，善堂钱银短缺，难以维持。1947 年伪广东省教育厅以光汉医校“设备不合规定，基金不足法定数目”[65]为借口予以取缔，光汉医校学生部分转入广东中医药专门学校，部分由黎云卿带领，在广州大南路太邱书院办起“复兴中医学校”，意在复兴光汉旗鼓，然回天乏力，至 1949 年亦停办。

广东光汉中医专门学校沿革如下：

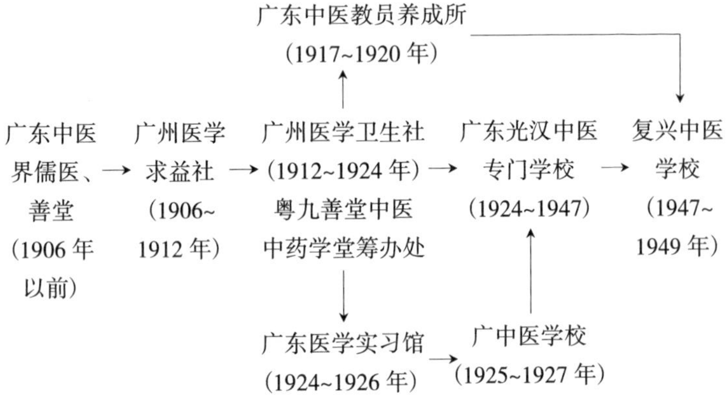

（二）学制、课程、学校刊物

凡在中等学校毕业，或有中学相当程度之男女生，均可投考光汉医校，入学试验科目包括三民主义、国文、医学、生理四科，毕业学生由学校呈请广州市卫生局发给开业执照。

光汉医校参照学部定章，并经大本营内政部核准，毕业年期原定四年。及后招收第五届学生时，部令医专增加实习一年，故自第五届起，改为五年毕业。然民国二十年（1931年），第四届学生毕业考试结束，卫生局医务课忽对该校采取与其他西医院校不同待遇，令其不得以学校编制办理，并令全体毕业生留级一年始发毕业证。光汉医校迫于压力，决定由1931年秋季起，光汉医校未改称学社前所招各班学生，一律定六年毕业，即理论学习五年，实习一年。[66]59 光汉医校定章，最后三年，注重实习，每日二时以前实习，二时以后上课。实行五年学制期间，各学年课程编配如下：

第一学年：党义，国文，医学史，医学通论，药物学，生理学，解剖学，理化，外国文，军事学。

第二学年：党义，国文，药物学，内科学（伤寒杂病温病），病理学，诊断学，细菌学，医化学，外国文，军事学。

第三学年：党义，国文，内科学，外科学，病理学，诊断学，医经，方剂学，军事学。

第四学年：党义，内科学，外科学，方剂学，妇科学，幼科学，喉科学，卫生学，针灸学，法医学，医经，临证实习。

第五学年：党义，医经，产科学，眼科学，针灸学，伤科学，花柳病学，推拿科学，临证实习[66]60。

光汉医校主办的刊物有《广东光汉中医药月刊》，由医学卫生社董事发起，推定光汉医校职教员担任编辑，原为旬刊。出至第三期后，因旬刊篇幅有限，经由教务主任张子敦召集员生开联席会议后议决，扩充篇幅改为月刊。编刊事宜统归同学会办理，藉资练习，职教员则负指导之责。如经费不敷，由学校酌予补助。《广东光汉医药月刊》以发扬国医药学理、灌输卫生常识为宗旨，内容力求丰富，立言务期精确，使社会明了中国医药之真谛，以为中医药界稍尽宣传之责。《广东光汉医药月刊》后改名为《光芒月刊》，继续以发扬国医药为宗旨。广东光汉医药月刊及光芒月刊均保存了广东近代中医教育的珍贵史料。除育学生、办刊物，为中医药发展发挥重要作用外，光汉医校还积极开展社会服务活动，如附设光汉医院分内科、外科跌打、眼科等赠医，组织学生参加广州各界纪念“九一八”国难大会救护活动等。

同学会是光汉医校的主要学生组织，后改为学生自治会。光汉医校同学会、学生自治会广泛参与学校的教学、管理活动。如：1931 年，光汉同学会曾向学校提议体育课程加设国技，并提议组织篮球队、足球队、乒乓球队；1937 年，学生自治会曾呈请学校依照教部法令改学制为四年，并呈请学校改善五年级实习办法，提议先由实习生诊症处方，主任医生从旁指导订正，以推进学习效率；对学校奖励的免费学额与教育部规定不一致一事，学生自治会亦曾多次与校方交涉。

除同学会、学生自治会全校性的学生组织外，光汉医校还有班级内的学生组织，如毅社、励社等。其中毅社为联络感情、研究医学而设，旨在以三民主义之精神，养成同学自治互助之生活，并促进其德智体群四育之发展。

（三）教职员

光汉医校设有校长、教务主任、总务主任、学监等职，光汉医院设有院长，医学卫生社设有社长、董事长等职。

伍铨萃首任光汉医校校长。伍铨萃，名学乾，一字义亭，新会人。前清光绪十八年（1892 年）进士，翰林院编修，奏派东洋游历，考察学务，奏调学部行走，学部图书馆校定员，光绪三十四年（1908 年）、光绪三十五年（1909 年）廷试各国游学生收掌官，中央国医馆发起人。伍氏出身儒医家庭，家刻《新发明保赤新编》、《牛痘新编》等书行世。

赖际熙继任光汉医校校长、光汉医院院长。赖际熙，字太史，光绪二十九年（1903 年）进士，翰林院编修，热心中医教育事业，为中央国医馆发起人之一，1937 年 3 月在香港病逝。

潘茂林、张子敦、卢宗强等先后主持光汉医校工作。潘茂林，番禺人，历任前清花翎两广督标中营游击统带，番禺县全属巡防营勇，广州医学卫生社社长、董事主席，光汉医校校长，光汉中医院院长，中央国医馆名誉理事。张子敦，光汉医校教务主任，两广方言学堂毕业，历充海康县公署参议，翁源县公署卫生科长，广育学校校长，广州政法专门学校学监兼文牍主任，广州法学院训育主任，广州群雅学校、明达学校校医，中央国医馆发起人之一。卢宗强，毕业于广州医学卫生社，广东医学卫生社董事，广东光汉中医专门学校教员，广东光汉医院医生，全国教材编委会委员，中央国医馆名誉理事。曾在广东中医药专门学校教授《药物学》、曾任广西陆军游击第二司令部中医官、桂军第二师第四旅司令部军医正、觉世善堂医生。卢氏学课于广州医学卫生社时已悬壶执业有年，临证经验颇丰，精医眼科、喉科、各种蛊胀，医务所寓广州市泰康路 106 号。新中国成立后历任广东省人民医院中医科主任，广州中医学院筹备委员会委员，论著有《血枯病（肝硬化）之研究及治疗经过》、《崩漏固止汤的疗效汇志》、《小儿疸疟病治疗汇志》、《中医治愈急性传染性肝炎合并大肠杆菌败血症一例》等。

周子容（1894 ~ 1978 年），南海人，世医，民国十年（1921 年）广州市政府卫生局第一期考选中医取录第三名，1924 年广州医学卫生社改为广东光汉中医专门学校后即入学，攻读中医理论四年，并得省港名医吕楚白指点，为广东光汉中医专门学校首届毕业生，留校任教员、文牍、光汉医院赠医处内科医生。周氏擅长中医内科、妇科，对中药材炮制很有研究，曾在广州维新路开设福荫堂药局。新中国成立后受聘于广州中医学院，为广东省名老中医。历任广州市中医师公会监事，广州中医学院方剂教研组副主任、主任。主编的教材有《中药方剂学》、《方剂学》等，学术论文有《慢性结肠炎治疗经验》、《崩漏与带下治疗体会》。由梁颂铭、高汉森、韩兼思等人为周子容整理的著作有《周子容教师学术经验简介》、《崩漏与带下治疗体会》等。

鞠日华，广州医学卫生社最优等毕业，医学求益社、中医夜学馆伤寒专科毕业。广州医学卫生社社长兼司库，光汉医校教员、训育主任，以陈伯坛著作教授伤寒，市卫生局第三期考试中医阅卷委员，曾任遵圣善堂医席。精医内科、眼科，医务所一寓广州市南关红庙吉庆里 4 号，一寓南关厂后街 21 号。

邓鹤芝（1879 ~ 1964 年），1913 年学课于广州医学卫生社，为该社第二期毕业同人，光汉医校、广州汉兴国医学校教师、医师，著有《方剂学讲义》，曾任广州普仁善堂医务主任，在省城大市街设有医馆，一名“致和堂”，一名“养元草庐”。新中国成立后任广州中医学院教师，为广东省名老中医。

钟少桃，广东农业专门学校毕业、广州医学卫生社优等毕业，医学卫生社董事，广东光汉中医专门学校教员，曾任中央直辖第三军一等军医官。著有《实用气象学》、《广州历年气候报告》及《时病与气候》及《暑病与空气湿泾之关系》等医说，以科学发明医理，精医温病、湿病，医务所寓东山农林试验场马路农林新村蓁园。

在广东光汉中医专门学校任教的老师还有：梁景云，曾任广州医学卫生社副社长，中央国医馆发起人之一。黄兰生，曾任广州医学卫生社董事长，侨港国医馆名誉馆长。郭氏发，曾任广州医学卫生社名誉社长，紫金县县长。何亮初，曾任光汉医院名誉院长，中央国医馆发起人之一。邹尧常，曾任光汉医校校董会主席，中央国医馆发起人之一。邹殿邦，曾任光汉医校名誉校长，广州市总商会会长，中央国医馆发起人之一。林奎，日本大学法律科毕业，曾任广州市律师、光汉医校总务主任。区维斌，光汉医校学监，广州中学校第五届毕业，高等师范学校毕业，历充顺德县署学务委员，中学教员，锦岩学校校长，广兴学校学监。周植芝，曾任光汉医校会计，光汉医院内科医生，广州医学卫生社支应兼董事，中央国医馆发起人之一。刘光华，中山县中学毕业，曾任中山县东镇恒尾乡团益学校国文教员、第二区书记，光汉医校书记。钟锦涛，广州医学卫生社毕业，光汉医校教员，光汉医院内科医生，医学卫生社董事。统理内科，精医喉科，医务所寓广州市南关石基里。巫达云，广州医学卫生社第四期优等毕业，医学卫生社董事，光汉医校教员，光汉医院外科医生。唐玉珂，广东武备学堂毕业，高等警察学堂巡警教练所、警察讲习所、侦探传习所教员，警察五区一分署署员，医学卫生社董事，光汉医校校董、教员。黄信彰，字少禄，前清附贡生，光汉医校教员，卫生局注册内科、喉科医生，于伤寒、杂病、儿科、妇科及阴虚咳血等症，皆能通经致用，尤以喉科为特长，医馆设惠东路7号。梁匡华，光汉医校教员，广州市卫生局考取医生，曾任粤军第二师一等军医正，擅长骨外伤科。李维觐，国立中山大学农科毕业，光汉医校教员。程秉忠，湖北将弁学堂毕业，光汉医校教员，光汉医院外科跌打医师。历充虎门陆军学堂教官，赣军司令部军医处长，梧州公安局国术教官，梧州省立第二中学军事教官。张英翘，清国史馆挑选胆录，番禺邑廪生，光汉医校教员，曾充广州法政、广东监狱、广东警监专门学校、南海中学教员。李莑诜，光汉医校教员，曾任明达学校教员。岑钰铨，国立广东大学修业，广州大学本科毕业，光汉医校教员。历充国立高师附属小学、日本大同横滨学校、志成中学、开平县立师范、广州大学附属中学教员，新会东北方公立景贤学校教务主任兼教员。

（四）学生

光汉医校学生名册，可查计有565人，名列如下：

蔡崇宽	蔡达岐	蔡简沛	蔡镜堂	蔡朗天	蔡荣俭
蔡荣检	蔡秀文	蔡耀波	曹歎程	曹品三	曹少南
曹奕伦	岑　国	岑星台	岑智明	陈碧霞	陈秉权
陈博予	陈　参	陈焯庭	陈炽煌	陈德濂	陈德谦
陈德庆	陈棣生	陈福波	陈国爱	陈国泰	陈鸿沛
陈惠航	陈济民	陈骥然	陈嘉元	陈景文	陈敬绍
陈敬述	陈君略	陈康平	陈履庭	陈名狱	陈铭岳
陈慕真	陈谦益	陈群益	陈荣志	陈容铿	陈少亮
陈少堂	陈素馨	陈维羡	陈　伟	陈羡年	陈彦莲
陈燕华	陈业华	陈逸灵	陈永顺	陈玉珮	陈元和

陈兆尧　陈仲仪　邓宝珊　邓宝瑜　邓秉经　邓汉光
邓汉泉　邓鹤龄　邓槐荫　邓慕贞　邓荣基　丁善桢
方荣栋　方　佗　方锡干　方月如　封燕芳　冯佩文
冯润琛　冯润芳　冯腾瑞　冯振明　符国琼　符梅溪
符气桥　符世悦　符星周　符星洲　符元亮　甘柏材
甘　江　甘兴民　甘兆濂　甘仲和　龚树德　古浩川
古新命　关宝珍　关烈勋　关瑞瀛　关业伟　关玉堂
关杖云　郭绍卿　韩颈节　韩溪元　何毕生　何博智
何昌华　何超海　何道一　何海崖　何敏若　何若芝
何炜林　何延湛　何益朝　何应时　何玉麟　侯碧慧
胡朝任　胡启贤　胡启瑜　胡日和　胡茹骅　胡汝骅
胡遂生　胡竹兄　黄霭仪　黄昂溪　黄宝群　黄宝裔
黄炳衡　黄炳臻　黄伯刚　黄焯如　黄达华　黄达鹏
黄达仁　黄达之　黄冠群　黄光铼　黄国华　黄国祥
黄华灼　黄惠民　黄惠生　黄佳华　黄锦泉　黄锦桐
黄景辉　黄康平　黄匡明　黄霖惠　黄洛川　黄明光
黄明先　黄品三　黄启芬　黄请益　黄仁甫　黄日升
黄荣畅　黄如云　黄润屏　黄润生　黄若谦　黄师明
黄淑逑　黄述尧　黄祥恩　黄炎儒　黄燕亭　黄燕新
黄逸民　黄玉珩　黄遇春　黄毓熙　黄元富　黄月波
黄泽民　黄兆聪　黄仲衡　黄子良　黄祖广　简灿明
简初济　简秀竹　江少岐　江志富　江志剑　江志勇
鞠志明　孔甘泉　邝炳元　邝淇奕　邝耀材　邝耀村
邝祖谦　劳国良　劳仲晃　雷北齐　雷传恩　雷剑秋
雷健强　雷群标　雷祥麟　雷祝云　黎海荣　黎贺楠
黎沛銮　黎启明　黎荣昌　黎荣基　黎寿昌　黎　兴
黎珍安　黎治平　李伯豪　李达澄　李凤朝　李冠凡

李国良　李帼明　李惠余　李济通　李建邦　李剑光
李健初　李介眉　李静存　李静泉　李君曼　李兰操
李连大　李培智　李佩珍　李权芬　李　锐　李润章
李绍伦　李士衡　李淑英　李铁芳　李伟勋　李文杞
李　阳　李亦孙　李逸庭　李应萃　李应愈　李玉英
李元亮　李在玑　李泽民　李泽覃　李振锋　李镇标
李庄隐　李祖元　利汝炳　梁材梁　梁超寰　梁朝干
梁朝宗　梁次彭　梁怀慈　梁家维　梁　洁　梁巨栅
梁妙心　梁培生　梁庆琪　梁淑仪　梁卫民　梁文光
梁显荣　梁耀坡　梁逸啸　梁应春　梁毓屏　梁志仁
廖韶恺　林炳仁　林伯群　林　策　林霏霞　林杲环
林洪操　林汇濂　林锦龙　林凯峰　林明玙　林廷生
林文兴　林荫廷　林玉麟　林兆彬　林诏门　凌　璋
刘伯良　刘伯亮　刘焯康　刘从律　刘荮荣　刘广荣
刘国明　刘华栋　刘吉祥　刘家泽　刘立强　刘梦南
刘润松　刘少强　刘绍基　刘石泉　刘亭置　刘伟斌
刘锡琪　刘郁荣　刘悦荣　刘云卿　刘昭基　刘梓材
龙淑贞　龙仲明　陆暖泉　吕茂玉　吕图南　吕重德
罗家宜　罗奇仙　罗文熄　罗雄强　罗燕贞　罗永富
骆骥材　马健如　马杰民　马杰生　马予赵　马玉书
麦冠明　麦志云　梅伯非　梅从新　梅佛亭　梅觉初
莫德嵩　莫桂芬　莫国良　莫纪唐　莫权礼　莫应勇
欧德陈新　欧宣惠　欧学英　欧阳简修　欧阳阳凡
欧玉笙　潘伯埙　潘大光　潘国勤　潘荣华　彭济生
彭锦淇　彭振雄　秦铁卿　丘景彪　荣延光　容国燊
容廷光　阮介甫　佘若莲　诜觉生　司徒国　司徒勋
苏炳茹　苏伯士　苏大光　苏镜鲁　苏仕登　苏志坚

孙传辉	孙溥辉	谭达民	谭栋材	谭汉华	谭烘照
谭鸿儒	谭傑民	谭均池	谭瑞祥	谭耀球	汤春华
汤丽荷	汤耀东	唐允恭	王　度	王广正	王进洪
王瑶华	王英洽	韦慕英	韦巧琼	韦琼媛	温和贵
温琼瑛	邬文晃	巫耀芳	吴干冰	吴惠谦	吴鉴湖
吴良绍	吴绵琳	吴松苏	吴衍棠	吴逸然	吴钟鹇
伍秉熙	伍超凡	伍达泉	伍启亮	伍沃生	伍毅生
伍玉婵	伍毓生	伍越石	萧阁臣	萧广荣	萧丽媛
萧少琼	萧秀平	萧湛燊	谢柏洲	谢国豪	谢家达
谢锦培	谢镜海	谢伟夫	谢锡霖	谢燮尧	谢杨霖
谢源诺	徐福光	徐颖儒	徐志中	许昌坚	许鹤邻
许鹤龄	许瑞庄	许瑞壮	许锡乐	许修湑	许宜泰
许毅初	薛贵成	薛建兴	薛玉成	严广濬	严孟贤
杨炳逢	杨诚友	杨华宏	杨民干	杨润滔	杨晓东
杨雨生	姚明祖	姚　能	姚王泽	叶桂庭	叶会贤
叶丽东	叶梅春	叶瑞槐	叶世常	叶卓添	尹翰周
尹述贤	尹文炎	英嫣一	余斌祥	余丙松	余超平
余道地	余华英	余槐卿	余金泽	余经纶	余苦莲
余两徒	余荣坤	余淑英	余玉成	余照浦	俞安普
袁海涛	袁鎏江	曾百如	曾炳华	曾汉雄	曾慧芳
曾群馨	曾素秋	曾天亮	曾廷观	曾晓初	曾星琴
曾延觐	曾咏沂	曾志坚	张宝题	张大庆	张国傑
张宏炬	张焕基	张惠仁	张家韶	张浚颜	张克家
张培元	张润秋	张少勤	张秀华	张耀锦	张耀堋
张业伟	张永森	张幼勤	张兆和	赵迪辉	赵家驹
赵静姿	赵康年	赵迺焯	赵世昌	赵颜芝	赵赞绪
甄百良	甄锦和	郑彦璧	郑卓庭	钟德泉	钟辅文

钟衍槐　周德仁　周景钧　周瑞石　周戊酉　周鎏俊
周雪贞　周振鹏　周仲和　周孎垣　周子容　朱柏林
朱道清　朱唯海　朱锡培　朱羡侬　朱亦农　朱瑜影
朱兆祥　邹耀光

新中国成立后，广州市许多社会知名的中医师都曾是光汉医校的学生。如周子容为广东省名老中医，陈群益、江少岐、郭绍卿、陈敬昭等均广州市名老中医。

三、广州汉兴国医学校

（一）沿革

广州汉兴国医学校，简称汉兴医校，创办于民国二十三年（1934 年）春。时值中医风潮过后，中医备受摧残打击，省城名医邓伯游、谢香浦、黎云卿等商议，认为苟不兴办医校，则无以复兴中医，无以发扬国粹，遂决定设立中兴中医学校于广州维新路，由邓伯游、黎云卿、谢香浦、周棠、潘静江等共同主持日常校务工作。但苦于缺乏财力，后旋知方德华于中医教育夙具宏愿，即推为该校创办发起人，由其担任校长。方德华是广西人，方校长亲自斥巨资购校具，以广州维新路为校址，创立医校，依照市内已成立之私立广东中医药专科学校及光汉中医学校成例及内容办理，并改校名为“广州汉兴国医学校”。迨学生日众，校舍不敷，乃迁址于新丰街广西会馆。未几，增设分校于西关逢源正街 46 号之 2。广州沦陷期间，迁正校于花县横潭墟，分校于澳门，分校主要为初年级生，正校为毕业实习生。日敌空袭之时，汉兴医校学生敌忾同仇，义务救护，虽为时甚暂，然甚为乡人称道。当国难之方殷，校中教职，不辞危苦，危城授学，第一届学生卒告毕业，医校始行疏散停办。抗战期间，新丰街广西会馆被夷为平地，全部校舍、设备荡然无存。1945 年 10 月，汉兴医校首届毕业生程蓬、徐国桢、苏志诚等，租得广州龙津东路 96 号易家祠为校址，于 1946 年春复校开课。据潘静江先生回忆，新中国成立初学校搬迁至广州大同路，1952 年学校解散停办，在校学生部分转入广东中医药专门学校，部分转至广州卫校。

广州汉兴国医学校的办学立案艰难。办学之处，依照私立学校开办一年始能呈请立案之规章，于民国二十四年（1935 年）秋季呈请立案时，教局方面批示，以中医学校系统未有明文规定，饬改为中医药讲习所。校方则以光汉医校成立学校，已有前例，坚持仍用国医学校名义。彼此争执，公文往返，稽延时日，直至民国二十五年（1936 年）七月八日，始奉前教育局教字第一五六号批令，仍以中医药讲习所名义立案[67]。民国二十六年（1937 年）秋季，第一届学生王廷图等九十九名毕业合格，覈实后，汉兴医校随于民国二十七年（1938 年）八月二十九日备文连同成绩册及毕业证书九十九张，呈请广州市社会局（当时教育局并入社会局）核示。广州市社会局于九月八日会字第九〇九九号文批示准予毕业，除丘国晖等三十三张证书未粘相片，予以抽存，补缴相片后再行验印外，其余六十六张准予验印发还。唯当时日寇轰炸甚烈，因未明社会局何时将证书验印发还，故学校当局照光汉及保元医校成例，以原日汉兴国医学校名义发给临时毕业证书，冀奉社会局验发原缴证书后始行换发。未几，广州沦陷，各毕业生完全未及到领验印之正式证书，直至抗战胜利两年后，毕业证书仍未换领完竣。复校后，证书未粘贴相片的丘国晖等毕业生纷请学校转请教育局补发证书。

学校先后于民国三十四年（1945 年）冬及民国三十五年

（1946年）春，以讲习所名义呈请当局核示。当局初以案卷无存，无从核办，饬缴证明文件，继则以汉兴中医药讲习所属中级职业补习学校，非局管辖范围，仰送呈教厅核办为词。学校于三十五年（1946年）二月遵令呈报教育局查验之会字第九〇九九号指令一件，亦于三十五年（1946年）二月十五日奉教三字一三五号指令暂存，迟迟未予发还，致毕业生向考试院广东广西考铨处办理医师资格检核手续时发生困难。延至三十七年（1948年），广州市教育局方将以教（37）三乙字第一八九五号文同意验发丘国晖等三十三人之毕业证书[68]。该校首届毕业生黄敬向两广考铨处申请中医师考试检核，考铨处向广州市教育局查询，教育局则于三十六年（1947年）十二月以穗教三乙存第四一四五号函复，谓该校未经核准立案[69]。

汉兴医校以国医学校名义向教育厅申请注册未能获准，当局以教育厅两职字第一〇四九八号训令，谓据报校舍不敷、设备简陋、校名含混，限期充实设备、更正校名，注册申请未蒙核准。民国三十六年（1947年）奉教育局指示，仿照广西省立南宁高级中医职业学校体制，依照职业学校设立组织，改组为汉兴高级中医职业学校，重新呈奉广州市教育局备案，于三十八年（1949年）九月七日奉教育局教（38）三乙字第五八八〇号指令才准予立案[70]。故广州汉兴国医学校，也有称广州汉兴高级中医职业学校者。

（二）办学经费、设施

汉兴医校的经费来源主要包括不动产租金、基金存息、校董及殷富常年捐助、中医药行补助费、学生学费、有价证券等。附属医院每月的医药费收入，如有盈余，亦需提成补助学校[71]。由于缺乏经费，汉兴医校的设施甚为简陋，迁校至澳门时，办学条件艰苦。然其附属医院，当属办学历程中尤足纪者。

汉兴医校于民国二十三年（1934 年）春季创设于维新路时，因校舍不敷，未设有类于医院之设备。民国二十四年（1935 年）春迁于新丰街旧广西会馆，校舍得以扩充，乃将学校头座辟为赠诊所，由医师兼教员吕洁光主其事。当时设有简单之药库及药物标本等，每日就诊者，亦仅有 10 人左右。民国二十六年（1937 年）秋始改为汉兴国医学校附属诊疗所，各项设备及仪器渐增，并使用探热针、听诊筒等，另聘针灸学教师曾天治，实施针灸治法，随后再聘名医兼教师谢香浦先生为该所主任兼本校实习主任。其时市民男女老幼就诊者日众，毕业之学生亦获得实习机会，业务日有起色。惜抗战期间，所有诊疗设备荡然无存。

抗战胜利后，校长方德华尚滞留于海南岛，徐国桢承方校长之命，于广州市龙津东路复校。学校恢复伊始，所招学生人数无多，徐国桢以校址宽敞，乃以私人经营国桢医院，于民国三十五年（1946 年）五月一日开业，将其盈余以资助学校随时增购医疗用具，及逐渐添置留医留产设备，如是者为时一年。民国三十六年（1947 年）二月，经征得方校长同意，将国桢医院改为附属医院，定名为“私立汉兴高级中医职业学校附属医院”。是年六月，方校长由琼返穗，派徐国桢任医院院长，兼医校实习主任。

为贯彻方校长所示中医科学化之目标，医院乃探“中医为主西医为辅”之精神以办理。医务方面，办理门诊及留医留产工作；治疗方面，增设西械设备；医席方面，聘请中西名医合作，谢香浦、王爱仁、谭琴生、程蓬等知名中医均曾任医院医席，王迪生、赵佩秋、伍东明、谭霭华、白龙淮、曾光宇等西医师曾先后主持该院内科、外科、妇科、产科工作。

医院设有诊断室、候诊室、中药库、检验室、手术室、留医留产房、X线透视室及冲片室等。药库内部，自行选办国产生熟药材，设焙榘及蜜灸器具，自行炮制成药，并储备救急、强心等西药制剂，以配合西医治疗。显微镜、检眼镜、额镜、耳镜、肛门镜、鼻镜喉镜、阴道镜、各种探针、止血钳、子弹钳等西械规模粗具雏形，以达西械辅助中医诊断、治疗之目的。

医院全年门诊病人计有12 000～18 000人，就产者700余人，住院病人1 000余人。除赠医赠诊外，尚开展种痘、防疫、义赠X线检验等工作[72]。

因就医就诊人数日众，校址之一部又为警保队借用，无法容纳病人，汉兴医校后又在市内教育路辟一附属分院，以适应诊疗及学生实习之需。当汉兴医院主张添聘西医、护士，添置械诊疗器具之初，备受中西医界之攻击，然医院同人能力排异议，于中医为主、西医为辅之中，既使学子有中西融合贯通之机会，又使就医者有中西医选择之自由，这在当时是非常难得的。除附属医院外，汉兴医校积极拓展学生临床实习场所，增加学生实习机会，志德中医院、遵圣善堂、惠普善堂及其他约定之医院、善堂、医生事务所均为该校实习场所。

（三）学制、课程

广州汉兴国医学校学制三年。汉兴医校以造就中医药专门技术优秀人材、发展我国固有之医药学为办学宗旨。依照高级职业学校规定，汉兴医校分三年级及五年级制，凡在初中毕业或具同等学历者可考入三年制，凡在高小毕业或具同等学历者可考入五年制，学生毕业后须实习半年至一年[73]。

由于政府对中医学校课程并无明确规定，汉兴医校乃自行邀集专家，参照广西省立南宁高级中医职业学校课程，研究订定本校课程。汉兴医校的课程设置，在学科上偏重中医学，但对生理、解剖等重要的西医学科，也列为学校的重要课程，在医术的传授上，偏重于中医的方法，但对于西医有效的器械如X线机、显微镜等亦有运用。

汉兴医校改组为职业学校之前，共设置课程29门，各学期课程编配见表6。

表6　汉兴医校改组前各学期课程编配

科目	每周授课时数					
	第一学年		第二学年		第三学年	
	一学期	二学期	三学期	四学期	五学期	六学期
救护党义	1					
国文	2	1				
生理	3	3	2			
医史	2	2				
医通	2	2				
病理	2	2	2			
内经	2	2	2	2		
伤寒	4	4	4	4		
金匮	4	4	4	4		
温病	2	2	2	2		
药物	4	4	4	4		
针灸	2	2	2			

续表

科目	每周授课时数					
	第一学年		第二学年		第三学年	
	一学期	二学期	三学期	四学期	五学期	六学期
方剂		2	2	2	2	
诊断			2	2		
儿科			2	2		
妇科			2	2		
外科花柳				2	2	2
麻痘				2	2	
伤科				2	2	
临证诊断					12	
眼科					2	2
喉科					2	2
西诊					2	2
细菌					2	2
卫生					1	1
难经					2	4
医学汇通					1	1
按摩						2
临证实习						12

广州汉兴国医学校改组为职业学校后，课程精减为25门，其中8门或于课外讲授，或于假期讲授，各学期课程编配见表7。

表 7 汉兴医校改组后各学期课程编配

科目	每周授课时数						各科教授时数	备考
	第一学年		第二学年		第三学年			
	一学期	二学期	三学期	四学期	五学期	六学期		
药物学	2	2	2	2	3	3	238	
方剂学	2	2	2	2	3	3	238	
诊断学	2	2	2	2	2	2	204	
医学通论	2	1	1	1			85	
内经	2	2	2	2	2		170	
伤寒病学	2	2	2	2	2	2	204	
温病学	2	2	2	2			136	
外科学			2	2	2	2	136	
制药学						2	34	*
学术讲座	2	2	2	2	2	2	204	*
内科	2	2	2	2	2	2	204	
妇科学	1	1	1	1	1		85	
儿科学	1	2	2	2	2		153	
国文	4	2	1	1			136	
眼科学	2					2	34	
针灸学	2		2	2	2	2	126	*
卫生学					2		34	
生理解剖学	2	1	1	1			85	
病理学	2	2	2	2			136	

续表

科目	每周授课时数						各科教授时数	备考
	第一学年		第二学年		第三学年			
	一学期	二学期	三学期	四学期	五学期	六学期		
外国文		1	1	1	1	1	85	*
细菌学					1	1	34	*
耳鼻喉科学						2	34	*
杂病学		2	2	2	2		110	*
中外医学史	2	2			2	2	68	
注射手术					2	2	68	*
合计	30	30	31	31	31	29	2 924	“*”科目时数或作课外或作假期讲授

汉兴医校为促进二、三年级学生研究医学兴趣及提高各生国文水准起见，由民国三十八年（1949）三月起，每周特规定医学论文习作时间，并请本校院教师顾问及医学名流轮流担任指导。

汉兴医校为提高学生学习兴趣，并使获得诊疗经验起见，特规定二年级学生每日必须实习1小时，三年级学生每日必须实习3小时。学生实习内容包括诊断（含法、舌法、探热、问法及其他）、病理、处方、检验、临床研究等。

（四）教职员工

汉兴医校于民国三十六年（1947年）八月一日成立校董

会，并于十月二十五日奉广州市教育局穗教三乙字第二五五三号文准予立案。校董会为学校最高的权力机构，主要职权包括校长之选聘与解聘、经费之筹划、校务进行计划之审核等。对于热心赞助或以巨款维持学校之社会名流，校董会可聘为名誉董事或赞助董事，必要时可邀请列席董事会议。校董会各董事均为义务职，以不动支经费为原则，倘必要时经校董会之决议方可在学校经费项下酌量拨支。校长根据校董会的意旨全权处理校务，校长之下分设教务、训导、实习、事务四组，各组设主任 1 人，组员雇员共设 3 人。学校所所聘的教师均是经中央考试及格或审查合格的社会知名中医师，普通科教师均由经大学以上教育的名流充任。附属医院由实习主任或院长主持，另有专任医师及由教师兼任之医师若干人，协助指导学生实习。兹介绍汉兴医校部分教职员如下：

校长方德华，日本大学政治学士，中央学术院政治经济系毕业，曾充广西南宁教育局局长、邕宁县立中学教师、岭表新报总编辑、中华编译社常务理事。

邓伯游，广东番禺人，广州市卫生局第一期中医考试取录最优等，曾任汉兴医校事务主任兼教师，城西方便医院、仁爱善堂医师，编著有《伤寒论讲义》。

黎云卿，番禺人，广州卫生局注册医师，曾任汉兴医校教员，中央国医馆广东分馆董事，崇本善堂医师。黎氏为近代岭南著名医家，医德高尚，精通内儿科杂病，对《伤寒论》素有研究，著有《金匮约言》一书，新中国成立后任广州市第一人民医院中医顾问。

谢香浦，祖籍江苏宜兴，占籍广州，考试院检验合格中医师，中央国医馆发起人兼名誉理事，曾任中央国医馆广东分馆副馆长，广东国医研究会董事兼交际主任，广东中医公会常务委员及副主席，广东中医公会主席兼医务主任，汉兴医校常务董事、训育主任、实习主任、教师，汉兴医院特约医师，崇本善堂、润身社、庸常善社医师。谢氏擅长温热病诊治，医寓“依仁堂”于省城桂香街，诊务极旺。其著作有《谢香浦医案》、《内科学讲义》、《医学史讲义》等。

潘静江，广东三水人，曾任汉兴医校教师，广州中医公会常务委员、医务委员。新中国成立后任中山医科大学中医教研组主任、学术委员，广东省高等院校科学技术研究成果评审委员会委员，1978 年授予广东省名老中医称号。

徐国桢，汉兴医校第一届毕业生，中央检核合格中医师。曾任汉兴医校常务董事、实习主任、教师，汉兴医院院长、内科主任，光汉医校教师，广东新中医学校外科学教授，迎春善院、庸常善社等内科医席，沙溪国民学校医事顾问。徐氏主治内外科重要急症及皮肤花柳跌打刀伤，医务所寓龙津东路汉兴医院、教育路汉兴医院分院及大同路徐国桢医药局。

苏志诚，汉兴医校第一届毕业生，曾任汉兴医校教师，汉兴医院特约医师，遵圣善堂、广州市中医公会内科医席。

程蓬，汉兴医校第一届毕业生，曾任汉兴医校教师，汉兴医院特约医师，庸常善社医师，广州市中医师公会理事。

邓炳煌，广东中医教员养成所毕业，曾任汉兴医校教务主任、事务主任、教员，光汉医校教员，普仁善院医务主任，科学化中医传习所所长，中央国医馆广东省番禺县第七区主任，番禺县政府第二届中医考试委员。

麦渡苍，广州市卫生局第三期考取医生，曾任汉兴医校教员。

曾天治，广州市卫生局针灸术试验取录注册医生，曾任汉兴医校教员，华佗针灸治疗讲习所所长，光汉医校针灸科教师。

赖莹卿，家传跌打科，广州卫生局第五期考录医生，曾任汉兴医校教员，城西方便医院外科主任，仁爱善堂外科主任。

苏鹤筹，广东公立法政专门学校毕业，曾任汉兴医校、光汉医校教师。

钟荃生，广州市卫生局注册医师，曾任汉兴医校教师，广州中医公会评议员，最乐善堂医师。

邬璧泉，广东警察学校毕业，曾任汉兴医校、光汉医校教师，广州市公安局督察，陆军步兵军医官。

许振庆，广州市卫生局第一期考录医师。曾任汉兴医校、光汉医校教师，汉兴医院特约医师，惠行善院、城西方便医院及第一分院、崇正善堂医生，颂麟中体研究社主任。

鲍爱公，日本东京帝国大学医科学士，曾任汉兴医校教师，广东光华医学院教授，博爱医院医师，广西梧州市立医院外科主任。

徐翼侯，广东大学医学院毕业，曾任汉兴医校教师。

江桢，广州市卫生局考录医师，曾任汉兴医校教师，中央国医馆番禺支馆馆长。

严宗泽，广州市卫生局注册医师，曾任汉兴医校、保元医校教员，广东中医院医生。

陈月樵，曾任广东中医教员养成所所长，汉兴医校教师。

吕洁光，广东医学专门学校毕业，曾任汉兴医校、光汉医校教师，新中医学校教务主任，陆军暂二军第八师一等军医，三水县卫生院医师，慈惠连院院长，英德总医师公会理事长暨地方法院医官。

林展才，上海东南医科大学毕业，曾任汉兴医校及各中西医校教师，国民医府警备师军医，上海市立医院外科医师。

庄省躬，广东中医教员养成所毕业，曾任汉兴医校教师，中央国医馆名誉理事，广州市卫生局考试中医生第二期代理总核卷委员。

黎翼钦，广州市政府考取中医，曾任汉兴医校及华南国医学院教师，广东中医公会委员，广州西关赠医所及广州河南慈善赠医社医生。

王迪生，中法医学校毕业，曾任汉兴医校教师，韬美医院医生，广东地方武装团体训练养成所少校医官，广东编练委员会及燕塘军校少校医官，省营市头糖厂卫生股主任兼厂医。

何毅秋，汉兴医校第一届毕业生，广州市卫生局第六届考选中医，曾任汉兴医校教师，仁爱、回春、横沙、兴善等善堂医席，广东省党部社会服务处中医顾问，龙津赠医社社长。

劳泽芸，广州市卫生局考取中医生，曾任汉兴医校教师、宝华区赠医医席主任。

蔡文荣，汉兴医校第一届毕业生，考铨处检核合格中医师。曾任汉兴医校教师，汉兴医院医师，仁爱善堂内科医生，盐步广兴医社医务主任。

陈坦君，曾任汉兴医校教师，苍梧县中医师公会常务理事，私立日新针灸治疗医学讲习所所长，自编《针灸学讲义》上、下二册。

李兆典，大学肄业，曾任汉兴医校教务主任、出版主任，中学教师，邕宁县政府参议会市政工处秘书科长等职。

陈吉庵，日本早稻田大学政治经济科毕业，曾任汉兴医校教师，台山县立师范学校校长。

王爱仁，医专毕业，广州市卫生局民国二十二年考取前列医生，考试院检核合格，卫生部注册给证中医师。曾任汉兴医校教师，汉兴医院医师，全国中医师公会联合会设计委员，中西医药研究社广东分社学术会副主任，中央国医馆广东省分馆委员。

谭文澄，考试院检核合格中医师，曾任汉兴医校及香港、广州两地各中医学校教席。

谈琴生，考试院检核合格中医师，历任汉兴、光汉医校教师，汉兴医院中医师。

谭焕文，曾任汉兴医校文牍主任、事务主任、教员，历充从化县政府总务科长、公安局长，广东防空救国十人团总办处文书组组长，黔桂铁路桂段路工管理处总务课长。

欧阳朝，考试检核合格，曾任汉兴医校教师，汉兴医院特约医师，广州市西关赠医所常年驻堂赠诊医师。

叶松，光汉中医专科学校毕业，二十二年广州市考选中医生，中央考试院检核合格，曾任汉兴、光汉医校教师，汉兴医院特约医师，中央国医馆广东分馆名誉董事，广州医学卫生社理事。

曾光宇，北洋陆军大学医科毕业，考试院检核合格，曾任汉兴医校、广东中医药专门学校、省立国医学院教员，广东中医院临床教授兼医生。

白龙淮，中山大学医学士，曾任汉兴医院外科主任、检验室主任，广东省立医院外科主任，广东医院第一分院院长。

符钜鸿，汉兴医校毕业，考铨处检核合格中医师，曾任汉兴医院医师。

欧阳羡光，中大医院附属护士学校毕业，曾任汉兴医院、中大医院南海医院、市立医院护士长。

叶翠琼，妇孺高级助产学校修业期满，曾任汉兴医院护士。

赵婉娥，国民高级助产修业期满，曾任汉兴医院护士。

谭霭华，徐国桢夫人，妇孺高级助产学校毕业，考试院检核合格，曾任汉兴医院助产士、产科主任。

谢婉君，妇孺高级助产学校毕业，曾任汉兴医院助产士。

曾担任汉兴医校教员还有：谭次仲、梁翰芬、刘赤选、管霈民（以上四人简历见“广东中医药专门学校”一节）、邓鹤芝（见“广东光汉中医专门学校”一节）、吴森波。曾担任汉兴医院医师还有：钟鉴泉、叶伯良、赵郁文、张公让、张景述、蔡文荣、吴公寿、陈治平。此外，施养贤曾任汉兴医校总务，程智来任会计，周生祺任事务员，方超明任文牍，方泽寰任会计兼庶务，吴万权任舍务主任，邓卓群任事务员，陆兴曾任汉兴医院药库管理兼中药配药，钟道达任西药配剂，徐耀纯、叶懿卿任事务员，张志超任庶务兼出纳。

（五）学生名录

汉兴医校学生的职业、年龄、学历程度、教育背景参差。90% 以上来自医药业家庭，或为合格名医师之学徒，有经中央特种考试及格的，有曾经执行医师业务若干年的，亦有在广州市各机关兼任股长主任或教师职务的。年龄有小至未及16 岁的，亦有大至 40 岁的。有来自广东各县的，也有来自台湾、香港、广西的，有阔绰的归侨子弟，亦有贫苦的乡村青年。学生入学时的教育程度，既有高中、大学毕业的，亦有初中、小学毕业的。由于大多来自医药业，故虽少数无初中毕业证书，然普通知识水准，可与初中毕业相当，其对中医学之兴趣，及中医药经验，尤非普通初中毕业生所能及。1948 年，学校向教育局呈报学生名表、证件时，曾恳请当局体谅全国中医设校教育工作尚在启蒙时期，予以放宽招生尺度，并允诺嗣后招取新生或插班生，力求符合规定。

汉兴医校学生约有 260 人，开办初期招有四班学生 160 余人，至改组为职业学校之前，共办理四届毕业，其中首届毕业生一班 61 人、二班 38 人，共计 99 人。改组为职业学校后，学生共有百余人，分为四班授课。为拓展生源，俾宏中医教育，经校董会议决后，汉兴医校曾于民国三十七年（1948 年）一月二十八日以穗字第〇〇四二一号公函，函请各县保送学生，凡由各县县政府或所属各乡镇保公所、各法团保送到校之学生，准予免试入学，并照原定学费额，以八折收费。

汉兴医校目前可查的刊物有复校后印制的《汉兴高级中医职业学校教职员名录》及 1949 年创刊的《汉兴校刊》，保存了大量珍贵的史料。

汉兴医校学生名册可查者计有 131 人，名录如下：

蔡乃文　蔡文荣　岑宝英　岑嘉志　陈柏林　陈德伟
陈蔓菁　陈少和　陈少雄　陈伟德　陈永祥　陈振球
陈宗仁　程沛棠　程　蓬　仇永强　邓玉冰　邓玉清
范汉梁　范式篌　方良沾　冯　风　冯彭年　符钜鸿
傅叶昌　高祥光　贡松溪　关鸣桂　郭炳源　韩少铭
何　谌　何国华　何家准　何　玲　何毅秋　何应华
何仲贤　胡海天　胡拯中　胡志达　黄洪康　黄寿民
江宝濂　江玉书　劳间光　黎达民　黎民伟　黎平汉
黎泽鎏　李光华　李近仁　李可桐　李可珍　李茂昭
李世安　李伟尧　李永川　梁夏荣　梁子光　林赐城
林达贤　林鹏远　林松荣　林文星　林仲芬　岭宝英
领家智　刘慈云　刘少毅　刘协民　刘协明　刘协群

刘辛培　刘应南　吕玄羲　吕子东　罗江云　马匡民
马沃棠　马玉玲　麦彦文　麦滋聘　莫春铃　潘爱娜
潘惠芳　丘国辉　苏荣一　苏志诚　孙集文　谭蔼华
谭日辉　汪建业　王碧荷　王廷图　王香石　王一飞
王祖宪　温炎劳　吴绮文　吴荣干　吴森波　吴　万
谢　骥　谢汉淳　谢瑞强　徐国桢　徐金泰　徐耀纯
许泽林　叶柏森　余鉴波　余铁汉　张伯华　张伯明
张济森　张家燕　张竞成　张沛然　张志超　张仲明
赵金城　赵瑞辉　赵式波　赵植槐　甄彦毅　钟焕新
周炯堂　周敏植　朱祖永　邹庆祥　李耀能

广州汉兴国医学校为广东近代有名的中医学校之一，虽然办学历史短暂，培养学生人数亦远远少于广东中医药专门学校及广东光汉中医专门学校，但其能在时局动荡、政府阻挠的情形下坚持办学，为广东近代中医药发展发挥了积极作用。广州汉兴国医学校也培养了不少中医人才。民国二十四年（1935 年），在校学生苏荣一、张沛然、何毅秋三人虽未毕业，然经卫生局中医考试，俱获进选。胡海天于 1948 年毕业，后在志德中医院、汉兴医院任职，其中医基础理论涵养深厚，新中国成立前参加全国中医统考，两广地区只录取 9 人，胡氏即乃其一，1957 年到广州中医学院工作，任教《内经》等课程，表达生动，深受学生欢迎。此外，冯风（新中国成立后任广州市第一人民医院副主任医师）、王香石（新中国成立后被任命为广州市名老中医）、张家熊（新中国成立后任越秀区中医院院长）、陈永祥（新中国成立后任广州市郊区卫校主治讲师）等均为该校毕业生。

四、广东梅县国医专科学校

（一）沿革

广东梅县国医专科学校之创办，源于民国十六年（1927年）梅县医界同人黄公伟、黄驾农、黎志宁、张恭文、钟白明、萧龙初等，将梅县医学研究会后改组为中医公会，为阐医理之深微奥妙，搜罗载籍，编订讲义，以利后学，在梅城办医学专修实习所（梅县中医学校），由黄公伟担任校长。民国十七年（1928年）秋季开学，学生数十人，民国十八年（1929年）春添招新生一班，诸同志分任教授，不受分文薪俸。后学生人数增加，校舍不敷使用，于是想出补救办法，创设星期讲习班，普及医学知识。黄公伟先生不幸中道而殂，由黄驾农先生继任校长。该校曾有一段时间停办[74]。

及至1937年6月6日，邓绍南、李炳南、张绍农等邀请全县绅耆国医前辈及教育界人士数十人，在瑞珍酒楼开会，磋议再次设立医校，并公推邓石甫、卢演群、李吐麟、邓绍南、李炳南、张绍农、熊耨村、张杏滨、萧龙初等9人为筹备委员，邓石甫为筹备主任。6月8日，由筹备主任邓石甫召集各筹备委员，假座东山校友会开第一次筹备会议，决定由全体发起人组织校董会，并通过校董会章程。20日，发起人再次假座东山校友会，成立校董会，即席推定邓石甫、卢演群、李吐麟、邓绍南、李炳南、张绍农、熊耨村、张杏滨、萧龙初9人为常务校董，并推定邓石甫、卢演群为正、副主任，聘请邓绍南为校长，议决同年秋季招生开学。7月5日，邓校长设立梅县国医专科学校筹备处于梅县西开路。17日，奉到中央国医馆指令准予设立，同时奉到国府指令准予备案。20日，邓校长及李炳南、张绍农二校董租定树湖坪凌风西路丘氏宗祠为临时校舍，即日登报及印刷简章招生。9 月 2 日，该校正式开学上课。直至 1941 年学校仍在上课[75]。

（二）办学经费与学校设施

创办梅城医学专修实习所诸公义举深得社会人士同情，曾发起派员往南洋群岛募捐。梅县国医专科学校财政来源，亦无常年基金及政府津贴金，多赖热心人士捐助，经费至为枯竭，所有教员均半尽义务。

梅县国医专科学校先后设立有赠医所、图书室、药物标本室、救护器械室、篮球场、台球场等。赠医所设立于 1937 年 8 月 25 日，赠医所之设，一方固为济世活人，一方亦备学生实习之需。

梅县国医专科学校校舍初设于梅县凌风西路丘氏宗祠，至 1938 年上半年，寄宿学生人数激增，遂定梅县元城路冯氏新祠为第二校舍，该祠楼高 3 层，可容学生数十人。

（三）学制、课程

梅县国医专科学校以教授国医、养成专门人才为办学宗旨。凡在中学毕业及有同等程度，年龄在 16～30 岁之男女学生均可投考，入学试验科目包括国文、卫生、常识（或体力训练）3 科。为速成人材起见，该校学制定为 3 年。该校对女生实行学费五折之优待，并特聘产科医师数人，对女生一律加授新法产科学术，以为女国医之助[76]。

该校所授课程包括：公民、道德学、军事训练、国文、生理学、卫生学、理化学、医学源流、病理学、药物学、处方学、诊断学、内科学、外科学、救护学、体育、实习。除设置上列课程，为适应时局需要，该校于 1937 年冬季起举办军事救护班，训练期间共 3 个月，悉令学生受训，并曾有办理伤科救护训练班，加办产科、培育护士、添设药科之计划。

梅县医药两界曾办有《梅县医药月刊》，刊物创办费用由中医公会、药材行分会筹拨，该刊以“结合梅县医药同志、共谋医学进步、药业发展”[77]为宗旨，刊物保存了梅县国医专科学校的部分史料。

梅县国医专科学校创办后，于1937年秋出版《广东梅县国医专科学校校刊》，以“采集各家之学说、综合各人之经验、互相传授、互相发明、精益求精而维国医于不坠”[78]为办刊宗旨，该刊共出版八期，于1941年12月改为季刊。

（四）学校教职员工

梅县国医专科学校创办之初，首任校长黄公伟，继任校长黄驾农。至1930年，校长由管又新担任，副校长李宏度，总务主任张则新，教务主任赖畏吾，训育主任黎志宁，事务主任苏任康，党义教师彭鄂如，教授黄克明、侯宴琼、张则新、赖畏吾、黎志宁、曾树清、钟自明，舍监曾树清，文牍管凤文，书记刘竹林，会计张公述，庶务廖清梅[79]。

民国二十七年（1938年），广东梅县国医专科学校产生新校董会，人员构成如下：

校董主任邓石甫，副校董主任卢演群，常务校董邓绍南、李炳南、张绍农、李吐麟、萧龙初。校董罗仲达、李立吾、曾伯岳、陈映垣、王漱薇、李燕果、蓝仲衡、沈锡军、黄群、钟韵三、曾其清、黄常五、张作新、陈士模、叶天府、潘作凡、张杏滨、熊耨春、梁峙蔚、曾恕轩、郑柏度、萧木麟、冯懋度、曾汉南、歌舞剧徽五、钟梦翼、李蔚霞、卢辉孙、廖木欤、谢则仁、李既白、钟誉嘉、曾婴怀、彭汉秋、叶杞材、罗四维、潘志澄[80]。

梅县国医专科学校部分教职如下：

邓绍南，常务校董兼该校教员，曾任陆军上校，广西陆军第一师部独立团团长，大元帅府滇粤桂军兵站总站长，广西欣城、罗城等县县长，梅县平民医院医师。

李炳南，常务校董兼该校教务主任，嘉属官立师范毕业，曾任梅县崇古医校副校长兼教员，梅县中医公会主席。

张公略，该校训育主任兼教员，历充省立岭东商业学校训育主任，国民政府审计部审计。

张绍农，该校总务主任兼教员，嘉属东范师范毕业，曾任梅县中医学院教员，梅县中医公会常务，梅县监狱署、平民医院医师。

王秉瑛，该校军训主任，中央军事政治学校毕业，曾任营连长及各中等学校军训教官。

邓石甫，该校教员，陆军上校，潮梅镇守使署副官长，广东潮梅监连副吏，梅县参议会议长。

卢演群，该校教员，曾任梅县劝学所长，梅县教育会长，梅县东山中学校董主席。

王漱薇，该校教员，前清廪生，历任梅州东山各中学教员。

李宾门，该校教员，前清宿儒，曾任梅县党部常务科长，龙门学校校长，梅北中学校董。

萧龙初，该校教员，曾任梅县中医学校教员及副校长，龙门学校校长，梅北中学校董。

刘竹林，该校教员，曾任平民医院医师，梅县中医学校教授。

丘志彪，该校教员，日本早稻田大学大学院研究生，曾任东山中学教员。

李耀能，该校教员、军事救护班教务主任，广州西南救护调剂学校本科毕业，汉兴国医专科学校毕业，曾任广州市防空处救护队分队长。

陈庆香，该校教员，广州市卫生局妇婴训练班毕业，曾任卫生局第四卫生区产妇科医师，卫生局实验区医师。

李怀禹，该校教员，广东省立勷勤大学肄业，曾任梅县中医公会董事、救护队队长，光华医药社梅县分社社长，平民医院医师。

邓维，该校教员，广东国民大学法学士，曾任省立梅州女子师范教员。

蓝迪如，该校文牍主任，曾任梅县参议会书记，平民医院文牍，东区防疫署书记[81]。

（五）学生

梅县国医专科学校之负笈学子，近者如潮梅各属，远者如闽赣边区，亦有其人。

1937 年秋季招收第一班学生 31 人，名册如下（括号内为曾用名或字号）：

宋月秋（桂林）、邓伯伟（若昕）、邓金华（仁济）、丘运（兴）（海千）、李观桂、李肃颂（秋澄）、李益民（全章）、李约章（广超）、温皇华（政平）、邓俊明（向澄）、李玉柱、刘刚权（访友）、张提华（接）、王纪录、王文广、叶镜雅（爱涯）、林铨昌（伟良）、萧梓江、刘存云（志远）、邓思可（再）、叶立成（淼青）、童思永、张昆发、刘本真、丘青五、黎友青、陈鸿英、李水清（青）、邓春秀（雨程）、邓聪祥、陈方绩。

1938 年春季招收第二班学生 40 人，名册如下（括号内为曾用名或字号）：

黎国櫟、卢宜钦（忒心）、温宝华、李庚明（锷华）、张珍元、邓志军、张导贤、邓幼彝、曾庆贤（祥华）、李克勤、谢雄凤、邓悦焕、李广兴（暮春）、李振远（烈武）、刘志谦、刘永兴、刘学敏、温笃先、邓国民（志明）、吴汉彝、廖义滨（志允）、王世辉、张荣昌、严柏庭、邓歆泉、张耀汀（骏英）、萧育树（勇民）、郑惠康、朱伟英、余寄武（浩平）、邓伟友、彭焕隆（全庆）、罗秉环、石士明、颜国鉴、邓鉴民、蓝叔桢、陈冰澄、叶汝清、陈运藩[82]。

梅县国医专科学校为当地培养了不少优秀中医人才，如广东省名老中医、梅县中医院主任医师陈一鸣，蕉岭县中医院主任医师钟思潮等均为该校毕业生。

五、香港中医药研究院

香港中医药研究院附设于香港中医师公会，带有教研性质。香港中医师公会以“团结港九及新界中医师、发扬中医学术、改良中国医药、联络同业感情、维护同业福利”[83]为宗旨，由中华国医学会与香港国医公会（成立于 1945 年）合并而成。香港中医师公会于 1946 的 11 月 27 日奉香港华民政务司署 701 号批准立案，1947 年 3 月 17 日奉侨务委员会外字第 52 号批准为香港唯一之中医合法团体，3 月 31 日奉全国中医师公会核发京字第八号证明有案，1949 年遵照香港社团重新登记则例奉准香港警务总署注册为合法中医职业团体。

中华国医学会由尤烈创立于民国十九年（1930 年）。尤烈，字少纨，少创洪门中和堂，领导同志努力于反清复明运动，与孙中山、陈少白、杨鹤龄创立兴中会，有革命“四大寇”称誉。民国肇造，尤烈以民族革命之目的已达，淡薄自居，遁迹医门。民国十八年（1929 年），余岩等倡废中医，引起全国中医药界抗议，先生亦忍无可忍，发起集团抗议，成立中华国医学会。闻风向义者，有何佩瑜、黎琴石、卢梓登、卢觉非、陈济民、梁朝浦、李翰芬、林继枝、陈秩云、石崐生、廖孟培、弘耀南等12人，假梁朝浦医馆为筹备处，公推先生为干事长，何佩瑜为学术主任，卢觉非起草会章，何佩瑜，梁朝浦，黎琴石，李翰芬4人，办理呈请注册事宜，旋于1930年获华民政务司核准成立，会员30余人。1931年复呈准中央国医馆备案[84]。

中华国医学会成立伊始即创刊《国医杂志》以利宣传。1930年秋出版第一期，至1941年，除专号特刊外，共刊出38期，卒因日敌侵战乃停刊。中华国医学会一直致力于争取中医平等待遇。当海内外中医药界群然抗议余岩倡废中医时，学会函电纷驰，遥作声援。1930年国民政府饬令全国中医学校改称学社，学会尤烈、何佩瑜、黎琴石、梁朝浦、卢梓登拟就电文致国民党中央党部、国民政府、中央国医馆等力争。

1936年11月12日，尤烈不幸逝世，立下“兴学以求知识，团结以集中力量”[85]之遗训勖勉同仁。遵尤烈先生兴学促进之遗训，中华国医学会于1941年附设医师研究所，以现业中医师进修为宗旨，研究期为半年，第一届职员如下：

所长卢觉愚，设计课长卢觉非，编材课长陈济民，出纳课长黄定波，讲学课长刘全安，事务课长廖孟培，秘书长冼毅廉，所监黎琴石、卢梓登，伤寒学系讲师谈琴生，病理学系讲师潘诗宪，医史学系讲师陈济民，金匮学系讲师关伯廉，温病学系讲师刘云帆，儿科学系讲师罗伯尧，喉科学系讲师邬璧泉，外科学系讲师欧冠英，皮肤科学系讲师黄胜彬，内经学系讲师张蕴忠，方剂学系讲师朱敬修，诊断学系讲师陈永梁，生理学系讲师谈琴生，妇科学系讲师陈汝器，眼科学系讲师李藻云，针灸学系讲师曾天治，救护学系讲师何可，伤科学系讲师弘耀南。

第一届毕业领证学员名单如下：

全科：周明甫、陈亮明、罗观新、张大明、陈鹤泉、谭孔石、何镜珊、何满祥、冯安民、郑蔚华、纪梦熊、王汝器、陈秀宗、周达仁、叶世荣、卢国英、麦天诚、彰锦棠、梁百和、唐慧仙、唐天祐、陈光言、梁华生、阮筠天、梁翰芝、任庆波、陈仲良、洪伯明、徐天爵。

选科：黄石公、陈翼公、龙天济、阮衍畴、杨敏菴、刘郁明、卢崇山。

第一届学员毕业后，香港沦陷，所务停顿。1946 年恢复办理第二届，研究期改为 1 年。第二届职员如下：

所长苏二天，教导主任区世民，总务梁百和、龙天济，内经学唐尹庵，伤寒学苏兆清，温病学刘云帆，伤科学吴肇钟，针灸学苏天佑，诊断学苏二天，解剖生理学区世民，妇科学伍卓琪，金匮学苏二天，儿科学罗少如，外科学欧冠英，药物学李济仁。

1947 年继续办理第三届，所长刘云帆。其后所务因故再度停顿，1953 年始告恢复，并易名为香港中医师公会附设中医药研究所，且因学员多非现业医师，故修业期改为 2 年，所长陈学溥，副所长陈亮明。由于原订课程过于繁重，香港中医药研究院办至第三届时，重新审订，专研内科、妇科、儿科三科，辅以临床医学讲座，废弃原有之讲授方式，改为启发、研究、检讨并进。第三届起增设研究先修班，以便未在三年制中医学院毕业而欲参加学院研究者，先作一年之训练，以划一研究员之质素，而利于指导研究。同时，应学员需求，增设伤寒研究讲座，聘伤寒名家包天白、卢觉愚、杨日超、彭干、黄芹初等分别负责作伤寒条文分析、比对等指导研究[86]。

六、香港中国国医学院

香港中国国医学院成立于1947年秋，院址位于九龙尖沙咀山林道，以灌输我国医药学术、培植专门人才为办学宗旨，由谭宝钧任院长。

1949年秋，谭宝钧院长本其从事中医教育十余年的经验，改革该校课程体系，将所有课程分为基础和应用两类，在采纳时代新知而不废弃中医的原则下，重新编辑各科讲义。基础学科包括医史学、药物学、病理学、生理学、解剖学、诊断学、方剂学等7门课程；应用学科包括内科学、外科学、儿科学、妇科学、眼耳鼻喉学、皮肤花柳学等6门课程[87]。

香港中国国医学院学制两年，第一年修习基础课程，称为基础班，第二年修习应用课程，称为深造班，修业期满成绩合格发给毕业证书。凡年满18岁，中学毕业或有同等学历者均报名入读基础班，有基础班根底者可径入深造班。该校附设赠医赠药站多所，俾各学员得往临床实习，实习期满发给实习证书。

为培植中国医药学术人才，使有志而不能亲自来学者亦获得专门技能，该校于1948年秋增设函授班。函授班学制1年，修习科目包括药物学、病理学、诊断学、方剂学、内科学、外科学、儿科学、妇科学、眼耳鼻喉学。学校在收到学生学费后，将讲义邮寄给学生，各科讲义均附有习题。学员在收到讲义后自行修习，并解答习题，于每周末寄回学校，由教师负责详细批复。

香港中国国医学院的教师大多为有名的中西医学者，于20世纪40年代末50年代初，从大陆移居香港，兹将其教职员胪列如下：

谭宝钧，院长兼教授，南京国医学院毕业，中央国医馆附设国医特别研究班毕业，曾任广东光汉中医专科学校教授、香港光大国医学院训育主任兼教授、全国中医师公会评议委员。

李雨亭，副院长兼教授，上海中国医学社毕业，曾任广东光汉中医专科学校训育主任兼教授、香港光大国医学院教务主任兼教授、全国中医师公会评议委员、九龙中医师公会副理事长。

范兆津，教务主任兼教授，上海同德医学院医学士，中央国医馆立案华南国医学院首届毕业，高等考试检核合格、特种考试合格中医师，曾任中央国医馆广东分馆国医学整理委员。

卢觉非，训育主任兼教授，考试院检核合格中医师，曾任全国中医师公会常务委员、中华国医学会主席、香港中医师公会理事长。

杨席珍，院务主任兼教授，红十字会广东医科学校毕业，考试院检核合格中医师，曾任广东中医院内科医师、广州东堤区防空救护总队长、汇通国医函授学社社长。

杨日超，秘书兼教授，重庆中国医药教育社高级研究班毕业，曾任广东新中医月刊社社长、台湾中医院内科医师、中国医药研究社常务理事。

狄福珍，图书室主任，日本东京毕业，上海中国医学院毕业。

陈荣赐，该校教授，国立中山大学医学士，曾任五邑民众医院院长。

陆智夫，该校教授，考试院检核合格中医师，港九跌打名医，曾任省港陆智夫国术社社长。

张公让，该校教授，五代祖传中医师，国立中山大学医学士，曾任广东省立医院肺科主任，1954 年出版杨鹤龄《儿科经验述要》一书。

罗铁民，该校教授，考试院检核合格中医师，曾任九龙中医师公会第二届副理事长。

叶式凝，该校教授，美国手术大学及日本电疗高等学院毕业，药物疗内科医学士。

陈德生，该校教授，次仲国医学校毕业，考试院检核合格中医师。

李子飞，该校教授，祖传骨科专科，X 线照验骨骼指导师。

李文侣，该校教授，考试院检核合格中医师，曾任广东省医事人员训练班讲师、广东省卫生实验院医师。

香港中国国医学院面授和函授学员中，有曾经毕业于西医学校的，有已经执业行医的，有报界编辑或记者，有英文学院或中小学校教员，有商行职员，函授学员来自新加坡、菲律宾、美国、澳大利亚、上海、台湾、澳门等地。毕业学生执业遍国内各市及港澳、南洋、美国等各地。兹将第一至第四届学生名册辑录如下[88]：

第一届毕业同学：

吴景全　麦盘根　岑普明　林灿然　陈复生　廖秀琼
庄活源　李耀明　何启傅　黄德馨　周轶群　黎民安
区宏基　李惠贞

第二届毕业同学：

潘锡兰　黄沛霖　吕钟鸣　郑天树　黄良石　区乐生
陈步云　邓荫庭　黎鉴泉　刘宝莲　谭玉铭　王　麟

第三届毕业同学：

赵仲如　黄培珊　梁惠康　郭耀扬　朱伟昭　彭慧清
麦汇川　陈可为　雷雨霖　李荣湘

第四届毕业同学：

唐智英　陈士烈　王春秋　易泽峰　邓寿仁　郑天真
郑达明　郑志云　邓幼华　陈嘉欣　沈康和　徐溉吾
吴志诚　郭嘉怡　刘礎荣　温世海　吴铁石　梁文泰
余锦潮　林树雄　阮少斌　曾骏良　姚演钊　刘仲廉
陈廷俊　曾诚炽　王继泽　何卓然　曾纪雄　严叔海
钟瑞钊　梁少藻

函授班毕业同学：

白良驹　吴在宥　张仲卿　陈鸿霖　余慧颜　陈　静
黎妙仪　王颂达　王慧英　刘永德　喻正行　陈洁馨
王助源　王琮琪　梁育才　李焕新　许敦孝　关显章
何汉生

七、广东近代其他中医学校

根据文献记载，近代广东还曾办有以下名称的中医学校或带有教学性质的中医社团组织。

（一）梅县新中医学社（校）

该校创始于民国十九年（1930 年），主持人萧梓材，地址在梅州五里亭梓才医院，学制 4 年，并办有萧梓材函授医学社，出版有《新中医学报》。平远县人民医院主任医师、广东省名老中医钟明远曾学课于该校。

（二）潮安国医学校

该校创始于民国二十二年（1933 年），由潮安国医公会主办，又名潮安国医讲习所。地址广东潮安城陈家祠，主持人李配石，教职工 6 人，学生约 50 人，学制甲班 4 年，乙班 5 年，1937 年停办。广东著名老中医、汕头地区卫校副主任医师张长民即该校毕业生。

（三）惠阳开明中医学校

该校创办于民国二十五年（1936 年），地址在惠州府城马王庙，校长夏稚威，并由广东中医专业毕业生陈钦余任教导主任，刘仕昌（新中国成立后任广州中医药大学教授）任主讲老师，学制 3 年，学生约 50 人，1938 年 8 月 15 日日寇侵占惠州城后停办。

（四）台山中医学校（社）

该校创办于民国二十四年（1935 年），校长李超甫，著《汉医心典》一书，学校有教师医师 5 人，地址在广东台城西安路 1 号，1941 年停办，广东省名老中医李皓平曾学课于即该校。

（五）伯坛中医夜学馆、伯坛中医专科学校

该校以校长陈伯坛之名命名。陈伯坛（1863 ~ 1938 年），号英畦，新会人，广东近代著名的经方派医家。1924 年，陈氏于广州教育南书坊街设中医夜学馆，初办时学生约 50 人，该馆学员大多为广州执业名医，如鞠日华、程祖培等。1930 年，陈氏举家迁往香港，设医寓于文咸东街文华里 47 号，即开设伯坛中医专科学校。陈氏著有《读过伤寒论》、《读过金匮》，分别作为伯坛中医夜学馆及伯坛中医专科学校讲义。

（六）广东保元中医专科学校

该校创办于民国二十四年（1935 年），校长王道、梁翰芬，地址在广州越华路华宁里 48 号。广州沦陷时，学校搬迁香港湾仔，太平洋战争爆发后停办。该校学制 4 年，学生约 100 人。广东省名老中医、湛江地区人民医院主任医师管铭生、广州市名老中医刘亦康即该校首届毕业生。

（七）华南国医学校

该校创办于民国二十四年（1935 年），由陈济棠（字伯

南，防城人，广东省主席，治粤多年，略有政绩，尤重视教育，后与广西李宗仁组成西南政务委员会反蒋）主办，黄焯南任院长，地址在广州一德路305号，假座广州九大善堂之一广济医院作校舍，内附设广东军官学校中医训练班，学生约80人。1936年蒋介石平定两广政变，陈济棠下野，1937年华南国医学校亦改组停办。广东针灸名医、广东省人民医院主任医师庞中彦即该校学生。

除上述医校外，民国年间两广及南洋一带还先后办有以下中医学校、学社多所：

广中医药专门学校（1925～1927年，罗熙如主办），新中医学校（1927～1938年，王德芳、吕洁光主办），南粤医药专门学校（1929～1931年，潭琴生主办，校址设广州西关十八甫路谭左寿堂），华夏中医学校（1935～1938年，广州大新路陈斗医馆江松石主办），华佗针灸治疗讲习所（1934～1938年，曾天佑主办，校址初设香港，后迁至桂林桂南），复兴中医学校（1947～1949年，黎卿云主办），翁源中医研究社（刘琴仙主办），谭次仲函授国医学社（社址设广州惠爱西路瑞兴新街九号谭次仲医寓），黎少庇传授医学班（1946年开办，广州流水井15号，订有课余规则四条，一曰订方针，二曰慎诊断，三曰破陋习，四曰重人格），香港光大国医学院（1938～1941年，阮君实主办），香港南国新中医学校（1938～1941年，邓铁涛、康北海主办），香港国医专门学校（潘诗宪主办）。

参考文献

[1] 舒新城．中国近代教育史资料：上册［M］．北京：人民教育出版

社，1961.
[2] 援菴. 军医学生之前途 [J]. 光华医事卫生杂志，1910（2）：5－6
[3] 广州医学求益社课卷 [M]. 广州：广州十七甫怀远驿关东雅石印本.
[4] 广州医学卫生社课卷 [M]. 广州：民国二年十八甫石经堂石印本，1913.
[5] 广东医学实习馆课艺 [M]. 广州：广东医学实习馆，1919.
[6] 中国人民政治协商会议广州市委员会. 广州文史第49辑 [M]. 广州：广东人民出版社，1991：11.
[7] 香港东华三院. 东华三院130年 [M]. 香港：东华三院，2000：18.
[8] 卢乃潼. 民国十三年九月开学日训词 [J]. 广东中医药学校校刊，1937（9）：1.
[9] 筹办广东中医药专门学校宣言书. 广东中医药专门学校一览 [M]. 广州：广东中医药专门学校，1926：1－3.
[10] 梁兆南君致朱庆澜论中医药书 [J]. 杏林医学月报，1930（总16）：37－38.
[11] 呈广东省长文. 广东中医药专门学校一览 [M]. 广州：广东中医药专门学校，1926：3－5.
[12] 广东省长公署批第151号 [J]. 广东医药杂志（民国时期），1926（2）：5－7.
[13] 内务部批第58号 [M]. 广东中医药专门学校一览. 广州：广东中医药专门学校，1926：5－7.
[14] 内政部批文第198号 [J]. 广东医药杂志（民国时期），1926（2）：5.
[15] 廖伯鲁. 创办本校前校长卢梓川先生事略 [J]. 中医专校刊，1937（9）.
[16] 开学日卢校长训词 [J]. 中医杂志（民国时期），1926

(1)：73.
[17] 发刊词 [J]. 中医杂志（民国时期），1926（1）：1.
[18] 悼念卢校长大会记事 [J]. 中医杂志（民国时期），1927，(5)：12.
[19] 学生会整理委员会编. 广东中医药专门学校同学录 [M]. 1929：朱生寿跋.
[20] 布告摘录 [J]. 广东中医药学校校刊，1931（总6）.
[21] 华南名医访问记. 陈任枚先生 [J]. 光华医药杂志，1937(8)：55.
[22] 董事会选举校长 [J]. 中医杂志，1927（5）：10.
[23] 江仑铨先生逝世志略 [J]. 杏林医学月报，1931（总32）.
[24] 卢乃潼. 特录本校第二十号布告 [J]. 广东医药杂志，1926(3)：81.
[25] 广东中医药专门学校一览 [M]. 广州：广东中医药专门学校，1926：3.
[26] 布告摘录 [J]. 广东中医药学校校刊，1931：5.
[27] 本校增设旁听席招收旁听学员 [J]. 香港广东中医药学校校刊，1940：11.
[28] 广东中医药专门学校第一届毕业典礼纪盛 [J]. 杏林医学月报，1929（6）：1.
[29] 教材编辑委员会召集会议公函 [M]. 上海：全国医药团体联合会，1930.
[30] 香港广东中医药专科学校入学指导 [J]. 香港广东中医药学校刊，1941：1.
[31] 本校欢迎焦易堂馆长详情 [J]. 中医专校刊，1937（9）：17.
[32] 卢朋著. 医学史讲义 [J]. 广州：广东中医药专门学校印刷部，1929：1.
[33] 陈汝来. 生理学讲义 [M]. 广州：广东中医药专门学校印刷部，1929：1.

[34] 陈任枚，刘赤选．温病学讲义［J］．广州：广东中医药专门学校，1929：5.
[35] 许大辉．叶天士式的中医教育家刘赤选教授［J］．广州中医学院学报，1985，2（1）：1.
[36] 陈仁山．药物出产辨［J］．广州：广东中医药专门学校印，1932.
[37] 发刊词［J］．广东医药杂志，1926（1）：1.
[38] 发刊词［J］．广东医药杂志，1926（3）：1.
[39] 广州市卫生局．统计事项［J］．卫生年报，1925.
[40] 广东中医院概况［J］．广东中医药学校校刊，1937（9）：50.
[41] 谢炜南．杏林风雨．广州文史资料存稿选编，第6辑［M］．北京：中国文史出版社，2008.
[42] 学生实习规则［J］．中医杂志，1928（5）.
[43] 布告摘录［J］．广东中医药学校校刊，1936（6）.
[44] 医务处服务条例［J］．广东中医药学校校刊，1936（6）.
[45] 筹建校院［J］．广东医药杂志，1926（1）.
[46] 药业同人募捐留医院启事［J］．中医杂志，1927（3）：105.
[47] 筹建留医院之进行［J］．广东中医药学校校刊，1930（2）.
[48] 校董会议摘录［J］．广东中医药学校校刊，1936（7）.
[49] 1933年8月8日广州卫生局第300号批词［J］．广东中医药学校校刊，1937（9）：48.
[50] 广东中医院开办后访问记［J］．克明医刊，1933，1（2）：75.
[51] 广东中医院概况［J］．广东中医药学校校刊，1937（9）：51.
[52] 编后话［C］．广东中医药专科学校校友通讯，1986（1）.
[53] 卢朋著．四圣心源提要［M］．1932：1.
[54] 卷头话［J］．广东医药杂志，1926（2）：1.
[55] 卢朋著．发刊词［J］．广东医药杂志，1926（1）：1.
[56] 本校第20号布告［J］．广东医药杂志，1926（3）：5.
[57] 郑炎．写在教育部提议筹设中医专门学校等之后［J］．克明医

刊，1934（2）：3.
［58］卢朋著．序［G］．广东中医药专门学校第五届毕业会场特刊，1933.
［59］曾雨亭．毕业后的感想序［G］．广东中医药专门学校第六届毕业纪念特刊，1934.
［60］何志雄．请你告诉我：为本校戊班同学毕业而作［G］．广东中医药专门学校第五届毕业会场特刊，1933.
［61］关则歧．在校五年之回顾［G］．广东中医药专门学校第五届毕业会场特刊，1933.
［62］发刊词［G］．广东中医药专门学校第六届毕业纪念特刊，1934.
［63］郑炎．离亭燕·本意［G］．广东中医药专门学校第六届毕业纪念特刊，1934.
［64］广东光汉中医学校招生章程［J］．广东光汉医药月刊，1931（6）：58.
［65］赖少魂．向广东省参议会建议提倡中医教育建议书［G］．广州市中医师公会周年特刊，1947：36－39.
［66］广东光汉中医学校招生章程［J］．广东光汉医药月刊，1931（6）.
［67］本院沿革及工作概况［G］．汉兴校刊创刊号，1949：47－48.
［68］教局令准补行验发本校毕业证书［G］．汉兴校刊创刊号，1949：29.
［69］两广考铨处查询本校情况［G］．汉兴校刊创刊号，1949：33.
［70］电陈广州汉兴国医学校与汉兴医药讲习所系本校前身及奉准立案经过［G］．汉兴校刊创刊号，1949：29.
［71］本校澳门分校邓主任报告函［G］．汉兴校刊创刊号，1949：15.
［72］本校学生临床实习规则［G］．汉兴校刊创刊号，1949：38.
［73］本校组织章程草案［G］．汉兴校刊创刊号，1949：40.
［74］梅县中医学校之过去及将来［G］．梅县医药月刊，1930：38－39.

[75] 一年来校务纪要［J］. 广东梅县国医专科学校校刊，1938（1）：40－43.
[76] 梅县中医学校第五期招收男女生简章［G］. 梅县医药月刊，1930：46.
[77] 梅县医药月刊简章［G］. 梅县医药月刊，1926：41.
[78] 卢演群. 卷头语［J］. 广东梅县国医专科学校校刊，1938（1）：1.
[79] 梅县中医学校现任职员一览表［G］. 梅县医药月刊，1930：39－40.
[80] 本校校董一览表［J］. 广东梅县国医专科学校校刊，1938（1）：52.
[81] 本校现任教职员一览表［J］. 广东梅县国医专科学校校刊，1938（1）：53.
[82] 本科春季一年级同学录［J］. 广东梅县国医专科学校校刊，1938（1）：54～55.
[83] 香港中医师公会组织章程［G］. 香港中医师公会十五周特刊，1963：14－16.
[84] 卢觉非. 香港中医师公会前身香港中华国医学会之沿革［G］. 香港中医师公会开幕特刊，1947：27－30.
[85] 卢觉非. 香港中医师公会招待全港报界记者席上书面谈话［G］. 香港中医师公会开幕特刊，1947：35.
[86] 黄芹初. 院务报导［G］. 香港中医师公会十五周特刊，1963：41－42.
[87] 本院沿革史略［G］. 香港中国国医学院第四届毕业特刊，1951：1.
[88] 各届暨本届毕业同学一览［G］. 香港中国国医学院第四届毕业特刊，1951：33－34.

第五章

清代岭南医药出版业与民国广东中医期刊

在广州中山图书馆文献特藏室里，有一部分藏书称为“广东槧本”，列入“广东文献”。所谓广东槧本，是指古代岭南书坊用木板雕字刻印的图书，亦即岭南出版的古籍书刊，其作者多不是广东人，但木板雕字刊印该书者为粤籍书坊人士。古代出版一部医书不容易，清代岭南出版业兴起，广为刻印刊行书籍包括医药书籍，中医学术以书籍为载体传播。前人刊印医书，往往写有刊刻序言，序言反映当时出版的医学背景及是书内容提要，因此也属于岭南医学史学术成就一部分。

第一节　清代岭南医药出版业

一、岭南医药出版业发展的背景

（一）宋、元、明医学出版业的起步

广东椠本为粤人刊刻的外籍医家医学著作，对广版医学古籍历史的研究，可上溯至宋元时期。据岭南文献学专家黄慈博先生在《广东宋元明经籍椠本纪略》一书中考订，岭南雕版印刷约始于宋代，但宋代岭南印刷业尚在起步阶段。学者骆伟在研究岭南古籍印刷业发展概况时也提到："岭南原为荒芜之地，人烟稀少，开发较北方为晚，文化也略落后于中原。因此，文献的产生、传播，都远不如中原地区早。宋代北方雕版印刷已十分普及和兴盛，如南京、杭州、眉山、建阳、平水等均为古代刻书中心，有'杭本（浙江杭州）为上，蜀本（四川）次之，建本（福建建阳）为下'的评价，而南粤却寂然无闻。"[1]黄慈博先生考订认为岭南宋元刻本共20种，其中最早的出版物为宋皇祐年间广东刻郭之美《罗浮山记》，原书已失，但载入宋人陈振孙《直斋书录解题》。据南宋潮州《三阳志》记郡书"见管及新刊者"有：《韩文公集》、《赵忠简集》、《药书》（5种）、《濂溪大成集》、《朱文公书》、《三阳讲义》等书共42种，10 865板[2]。

明代，岭南印刷业继续发展，此时"广版"已被肯定，且可与"浙版"、"金陵版"、"闽版"并称，但此时刊刻机构仍以地方官署为主，书籍需经官刻刊行仍是主流，故所刊刻的书籍在内容的选择上仍相对局限，以体现当时思想文化

建设的儒学名士作品为多，如广东崇正书院从正德至万历年间，百年间先后刻印了朱熹《四书集注》14 卷、《周易传义》10 卷、蔡邕《蔡中郎集》6 卷等。另外官修地方史志并纂刻发行也是明代岭南印刷业的一大特点，据有关学者考订，约有 224 种，但流传下来不及 1/6，其中比较有名的戴璟《广东通志》，黄佐《广东通志》、《广州府志》，郭棐《广东通志》和《粤大记》等。据不完全统计，明代广东修志约 162 种，现保存的还有 30 余种[3]。明代官修方志的纂修，反映了广东雕版印刷业的发展。

宋、元、明三代岭南印刷业虽有发展，但远未形成规模，彼时全国刻书藏书中心仍在京津、江浙一带。广东版刻仅潮州为著名，关于粤版医籍的刊刻更在少数，陈香白在《潮州三阳志辑稿》考证宋代潮郡刻印书籍情况，谓当时刻印的书籍仅医药方面的有药方 5 种："《瘴论》三十板、《备急方》三十板、《易简方》九十板、《治未病方》九十板、《痈疽秘方》四十板。以上书板并留郡。"[4]另从学者骆伟关于岭南古籍印刷业分布概览系列研究中，根据其列举出的古籍，也仅见版刻医书 3 种，分别为番禺宋刊《敬斋医法》1 卷、广东明末刊《千金宝要》、揭阳毛绍龄明嘉靖元年（1522 年）刊《医说》10 卷。

《敬斋医法》一书，查阅《中医大辞典》、《全国中医图书联合目录》、《中国分省医籍考》均未见关于此书的记载，然岭南医学研究学者靳士英在《岭南医学启示录》一文中提及此书，将其归入明代岭南医学著作，由于该书未著撰人，更难考订，故此书是否存在宋刊本一说，尚存疑。

《千金宝要》，据《中医大辞典》词条载："宋・郭思编，刊于 1124 年。系取孙思邈《千金要方》及《千金翼方》中的简、便、验方及针灸法汇编而成。”[5]《全国中医图书联合目录》仅载清以后版本，广东未见明末刊本，在广州市内医书主要藏地中山图书馆、广州中医药大学图书馆、广东医学科学院医学图书馆三处均未见《千金宝要》此书实物，故对其书版本考订工作尚未系统展开。

《医说》一书为医史学著作，为南宋·张杲所撰。广东明代刊本由揭阳毛绍龄于明嘉靖元年（1522 年）刊刻，据薛清录主编《全国中医图书联合目录》条目载：“明毛绍龄校刻本，现存于北京图书馆，仅残存卷一至卷四。”[6]

（二）清代医学出版业的繁荣

广东雕刻出版业的繁荣当从清代说起。清代为岭南印刷业的昌盛时期，自道光以后，因受西学东渐、藏书家的崛起和阮元兴教的影响，出版物数量之多，出版物品种之齐全，出版地域之广泛，出版机构之转型，使岭南出版业呈现了一个前所未有的繁荣景象。书籍越来越多，一跃而为全国刻书中心之一，“广版”名声大噪，尤以广州、佛山、南海、顺德、潮州、大埔、高要等地雕印技术最为精湛。医书出版亦随之日渐增多，呈现中、西医著杂陈的多彩局面。对于清代（尤其是晚清）广东医籍出版业的繁荣，近人卢银兰[7]6-8研究发现其得益于以下三个方面。

1. 北学南下与南学崛起

广东偏处南部，历史上被称作“南蛮之地”，医药亦较黄河长江流域落后。然自明清以降，一批批著名学者南下广东，如四川李调元两次入粤出任广东学政，江苏惠士奇督学广东检考郡邑诸生倡导经学，南皮张之洞执政广东五年创办广雅书院，仪征阮元编修《广东通志》创办学海棠书院。近人刘伯骥《广东书院沿革制度》统计，宋代广东书院据方志可稽查者只有27所，至明代已有168所，然到清代猛增至411所。经学书院兴办亟须版刻书籍，粤省书坊随之大增。读书而不能医者有之，未有不读书而能精医者，及至清代，岭南名医以儒通医者已是数目大增。调查清代广东157位名医，记载有师承传授关系者79人，占51%，以儒通医者43人，占27%[8]。

与此同时，随着与国内外商业贸易及人员交流的日益频繁，晚清广东疫症流行日趋频繁而严重，霍乱、鼠疫这些新的烈性传染病先后传入，为祸甚烈。而自明清以来形成的内科风、劳、蛊、膈四大证，骨伤科跌、打、刀、伤四大证，疡科失荣、舌疳、乳癌、肾癌翻花四大证，妇科经、带、胎、产四大证，儿科麻、痘、惊、疳四大证，临床常见复杂多变的疾病医疗需要，加大了对来自岭北的传统医学著作的需求，同时也催生了一批本土中医临床名著的产生，如何梦瑶《医碥》、刘渊《医学纂要》、罗汝兰《鼠疫汇编》、陈伯坛《读过伤寒论》等。儒门事亲，医者尽孝，为人子者不可以不知医，社会孕育了大批好学务实的医书读者，于是光绪年间的医书出版量骤然大增以满足需求。

2. 西学东渐与中西汇通

外国医学传入广东较早。清乾隆二十二年（1757年），清政府出于经济、贸易和军事上的考虑，实行闭关政策，决定口岸定于广州，不得再赴浙省，从而使广州成为全国唯一的对外通商口岸，外国人便云集广州做生意，随之许多医生也大量涌入。1848年英国伦敦传教士合信来到广州，在金利埠创办惠爱医院并出版书籍。根据熊月的统计，1843～1860年，传教士在广州共出版42种中文书籍刊物，其中有5种医学方面的著作和文章，即1850年合信的医院报告《惠爱医馆年纪》、1851 年合信的著作《全体新论》、1859 年嘉约翰的文章《论发冷小肠病两症》、1860 年罗孝全的知识小册子《家用良药》和嘉约翰的文章《经验奇症略述》，这是中国较早出现的西医著作。清光绪年间，广州博济医局出版《西医内科全书》、《医理略述》、《妇科精蕴图说》等至少 18 种西医学书籍。广东得风气之先，本土一些中医也积极学习和吸收西医知识，“中西医汇通”的思潮影响着广东中医界，出现新会陈定泰一门三代中西汇通医学世家，又有南海朱沛文《华洋脏象约纂》著名中西汇通医著刊行。西学东来与“中西医汇通”的兴起，造就了对西方医药卫生知识及其书籍的需求。

3. 广东出版业兴起

清代广州以个人出资出书百卷以上者：番禺潘仕成（字德畲）之海山仙馆丛书，南海伍崇耀（名紫垣）之粤雅堂丛书。以公众赀财编刊名著至百种以上者：阮元督粤时之刊印学海堂经解，张之洞督粤时之设广雅书局刊印广雅丛书，其版片留存至今，为海内外所推许。海通而后，石版影印及铅字排印之术流入中国，广州乃有石经堂、森宝阁诸书店之设立，专以新法影印及排印古书以及商店之招牌、商品说明书等项，广州印刷事业乃开一新纪元。

在清代道光、咸丰（1821 ~ 1860 年）以前的一个很长时期，广东刻书、藏书家甚少，人们对刻书业也不重视，本省版刻不多，坊间售卖的书籍主要是学馆所诵习及科举考场应用之书。阮元主粤后，先后组织刊刻了《学海堂初集》、《皇清经解》等书，影响深远，于是上行下效，木刻印刷之风逐渐在广东盛行。广州、顺德马冈、佛山都是当时著名的印刷重镇。

二、广东槧本的概况

（一）槧本数目

岭南究竟刊印了多少古籍医书？据我们目前所掌握的资料，起码有1 000册以上，其中不少是很有参考价值的古医籍。宋、元、明三朝医学槧刻刊本较少，清代尤其是晚清以后，由于岭南印刷业的发展及医学需求的增大，医书刊刻活动日趋活跃。笔者根据自身学术积累，参合卢银兰教授之清代广东医书出版及粤版存穗情况一览表，以及著名学者骆伟岭南印刷业分布概览数文，初步统计广东槧本存目情况如下。

对有记载的书籍按照医书成书年代进行分类排序，书名相同，出版机构不同，即不同版本者，只按一种计入，共得医书159种，235个版次，其中仅南朝雷敩的《雷公炮制珍珠囊药性赋》、南齐褚澄等的《六醴斋医书》、唐王焘的《外台秘要》3种是宋以前医家作品；宋、金元、明三代医家被岭南出版业选刻的医书也不多，宋有《苏沈内翰良方》、《小儿药证直诀》、《伤寒类证活人书》等11种，金元有李东垣的《脾胃论》、《珍珠囊指掌补遗药性赋》和成无已《伤寒明理论》、《注解伤寒论》等5种，明代有《景岳全书》、《寿世保元》、《医学入门》等18种。剩下124种医籍中除却6种因撰写年代不明而无法分类外，均为清代医家作品，可见广东医书槧刻业对同时期医家医籍有实时性偏爱。清代槧本中著名的有傅青主医籍，被分成《傅青主女科》、《傅青主男科》、《傅青主男女科》、《大原傅科》等4种体例行世，在广府内一共可见9个不同版本；亟斋居士的《达生篇》、《达生篇/遂生篇/福幼篇》两书自道光年间始，就被不同刊刻机构先后翻刻达12次之多；另外陈修园医书在粤省也受到青睐，其著作《伤寒论浅注》、《金匮要略浅注》、《女科要旨》、《长沙方歌括要》等在粤均有多个版本。

所掌握的159种医籍中，以卷为单位计量者有116种，不分卷者为43种，仅对分卷医籍进行统计，可得到历代岭南椠刻医籍卷数为1 935卷，数目浩大，内容丰富。粤地刊刻医书中不乏巨著，超过40卷的共有8部，分别为王肯堂的《证治准绳》120卷、沈金鳌的《沈氏尊生书》70卷、陈念祖的《南雅堂医书全集》65卷、《景岳全书》64卷、《六醴斋医书》55卷、《冯氏锦囊秘录》49卷、《外台秘要》44卷、《疡医大全》40卷。其中《证治准绳》、《南雅堂医书全集十六种》、《冯氏锦囊秘录》3种仅有1个版本外，其余均有2～3个刻本。如《景岳全书》有康熙两广运使署刻本、咸丰佛山连云阁刻本、光绪三元堂刻本；《六醴斋医书》有光绪广州儒雅堂刻本及光绪广州藏修堂刊本；《沈氏尊生书》有道光南海刘聘壁刻本和道光粤东儒雅堂刻本两种。这些大型书本身就包含了大量的医学资源，如《六醴斋医书》共包括10种不同医著，分别是南齐褚澄的《褚氏遗书》1卷、晋代葛洪《肘后备急方》8卷，唐代王冰《元和纪用经》1卷，宋代苏东坡、沈括《苏沈良方》10卷，元代葛可久《十药神书》1卷，明代胡嗣廉《加减灵秘十八方》1卷，明代韩懋《韩氏医通》2卷，明代朱惠明《痘疹传心录》19卷，明代吴承昊《折肱漫录》7卷，明代释住想《慎柔五书》5卷。

广东椠本为岭南积累了大量医学文化资源，但广东医学椠本当远远不止此数，由于年代久远，散佚流失在所难免，还有一部分散落在民间或在收藏者手中，未及系统收藏。

（二）椠本种类

广东椠本，种目繁多，仅按年代划分，仍难以看出刊刻者或者岭南医学界对全国医学知识的需求倾向，故参考《全国中医图书联合目录》分类法，将广东椠本书籍归类，结果如下：

医经类：《黄帝内经素问》24 卷、《黄帝内经素问遗篇》1 卷、《素问灵枢类纂约注》3 卷。

基础理论类：《素问入式运气论奥》3 卷，《元和纪用经》、《医道还元》9 卷。

伤寒金匮类：《注解伤寒论》10 卷（论图 1 卷），《伤寒明理论》、《增注伤寒类证百问活人书》22 卷，《伤寒贯珠集》、《金匮要略浅注》10 卷，《伤寒六经定法一卷问答》1 卷，《伤寒悬解》14 卷，《伤寒论浅注》6 卷，《金匮要略浅注》10 卷，《伤寒类证活人书》22 卷，《撰选伤寒世验精法》8 卷。

诊法类：《脉学归源》5 卷、《图注难经脉决》3 卷。

针灸推拿类：《经络歌诀》1 卷，《灸法心传》、《经脉图考》4 卷。

本草类：《神农本草经读》4 卷，《本草三注》6 卷，《雷公炮制珍珠囊药性赋》2 卷，《药言》4 卷，《药言賸稿》4 卷，《神农本草赞》、《药性赋》、《本草三家合注》6 卷。

方书类：《长沙方歌诀》6 卷，《医方简易新编》6 卷，《新订保生经验良方》、《验方新编》16 卷，《外台秘要》40 卷，《苏沈良方》6 卷（拾题遗 2 卷，校勘记 1 卷），《古今名医万方类编》32 卷，《良方合璧》6 卷，《五种经验方》、《绛囊撮要》、《信验方録》、《医方择要》、《经验简便医方》、《急救良方》、《本草医方合编》2 种 2 卷，《小蓬莱山馆方钞》2 卷，《小蓬莱馆方钞》2 卷，《金匮方歌括》6 卷，《医方不求人》1 卷、《宝饵留春》、《济人良方》、《良方便检》、

《集验救急良方》、《痘症备方》、《不知医必要》4 卷，《增订医方易简》10 卷，《图注本草医方》合 4 种，《选录验方新 》18 卷，《圣佛良方》2 卷，《瘰疬花柳良方录要》、《名家医方歌诀》、《苏沈内翰良方》10 卷，《经验良方》、《经验集方》、《经验杂方》、《奇方备检》、《小儿产妇跌打杂症外科药方》、《我祖存心济世得异人传授真仙方》、《张卿子经验方》、《千金宝要》12 卷。

临床各科类：

临证综合：《医学心悟》5 卷，《医林改错》2 卷，《景岳全书》64 卷，《医醇賸义》4 卷（附医方论 4 卷），《沈氏尊生书》68 卷，《东医宝鉴》22 卷，《医学入门》7 卷，《赤水玄珠》10 卷，《证治准绳》120 卷，《药症忌宜》1 卷，《丹溪朱氏脉因证治》2 卷，《笔花医镜》2 卷，《医学四要》、《冯氏锦囊秘录》8 种 49 卷，《调燮类 》4 卷，《万氏医贯》、《医门法律》6 卷，《脾胃论》3 卷，《傅青主男科》2 卷，《临证便录续集》、《六科证治准绳》、《临证类 》、《活人鉴》、《医医医》、《医学刍言》10 卷。

温病：《伤寒温疫条辨》、《痧症全书》3 卷，《痧胀玉衡书》4 卷，《温病条辨》6 卷，《温热经纬》5 卷，《温疫条辨摘要》、《白喉治法忌表择微》、《温疫论类 》5 卷。

内科：《疯门全书》2 卷。

外科：《外科证治全生集》4 卷，《理论骈文》、《疡医大全》40 卷。

妇科：《胎产心法》3 卷，《傅青主女科》4 卷，《女科要旨》4 卷，《胎产集要》1 卷，《万氏妇人科集证》3 卷，《宁坤秘籍》3 卷，《妇科秘书》、《卫生家宝产科备要》8 卷，《女科证治准绳》5 卷，《胎产全书》、《胎产新法》3 卷。

儿科：《痘疹辑要》4卷，《种痘新书》10卷，《痘疹定论》2卷，《痘疹专门》、《痘疹传心录》19卷，《小儿药证直诀》3卷，《增订痘疹辑要》4卷，《麻痘活人书》4卷，《痘疹歌诀》1卷，《达生篇》、《慈幼便览》、《痘疹金镜录》4卷，《牛痘新编》1卷，《痘疹心法歌诀》、《幼科铁镜》6卷，《麻科活人全书》4卷，《麻科全书》2卷。

眼科：《眼科大全》6卷、《眼科龙木论》10卷、《审视瑶函》6卷。

咽喉口齿：《咽喉秘集》、《喉症图说》。

养生类：《寿世保元》10卷、《寿身小补》8卷（有的版本9卷）、《寿亲养老新书》4卷、《寿人经》。

医案医话类：《叶天士医案存真》、《得心集医案》5卷，《名医类案》12卷，《叶案括要》8卷，《得心集医案》6卷。

综合性著作：《脉药联珠古方考》4卷，《东垣十书》23卷，《六醴斋医书》10种55卷，《达生遂生福幼合编》、《南雅堂医书全集》16种65卷，《图注难经脉决》2种2卷，《傅青主男女科》3种6卷，《贻令堂医学三书》、《士材三书》4种9卷。

医史：《医说》。

以上共列举了岭南出版的外籍医家著作共159种，其中医经类3种、基础理论类3种、伤寒金匮类11种、诊法类2种、针灸推拿类3种、本草类8种、方书类40种、临证综合25种、温病8种、内科1种、外科3种、妇科11种、儿科17种、眼科3种、咽喉口齿2种、养生类4种、医案医话类5种、综合性著作9种、医史类1种。从上述分类可以看出粤籍人士注重方书类著作的收集出版，方书中被翻刻较多次的有《验方新编》、《医方简易新编》、《经验集方》等。同时对著名医家的临床代表性专著也相当重视，如金代李杲，明代李梴、张景岳、王肯堂，清代傅山、陈修园等人的著作多次成为刊刻的选材。注重妇儿保健是广东社会的优良传统，故妇科、儿科医籍也相应受到关注，椠本中妇科方面有名的作品是阎纯玺的《胎产心法》及傅山的《傅青主女科》；儿科方面有亟斋居士的《达生篇/遂生篇/福幼篇》及系列种痘、除麻专书。伤寒类著作与温病类书籍数量相等，说明岭南医家在伤寒、温病派别上无明显的偏嗜，伤寒应数成无己、陈修园，温病当推吴鞠通三人对粤省影响大。相反，体现中医学理论素养的医经类、基础理论类、医史类著作为数不多，分别为 3 种、3 种、1 种，这也从侧面反映出粤籍人士对医学理论的重视程度不够，作为中医学奠基性典籍《黄帝内经·素问》24 卷，仅在光绪二年（1876 年）由新会李元纲据宋本重刻 1 次。

（三）椠本出版时间

广东椠本的刊刻时间相对集中于清代，尤其是道光年间以后。对于陈香白在《潮州三阳志辑稿》考证宋代潮郡刻印书籍情况指出存在宋版医籍，及学者骆伟收集历代岭南印刷作品信息列出医书宋刻本 1 种、明刻本 2 种的情况，其中除揭阳毛绍龄版《医说》在《全国中医图书联合目录》一书中存在相应信息佐证外，余均有存疑的情况，故广东椠本刊刻时间以清代以后为主，较为客观。

清初三代，即顺治、康熙、雍正三个时期，仅有一部作品，即康熙五十年（1711 年），由两广运使署主持刊刻的《景岳全书》，可以认为是目前所知现存的清代广东最早椠刻医籍。

乾隆及嘉庆年间，医籍刊刻仍寥寥可数，依次为乾隆二十年（1755年）的《寿世保元》、乾隆三十一年（1766年）的《东医宝鉴》、乾隆五十六年（1791年）的《医学心悟》和嘉庆十七年（1812年）的《医学四要》四书，这四部医书均由坊间刻板，分别由广城福文堂、广州第八甫、广州拾芥园、翰墨园主持刊刻，相对于同时期的外省各地官刻、私刻医书的活跃局面，广东刻印医书仍属寂寥。

道光以后，医籍刊刻业逐渐发展，官刻、私刻渐趋活跃。自嘉庆末道光初，阮元来粤总督两广，其重教办学，创办学海堂，内设广雅书局。在学海堂建成后，阮元将教学、学术研究与刊刻典籍结合起来，以学海堂为基地，组织人力开展了大规模的典籍刊刻工作，带头刊刻书籍。广东官刻出版业仍保持从前以地方官府或官员主持模式，但重点转为官办书院和书局。此时期刊刻医书较为活跃的官署有两广督署、广东抚署、粤东粮署、顺德道署等，其中两广督署及广东抚署在道光及咸丰年间先后刊印了当时两广总督叶名琛之父叶志诜编录的医书5种，分别为《神农本草经赞》、《五种经验方》、《汉阳叶氏丛刻》、《颐身集》、《延年九转法》，此些书籍内容丰富，且此前粤地未见，实为广东珍贵椠本。近人卢银兰系统地研究了叶志诜氏所选刻的医籍的版本学渊源："他从1850年开始，编集吴普等传述的《神农本草赞附月令七十二候赞》、《观身集》、《颐身集》5卷，《绛囊撮要》2卷，并在督署用了3年时间刻成医学丛书《汉阳叶氏丛刻》。该丛书除上述叶氏编撰的4种书外，还包括明代陈会撰著的《全身百穴歌》、清代沈绂撰著的《十一经脉络》、沈金鳌撰著的《脉象统类》、沈彤撰著的《释骨》、卢荫长撰著的《信验方录》8卷、《五种经验方》（原缺）及佚名的1卷《咽喉脉证通论》在内的7种医书，共收集明清医书11种24卷。

此套医学丛书，内容丰富且坊间少见，但广州无藏本。1850年广东抚署同时刻印《汉阳叶氏丛刻》中的《神农本草赞》3卷（附《月令七十二候赞》）和《五种经验方》。从《全国中医图书联合目录》看，编码为02679的《神农本草赞》（附《月令七十二候赞》）注明魏吴普等述，清代叶志诜撰，在广州也没有藏本，但实物考察时，见文献馆有注明撰者为叶志诜，刻印为粤东抚署的《神农本草赞》（附《月令七十二候赞》）书卡，上面注明该书存于中大图书馆。而编码为03693的《五种经验方》则注明叶志诜为编者，《全国中医图书联合目录》登记两个版本，即广东抚署版和《汉阳叶氏丛刻》版。《汉阳叶氏丛刻》版既原缺，就只有广东抚署版了，但广州亦无藏。1852年广东抚署又刻印清代叶志诜编的《颐身集》、汪政撰的《寿人经》和方开初撰、白颜伟记、叶志诜编的《延年九转法》三书。广东抚署版的《颐身集》是丛书合刊，编码为09710，收录于《全国中医图书联合目录》养生类，子目包括元代丘处机撰的《摄生消息论》2卷、明代冷谦撰的《修龄要旨》、清代汪昂撰的《勿药元诠》和《寿人经》、清代方开撰的《延年九转法》5种书，共6卷，与《汉阳叶氏丛刻》中子目题为清代叶志诜撰的《颐身集》5卷似乎不同，因广州无藏本，故暂不能解释。汪政撰的《寿人经》编码为09869，收录于《全国中医图书联合目录》养生类，题为清代汪政撰，与广东抚署版的《颐身集》中题汪昂撰的《寿人经》也有类似问题。”[7]14-15

道光、咸丰、同治三代，共出版医书40种，计60版次，即同一种医书在这段期间可能被多次出版。这40种医书仍以书坊刊刻为主，此时期以番禺潘仕成主持的海山仙馆最为醒目。潘仕成世居广州，是晚清享誉朝野的官商巨富，主持修建私人别墅海山仙馆，藏刻喜好书籍，是清代岭南藏书家之佼佼者。由海山仙馆首次刊刻粤版医籍有《调燮类编》、《痧症全书》、《傅青主女科》、《验方新编》4 种，其中《验方新编》1846 年海山仙馆潘仕成版是此书的基本版本，此后翻刻多以此版为主校，可见刊刻之精良。此外广州拾芥园、广州大文堂、广州同文堂、佛山翰文堂也是这个时期医籍刊刻活跃的机构。

统观此时期医书，以出版方书类医籍为多，有《外台秘要方》、《医方易简新编》、《信验方录》、《增刊经验良方》等；其次为儿科著作，多为种痘、祛痧、养护之书，如《痘疹金镜录》、《痧症全书》、《痘疹专门》、《慈幼便览》、《达生篇/遂生篇/福幼篇》等；妇科专著列三，《胎产心法》一书被翻刻 5 次，分别有道光二十四年（1844 年）广东聚锦堂、省城双门底大文书坊两版，道光二十五年（1845 年）广东肇罗道署版，道光二十八年（1848 年）广州大文堂版及同治三年（1864 年）韩江如不及斋、潮郡进文堂两版等 5 个版本，故这个时期以出版日常实用性医籍为多。

光绪到宣统年间是岭南医书椠刻的高峰时期，此时期的刊刻业的繁荣除了有前代基础外，与督粤的另一届总督张之洞不无关系。张之洞 1884 年来粤，创办广雅书院的同时，也积极创办了广雅书局，大量刊刻文史书籍，对书籍刊刻业十分重视。张之洞来粤 5 年，使广东刊刻业后来居上，刻书数量跻身全国前列，且其出版的图书质量佳、品位高，引起世人瞩目。医籍刊刻也大受鼓励，光绪、宣统 25 年间椠本医籍的数量是前代总和的两倍有余，共计 82 种，103 个版次。此时期的刊刻医籍呈现以下几个特点。

1. 重视大型丛书的刊刻

如王肯堂医学丛书《证治准绳》120 卷，分《证治准绳·杂病》、《证治准绳·类方》、《证治准绳·伤寒》、《证治准绳·疡医》、《证治准绳·幼科》、《证治准绳·女科》。《东垣十书》收选李杲（东垣）等宋、金、元医家著作 10 种，其中《脾胃论》3 卷、《内外伤辨惑论》3 卷、《兰室秘藏》3 卷为李杲所著，其余宋代崔嘉彦撰的《脉诀》，元代朱震亨撰的《局方发挥》及《格致余论》，元代王好古撰的《此事难知》2 卷、《汤液本草》3 卷、《医垒元戎》、《瘤论萃英》，元代王履撰的《医经溯洄集》，元代齐德之撰的《外科精义》7 种为其他医家的著作。

又如陈璞的《医学十书》与《东垣十书》内容相同，陈璞仅是作序："东垣十书，前明坊刻也。十书唯内外伤辨惑论、脾胃论、兰室秘藏为东垣所著；脉诀一卷，称东垣批评，其此事难知；汤液本草、医垒元戎则王进之书，然犹东垣衣钵也；至格致余论、局方发挥则朱丹溪著；医经溯洄集则王安道著；外科精义则齐德之著。非东垣家数矣，而总提以东垣，不其舛欤？今云林重刊是书，余为改题曰医学十书，并编正次第，而以瘢论萃英附焉。夫东垣丹溪各有独到，金元医学于是乎在学者能极其胜，而不傍于偏，是刻亦易可少哉。"[9]

再如《贻令堂医学三书》为黄保康（霄鹏）所撰，收有《医林猎要》1 卷、《吴鞠通方歌》1 卷、《陈修园方歌》1 卷 3 种医书。此外医学丛书还有龙裕光明义书局的《药言》4 卷、《药言賸稿》4 卷、《傅青主男科》2 卷、《胎产集要》1 卷；广东碧琳琅馆的《素问入式运气论奥》3 卷、《黄帝内经素问遗篇》1 卷、《丹溪朱氏脉因证治》2 卷、《脉药联珠古方考》4 卷；新会刘晚荣的藏修堂丛书中之医学部分，列为第五集，医学著作含有《张仲景注解伤寒百证歌》5 卷、《寿亲养老新书》4 卷，《药症宜忌》、《经络歌诀》、《伤寒六经定法》1 卷，《问答》1 卷。这些大型医学丛书一次性刊刻了大量的医学著本，保留了丰富资源。

2. 相对重视医学理论名著的出版，金元以前作品也是椠刻内容

广东椠刻医籍中理论著作相对较少，但出现的医经类、基础理论类医籍除汪昂《素问灵枢类纂约注》在同治年间出版外，余均在此段时期被刊行。现今存世的有新会李元纲重刻之《黄帝内经素问》，碧琳琅馆发行的刘温舒《黄帝内经素问遗篇》、《素问入式运气论奥》，修正堂刊刻王冰的《元和纪用经》，广州亨记印务局刊发的吕祖《医道还元》5 种。另外清光绪后对明代以前医籍的发行也较以往大，广东椠本中涉及明代以前医籍 39 种，其中有 24 种是在此时期被重刊发行的，南朝雷敩的《雷公炮制珍珠囊药性赋》，宋朝苏轼等的《苏沈内翰良方》、朱肱的《伤寒类证活人书》，金代李东垣的《脾胃论》、《珍珠囊指掌补遗药性赋》，明代王肯堂的《六科证治准绳》、《女科证治准绳》均是代表。

3. 部分椠本刊刻时间与医籍成书时间接近

从光绪三年（1877 年）广州府发行武荣纶等著的《牛痘新编》起，广东医籍刊刻业逐渐取得对医籍第一时间发行的主动权，此后约计 25 部医籍的首次刊刻在粤地进行。此类医籍有郑德轩的《宝饵留春》、任寿昌的《痘症备方》、彭翰孙的《良方便检》、梁廉夫的《不知医必要》、徐宝谦的《灸法心传》、陈起等的《妇科秘书》、高凉氏的《圣佛良方》等等。能取得书籍首发权的有官署，如广州府、广州藩署西斋、

粤东善书局、粤东善书总局、广州善书总局等机构外，也有坊间书楼等私人机构，如省城学院前合成斋、广东羊城状元坊、广州守经堂、潮州林文在楼、佛山镇天吉轩等。对于清末岭南刊刻业的繁荣，除张之洞的兴教政策带动外，与当时广东地区书坊多，刻印费用相对低的状况也有可能的联系，张秀民在《中国印刷史》一书中谈论广东马冈印刷业状况时提到“苏州书商来广州卖书，顺便在顺德马冈一带刻好书版，把书版带回苏州印刷，因为马冈多女工，刻价便宜，所以江南作家与书商多喜欢在广东刻版，再把书版带回印刷”[10]，故广东取得医籍出版先机的情况除反映了广东刊刻业对医学知识捕抓的及时性外，也是广东医籍出版业在全国同行业中占据重要地位的体现。

（四）椠本出版机构

古代广东医学椠本分官刻、私刻、坊刻三部分。官刻本是由官府或官员主持刊刻的，负责执行官府刊刻的机构称官署，先后有督署、抚署、粮署、道署、藩署等机构参与印书。阮元、张之洞两人督粤时，分别创办了学海堂、广雅书局两个专门刻印机构，并亲力亲为，严格监管，开始了官府系统刊印发行书籍的历史。私刻多数由藏书家、考订家、校雠家等私人出资椠刻的古本，近代岭南有名的藏刻家有番禺潘仕成海山仙馆、伍崇曜粤雅堂、丁日昌持静斋等。坊刻是由书坊刊刻并出售的刻本，清代广州有书肆、书棚、书林、书堂、刻字铺等，统称书坊。广东书坊在乾隆年间以刻工价廉而闻名，至道光、咸丰年间大盛，数量之多仅次于北京、苏杭，在全国居前列。见于记载的书坊有医书刊刻的机构多集中于广州、潮州、佛山、新会、顺德等地，据初步统计，清代椠刻医籍书坊广州约有53家、佛山约有10家、潮州约有8家。

以下选记部分在广东医学椠本刊发有大贡献的刻印机构和藏书楼。

1. 广雅书局

广雅书局为张之洞于光绪十三年（1887 年）十月筹资创立，选址于广州城南，专司印刷古籍，规模更为宏大，章制严密。书局延请顺德李文田学士为总纂，南海廖廷相太史、番禺梁鼎芬太史、陶福祥孝廉为总校，设提调（王秉恩）专司雕刻印刷事务，命屠敬山、王仁俊、叶昌炽等名士提挈文字校勘事宜，皆博学鸿才、海内知名之士。每刻一书，必署某人初校、某人复校、某人总校三项，以示职责。因此，广雅版本，必经三校，质量较高，在当时全国同类书院中遥遥居首。广雅书院刊刻医籍仅 3 种，分别为光绪二十六年（1896 年）刊刻的夏鼎（禹铸）撰的《幼科铁镜》6 卷及光绪二十九年（1899 年）刊刻的苏轼、沈括合编的《苏沈内翰良方》10 卷和钱乙著的《钱氏小儿药证直诀》3 卷。

2. 海山仙馆

海山仙馆于道光年间建成，为番禺巨富潘仕成的私人藏书、刻印机构。潘仕成，祖籍福建，世居番禺，出身盐商之家，先继家业，后又从政，既好古学，又修洋技，他的一生经历丰富，是普通商贾和一般官员所不能齐及，是广州近代史上重要的人物之一。他重视科技书籍的出版，于家藏典籍中选出重要著作，集成《海山仙馆丛书》56 种 118 卷，并聘请时贤谭莹等人参与书籍校勘，故海山仙馆刻书质量是清代岭南私家刻书的典范，在医书刊刻上也是佼佼者。最著名的出版物是道光己酉年（1849 年）冬镌刻的善化鲍相璈《验方新编》16 卷，潘仕成亲自为该书写有序言一篇，该版世称潘仕成海山仙馆版，是后世《验方新编》一书校勘依据的主要版本之一。另海山仙馆的医籍椠本还有赵希鹄《调燮类编》4卷，林森（清）传授、王凯（清）编辑的《痧症全书》3卷（有海山仙馆咸丰、同治两个版本），傅山《傅青主女科》2卷，吴氏《咽喉秘要》。《痧症全书》及《咽喉秘要》后经潘仕成收订，附于《验方新编》之后。

3. 广州拾芥园

广州拾芥园是位于广州双门底的一个书坊（现广州北京路新华书店附近），而今关于它的记载文字甚少，可见其在广州书坊中地位、规模不突出，但在广东医书椠刻中却尤其醒目。据掌握的资料，广州拾芥园自咸丰八年（1858年）始至光绪二十三年（1897年）止39年间，先后刊刻医籍7种，8个版次，分别是江涵暾《笔花医镜》4卷、萧晓亭《疯门全书》2卷、傅山《傅青主女科》2卷、叶天士《叶案括要》8卷、张介宾《景岳全书》64卷、程国彭《医学心悟》6卷、朱肱《伤寒类证活人书》22卷（1884年及1897年两个版本）。从上述医书可见，拾芥园出版的医书以医学名家临床综合性著作为多，且所选医籍均为历史上著名典籍，这可从中透露出坊主刊刻选材眼光独到。

4. 广州登云阁

广州登云阁，原址在双门底，主人骆浩泉。骆浩泉之父于道光年间随阮元督粤，装订书籍，精于版本，浩泉继承父业，开创登云阁书店，刻书以精审著称。登云阁自乾隆年间开始刊刻医书，刊刻过岭南医家陈飞霞、黄岩、麦乃求等人的著作，于岭北医籍，则先后在同治、光绪年间刊行了费伯雄《医醇賸义》4卷、郭汝聰《本草三家合注》6卷、陈惠畴《经脉图考》4卷。

清代广东刻印医书机构繁多，不容赘叙，据载包括官府、民间社团书坊及私人等160多家，分布于广州市及省内各地。关于主要刻印医书机构的分布，援用近人卢银兰[5]45已做工作为证，结果如下。①广州：两广运使署、两广督署、广东肇罗道署、粤东粮署、广东抚署、广东藩署、广雅书局、广东文经堂、广东芸香堂、广东古香楼、广东翰墨园、广东德文堂、广东文乐轩、广州聚珍堂、广州聚锦堂、广州大文堂、广州登云阁、广州三元堂、广州谢宝善堂、广州萃芳楼、广州拾芥园、广州古经阁、广州石经堂、广州连元阁、广州同文堂、广州纬文堂、广州何多文堂、广州惠济仓、广州林记书庄、广州瑞元堂、广州翰文堂、广州广济堂、广州府署、广州壁经堂、广州福兰堂、广州郡斋、广州云林阁、广州五经楼、广州麟书阁、广州文经堂、广州正修堂、广州儒雅堂、广州守经堂、广州宋经堂、广州宏经阁、广州翼化堂、广州文英阁、广州中和堂、广州经史阁、广州同志堂、广州铁如意轩、广州亨记印务局、粤东善书局、崇正善堂、广州五桂堂、广城福文堂、广城青云楼、翰宝楼、学海堂、海山仙馆、羊城圣经堂、羊城藏经阁、羊城宝经阁、羊城明经阁、羊城味经堂、羊城合璧斋、羊城锦福堂、羊城瑞贤书屋、羊城五福堂、羊城罗思范轩、羊城筱龙园、羊城同文学馆、粤东敬业堂、粤东聚经堂、粤东富桂堂、粤东润身社、粤东芸经阁、粤东鸿生堂、粤东富文斋、粤东省城信古斋、粤东聚德堂、青湘阁书坊、岭南黄恒斋、九经堂、远安堂、贻令堂、广东陆军速成学堂、广东穗雅堂、广州清风桥文茂印书局、广州关东雅石印局、粤东编译公司、羊城森宝阁、羊城澄天阁、知新报馆、粤东广芝馆、粤东官纸印刷局、粤东编译公司、粤东广济医院等98个。它们分别集中于双门底（今北京路北段）、西湖街（今西湖路）、学院前（今教育路南段至书坊街一带）三地，也有在十八甫、十六甫、龙藏街等地。②佛山、南海：佛山天宝楼、佛山华文局、佛山文光楼、佛山连元阁、佛山翰文堂、佛山天禄阁、佛山右文堂、佛山翰宝楼、佛山天吉轩、佛山字林书局、佛山会元楼、佛山敬慎堂、南海劳礼安堂、南海梁承志堂、南海潘氏约礼堂、南海蔡忠善堂、南海黄发堂、南海梁世征等18个。③顺德、肇庆：顺德龙山乡桃盛京果店、顺德大良心简斋、顺邑永济堂、顺德谭村松竹梅轩、肇城景福局等5个。④潮州：潮城文海楼、潮州同文善堂、潮城文在堂、潮州林文在楼、潮州兰乐善堂、潮州正谊善堂、潮城吴家瑞文堂、潮郡蕉鹿仙馆、潮郡进文堂、韩江如不及斋等10个。⑤新会、中山、惠阳、高州：新会伍氏安怀堂、新会刘氏藏修书屋、香山集善堂、岭南惠阳福文堂、高州会馆（海口）等5个。⑥香港：香港万卷楼、香港五桂堂、香港中华印务总局、香港中华印务有限公司、香港中华印刷公司、香港东华医院等6个。

（五）椠本的现今主要藏地

明清以来广东椠刻医书数目庞大，加之年代久远，散失严重、虫蛀明显。在我们对椠本进行实地调研中发现：明代以前椠本医籍已不复可见；清初作品也难得一见；道光、咸丰同治年间刻本部分虽存，但纸张酥脆，虫斑点点，影响阅读；光绪后医书保存尚善，但也面临老化破损的危险，故如何妥善保管这部分珍贵医籍已成为一个亟待解决的问题。目前关于广东椠本的主要藏地，广东省内以孙中山文献馆、广州中医药大学图书馆两家单位为主，另中山大学图书馆、广东省医学院图书馆、北京中医研究院图书馆、首都图书馆、新会中医院图书馆均有少数存目。

1. 孙中山文献馆

孙中山文献馆以地方文献的收集整理工作见长，在文献特藏室里，广东椠本医书也列入“广东文献”。馆内目前已建立了较为完整的网络书目查询系统，通过书名、著者或其他关键词均可快速检索到相关信息，关于书目的词条包含该书馆内取书号、著者、出版年月、版本等信息，它是目前广东医学椠本保存的主要单位。孙中山文献馆现藏岭南椠本60种，其中版本保存相对完整者有《寿世保元》1755年广城福文堂版、1858年佛山镇翰文堂版及咸丰同治之间佛山镇天宝楼藏版3种版本，亟斋居士《达生篇》1871年汕头名利轩铅印版、1884年广州五经楼版、1890年广州文经堂版3种版本，程国彭《医学心悟》乾隆年间及同治、光绪年间广州拾芥园两版及刊刻时间不详之翰文堂版3种版本，顾世澄《疡医大全》咸丰、同治年间佛山光华堂及佛山翰文堂2种版本，沈金鳌《沈氏尊生方》有道光年间南海刘聘壁刻版及粤东儒雅堂督造2种版本，陈念祖《伤寒论浅注》有同治年间广州同文堂版及刊刻时间不详的广州羊城双门底、佛镇连元阁、羊城纬文堂三版共4种版本。另外亟斋居士《达生篇/遂生篇/福幼篇》虽载在文献馆有同治年间佛山镇天禄阁、佛山镇右文堂、广州漱经堂3个版本外，还有光绪年间学院前聚经堂版4个版本，但现通过文献馆搜索引擎查找该书所得为无命中信息信号，可见有些馆藏版本也有流失的趋势。

2. 广州中医药大学图书馆

广州中医药大学图书馆现存古籍1万多册，其中经省级鉴定属于善（珍）本的有72种670余册。据我们掌握的医学椠本中，目前收藏在广州中医药大学图书馆的有29种，其中版本信息最完整且仅广州中医药大学图书馆储藏的古椠本有2种，为宋代朱肱《伤寒类证活人书》1884年广州拾芥园版、1886年广东刻本、1897年广州拾芥园版3个版本和龚自璋等《医方易简新编》咸丰顺德罗叶祥版及西湖街省城西湖街正文堂版。另外虽版本不全，但目前仅广州中医药大学图书馆有存的医籍有李杲《脾胃论》光绪羊城林云阁版、万全《万氏夫人科集证》同治翰宝楼版、万宁《万氏医贯》同治年间高州富文堂版等珍贵版本。

整理出版中医书籍，是一件功在千秋的工作，但这些书在完成彼时传承医学知识使命后，是否仅剩下见证岭南医学发展的破旧躯壳呢？答案当然是否定的。因此做好医籍保存也是一件利国利民利后世之事。广东医学椠本是一笔珍贵的财富，在岭南医学研究上它与粤籍医家作品代表的岭南医学发展水平不同，它是以一种知识载体的形式，传递了岭南岭北医学沟通的信息，表达了医家互相借鉴学习的意愿，也体现了本籍医生或医书阅读者对中原内地临床医疗与卫生保健知识的需求倾向，故研究广东中医椠本学，可以从另外侧面反映出岭南医学的发展历程。

三、主要医药椠本（广东版本）介绍

（一）《黄帝内经素问》24卷

广东椠本医籍中医经类著作很少，故《黄帝内经素问》24卷显得尤为重要，其在广东省内共刊刻版本一种，为光绪丙子新会李元纲据宋刻本刊，此版本未被《全国中医图书联合目录》收录。今此书藏于孙中山文献馆，共6册，篇首附有光绪三年（1877年）十月李元纲作的重刻序言："右素问二十四卷，唐王冰注，宋林亿等校本，仅案是书有宋椠本见。天禄后目自外有至元乙卯古林书屋刊本，平津馆尝得之，然宋元古刻，世不恒有，唯明版尚众，余所见两明版皆影宋椠本。其最精者，嘉庆顾从德本，作二十四卷，赵简王居敬堂本作十二卷。自外有周日校刊、汲古阁刊、吴勉学刊、潘氏黄氏刊，至近日丹徒刊，号称宋本，殆亦从顾本出。盖版式书法已改今体，而行款字数及缺漏缩添之处，均与顾本相符故也。赵刻且难得，遑论明以前佳椠耶。吾粤乡向无素问刊本，藏书家所庋架非医人所得窥。吴氏医统正脉亦不能家有其书也，今以顾氏影宋本为主，以诸明刻校正刊行之，以资医工而已，不足言藏书也。”[9]序中李氏详细介绍了该书历代佳版，并交代了刊刻选本及参校本，同时也点出了刻书的目的。李氏序中所载《黄帝内经素问》24 卷宋明版本，在《全国中医图书联合目录》中均未见，故李氏此序也可作为了解该书已佚版本的依据。

(二)《景岳全书》广东版本

虽《景岳全书》一书的初行本刊刻年限仍存在争议，然其书刊行行世却与岭南有着很深的渊源。据考《景岳全书》一书是张景岳晚年作品，书成不久张氏即辞世，后由其外甥携书稿来粤，托时年任广州布政使的同郡鲁超刊梓，正如林日蔚在书中写的《全书纪略》一文中提到：“编成于晚年，力不能梓，授先君，先君复授日蔚。余何人斯，而能继先人之遗志哉！岁庚辰，携走粤东，告方伯鲁公。公曰：‘此济世慈航也！天下之宝，当与天下共之。’捐俸付剞劂，阅数月工竣。不肖得慰藉先人，以慰先外祖于九原，先外祖可不朽矣。”[10]15后该书又经两广转运使贾棠、查礼南氏等人先后复刊，始大行于世，对《景岳全书》此段刊刻经历，学者赵立勋等人在《景岳全书》1991 年由人民卫生出版社出版的点校版中的点校说明做了详细的记载：“本书约撰成于 1636 年至1637年间（明崇祯九年到十年），书成不久，景岳即谢世。世乱赀乏，未能梓行。直到清康熙三十九年（1700年），始由景岳外甥林日蔚携至广州，经广州布政使同郡鲁超（谦庵）主持刊刻行世，是为《景岳全书》的始刻本，简称鲁本。康熙四十九年（1710年），两广转运使贾棠（青南），因鲁本‘浸失，世罕见之’，乃重加翻刻印行，是为贾本。由于贾棠不久即离职还乡，并挟版北归，故亦未能广为流布。后于康熙五十二年（1713年），由查礼南氏聚合多人，复据贾本加以重订而‘锓板摹发，重登梨枣’，是为查本，由此全书乃大行于世。流传迄今将近三百年，版本翻刻多达四十余种，然究其源流，则不外源出和归属于以上三种版本系统。”[10]4可见《景岳全书》早期经典版本均出自岭南。

此后，随着景岳医学对岭南医学影响的深入，《景岳全书》的版刻重刊活动依然活跃，据《全国中医图书联合目录》载，除《景岳全书》在粤省先后被刊刻的版本有：清康熙四十九年（1710年）会稽鲁超刻本、清康熙五十年（1711年）两广运使署刻本、清康熙聚锦堂刻本、清咸丰五年（1855年）佛山连云阁刻本、清同治七年（1868年）文广堂刻本、清同治十三年（1874年）拾芥园刻本、清同文堂刻本等[4]704－705。但在广州市馆藏医书中，以上版本均未见，反而在广东省立中山图书馆查到《全国中医图书联合目录》中没有记载的三元堂刻本。

三元堂刻本书中扉页“有景岳全书，张会卿先生著，三元堂藏版”字样。木刻本24册，刊行年代约为光绪年间。书中内容分录于23册，分别为传忠录1册、传忠录及神脉1册、伤寒1册、杂症8册、妇人1册、小儿1册、痘疮1册、外科2册、本草1册、新方1册、古方5册。书中卷首仅附闽浙制使沈阳范时崇所撰序言一篇，范序中提到："是书为谦庵鲁方伯任粤时所刻，纸贵五都，求者不易。转运使贾君，明于顺逆之道，精于升降之理，济世情殷，重登梨枣。予于庚寅孟冬，奉天子命，带星就道，未获观其告竣。阅两月，贾君以札见示，《景岳全书》重刻已成，命予作序。余虽不敏，然以先文正公良医良相之意广之，安知昔日之张君足为良医，而异日之贾君不为良相，以佐我皇上万寿无疆之历服耶？故为数语以弁卷首。"[11]可见范制使序言当为贾棠刻版所作，故三元堂藏版当不早于贾棠版。然书中每册均附修订人员名录，依次为琼南云志高载青氏、休宁查延璋礼南氏、西园黄延璋峩砂氏、钱塘曹如璨璧臣氏、山阴缪之伟亮工氏、豫章沈维相枚臣氏、古吴潘梧朝生氏、关中刘梦熊太占氏、江宁朱见一全捕氏、山阴俞士琳梅村氏 10 人。根据赵立勋点校版中广东典试正主考翰林院编修查嗣序言："余族子礼南客粤，以其才鸣于时，而尚义强仁，有古烈士之概。慨是书之不广暨也，毅然倡其同志诸君，醵金以授梓人，锓板摹发。"[10]15三元堂藏版中查礼南氏在订者之列，且多人共同订刻，符合查礼南重订刻印本信息，故可推断三元堂藏版当以查礼南刻本为蓝本刊发。

（三）《验方新编》系列之广东存版

《验方新编》一书是湖南籍医家鲍相璈所著。鲍相璈，字云韶，是清代道光年间的官吏与医家，他认为验方能够在医疗条件不允许的情况下发挥作用："凡人不能无病，病必延医服药，然医有时而难逢，药有时而昂贵，富者固无虑此，贫者时有束手之忧焉，方便计自莫良方于单方一门矣。单方最多，选择宜精，果能方与症对，则药到病除，无医亦可。……虽至穷乡僻壤之区，马足舟唇之地，无不可以仓促立辨，顷刻奏功。”[12]1故他本此救苦之心，自幼广求验方，不遗余力，终积20年之功，集成《验方新编》16卷行世，首次由粤西武宣官廨于道光二十六年（1846年）出版发行。书发行后在粤省受到广泛的好评，道光二十九年（1849年），海山仙馆潘仕成据粤西版本重刻，并为该书写有重刻序言一篇：“昔陆宣公在南中，撰今古集验方五十篇，惜今不传，而苏端明复与沈存中撰苏沈良方一书，后人力辩非端明之笔，顾端明杂著时言医理，于是事殆亦颇究心。盖方药之事，术家能习其技而不能知其所以然，儒家能明其理而又往往未经试验，所谓方出存中而端明以博通物理，其辗转代传，其功岂遽出存中下宜。迄今千百载，苏沈齐称矣。明焦弱侯亦曾欲集古杂记中诸药方为一书，惜未成祇笔。……近善化鲍君成验方新编一书，刻于粤西，其视葛洪肘后方、孙思邈千金方未知何如，而平易近人，随时随地均可济物。予特重付剞劂以分贻四方，诸君子庶益广流布，更冀人同此心，心同此理，俾立方者与余之愿力，引申于无穷，或又重刊以辗转代传于通邑……”[12]2潘氏序中感慨当时方书乏善，且将《验方新编》比之《苏沈良方》，高度肯定了鲍氏方书的价值。据《全国中医图书联合目录》[4]262载，海山仙馆于同治元年（1862年）又重刊了此书，也可见潘氏对此书的重视。目前孙中山文献馆存有此书版本3种，分别是道光二十九年（1849年）海山仙馆版、光绪二十二年（1896年）广州经史阁藏版及光绪二十四年（1898年）广州麟书阁版。

该书后经丁雨生中丞（丁雨生中丞为丁日昌，为粤省官吏及藏书家，主持持静斋）删减，成为《选录验方新编》，并在光绪十年（1884年）由安吴潘谟卿氏改用缩版，由信述堂刊刻发行，此版书中写有凡例一篇，以记增删事由：“原编卷帙颇多，艰于携带，兹特删繁就简，拣成善本，又用缩版排印，以便舟车，庶取携较为简当；近来沿海皆种洋痘，百无一失，故详其说于编，原编所载种痘，旧法不能万全，概从删节；咽喉要症急宜善治，原编所载未尽纯粹，以精略为删节，另增入宝氏各神验方二十七条……”[13]4此书较海山仙馆版增加了17卷咽喉秘要、18卷痧症全书，因为是缩印版，所以字体较小。潮州正谊善堂也在光绪十二年（1886年）重刊。此后该书前后演变为《选录验方新编》、《增广验方新编》、《增订验方新编》、《增订验方新编全书》、《增订验方新编缩本》等名目，但细考其内容，均为删节版之《验方新编》，且各版内容相差无几。在演变过程中，有李沅、谭国恩、马宝华、梁成等人所写的重刻序言，可从中看出各版的演变经过。

马华宝在光绪十八年（1892年）重刊验方新编序中说："粤籍丁雨生中丞所刻之验方新编，删繁就简，提要钩元久矣……光绪甲申年，安吴潘谟卿氏改用缩版，善则善矣，而仍用大本以行世，舟车所带仍觉未便，兹仿京都琉璃厂袖珍原本之小，则合十余卷为一卷，而字划明晰，核对无讹，且为书阔不过五寸，庶水陆往来筐笥之间可携而检也，乡曲简陋，蒙师之座可指而证也。其于丁雨生中丞所纂辑之遗，不无补焉。”[14]从序中可以看出丁雨生删节鲍相璈方书，再经潘谟卿氏改用缩版发行，然而版面仍过大，不便携带，故引琉璃厂袖珍本之意，进一步精简，故马华宝序版的底版依据是1884年经丁日昌删减之《选录验方新编》。

同年，即光绪十八年（1892年）七月望日新会谭国恩也在日本横滨中华会刊行版中作序，也论及刻印原意："方书之善，无有逾于验方新编者，居者家置之，行者筐藏之。虽谓扁鹊常在可也，此书我粤盛行而以海山仙馆所刊为最。予前在都供职，曾与同人醵金由粤印分送。适时症大作，人颇便之，而犹以未获传诸远为憾，同邑李孝廉鸿年，因计偕留都，商以镌板存之，邑馆自愿捐资，予促成之，孝廉之功诚伟，予之心亦差慰矣。……夫人之欲善，谁不如我，将来流传日广，由此邦已达彼邦，共傚而行之，有地皆春……”[15]2序中谭氏充分肯定了《验方新编》一书的价值与重刊的必要性，我们可以从中体会谭氏东京再版的苦心、体谅身处异乡旅人的善心，及希望我中华医药光大的用心。在谭序版的底板选择上，谭氏序中提到：“庚寅奉合肥李公，奏调随使日本国，檄驻横滨，见夫我中国人之居此者，既庶且繁而医家绝少，每遇疾病，束手无策，离乡万里，朋辈皆为寒心，缘携有重刊丁雨生中丞增订缩印本，以前事商之同乡陈慧生、苏杰生、曾卓轩、家沛霖诸君，慨然有同志，谓此本较便舟车，速集巨款以铝镌刻，十月而书始成，校勘之力则李君博之，刘君柱石居多焉。”[15]2故可看出仍是选择丁中丞增订缩印本。

李沅在光绪二十四（1898 年）季秋由羊城学院前宝经阁《增订验方新编缩本》中作序言：“医方之辑权与宋王氏博济方及苏沈良方，后世仿行日盛，而完备者莫如善化鲍氏之验方新编，此书道光丙午始刻，于粤西后海山仙馆再梓以行，丁雨生中丞后增订焉，后李孝廉鸿年刻于都中，谭彤士观察刻于东瀛，人皆便之。唯吾粤坊刻讹解漏脱，不利于用。啓瑞垒主人倩，名手精校，重付剞劂，即仿谭刻一本之式，以便携览。俾舟车旅驿，僻壤穷乡，手边一编，自可按图以索，诚利物之盛心也，余故乐为之序。”[13]3 光绪三十一（1905 年）仲冬出使没墨秘古国大臣番禺梁成，也在光绪三十一年

（1905 年）香港东华医院铅印本中作序道：“中国医学日坠，疗疾恒资古方，选方书久推验方新编为最著，风行海内外数十年，然传刊既多，时虞舛误。李君梦九旅墨洲有年，习知旅人笃信中国方药，每虑坊本错误贻害，爰校正印送若干本犹歉，然于流传之未，普倡议购置铅版三副分存于广东广济医院、香港东华医院、上海广肇会馆供人刷印，分赠以惠行旅而遍乡曲，意至美也。未匝月同人捐资逾于剞劂之费，乃併以余款印书济世而梦九之善愿已成。”[16]李沅作序版在书的版面外侧可见“日本横滨中华会馆藏版”字样，可见其是仿自谭氏横滨会馆版，而梁成作序版则在书的扉页上印有：“版一存香港东华医院，一存广东省城广济医院，一存上海广肇会馆。任人印送，不以版资；翻刻亦不究问，但须细校以免贻累为要”字样，且序言后附有捐资刊刻之各善友捐银芳名开列。在书的具体体例上，李序版与梁序版相同。

从上面马、谭、李、梁四人序中可以得出结论：马、谭于 1892 年分别作序的《增订（选录）验方新编缩本》，版本均本自丁日昌光绪二十八年（1902 年）信述堂之缩印本，马本重刻后改用琉璃厂袖珍版形式，谭本依原书重刻于日本。后李本刊者也因粤籍坊间版本错误繁多，在 1898 年也据谭本重刻，发行于 1905 年之梁序香港东华医院版也因李君缘故，获得谭本刻印。现存孙中山文献馆的缩印版《验方新编》还有以下版本：①宣统三年（1911 年）和厚堂大宅，广州城浆栏街罗广同济增订之《验方新编全书》，此书分两部分，部刻者增入广东省罗广同济良方撮要、罗广同济拣选地道上药精制各项丸散，后部为验方新编 18 卷，体例与谭本同。②广州市第八甫华兴书局发行之《增订验方新编全书》，发行时间不详，卷首附谭序一篇，体例内容与谭本同。③民国十七年（1928 年）东华医院总理敬送之《验方新编》，较之前梁本增加香港东华医院戊辰丰经理头像、香港奇新生记一篇及印务洋纸发行所刊刻序言一篇。④民国二十二年（1933 年）东华医院总理敬送之《验方新编》，版本体例与戊辰年本同。⑤光绪十二年（1896 年）冬月吴道镕署检之《增订验方新编》，由于虫蛀严重，无从翻阅。⑥粤东桂香街经史阁校刊之《增订验方新编》，时间不详，附有马华宝序言一篇，体例与马本同。⑦潮州正谊善堂活版印送之《选录验方新编》，时间不详，无附序言。

《验方新编》及由此衍化出的增订、选录、缩印本是目前在广东医学椠本中属保存版本最多、信息最全的一部分内容，且该书在粤省内很受寻常百姓及侨居旅人的青睐，故重刊次数多、发行版本庞杂是其特点，借用书前刊刻序言以期理清该书的版本目录源流。

（四）《胎产心法》广东版本

《胎产心法》，作者阎纯玺，字诚斋，雍正年间官吏及医家，上谷（今河北宣化）人。博采方书，专攻妇产科，历 30 余年，于 1730 年撰成《胎产心法》3 卷。在书中，阎氏写有序言一篇，以交代成书的过程及作书的心愿："予不敏，少年未尝学问，虽于医书多所涉猎，亦知其大略，而未究其精微，何敢自矜一得，以法当时而传后世耶！第念医以寄死生，其道固难，而胎产一门，宗嗣攸系，两命所关，尤为医道之最难者。缘是博采方书，日取先贤名论，而探求其奥理，考验揣摩，历三十余年，似有以得其要领，不为歧途所惑，乃敢折中先代之书，参以鄙见，汇成一集，分为上、中、下三卷，阎曰《胎产心法》。凡妇人受胎之始，有以固其根；临产之际，有以防其变；既产之后，有以保其生。始终常变，曲折周详，不敢自私，爰付剞劂。愿世之业医者，得是书而融会贯通，神明变化，固可以茂育群生。即不然，根据论择方，对症加减，亦可以保全子母。后之善学胎产者，当不以予言为河汉耳。爰勒其概于篇首，以为之序。”[17]1

《胎产心法》于雍正年间刊刻发行，粤省由广东聚锦堂于道光二十四年（1844 年）引进刊发。次年道光二十五年（1845 年）广东肇罗道署王云锦怜悯妇女生育艰难，也将家藏秘本付梓刊行，并将书版寄放双门底古香书坊，以方便他人刊刻，功德至伟，这从他所写序言可以得知：“胎产心法一书，得之者珍重秘藏，不以示人。予家有此书，不忍自秘，见之者往往叹曰：惜哉，若早见此书，我室人何至死耶。数闻此言，立愿刻版存书肆，俾人人可以购买，同城杨慰农太守瑞献亭明府，闻而悦之，同为捐廉，付诸剞劂，因念此书，家家案头当有一部，此版现在广东省城双门底古香书坊，愿见书者，人人购买，更望各人寄回家乡，付诸梓以广传焉，欲刻版，只须二部，以一部上版，一部校对，处处得有此版，处处书肆发卖此书，则活人功德，当不啻恒河沙数矣。”[18]2道光二十八年（1848 年）广州大文堂将肇庆王云锦版重刻，书之封面页写有：“道光戊申年重镌，胎产心法，阎诚斋观察著，卷内真字多作正字，系当时避讳之故，今仍照刊，版存广东省城双门底大街大文堂书坊”字样。书中附阎纯玺自序一篇，广东肇罗道署王云锦柳溪甫序言一篇，书分上、中、下 3 卷，共 5 册。

后同治三年（1864 年）由韩江如不及斋和潮郡进文堂同时引进潮州。韩江如不及斋版分 6 册刊发，前附有韩江如不及斋重刻序言一篇：“窃以济世之术莫如医道，然医道之要务得精微辨症察脉，毫发不谬，方可以济世救人，若不明望闻问切，不第不能济人，且有误人之罪。夫医寄生死起沉疴，岂可不阐究其精微哉，然其治急症在于顷刻之间，对症投药，转危为安，故昔华元化先生悯世横夭，即著救急奇书，刊行济世，当时宝之活人，如恒河沙数惜乎，其册失传耳，余谓人之疾病，其最紧急莫如外感伤寒，五中气闭等症，用药稍缓，必至厥疾，难痊。然外感五中之病，君子尚知慎起居，节饮食以防未然，如胎产一症，自受孕以至于分娩十月之间，受病百变，安危在于顷刻，嗣续所係，两命攸关，医之为务，莫此为重，山谷阎观察究心是科，刊刻行世，其详明简易，缕析条分，虽不知医者亦得按症索方，罔不奏效，子母两全，独成千百世之仁术，不可与张仲景先生之伤寒论同列不朽哉。惜吾潮五版兹集同人捐刻，留版于进文堂，议进每部纸工钱价，俾同志之士刷印，分送广为流传，则家置一编，频为披阅，庶几乎胎产之中，无横逆之患，是亦大生广生之一助也。”[18]1潮郡进文堂刻本因现广东省内无版存，故无从查阅。《胎产心法》一书在潮郡流行有年，后因同治三年藏版失于火灾，存存氏于光绪十八年（1902 年）集资复刻，藉以传世，他在序言中提到：“世间有两命所系，宗嗣所关者，莫如妇人胎产一症，故每有病者，必延医治，即无病者亦祷神佑，然祈祷而徒许牲礼延，医而未得其人，皆罔益也，自左江阎观察著胎产心法，保全者不啻恒河数，惜潮无藏板，同治三年，尝捐刊刻版，寄书坊，历二十余年，活人甚众，不意光绪十三年，邻右不戒于火，版已被焚，兹再募资重刻，广为传布，俾有病者得此书，以某方治某病，不爽毫发，甚于延医，未得其人多矣，复于篇首特敬刊《太上感应篇》、《文帝阴囗文》、《武帝觉世心经》，此三经者有求必应，即无病而祷，神佑者或择一经以口诵，心维正，不第勿药有喜巳也，若能许愿印送其获益为糜涯矣，是为序。”[19]故存存氏版除附阎纯玺自序一篇，广东肇罗道署王云锦柳溪甫序言、韩江如不及斋序言外，后附有《太上感应篇》、《文昌帝君阴口文》、《关圣帝君觉世心经》。

以上为《胎产心法》一书在粤省的传刻情况，传世6个版本中现在孙中山文献馆仅见道光二十八年（1848年）广州大文堂刻本、同治三年（1864年）韩江如不及斋刻本、光绪十八年（1892年）存存氏刻本。

（五）《达生篇》广东版本

《达生篇》是亟斋居士于1715年所撰，亟斋居士为清代妇产科医家，名佚，生平里居未详。亟斋居士体恤清代妇女生产之艰难，撰《达生篇》1卷，自序于康熙五十四年（1715年）南昌郡署之西堂：“胎产非患也，而难产则为人患，不殄则归于天，天何尤乎，亦唯求之人事而已，此编专为难产而设，盖区区一得之意，亦即区区一点真诚之念，倘能孰看谨守，皆可先生如达，于是人患弭而天德叶矣，然知之而不言，非也，闻之而不传，亦非也。好生者见之，宜为广布，有力者重刻通行，无力者手抄数册，口授数人，随分所至，未必非吾儒同胞同与之一事，吾人利济为怀，然非求福然，积善余庆必有攸归达天德也，但此编揣摩印证，委係无疑，凡重刻手抄时不必改动，尤不必增入方药，以相矛盾耳。”[20]1书中详述临产处理原则，强调“一曰睡，二曰忍痛，三曰慢临盆”为产妇之要诀，要求接生者须善别“试痛”与“正产”的腹痛，并载产前产后诸症之治疗，该书自道光元年（1821年）经粤东聚经堂引进后，在粤省流传甚广，初起以单行本发行，后自1777年与庄一夔之《遂生福幼合编》并刊为《达生篇/遂生篇/福幼篇》一书，于同治二年（1863

年）佛山天禄阁在广东首刊后，各坊间相继翻刻，成为继《验方新编》后的另一本畅销书。据载，清代以上各书在广东出现的刻本有：《达生篇》道光年间粤东聚经堂本、同治年间汕头名利轩刊本、光绪年间广州五经楼本、广州文经堂本四个版本；《达生篇/遂生篇/福幼篇》同治年间佛山镇天禄阁、佛山镇右文堂、广州漱经堂各1版，光绪年间学院前聚经堂、羊城圣经堂、羊城藏经阁、羊城宝经阁各1版及刊刻时间未明的羊城石经堂石印本共8个版本；《遂生福幼合编》在同治和光绪年间各有广州福芸楼、佛山镇天禄阁2个版本。

惜《达生篇》、《达生篇/遂生篇/福幼篇》及庄一夔《遂生福幼合编》三书虽据资料记载现于孙中山文献馆仍有大部存目，但在实地调查中发现《达生篇/遂生篇/福幼篇》、《遂生福幼合编》在藏书库中已无存，《达生篇》也仅见同治年间汕头名利轩刊本1册。汕头名利轩版《达生篇》封面页印有“达生篇，斋居士原编”字样，内附康熙乙未天中节亟斋居士记于南昌郡署之西堂达生篇引一则、咸丰已未仲春不求闻达道人于日下山林之草堂识一则：“夫医之为书也，保元固本，起死回生，皆体天地好生之德以垂利济无穷，然一事而关两命，唯胎产为尤重，世传保产诸书，其说略备，顾未如达生篇之义精语明者，至六字真言，实立临产之常经，则天下安于无事；数方定用药之主剂，则临病有所指归。所谓易简之道而至美至善，垂为天下万世法守也。各省虽历有传本，区区阅之多矣。然均未如益后堂马氏重刻之编次序注讲明切至当，都门罕见其本，兹照原文付梓施送，使如水火之至足矣。非敢为此希福，但三代以下唯恐人不好善，即籍以为消祸之缘，较之施诸寻常劝善书文，岂不有关紧要耶，唯望海内同志者，苟有活人之书，济世之方，即刊以传世，谨抒鄙见告世之药于为善者云。”[20]2同治十年（1871 年）四月浴佛日潞河治谷堂主人重刊序言一则：“天地之性，自然而已，人之性亦自然而已，生者，性也乌有，矫揉造作，而可为生者哉。草木之甲，以时皃彀之出，以日得其自然也。瓜不熟而强摘瓜，必伤果，不实而强落果，必坏，失其自然也。得其自然则生，失其自然则杀，生之而反杀之，乌乎生。然而人之生固由于自然，而其所以生则尤宜当然，善哉。达生一编也语，虽鄙俚旨实渊微其防患也，周其虑害也，至其指事也，简其说理也，明果能家喻户晓，则保全天下之子母，岂少哉。因发愿重刊，俾村妪里妇于续麻课蚕之余，逢人讲解，当一席话，使听者晓然于理之，自然而无俟，勉强不特无难产之患，且可预为调摄计胜于听野史稗官，多多矣。倘得仁人君子广为传布，庶穷乡僻壤，皆获生命，非必以是为求福之资也，而作善降祥亦理之常耳，特序数语于简弁，使凡生者，知其当然，以遂其自然而已矣。”[20]2从其篇前所付序言可以推测此版本刻自同年北京潞河治谷堂石印本，名利轩未写刊刻序言，仅在书后附劝毁淫书及戒淫歌详注。

（六）傅青主医书在粤刊行情况

傅山，字青主，清代著名妇科医家。傅氏卒后，所著医书遗稿经后人整理，编为《傅青主女科》、《傅青主男科》两书行世。清代粤省可见傅山著作 4 种，分别为《傅青主女科》2 卷、《傅青主男科》2 卷、《傅青主男女科》6 卷、《大原傅科》2 卷。其中《傅青主女科》有道光二十七年（1847 年）海山仙馆版、同治五年（1866 年）广州拾芥园版、光绪九年（1883 年）羊城双门底古经阁版 3 种；《傅青主男科》仅见于清光绪三十二年（1906 年）龙裕光明义书局丛书中；

《傅青主男女科》有光绪七年（1881 年）羊城五福堂刻版、光绪八年（1882 年）新会罗芬浦刻本、光绪九年（1883 年）广州古经阁刻本、光绪十年（1884 年）粤东芸经阁刻本 4 种。《大原傅科》一书，经查《全国中医图书联合目录》、《中医大辞典》、《中国医籍通考》均未见载，其在广东省内也仅被刊刻过 1 版，为光绪九年（1883 年）羊城双门底古经阁刻本。

清代广东椠刻傅氏医书现在在省内存版不多，在孙中山文献馆仅见《傅青主女科》1847 年海山仙馆刻本。书中附道光七年（1827 年）夏五月丹崖张凤翔题识一篇："青主先生于明季时，以诸生伏阙上书，讼袁临侯冤事，寻得白，当时义声动天下，《马文甬义士传》比之裴瑜、魏邵。国变后，隐居崛（山围）山中，四方仰望风采。己未鸿词之荐，先生坚卧不赴。有司敦促就道，先生卒守介节，圣祖仁皇帝鉴其诚，降旨：傅山文学素著，念其年迈，从优加衔，以示恩荣。遂授内阁中书，听其回籍。盖其高尚之志，已久为圣一辈子所心重矣。而世之称者，乃盛传其字学与医术，不已细哉！字为六艺之一，先生固尝究心。若医者，先生所以晦迹而逃名者也。而名即随之，抑可奇矣。且夫医亦何可易言。自后汉张仲景创立方书以来，几千年来，专门名家，罕有穷其奥者。先生以余事及之，遽通乎神。余读《兼济堂文集》并《觚賸》诸书，记先生轶事。其诊疾也微而臧，其用方也奇而法，有非东垣、丹溪诸人所能及者。昔人称张仲景有神思而乏高韵，故以方术名。先生即擅高韵，又饶精思，贤者不可测如是耶。向闻先生有手著女科并产后书二册，未之见也，近得钞本于友人处。乙酉适世兄王奎章来省试，具道李子缉中贤。至丙戌冬，果寄资命剞劂。甚德事也。故乐为序而行之，并述先生生平大节，及圣朝广大之典，不禁为之掩卷而三叹也。”[21]故推断海山仙馆刻本可能版自清道光七年（1827年）太邑友文堂刻本。

（七）陈念祖医书在粤刊行情况

陈修园，清代著名医家。名念祖，字修园，又字良有，号慎修，福建长乐人。他自幼一边攻读儒经，一边学医，一生著述颇丰，其医学对粤省医学的影响虽无学者做系统研究，但从粤籍人士热衷于刻印陈氏医书可见一斑。他的著作有《伤寒论浅注》、《金匮要略浅注》、《神农本草经读》、《长沙方歌括要》、《女科要旨》、《南雅堂医书全集》在广东均有刊刻版，其中以《伤寒论浅注》和《女科要旨》两书最为著名。

其著作在清代广东的出版情况为：《伤寒论浅注》同治年间广州同文堂刻本、广州羊城双门底、佛镇连元阁、羊城纬文堂三个书坊也前后有刊刻过，但均无标明具体时间，故无从考订；《女科要旨》光绪年间香港中华印务有限公司刻本1种及时间不详的羊城味经堂、羊城双门底文英阁刻本各1种；《金匮要略浅注》有同治和光绪年间广州纬文堂、佛山翰文堂刻本各1种；《长沙方歌括要》有广州羊城刻本，时间不详；《神农本草经读》有佛山文华阁刻本，时间不详；《南雅堂医书全集》有同治八年（1869年）广州纬文堂刻本1种。但因《南雅堂医书全集》16种是一部丛书类著作，又名《陈修园医书十六种》，其中包括《灵素节要浅注》、《金匮要略浅注》、《金匮方歌括》、《伤寒论浅注》、《长沙方歌括》、《医学实在易》、《医学从众录》、《女科要旨》、《神农本草经读》、《医学三字经》、《时方妙用》、《时方歌括》、《景岳新方砭》、《伤寒真方歌括》、《伤寒医诀串解》、《十药神书注解》等16种陈修园医书，扩大了陈氏医书对粤省的影响。

在孙中山文献馆查找陈修园医书实物，可得到《伤寒论浅注》之省城同文堂版，书的扉页刻有“张仲景伤寒论文浅注，闽长乐陈修园著，省城同文堂版”字样。书中附张仲景原序及程郊倩注文一篇，跋10篇。《女科要旨》双门底文英阁藏版，后附林鸿年序：“医者，意也。《灵》、《素》具在，非神而明之，则拘守成方，将为斯世厉。顾医难，而医妇人女子尤难。昔人以小儿为哑科，窃意女科亦然。盖小儿不能言，而妇女则言不能尽，唯得之指下，洞见乎脉与证之相符，庶不至于差谬矣。吴航陈修园先生，儒也。幼读岐黄，语即精其理，一切时医之论，能力穷其非，引而归于至正。旋由科举出为邑宰，以四诊法佐抚字，至今燕南赵北人犹颂之。先生不欲秘活人方，既手刊各种书，又遗属尽刻所着，令嗣遵之，次第行于世，为世利赖。今令孙心典一兄，又以医学成先志。检先生所选女科要旨，将付梓人，以年与君家世有往来之谊，命作弁言。余既心好先生书，复嘉其后人之能善承家学，存心济人，功诚伟焉。不揣固陋，因为之序。”[22]2及陈氏长孙心典识一篇：“（心典）少随任北直，获睹先大父公余之暇，命先伯父拟注《伤寒论浅注》为前集，命先君拟注《金匮要略浅注》为后集，剖晰详明，以示来者。更遗《女科要旨》一书，命先君韵拟之，未及付梓。回忆当年，（典）与弟（心兰）伏读之余，不胜霜露之感，忽忽几数十春秋矣。是书也，吾祖所殚精竭虑，以期有裨于世者，不能梓而行之，则吾之责也。谨校之以付攻木氏。”[22]3

（八）王清任医书在粤刊行情况

王清任与《医林改错》一书在道光二十九年（1829年）

经粤东五经楼刊刻在粤东发行，后张润波也在清咸丰三年（1853 年）将该书再版，并写有重刊医林改错缘起一文，同治年间，广州萃芳楼与广州三元堂分别重刊，故《医林改错》一书在广东有 4 个版本出现。

王氏《医林改错》一书，重新厘定脏腑位置，创立活血化瘀新法，为医林注入一股新风，其医学为广籍人士认识，可从张润波重刊医林改错缘起一文中得到答案："医仁术也，乃或术而不仁则贪医足以误世，或仁而无术则庸医足以杀人。古云不服药为中医，盖诚虑乎医之仁术难兼也。至于稍读方书即行市道，全无仁术，奚以医焉。余来粤数年，目击此辈甚众，辄有慨乎其中，每遇救急良方，不惜捐资购送，今于癸丑四月，适闻佛山友人有幼子患症，医以风药投之，竟至四肢抽搐，口眼歪斜，命垂旦夕。忽得一良方，一剂稍愈，三服霍然，又有人患半身不遂十余年，得一良方，行走如故。余甚奇之。再四访求，始知两方皆出自医林改错一书，遍求得之，历试多验，因于公余沉潜反复，颇悟其旨，穷口此书之作，直翻千百年旧案，正其谬误，决其瑕疵，为稀世之宝也，岂非术之精而仁之至哉。余不忍秘藏，立刊布以公于世，使今人得悉脏腑经络之实，而免受庸医之误，亦不负王勋臣先生数十年济世之苦心矣。"[23] 序中介绍王氏医方，屡起沉疴，较之当时省内普通医生效果显著，故张润波决心遍求，得到后即梓行于世。

现文献馆保存有王清任《医林改错》版本 2 种，一为 1853 年张润波版，一为同治七年（1868 年）广州萃芳楼版。张润波版除附有其重刻缘起外，尚有道光戊申中秋日上元后学小窗氏刘必荣序 1 篇，其后再附智非子序 1 篇。萃芳楼封面题有"同治戊辰新刊，医林改错，玉田王清任著，粤东萃芳楼藏版”字样，后面附有重刊医林改错缘起、刘氏序1篇、智非子书1篇，可见其版自张润波。

（九）新会刘晚荣《藏修堂丛书》第五集

《藏修堂丛书》刻于光绪十六年（1890年），是清代新会人刘晚荣编撰刊刻的一部大型综合性丛书。刘晚荣，字节卿，清末著名学者、藏书家、刻书家，其为人朴谨自守，无阛阓之习，以传刻经籍为士大夫所重，其名氏传数百年不废，笃意椠削，既成钜帙，自兹以往，博求善本，以次校阅，雠勘必精，剞劂必审，于十数年，刻书四十种，约以四部类从分为六集，号曰《藏修堂丛书》。刘晚荣版刻《藏修堂丛书》成，光绪十六年（1980年）闰月望日越人汪瑔纂为之作序："余览其目录，颇多有用之书，于求学之士不为无益，即其他杂家小品书史画筌之属，亦足以资考镜而扩见闻，此固非盈卷衮，徒知以多为贵者比也。"[24]1 汪氏所言极是，《藏修堂丛书》虽只有四十种，然颇多有用之书，于求学之士不为无益。

《藏修堂丛书》编撰体例清晰，排列严格，按照传统的四部分类法经史子集之序，整齐有度。内容涵盖了经、史、子、集诸门类，分为六集，包括著作37种，计217卷，内容涉及小品、书史、画史、题跋、鉴赏、医学等众多方面。医学内容在第五集，刘晚荣为之作序："古人云：不为良相则为良医，又云，为人者，不可不知医。甚矣。岐黄之术之切于日用而不可缺也。四库收采医书视他家为尤多，其珍重可知，而在今日，斯技百出，尤属更僕难穷，余故择其书之约，而精钩元而提要者，弁诸藏修丛书第五集之首，诚重之也，其次如卜筮星相之类，悉附于末，亦子部之支流也。手是书者，谅必知余甄录之苦衷矣。"[24]1 第五集包括：许叔微《伤寒百症歌》5 卷，邹铉《寿亲养老新书》4 卷，陈澈《药症禁宜》1 卷，汪昂《经络歌诀》1 卷，舒诏《六经定法》1 卷，东方朔《灵枢经》2 卷，失名《月波洞中记》1 卷，孔广森《少广正负术内外篇》。岭南《藏修堂丛书》在国内有一定影响，自刊成后已历 120 年，传本日稀，日前四川巴蜀书社准备将此丛书重新编辑印行出版。

四、清代广东泰西医书刊本情况

近代西洋医学自广东传入，翻译刻印医书出版医学刊物是为途径之一。调查清代广东泰西医书椠本情况，现存者至少有以下 18 种。

《内科阐微》，美国嘉约翰撰，莆田林湘东译，光绪十五年（1889 年）羊城博济医局木刻本，1 册，中山图书馆藏书。是书首医理撮要一篇，教人询问病史，书写病历，次症状诊断三十九则。定名曰内科阐微，是以西医不仅精于外科，而以内科尤精也。

《体用十章》，英国哈士烈撰，美国嘉约翰、沈阳孔庆高同译，清光绪十年（1884 年）羊城博济医局木刻本，2 册，中山图书馆藏书。嘉约翰等先译《体质穷源》一书，因其只言人体（解剖学），未及体之功用，因此兹编兼言体用，编撰方式颇有特色，分为十章，故名《体用十章》。首论全体功用，其次论血脉运行，再次论血液，四论呼吸，五论血脉消长之源，六论消化之功用，七论运动，八论知觉与智府，九论眼官司视，十论脑部，合为 4 卷。

《西医内科全书》16 卷，沈阳孔庆高译，美国嘉约翰校，光绪八年（1882 年）羊城博济医局木刻本，6 册，中山图书馆藏书。是书为水平较高的西医译本，共分 16 卷。胃肠二十六症3卷，肝胆十四症1卷，心肝十四症1卷，肾脏十二症1卷，肺部二十八症3卷，脑部四十八症3卷，热症总论2卷，杂症时疫2卷。每卷皆论病原、病状、察脏腑之坏（病理解剖）、辨证（鉴别诊断）、起止病期、判症安危、治法等。文浅理明，有条不紊，可谓当时西医者之佳作。

《内科学四卷》，沈阳孔庆高译，美国嘉约翰校，光绪三十四年（1908年）美华浸信会印书局铅印本，2册，中山图书馆藏书。是书原乃美国人嘉约翰在博济医局时传授生徒的教本，后由南海潘江、龙门黄雪贞增纂。沈阳孔庆高，占籍广东，故又有“大广孔庆高”之称，于广州同文学馆译述西洋医学书籍。

《护病新编》，美国女医士东以轮初译，美国女医士白路德继译，南海潘江剑生笔述，宣统元年（1911年）6月粤城美华印书局刊印，1册，中山图书馆藏书，为当时西医护理学著作。

《医理略述两卷》，美国嘉约翰口述，东莞尹瑞模笔译，光绪十八年（1892年）羊城博济医局木刻本，2册，中山图书馆藏书。尹瑞模（文楷）毕业于晚清北洋医学堂，取得香港行医执照，任广州博济医院医生，翻译近代多本西医著述。其医理略述小引有五，一曰康健，即人体正常生理；二曰药力，对于非正常的干预与管治；三曰病理，即病势疾苦；四曰复元，有效之治法必蓄复元之能；五曰医理，即据理医治之本。尹瑞模曰：是书由西文译转汉文，未请人润色，故行文之欠典雅。

《西医眼科撮要一卷》，不著撰人、译人，传教医士伯驾1835年来粤于省城西关开设眼科医局，为广州博济医院前身。《西医眼科撮要一卷》现存光绪六年（1880年）羊城博济医局木刻本，1 册。是书卷首题西医眼科，版心题西医眼科撮要，疑亦是嘉约翰口述之书，考西医眼科之说转为汉文者，以此本为最先。中山图书馆藏书。

《西医儿科撮要二卷》，不著撰人，东莞文楷尹译，光绪十八年（1892 年）广州博济医局木刻本，2 册，中山图书馆藏书。是书分为 14 部分，按系统分述小儿生理、病理、临床症状、治疗。包括卷一总引，论出牙，论口部喉咙各症，论肠胃各症，论肝病，论腹统膜症，论传染新症，论性不治染之身病。卷二论性质类病，论脾与血之病，论脑筋部之病，论呼吸经之病，论心经之症，育经司溺经之病，论皮肤症。虽为西医著本，但经华人翻译润色后，医理文理兼通。

《妇科精蕴图说》，美国妥玛撰，沈阳孔庆高译，美国嘉约翰校正，光绪十五年（1889 年）羊城博济医局木刻本，4 册。是书刊行目的，谓中土既乏女医，诸多不便，妇人隐微之处，难以明言，今分述妇科各症。全书 37 章，附 152 幅图，第一章总论妇女致病之原，第二至十一章，论子宫阴道会阴膀胱直肠小肠萎脱等各症治法包括手术割补方法，第十二、十三章论妇女月经病，第十四至三十一章论妇科各种炎症，第三十二至三十七章论妇科肿瘤及治疗方法。中山图书馆藏书。

《病理撮要一卷》，不著撰人，东莞尹瑞模译，光绪十八年（1892 年）广州博济医局木刻本，2 册。中山图书馆藏书。按博济医局所刻刊医书，多出嘉约翰口述，此书为病理总论，以图解说，亦疑嘉约翰口授本，漏题其名。分论炎症、嘟吡咖（结核）、坏变、瘤症、血毒、积血、瘀血、血多、梅毒、溺病、生物寄生虫及其各门详略不等，而以炎症一篇论述为最佳，如间质炎、生发炎、炎患渗质、专类炎等，从炎症的形状、成因、转变以及与疾病的关系，所患何病症，对于各种类型的炎症分别作以说明。

《西药略译四卷》，孔继良译撰，嘉约翰校正，光绪十二年（1886 年）羊城博济医局木刻本，4 册。中山图书馆藏书。是书光绪元年（1875 年）初刻，光绪十二年（1886 年）重刻。总论曰：凡人不能无病，此药之所以由设，华药多泛而无凭，西药较实而有据。是书卷一曰泻药论，卷二分为吐药论、利小便论、发表论、化痰论、敛药论、杀虫论，卷三补药论、行气血论、止痛宁肿论、攻病药论，卷四平脉平脑论、解毒杀微生物论、引症外出论、消肿润皮去毒论、解发论、蒙药论、杂说、调养制剂论等，共十八类。本泰西药书之转为华言者，是篇盖其椎轮也。

《增订花柳指迷》，美国嘉约翰辑译，梧州林应祥笔述，东莞尹瑞模参订，光绪十五年（1889 年）羊城博济医局木刻本，2 册。是书成于光绪二年（1876 年），篇首花柳总论，次论硬疳病，次论软疳症，次论发出皮肤各症，次论花柳毒层次，次论流白浊症。嘉约翰自序写书目的：“庶令久染恶毒者不敛手待毙而已。”新会石景堂图书馆藏书。

《皮肤新篇》，美国嘉约翰口译，莆田林湘东笔记，光绪十四年（1888 年）羊城博济医局木刻本，1 册。是书内分八篇，首论皮肤诸症之大端，次论皮肤之干症，次论皮肤之湿症，次论皮肤发脓疱，次论皮肤浮肿，次论皮肤色变，次论皮肤之症专向毛发等处而生，次论皮肤之症系因疔毒而致大小杂症。末附各种药方，甚为详便，盖西医皮肤科书首先输入此土之本，可补中药书所不足也。中山图书馆藏书。

《割症全书》7 卷，美国嘉约翰译著，光绪十六年（1890 年）羊城博济医局木刻本，中山图书馆藏书，7 册。是书编纂有嘉约翰自序，全书编次，欠乏条理，似为嘉约先生临床讲习之说，由门人弟子记述，未及整理。然西医外科之说传入中国，以该译著本为最先。

《化学初階》，美国嘉约翰译，番禺何瞭然述，同治九年（1870 年）广州博济医局木刻本，4 册。番禺何瞭然，合信氏师之门卒业，同治八年（1869 年）春，美嘉约翰施药授医，讲化学于广州，何试以笔传，谓化学一道，固医士所当首务者矣。中山图书馆藏书。

《全体新论》10 卷，合信氏著，南海陈修堂同撰，咸丰三年（1853 年）粤东金利埠惠爱医局木刻本，中山图书馆藏书，1 册。泰西合信氏，英国皇家医学会会员，《全体新论》乃近代西医书五种之一，其四是《博物新篇》、《西医论略》、《妇婴新说》、《内科新说》。是书前有咸丰元年（1851 年）自序，称“予来粤有年，施医之暇，时习华文，又得华友陈修堂相助，乃集西国医籍，参互定考，著成是书，首列全体（人体），次分列各部，计图二百七十一幅，形真理确，庶几补医学之未备。”

《护病新编》1 卷，美国路夏著，美国东以轮初译，美国白路得继译，南海潘江笔述，宣统元年（1909 年）粤城美华印书局刊本，1 册。是书为美国护师路夏所著，原文极浅，使人易晓，今译成汉文，亦求浅白，不事深晦。

《儿科学》，不著撰人、译人，光绪三十三年（1907 年）广州旧广府恭喜云楼刊本，1 册，是书为西医学校教学书本，中山图书馆藏书。

此外，据王云五《续修四库全书总目提要》文献记载，还有《体用十章》4 卷，英国哈士烈撰，美国嘉约翰译，光绪十年（1884 年）羊城博济医局木刻本，只见目录，未见原本。《卫生要旨》一卷，美国嘉约翰口译，浙右海琴氏笔述，光绪八年（1882 年）羊城博济医局刻本，只见目录，未见原本。

第二节　民国时期广东中医期刊

中医期刊是指关于中医药学术内容及有关动态消息的定期发行连续出版物。通常期刊都具有一个固定的名称，并且用卷、期或者年、月顺序编号出版，具有关注学术前沿注重时效特点。德国汉学家郭实腊1833 年在广州创办的《东西洋考每月统记传》，发行时间延续五年多，版式采用中国传统书本样式，刊期使用清代皇帝年号纪年，被认为是中国最早的杂志。光绪六年（1880 年）广州博济医局嘉约翰发行《西医新报》，是国内最早出版的西医期刊，这种学术交流形式也是近代西方文化传入的结果之一。

现存最早的广东中医期刊，是民国十一年（1922 年）由广州赞育医社（广州九大善堂之一）出版的《赞育月刊》，目前只见存 1 册。当然，在此以前，广东地区中医药界人士就已定期出版过一些中医刊物，如光绪三十二年至宣统三年（1906 ~ 1912 年），广州医学求益社（中医社团教育组织，由一些读书人出身的中医生组成）刊印有《广州医学求益社课本》，共出 7 册。民国元年（1913 年）医学求益社易名“医学卫生社”，又刊印有课本 1 册。这些课本收载了清末民初广东地区名医撰写的中医学术论文共计 70 课会，十会课榜，是研究广东近代中医学术发展不可多得的珍贵资料。不过，这些中医课本似未能正式算作期刊，只是属于教材性质的中医书籍。另外，光绪三十四年（1908 年）梁慎余主编《医学卫生报》，宣统二年（1910 年）《光华医事杂志》，虽有中医内容，但主要还是介绍近代新（西）医学知识。而广东中医期刊的大量出现，是在 20 年代末 40 年代初。据已有资料统计，从 1920～1949 年，共有《赞育医刊》等 37 种，其中 26 种中医期刊见存，现对其进行分类。

一、广东中医期刊种类

民国时期广东中医期刊均为专业性中医药学科期刊，虽是连续性出版物，但仍然无法按时间准确分为周刊、半月刊、月刊、双月刊、季刊、半年刊、年刊等。读者对象主要在中医药界，也有社会各阶层人士。文种为中文杂志，多为 16 开本，境内外发行。期刊创办可以分为 3 类，即中医社团创办、中医药学校创办、私人创办。

（一）中医社团创办的期刊

中医药社团通过出版学术刊物宣传自己主张与意向，维护中医药行业合法权益。据不完全的统计有：

《赞育月刊》，民国十一年（1922 年）三月赞育医社同人出版发行，是时已出至第二十二期，仅存 1 册。地址广州河南岐兴中约。赞育医社是广州九大善堂之一，光绪三十一年（1905 年）创办，以赠医施药救济扶危为宗旨。该刊内容可分为四方面，一是言论，如论说医界不宜多收诊金之类；二是谈话，宣讲日常卫生知识；三是选录，转载施政当局有关医事法规；四是读者来稿、社会医界消息等。中山图书馆藏书。

《广州卫生旬报》，民国十八年（1929 年）十一月出至第四十三期，广州卫生旬报编辑部出版发行，编辑卢跃民、陈若孔、陈晖成，特约编辑陈亦毅等，地址广州西关十三甫。该刊由广州中西医两界合编，旨在促进社会健康，谋求医药发达。内容多刊载卫生常识、医事法规、药物研究、卫生图画、医林典故、艺文趣话等，每逢阳历十日出版，报纸两大张共八页，题材亦较新颖丰富。谢炜南先生藏。

《广东医药月报》，民国十八年（1929 年）一月由广州新中医学会出版发行，编辑余凤智、林宝衍，地址广州市大德路麻行街 19 号 3 楼。编辑余凤智，广东台山人，曾就读于广东中医药专门学校，后专学于上海，毕业于上海国医学院，民国十七年（1928 年）纠合同志组织广州新中医学会，广东医药月报即为该学会刊物。中山图书馆藏书。

《汕头国医旬刊》，民国十九年（1930 年）汕头药业分会出版发行，编辑蔡百星等 5 人，地址汕头公园内商民协会，该刊出至第四期改为《汕头医药月报》。中山图书馆藏书。

《医药月报》，民国十九年（1930 年）五月汕头医药月报出版发行，编辑黄羲民，地址汕头市均和街 13 号。该刊前身为《汕头国药月刊》，后为扩大范围起见，改组编号医药月报，联合医界同人，阐扬国粹，共策进行，以集思广益之功，俾将来我岭东医药界放一异彩。中山图书馆藏书。

《新中医学报》，民国二十三年（1934 年）广东梅县新中医学社出版发行，编辑萧梓材，社址梅县五里亭梓材医院。该刊物使命在于：提倡中国医药，化为世界医药，沟通中外门户，革新中医理论，以养成科学化之国医专门人才。中山图书馆藏书。

《潮安国医公报》，民国三十五年（1946 年）八月潮安县国医支馆出版发行，编辑许小士，址潮安中山路 19 号，该刊乃地方医药文化进步之表现，旨在促进潮安医药界对于学术上之探讨，报道国内卫生行政职设施，使医药两界人士，有所警惕，奋力求进，以致发扬光大。中山图书馆藏书。

《新中医》，民国三十六年（1947 年）广州新中医学社出版发行，编辑梁乃津、杨铁超，地址广州珠江路 100 号。《新中医》创刊宗旨，提出“以革命方法改进中医中药”，在于抓住中医发展的方向，其主要有二：一是中医教育，培养人材，二是医院基地，强调实践。该刊全部共出 6 期，多登载江浙上海名医文章，如陈文虎、高德明、叶劲秋、姜春华、叶橘泉等，亦可谓粤沪中医界联系之枢纽。中山图书馆藏书。

《现代医学季刊》，民国三十六年（1947 年）七月潮安现代医药季刊出版发行，编辑蔡太素，地址潮安北门望京楼前。该刊目标有四：一是阐明医药乃左右人类生死之学科；二是介绍科学先进国家医药一日千里、突飞猛进之情形；三是忠实报道中华民族数千年来之经验医药学；四是普及国药卫生知识。中山图书馆藏书。

《国医药建设文库》民国三十六年（1947 年）中国医药建设文库编辑所出版发行，编辑张长民，址广东潮安就西门街 23 号。张长民为潮州名医。该刊旨在促进中国医药建设之实现，并予读者介绍一具体而有系统之中国医药读物。主要内容为中医各科丛书，采用综合版式，分期刊行，循序渐进，参伍错综，短小且精，可供读者参考研究。中山图书馆藏书。

《健康月刊》，民国三十六年（1947 年）一月广州中西成药职业公会出版发行，编辑健康月刊同仁，地址广州十八甫 89 号 2 楼。该刊宗旨在于报道社会，宣传日常卫生知识，是人人都有健康之体格，其创刊词云：现时空气窒息，渠道闭塞，蚊蝇扑面，疠疫传染，疲瘠骨立，痨瘵疡伤之惨状……可以说是当时社会真实写照。中山图书馆藏书。

《广州中医师公会特刊》，民国三十六年（1947 年）广州市中医公会出版发行，编辑赖少魂等，地址广州第十甫崇正善堂，该刊为抗战胜利后广州中医公会复兴一周年纪念特刊。中山图书馆藏书。

《中国医药月刊》，民国三十八年（1949 年）四月中国医药学社出版发行，编辑黄支中等 7 人，地址广东罗定中山北路 21 号。该刊认为：中国医药之复兴，非联合全国医药界分工合作，无由发挥力量，以言改进；非集思广益，不能创造丕业，而学术思想之交流，国内医药之动态，中外新识之报道，非广文刊无由传递，本刊发行，由斯而作，亦即该刊使命也。中山图书馆藏书。

（二）中医药学校创办的期刊

民国时期由中医药学校创办的中医药期刊，学术性强，理论水平较高，据不完全统计有：

《中医杂志》，民国十五年（1926 年）四月广东中医药专门学校教务处出版发行，编辑廖伯鲁，地址广州大德路麻行街 84 号广东中医药专门学校内。该刊条例有八：一是专著，凡先哲及时贤医学著述未经刊行者录之；二是学说，以证实为主，不尚空谈；三是本校学生课艺择优者录；四是医案，取其诊断有心得足资考镜者；五是验方，取其卓有成效浅近易行者；六是调查，凡关于医学之言论，广为搜采，气求声应，贤达当有同情；七是杂俎，引申触类，以广见闻，朱子所谓绪余，足以资多识也；八是校务，本校缔造艰难，规模粗具，进行计划缺略，兹多指导维持，是所望于君子。校长卢乃潼为该刊写有发刊词一篇。中山图书馆、首都图书馆藏书。

《广东医药杂志》，民国十五年（1926 年）四月广东中医药专门学校出版发行，编辑广东中医药专门学校学生会，地址广州大德路麻行街84号广东中医药专门学校内。该杂志与教务处出版的《中医杂志》一同问世，校长卢乃潼，教师卢朋著以及广州医学卫生社优等毕业生黄天士为该杂志写发刊词：伟哉杂志兮，奠医学之教育；集群贤以讨论兮，寓造化于草木；汇中西之南针兮，以贯通之正鹄；持一纸之风兮，俾万民以戬谷；拯民生之痛苦兮，司良相之手续。愿寿宇以同兮，庆昭苏于五族。中山图书馆藏书。

《广东中医药学校校刊》，民国十八年（1929年）广东中医药专门学校教务处出版发行，编辑张阶平、陈亦毅。地址广州大德路麻行街84号广东中医药专门学校内。该刊为校刊，专门反映中医专办学情况。内容包括校董会议、校务记事、课程安排、考核成绩、学籍管理等。校刊初期由张阶平（第一届毕业生，留校当教务员）主编，廖伯鲁（教务主任）审核，后期陈亦毅（第二届毕业生，留校当教师）亦有协助编辑出版，三五月出一期不定，共出版9期，直至广州沦陷时停办。中山图书馆藏书。

《杏林医学月报》，民国十八年（1929年）一月广州杏林医学社出版发行，编辑张阶平、江堃，地址广州大德路麻行街84号广东中医药专门学校内。《杏林医学月报》是在继任校长陈任枚支持下创办的。其宗旨目标：在于融贯古今，沟通中外，研究我国医药之实用，宣传我国医药文化。该刊共出101期，神交千里，远近闻名，立论稳重，注重学术，有《杏林医学丛录》，收录民国时期名医论著、验方、医话、医案，20世纪30年代成为广东中医药界学术交流平台，各地同人亦久慕编辑张阶平先生大名，特通过陈任枚等粤籍名流转达问候，其影响且深且广，亦可见一斑。中山图书馆藏书。

《医药学报》，民国十九年（1930 年）一月由中国医药学社出版发行，编辑李仲守、陈少明、杜明昭，地址广州大德路麻行街 84 号广东中医药专门学校内。该报在全国医潮中创办，成为中医药界舆论阵地，不畏强权，敢于抗争，出版有“本市医潮”特辑，后受社会局新闻检查处干扰，迫于年底停办，前后出版四期。李仲守、陈亦毅两人于翌年（1931 年）又创办《医林一谔》。中山图书馆藏书。

《医林一谔》，民国二十年（1931）一月由岭南医林一谔社出版发行，编辑李仲守、陈亦毅，地址广州大德路麻行街 84 号广东中医药专门学校内。医林一谔，时任校长陈任枚，取《史记》“众人之诺诺，不如一士之谔谔”语命名，谔谔云者，直言不讳之谓也。李仲守回忆：自民国十八，滬江医潮澎湃，风声所树，吾粤亦为之汹涌奔腾。该刊文笔犀利，观点鲜明，风行一时，蜚声海外，并编有“医药生机专号”特辑，10 万余言，关于 1931 年中央国医馆成立前后的种种材料，以及广东代表陈任枚等 11 人在此次会议上所作之努力，搜罗殆尽，俱极详略，研究近代中医史者不可不读。中山图书馆藏书。

《克明医刊》，民国二十二年（1933 年）一月由广东克明医学会出版发行，编辑罗元恺、毛新甫，地址广州大德路麻行街 84 号广东中医药专门学校内。该刊共出 10 期，据罗元恺教授回忆：《书 · 尧典》曰“克明俊德，以亲九族。九族既睦，平章百姓。百姓昭明，协和万邦”。思虑至于天地，发扬中医药之大德，使民族亲密和睦，政事明了，万邦协调和谐，需要年轻人努力进取。克明者，能够胜任之意，贤明有识之士，适应国医现实发展的需要，创办克明医刊，对于学术研究纯然取公开态度，凡有改造性创造性著作，该刊都极表欢迎，宣传登刊，以尽国医界责任。中山图书馆藏书。

《广东光汉医药月刊》，民国二十年（1931年）一月广东光汉中医专门学校同学会出版发行，编辑余超平等8人，地址广州市文德路厂后街8号。该刊物原为旬刊，由广州医药卫生社发起，推定光汉医校教职员担任编辑。爰由教务主任张子敦先生，决议将旬刊改为月刊，以广宣传，编刊事宜又统归同学会办理，藉资练习，教职员则尽指导之责。其发刊词曰："际此环境恶劣之秋，我光汉同志，于百川，远思力挽狂澜；于中医，则图力保其国粹。"可见其宗旨，乃为振兴中国医药，传授岐黄之术为目的。中山图书馆藏书。

《光汉医药》，民国二十二年（1933年）广东光汉中医专门学校学生自治会出版发行，编辑蔡镜堂、区慕曹，地址广州市文德路厂后街8号。该刊前身乃《广东光汉医药月刊》，医药月刊出至24期停办，改为《光汉医药》。民国二十三年（1934年）一月十日第十二期，有广东光汉中医专门学校在校同学录名册253人，详列通讯地址、籍贯、性别等。中山图书馆藏书。

《广东光汉中医专门学校倡建留医院劝捐册》，民国十九年（1930年）广东光汉中医专门学校校董会、广州医学卫生社同人出版发行，地址广州南关厂后街10号。该刊名为倡建留医院劝捐册，其有小序曰：方今中医地位，危如累卵，风雨飘摇之会，千钧一发之秋，且中医衰弱，中药沦亡，而中国亦将不振，有心人苟念国计民生直大，犹将拔一毛而不为乎。劝捐册记录有各人捐银数目，光汉医校部分校董、教师照片，以及医校一届毕业生名单。广州卫生局中医科藏书。

《广东梅县国医专科学校校刊》，民国二十七年（1938

年）六月梅县国医专科学校编委会出版发行，地址梅县凌风西路。嘉应州邑中知名医士，爰于民国二十六年（1937 年）九月创国医专科学校，该刊乃校中同事，拟将各人研究之所得，与校中办理之情形，编辑付印，以与社会人士相见，共出八期，至民国三十二年（1943 年）十二月，改为季刊，藉资普遍。中山图书馆藏书。

《香港广东中医药学校刊》，民国十年（1941 年）一月香港广东中医药学校教务处发行，编辑李仲守，地址香港跑马地礼顿山道 37 号。该校刊反映中医专在香港办学情况，抗战期间，日寇南侵，广东中医药专门学校由广州搬迁香港，故校刊名称亦改为“香港广东中医药学校刊”，主要由李仲守、罗元恺、陈亦櫟、朱敬修等人编写，校长谭颖才封面题词，刊物内附有学校招生章程、入学指导、校友通讯录、教职员工一览表。李仲守教授藏书。

《汉兴校刊》，民国三十八年（1949 年）八月汉兴高级中医执业学校教务处出版发行，地址广州龙津东路 96 号，编辑李兆典、徐国桢。该刊创办目的，在于联络广东中医界，总结经验，指导教学，其创刊词亦云：“中医学是广博深湛的，我们单靠本校微薄的力量，完成这艰巨的任务，因此，遂决定出版校刊，藉作国内热心中医学人士之交流经验和理论的园地，以为本校改善计划和执行计划的宝鉴。”中山图书馆藏书。

（三）私人创办中医期刊

新中国成立前中医期刊多为私人自行出资创办，包括上述社团、学校创办的刊物。由于经费未能支持，中医期刊办不长久。努力为中医药呼声呐喊，在动荡战乱年代实属不易，如吴粤昌先生，民国三十年（1941 年）十一月，在广东韶关出版发行《广东医药旬刊》，地址韶关北门大码头18号，为抗战期间粤省剩存不多的中医刊物。该刊应国防科学运动之高潮而诞生，战时重要都市沦陷，物价腾昂，国医界期刊大都停止，唯广东医药旬刊能以崭新姿态出现于南方重要据点——韶关。该刊同人又举办新中医平民诊疗社所，成药制销部，医药图书供应部等。查阅抗战期间广东医药史料者，该刊为重要检索之一。吴粤昌新中国成立后获“广州市名老中医”称号。中山图书馆藏书。

私人自行出资创办的中医期刊，发行时间短，甚至只能出版一、两期。如《萃华医刊》，民国二十四年（1935年）发行，何汝湛主办，广东中医药专门学校第七届毕业生，新中国成立后获“广东省名老中医”称号。萃华医刊，据何汝湛回忆：萃华萃华，国粹之华，该刊旨在保存国粹，发扬中华民族固有之医学药学。

二、广东中医期刊特点

（一）中医期刊注重时效成为舆论阵地

上述广东中医期刊，大都创办于在1929～1937年间。1929年3月全国性中医风潮，当时民国政府中央卫生委员会会议决议废止中医中药四项措施，其中有一项是“取缔新闻杂志等非科学之宣传品”。压迫愈甚，反抗愈烈，广东中医药界面对余云岫之流取缔中医药言论进行不屈不挠地抗争，中医期刊成为重要舆论阵地。李仲守、陈亦毅编辑的《医林一谔》杂志，是这一时期广东中医药界代表性刊物。该刊文笔犀利，观点鲜明，不畏强暴，风行一时。该刊物发行宗旨：“本报发行旨趣，在引起国医药界之团结，抵抗暴力的压迫，宣传国医药之真粹，各种计划，前经次第施行，成绩若何？

自有阅者公论，敝社同人为实际宣扬国医真理起见，现经一致议决，自本年一月，即本报第二卷第一号起，实行义务介绍国医师著作品，开医报之新纪元。”[27]

1932 年 1 月，国医师李仲守在《医林一谔》中主编的“医药生机专号”特辑共 10 万余言，谓教卫二部焚坑国医国药之痛史不可忘。李仲守曰：“我粤之业医药者，向安其分，无中西之分，新旧之见，自民十八，滬江医潮澎湃，风声所树，吾粤亦为之汹涌奔腾。西医中之黠者，更假某报为摧残国医药之张本，作海上疯西医之声援，入主出奴，混淆泾渭，排挤抨击，靡有孑遗，间有抱不平而作正义之争者，终以寡众悬殊，蠖曲难伸，理之曲者固曲，而直亦事曲之，邪者固邪，而正亦邪，有志之士，惄焉忧之，知非有牺牲之精神，严整之步伐，毅力之研究，勇往之改进，不足以塞悠悠之口，而表现我国医药之精神，更不能不有一轰轰烈烈之刊物，作正义之宣扬，与党同伐异者作旗鼓相当之应战，此本报所有刊，亦即本报之使命也。”[28]9-10

“夫国医国药，不仅为吾国文化、民族、民生等重要问题，且为世界文化与人类健康之关键，苟能引而伸之，触而长之，汰其庞杂，撷其精华，纠正其谬误，发扬其奥旨，则文化依以光大，民族藉以健康，民生赖以丰裕，推之，则吾民族所享受国医药之赐者，世界人类，亦将受其赐，亦为保健之利器矣。若是，则呵护之不遑，何尚恐摧残之或迟哉？将见以消灭固有为荣，排除余异己为快者，徒劳心力，適形其陋耳！且中西医药，各有其独到之处，抱残守缺，深闭固据，固不可，不求建设，肆意破坏，尤非识者所愿闻，本社同志，不惜牺牲精神与经济，以求达到使命与目的，年来如一日，今者社会群众，对于本报之舆论，同声奖誉，党国先达，对于本社之进展，力任匡持，耳中西医药，亦由敌视而渐趋于友好，是则固属本报宣传之功，亦未姑非党国先达及赞助者倡导之力也！先达同志，继续指导，贯彻始终，俾本报由一周而至亿万周，国医药得由一国而推行于亿万国，是则匪特同人之幸，抑亦国家之荣，人类之福也。”[28]9-10

是时各地中医药界学者同仁，给予《医林一谔》杂志高度评价，如翁源中医师刘琴仙发贺词曰：“岭南由一谔报者，系医林巨子李君仲守陈君亦毅所主编。原名医药学报，持论正大，不畏强毅。其有功于国医国药，良非浅显。乃为西医界所忌，以政治势力压迫，因此停版。唯李君等志不稍馁，重振旗鼓，再接再厉，改名医林一谔报。于本年一月一日出版，内容比前尤为丰富。每期蒙赠一份。下走遇该报派到时，虽极忙碌，亦必将蝟搁开，刮目相看，令人一读一擎节。间遇食顷，即以之为下酒物。昔人读汉书浮三大白矣，唯已屡蒙惠教。每于诊务余暇，亦间贡献一二，以与编者读者作文字之神交。盖今日之国医药，此异学争鸣之秋，我同人若不立于一个旗帜之下，窃恐难以竞生存，而维国粹。今幸李君等竖帜招我。凡我同志，应各挟其笔枪墨弹，以与帝国主义者作殊死战，方不失炎黄神胄之本色。一年以来，编者已呕尽几许心血，费尽几多金钱，以呵护此宁馨儿。现正百龄开一之时，下走虽不才，亦当聊具无辞，同与庆祝。其辞曰：医道光明兮，擅岐黄。林中有杏兮，花正香。一士正直兮，议论而坚强。谔谔无謇兮，岂真瞽狂。报哉翔实兮，裴然成章。一周年纪念兮，绵百世以流芳。山川生色兮，岭南有光。”[29]

岭南《医林一谔》杂志发行引起国民政府上层关注，纷纷为杂志题词。如监察院长于右任题词“瀹众导和”。司法院长王宠惠题词“造福人群”。国民革命军第一集团军陈济棠总司令题词“业开轩岐”。中央国医馆馆长焦易堂题词“民生攸赖”。广东省建设厅厅长邓彦华题词“发医林之精奥，培国药之生机”。广州市公用局长李仲振题词“功同良相”。南海县长李源和题词“岭南医林一谔社鉴阐明医理”。由于《医林一谔》杂志是由广东中医药专门学校校长陈任枚引用《史记》“众人之诺诺，不如一士之谔谔”而命名，其后陈校长又再一次赞扬《医林一谔》乃“国医喉舌”。新中国成立前的广东中医刊物，收载了许多当时医药界时政消息动态，反映出国民政府执政下中医药业受到抑制情景，以及吾粤中医前辈为维护中华民族宝贵医药遗产所作努力，它是近代广东中医药学发展的一个重要标志，其历史地位应予以肯定。

（二）中医期刊伴随教育发展逐渐创办

广东的中医期刊又是伴随中医教育事业的发展而逐渐创办增多的。新中国成立前广州主要有三间中医学校：广东中医药专门学校（地址即现广东省中医院）、广东光汉中医专门学校、广州汉兴国医学校。相当一部分的期刊即由该三校出版，其中以广东中医药专门学校出版期刊数量最多，共计有9种。中医学校是培养人材的地方，许多有名的期刊编辑即出身于此，如廖伯鲁、张阶平、陈亦毅、李仲守、罗元恺、余凤智、余超平、蔡镜堂、赵思兢、张志民、吴粤昌、梁乃津、胡海天、黄柳泉等，他们都曾是中医专校的学生（教师），系统地接受过中医课程教育，故能较好地肩负起编辑发行中医期刊的重担。

例如张阶平创办《杏林医学月报》。张阶平是广东中医药专门学校首届毕业生，是新中国成立后的广东省名老中医。

他在学生时代就参与编写学校刊行的《中医杂志》，毕业后留校，民国十八年（1929 年）创办《杏林医学月报》，创刊词曰："家自为说，人自为教，泥古非今，虚言乱实，中国医学之不振，由来久矣。自欧风东渐，外洋医学，转趋东亚，学说新颖，入人脑筋，数十年来，根深蒂固，社会好新之士，皆借口于维新，若曰举凡本国之灵素内难，金匮玉函，诊断方剂，皆不足道，日唯西法是慕，数典而忘其祖者，固已甚嚣尘上矣。讵知中西医学，各有专长，假不是丹非素，入主出双，不知取人之长，补己之短，门户之见，果何贵哉。然吾国医学颓唐之因，亦自有故，盖中医人士，向存固步自封之心，夜郎自大，不图进取，既无培植人才之地，又乏交换智识之场，安能与此炫异标新矜奇吊诡之西洋医学相抗衡耶。"[30]8

"尤幸民国以还，各省之中医学校，日见昌明，外国学科，多所研究，莘莘学子，得以切磋砥砺矣，然所谓文明国家者，其人民皆当具医学之观察，我国社会众庶，具医学常识者尚少，欲求普及，讵徒办学所能为功耶？晋楚齐秦，燕赵吴越，南辕北辙，魂梦不通，苟欲化千里之遥，为咫尺之近，俾全国英才，俨如同堂碎砺，则医报之功，讵能轻视？此本报创刊之所由来也。试观江浙一地，中医刊物，指不胜屈，虽其中瑕瑜互见，而彼都人士，对于发扬医学之热忱，良可嘉也。吾粤为革命策源之邦，文明进化，岂在人后？当此国粹不绝如缕之日，嚣嚣者肆意排击之秋，守旧趋新，各是其是，又安可默然而息，不曰各言尔志，故本报之设，实为我中医界之喉舌，思有以调处于其间，若夫普及教育，提倡社会之卫生，改制药剂，挽回权利之外溢，尤当与中医药先进之士，共同研究也。"[30]8

《杏林医学月报》创刊词，阐述了张阶平、马荫遐等莘莘学子，在医校得以切磋砥砺，纵观社会具医学常识者尚少，欲求普及，则医报之功，讵能轻视？广东为革命策源之邦，文明进化，岂在人后？故本报之设，实为我中医界之喉舌。《杏林医学月报》通过邮局发行，全国可以订阅，从 1929 ~ 1937 年共出版 101 期，为广东中医药期刊发行时间最长、期数最多、影响最大者。

又如《广东光汉医药月刊》，编辑组委员余超平、严孟贤、余照溥、雷健强、欧学英、刘葶荣、陈博予、容廷光等 8 人全部是学校培养学生。教务主任张子敦在创刊第一期训勉词曰："夫厌故喜新，世人之恒情如是。开来继往，我辈之志愿素殷。盖天下兴亡，匹夫有责；而国医绝续，重任谁肩。此我光汉中医药学校之所由创设，亦我光汉医药月刊之所由发刊。用心良苦，立志弥坚。念自欧风东渐，草木之偃靡如斯……我光汉同志，于百川，应思力挽其狂澜；于中医，则图力保其国粹。"[31]

学校教师区慕曹在改版序言鼓励学生曰："光汉中医药刊，前由医学卫生社董事发起，推定本校职教员担任编辑，出版以来，荷蒙医药同人及各界热烈欢迎，惠函索阅者不知凡几，预定全年者纷至沓来，本应续出第四期，以满足读者之望。唯本刊同人，以旬刊篇幅有限，而各处惠稿，不能尽量登载，引以为憾，爰由教务处主任张子敦先生，召集员生，开联席会议，一致议决，将旬刊扩充篇幅，改为月刊，以广宣传。编辑事宜，统归学生会办理，藉资练习，职教员则负指导之责，如经费不敷，则学校酌以补助，此本刊改版经过之情形也。际此环境恶劣之秋，国医前途，不绝如缕，务望忧时君子，医药同志，或赐洪篇，或订阅，或登广告，使本刊永久存在，以达振兴中国医药之目的，此本刊同人所厚望诸君者也。”[32]

中医在校青年学生，能以天下为己任，关心国家生死存亡。1931 年东北“九一八”事变，日寇占领东三省，广东中医药各学校学生同仇敌忾，为抗日救国敬告全国同胞书，中医期刊及时反映他们赤子之心。由广东光汉中医专门学校学生会主办《广东光汉医药月刊》1931 年 11 期，发表“为抗日救国敬告全国同胞书”，声讨：“日人横暴，无理侵略，出兵东北，占据我土地，残杀我人民，毁灭我庐舍，兽兵所至，弹雨横飞，哭声震天，血腥遍地，丁兹惨祸，无泪可弹，蒙此奇耻，有生必雪。敝校同人，对于抗日救亡，义难坐视，爰定于十月一日开会议决，组织抗日运动分会，宣传抗日，积极进行，并实行提倡国药，举凡治病药品，及日用器具，系出于日本制造者，实行经济绝交，为政府后盾，并组织义勇救护队，准备待命，现当强邻压迫之秋，务望爱国同胞，一致团结，联合起来，同赴国难，临书怆痛，幸祈共鉴。”[33] 1931 年 10 月 5 日，广东省召开全省各界抗日运动大会，广州市大中小各学校均有参加，广东光汉中医学校亦选派救护员两大队，共 50 余名。参加巡行队，约八九十名，适是日天气炎热，各中小学男女学生，不耐此酷烈之太阳，因中热而当场晕倒不省人事者，有数十名之，青年学生救护员沿途一一尽力为之施治，不逾时而俱获痊愈，当时市民睹状，皆曰谁谓国医无救急之效能，由今见之，国医之进步，可谓驾乎异族之医矣。

（三）中医期刊提高广东中医学术水平

广东中医期刊对于提高本地区中医药学术水平确实起到集思广益作用。新中国成立前中医多是个体开业，许多老中医都有自己治疗某种专科疾病的独特临床经验，但苦于生计糊口，秘方甚少公开，学术理论也无法进行探讨与交流。而中医刊物则能以文会友，定期发行，广为宣传，扩大影响，如罗元恺等编辑的《克明医刊》。克明者，典出《尚书·尧典》克明俊德，意谓发扬中医药之大德，创办学术刊物义不容辞，年轻医师能够充当胜任。该刊宗旨十分明确，创刊序言曰："本刊对于学术研究纯然取公开态度，凡有改造性创造性著述，极表欢迎，一律刊登。"[34]

广东中医药专门学校廖伯鲁（景曾）主编《中医杂志》，反映20世纪二三十年代广州地区中医学术水平。该刊条例有八："一专著，凡先哲及时贤医学著述未经刊行者录之"。[35]专门收录岭南名医著述刊行，并加序言作编校考据工作，如南海何梦瑶《伤寒论近言》、番禺詹瑞云《钝盦医学丛录》、南海冯瑞鎏《伤寒论商榷》、阳湖张曜孙《产孕集》等，均为研究近代岭南名医学术经验宝贵资料。廖伯鲁在刊载南海何梦瑶《伤寒论近言》前加按语曰："按报之先生为吾粤名儒，学术行谊，详载志乘，唯阮通志叙先生医学著述，未列《伤寒论近言》，可见当时已鲜流传，嗣闻版毁于火，传本更希，兹从卢朋著君藏本录出，庶先哲微言不至湮没云尔，南海廖景曾谨识。"[36]

《中医杂志》条例二："二学说，以证实为主，不尚空说。"[35]封二先后刊登近代岭南名医李耀常《王清任医林改错论半身不遂证以元气亏五成为解，以补阳还五汤为治，其方论有可采用否请详究之》、陈惠言《读河间六书伤寒医鉴书后》、冯瑞鎏《趺阳脉迟而缓解》、梁湘严《伤寒以何家为优》与《少阳之为病脉微细但欲寐释义》、岑铭恕《中国树木志自叙》、梁翰芬《论络病》与《脏腑标本药式序》、陈汝器《阳入于阴则静阴入于阳则怒解》、陈惠言《百合病变怪莫名认证何的请详说之》、赵瀛波《神有余则笑不休，神不足则悲论》、曾本初《论邪入客于络脉》等有关学说探讨论著，也是研究近代岭南中医学术史重要资料。

《中医杂志》条例三、四、五分别为课艺，本校学生课艺择优者录；医案，取其诊断有心得足资考镜者；验方，取其著有成效浅近易行者。本校学生课艺，收录蒋匡可、林宝衍《髓海有余则轻劲多力自过其度论》，刘云帆《原医》，夏祥麟、廖仲文、任灼华《心者生之本神之变也其华在面其充在血脉说》，赵启光《人所以汗出者皆生于谷谷生于精论》，吴与可《桂枝或言解肌或言发汗试释其理》，陈亦毅《腰脊者身之大关节也说》与《心者生之本神之变也其华在面其充在血脉说》，杜棣生《心者生之本神之变也其华在面其充在血脉说》等，上述学生，日后成为岭南名医者众，如刘云帆任职于香港东华医院，陈亦毅留校编辑《医药学报》《医林一谔》而闻名。

《中医杂志》刊登名医、验方殊属珍贵医案。先后发表卢朋著《百砚室医案》、陈惠言《星聚草堂医草》、梁翰芬《根六草堂医案》、甘伊周《平安堂治验案》、古绍尧《古风草堂医案》等。刊载卢朋著、陈惠言、冯瑞鎏、梁翰芬、陈颂冕、陈任枚先生订方。如卢朋著先生订方，治疗湿热证，身痛发热口干无味者，连翘三钱、老桑枝五钱（先煎）、大豆黄卷三钱、白通草三钱、栀子三钱、滑石三钱、生苡仁三钱、北杏三钱。又如陈惠言先生订方，治疗风湿久郁于内头晕目眩者，紫苏叶三钱、津桔梗三钱、吴茱萸二钱、木瓜二钱、枳实三钱、生姜三钱、尖槟三钱、陈皮一钱。仅1927年出版《中医杂志》第三期附有名医验方计有：吐泻霍乱抽筋方、小儿背上起白泡方、经期久闭方、治通风止疼方、鹤膝风方、豨莶丸方、血淋奇方、治疮毒日久不能收口方、夜不得睡方、久疟全消方、治一切心痛不拘大小男女立效方、耳鸣耳痒流水风声方、目中生翳方、缠喉风秘方、满身麻木方、九种心痛方、治脱肛奇方、髻边疽数年不愈方等。

学术水平提高还在于百家争鸣。由广东中医药专门学校学生会创办的《广东医药杂志》较好承担这一任务。1926 年第一期《广东医药杂志》编辑者言："本志的发刊词，经已说明白了，可是来稿，十九都是侧重老生常谈的医论，丢了那最有价值的使命和责任在脑后不谈，这是失却本志的精神，太偏重一方的轨道了，我们要是想跟着我们整个的精神和轨道，记者希望各同志，多作些言论，宣传医药的常识，纠正、指导和批评一切过去和现在的事实。"[37]年轻学生认为，医学是国际性的，不分畛域门户，中西新旧学说，倘是有科学真理的价值，都一律欢迎，发表研究。杂志的使命，是报告最近至新的学理和实验给同业，宣传医药学的常识给社会的人们；它的责任，是纠正从前学说的分歧。该期《广东医药杂志》发表省内外名医论著，如南海陈惠言《痰饮经纬》、广东黎兑刍《温热入膜原论》、广东梁守真《霍乱证中西说实相合》、上海陈无咎《黄溪友论——伏脉》、上海沈仲圭《呼吸说》、浙江朱寿江《精神却病论》、西医蒋匡可《脑之构造及其功用》等探讨学术研究新问题。

广东地区梅县、潮州出版的中医期刊也具有一定学术水平。梅县萧梓材 1934 年创办《新中医学报》，以"博采世界新医学，融会古今学说，沟通中外门户，革新中医奥说，编辑各科讲义，教授高深学识，以养成科学化国医专门人才为宗旨"。[38]创刊号"学说"专栏发表梅州医家萧宝宾《脏腑论》，脏腑论包括五脏、五脏合六腑。五脏分为心说、肝说、肾说、肺说、脾说和命门说；五脏合六腑包括心与小肠相表里、肝与胆相表里、肾与膀胱相表里、命与三焦相表里、肺与大肠相表里、脾与胃相表里。例如心说：“心火脏（篆文如倒火字），应南方，于卦离，于时夏，于味苦，于色赤，于脉洪。在天干为丙丁，在地支为巳午，在音为徵（音和而美，其舌抵齿），在声为笑，在变为忧（心火宣则喜，心火郁则忧），在液为汗（火交以水，化气为汗，故仲景无汗用麻黄汤，有汗用桂枝汤，均用桂枝，以宣其阳）。其臭焦，其数七（河图，二为火之生数，七为火之成数）。其谷黍（色赤性温），其畜马（心星为天驷，故马为火畜）。其虫羽（南方朱鸟，鸟肉多缝隙，养气充满，轻灵善飞，养气能燃，羽族秉火）。其果杏（夏之果，故属火，杏仁苦降，虽是肺药，实以火制金）。其菜薤（气辛而温，叶不沾水，仲景治胸痹，取其宣心阳）。其合脉也，其荣色也，开窍于舌（舌黑肿火也，淡白虚也，舌旁黄泡热也，赤泡热极也，白泡脾虚寒也），又开窍于耳。心者新也，心主血脉，血脉日新，新新不停，则为平人，否则病矣。夫南生热，热生火，火生苦，苦生心，故心热则口苦，药苦泻心焉。而心藏神，神生于精，精生于肾，上归于心，神即心火，心火不足则神怯，心血不足则神烦，心有风痰则神昏，心火必得肾水以济之，而功用乃成。心血虚者必补肾水，观天王补心丹，仲景复脉汤（即炙甘草汤）均用地黄，即知其义。”[39] 萧宝宾《脏腑论》之“心说”，反映这一时期当地医家对中医脏象理论的认识水平。

由于新中国成立前中医办期刊多属私人掏腰包，所以期刊种类数量虽多，但办刊时间却不长，一般出版三五期即销声匿迹。张阶平编辑的《杏林医学月报》出至一百零一期，期数最多，不过每期发行量也只有千余份，它与新中国成立后广东出版的《广东中医》、《新中医》、《广州中医学院学报》等杂志的发行量相比，大为逊色。可见，中医期刊只有列入国家出版计划管理范围，才能有更大的发展。

参考文献

[1] 骆伟. 岭南古籍印刷业概述 [J]. 广东史志，2003（4）：3.

[2] 方志钦，蒋祖缘. 广东通志：上册 [M]. 广州：广东高等教育出版社，1996.

[3] 方志钦，蒋祖缘. 广东通志：下册 [M]. 广州：广东高等教育出版社，1996.

[4] 颜泽贤，黄世瑞. 岭南科学技术史 [M]. 广州：广东人民出版社，2008.

[5] 李经纬. 中医大辞典 [M]. 北京：人民卫生出版社，1995.

[6] 薛清录. 全国中医图书联合目录 [M]. 北京：中医古籍出版社，1991.

[7] 卢银兰. 清代广东医书出版状况初探 [D] //硕士学位论文. 广州中医药大学，2007：6－8.

[8] 刘小斌. 广东近代的中医教育 [J]. 中华医史杂志，1982（3）：57.

[9] 陈璞. 医学十书 [M]. 光绪七年羊城云林阁校刊，1881：2.

[10] 张秀民. 中国印刷史 [M]. 上海：上海人民出版社. 1989（1）：556.

[11] 王冰注. 黄帝内经素问二十四卷 [M]. 光绪丙子新会李元纲本，1876：3.

[12] 张景岳. 景岳全书 [M]. 北京：人民卫生出版社，1991.

[13] 张会卿. 景岳全书 [M]. 光绪年间三元堂藏版：2.
[14] 鲍相璈. 验方新编 [M]. 道光己酉冬海山仙馆藏版，1849：1.
[15] 鲍相璈. 增订验方新编缩本 [M]. 光绪戊戌季秋羊城学院前宝经阁藏版，1898.
[16] 鲍相璈. 增订验方新编缩本 [M]. 光绪壬辰年广州刻本，1892：2.
[17] 鲍相璈. 验方新编全书 [M]. 和厚大宅，1911.
[18] 鲍相璈. 增订验方新编缩本 [M]. 光绪三十一年香港东华医院铅印本，1095：2.
[19] 阎纯玺. 胎产心法 [M]. 道光二十八年戊申省城双门底大文堂，1848：1.
[20] 阎纯玺. 胎产心法 [M]. 韩江如不及斋，1864.
[21] 阎纯玺. 胎产心法 [M]. 存存氏刊本，1892：4.
[22] 亟斋居士. 达生篇 [M]. 汕头名利轩刊本，1871：1.
[23] 傅山. 傅青主女科 [M]. 海山仙馆刻本，1827：1.
[24] 陈修园. 女科要旨 [M]. 双门底文英阁藏版，光绪年间.
[25] 王清任. 医林改错 [M]. 张润波版，1853：1.
[26] 刘晚荣辑. 藏修堂丛书：第一集 [M]. 汪序，1890.
[27] 本报一周年纪念为国医界稍尽义务 [J]. 医林一谔，1932 (1)：3
[28] 李仲守. 本报一周年纪念之回顾 [J]. 医林一谔，1932 (1)：9-10.
[29] 刘琴仙. 为医林一谔报一周纪念发刊辞 [J]. 医林一谔，1932 (1)：9-10.
[30] 马荫遐. 创刊词. 杏林丛录 [M]. 广州：杏林医学出版社，1932：8.
[31] 张子敦. 对本刊之训勉词 [J]. 广东光汉医药月刊，1931 (1)：3.
[32] 区慕曹. 改版序言 [J]. 广东光汉医药月刊，1931 (1)：4.

[33] 为抗日救国敬告全国同胞书 [J]. 广东光汉医药月刊，1931 (11)：31.
[34] 创刊序言 [J]. 克明医刊，1933 (1)：1.
[35] 中医杂志条例 [J]. 中医杂志. 1926 (3).
[36] 何梦瑶. 伤寒论近言 [J]. 中医杂志，1926 (3)：1.
[37] 编辑者言 [J]. 广东医药杂志，1926 (1)：1.
[38] 宗旨 [J]. 新中医学报，1934 (1)：21.
[39] 萧宝宾. 脏腑论 [J]. 新中医学报，1934 (1)：6.